LETTRES MÉDICALES

SUR L'ITALIE,

COMPRENANT

L'HISTOIRE MÉDICALE DU CORPS D'OCCUPATION

DES ÉTATS ROMAINS.

PRINCIPALES PUBLICATIONS DU MÊME AUTEUR.

Expédition du général Cavaignac dans le Sahara algérien, en avril et mai 1847. Relation du voyage, exploration scientifique, souvenirs, impressions, etc. — 1 vol. grand in-8°, avec cartes, planches et gravures. — Paris, 1849.

Mélanges médico-littéraires. Études médicales sur l'Algérie et l'Italie. — 1 vol. in-8° compacte, de 770 pages. — Paris, 1848.

Lettres d'Afrique; brochure in-8°. — Paris, 1848.

De l'acclimatement et de la colonisation en Algérie; brochure in-8°. — Paris, 1849.

De l'origine miasmatique des fièvres endémo-épidémiques dites intermittentes, palustres ou à quinquina. — 1 vol. in-8°. — Paris, 1855.

SOUS PRESSE :

Études sur les maladies des pays chauds. — 1 vol. in-8°.

Traité du typhus de l'armée d'Orient. — 1 vol. in-8°.

LETTRES MÉDICALES

SUR L'ITALIE,

COMPRENANT

L'HISTOIRE MÉDICALE DU CORPS D'OCCUPATION

DES ÉTATS ROMAINS,

PAR

FÉLIX JACQUOT,

Médecin-major de 1re classe des armées,
chevalier de la Légion d'honneur, chevalier de 2me classe de l'ordre de Pie IX, etc.,
membre de plusieurs académies françaises et étrangères,
rédacteur de la GAZETTE MÉDICALE DE PARIS.

OUVRAGE COURONNÉ (MÉDAILLE D'OR) PAR S. M. LE ROI DES DEUX-SICILES

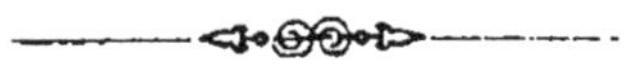

PARIS.

LIBRAIRIE DE VICTOR MASSON,

Place de l'École-de-Médecine,

ET

Chez J. HAMEL, libraire, rue Racine, 10.

1857

Paris. — Imprimé par E. Thunot et Ce, rue Racine, 26.

PRÉFACE.

Il y a deux manières d'écrire l'histoire médicale d'une armée. La première consiste à attendre la fin de la campagne ou de l'occupation, pour composer, à l'aide de tous les matériaux rassemblés pendant cet espace de temps, un ouvrage suivi, complet et méthodique, sur lequel on fait planer, après coup, des idées et des principes que souvent on n'avait point dès l'origine, mais qui sont comme la résultante des observations partielles et des méditations de chaque instant.

Qui aurait osé se flatter, avec les mutations qui ont alors agité et les épidémies qui ont décimé le corps des médecins militaires, de s'associer aux travaux de l'armée jusqu'à la fin de sa mission; et, lorsque la pénurie de personnel et des guerres lointaines multipliaient les occupations au dedans et au dehors, qui pouvait se promettre des loisirs assez tranquilles pour mener à bonne fin une œuvre de ce genre?

Placé dans ces conditions, en Afrique, en Italie et en Orient, nous avons cru que notre rôle était celui du médecin voyageur qui écrit ses impressions à mesure qu'elles se présentent, et résume l'histoire de chaque épidémie ou de chaque période médicale, aussitôt qu'elles finissent et font place à une autre série de faits destinés à être groupés ensemble, à leur tour, quand leur évolution sera accomplie.

Nos impressions de voyage, nos études médico-critiques, morales, etc., etc., quoique éparses dans ce volume, doivent être considérées comme formant une partie bien distincte de cet ouvrage, dont la seconde partie contient l'histoire purement médicale et scientifique du corps d'occupation.

La médecine et l'hygiène empruntent à une foule de connaissances humaines, aux sciences et même aux arts; et, de leur côté, les sciences et les arts présentent des connexions plus ou moins intimes avec la médecine. C'est dire que, presque à chaque pas, le médecin voyageur trouve des observations qui, étrangères de prime abord, rentrent néanmoins indirectement dans son domaine, et que cette première partie du volume embrasse les sujets les plus variés : science, littérature, arts, critique, morale, etc.

La topographie médicale a fourni la lettre XIX, sur Civitá-Vecchia, et la lettre suivante est relative aux eaux thermales de cette même localité; l'histoire et l'érudition ont permis de retracer la topographie de Rome antique, dans la lettre III, et d'indiquer, dans la quatrième, les maladies qui ont régné en cette ville aux temps antiques et au moyen âge; par l'archéologie, en déchiffrant les vieilles pierres tumulaires, nous avons pu reconstituer le personnel médical de la cour d'Auguste, dans la lettre XVIII; les sépultures chez les anciens Romains et les catacombes font l'objet de la lettre XVII; nous avons traité des hôpitaux et des secours publics à Rome dans la lettre IX; Pompeïa, au point de vue médical et hygiénique, nous a occupé dans la lettre VIII; la lettre XII a pour titre, les Musées de Rome et de Naples au point de vue médico-artistique; la lettre VI décrit les hôpitaux militaires de Rome ; et les lettres I, X, XVI, XXI, contiennent la relation médicale de nos divers voyages à travers l'Italie, notamment à Naples, à Florence, etc.

La seconde partie, bien distincte et bien homogène dans son sujet, quoiqu'on doive également la constituer avec des lettres éparses, entremêlées à celles que réclame la première, est consacrée à la médecine proprement dite.

La division des périodes pathologiques qui demandent à être étudiées séparément, est très-facile à Rome où, comme en Algérie, une endémo-épidémie se représente régulièrement chaque année, et permet ainsi d'établir dans le temps les coupes les plus naturelles.

Après avoir tracé quelques traits d'un aperçu chirurgical, dans les lettres II et V, nous écrivons, dans cinq lettres, l'histoire médicale, détaillée et complète des années 1849, 1850, 1851, 1852 et 1853, c'est-à-dire l'histoire de l'occupation tout entière ; car, en 1854, l'immixtion du choléra, maladie trop connue pour que nous en parlions, obscurcit le caractère de l'endémo-épidémie annuelle qui nous intéresse, et l'effectif des troupes commence à être réduit aux proportions d'une simple garnison. La lettre XXII est consacrée aux fièvres pernicieuses si remarquables qui ont régné en nombre à Civitâ-Vecchia, en 1850 ; enfin, la lettre suivante rend compte de notre expérimentation de plusieurs succédanés du quinquina, notamment de l'arsenic.

Dans un pays où chaque été ramène comme fatalement la même endémo-épidémie, où le règne météorologique influe puissamment sur la marche et sur les caractères de cette endémo-épidémie, où certains sites jouissent d'une constante immunité, relative ou absolue, tandis que d'autres sont toujours frappés, où l'on peut enfin demander des sauvegardes à une hygiène bien entendue, il importait d'insister sur ces différents points avec plus de précision et de détails qu'on ne le fait ordinairement. Nous nous sommes efforcé de remplir ces exigences.

Nos histoires médicales s'appuient toutes sur les statistiques officielles que nous centralisions quand nous étions secrétaire des officiers de santé en chef de l'armée, et que nous avons ensuite puisées soit à l'état-major général, soit dans les registres des hôpitaux, soit dans les cartons du Conseil de santé des armées. Ces statistiques, éclairées par notre nombreux service hospitalier et par l'étude de celui des autres, nous ont servi à déterminer rigoureusement l'époque d'apparition et les différentes périodes d'évolution de l'endémo-épidémie (lettre XXVI), ainsi que la salubrité relative des sites divers occupés par nos troupes dans Rome et autour de cette ville. A ce dernier sujet, nous sommes parvenu aux résultats les plus nets, nous dirions presque mathématiques. Si jamais Rome revoit des armées étrangères, elles ne seront plus exposées à jeter imprudemment leurs soldats dans des lieux où la mort et la maladie doivent fatalement les dévorer. Nous n'avons pas toujours évité ces dangers graves pendant cette campagne, soit par ignorance des faits que notre première occupation de Rome avait pourtant livrés à la publicité, une quarantaine d'années auparavant, soit par contemption de l'expérience romaine, fruit respectable de l'observation séculaire.

Nous pensons avoir établi rigoureusement, surtout dans la lettre XXV, qu'avec une hygiène conforme aux exigences du climat, et une judicieuse répartition des troupes dans les différents sites, mesures prises dans les limites compatibles avec la sûreté de l'armée et la bonne exécution du service, on diminuerait de plus de moitié les victimes de l'endémo-épidémie annuelle. Or celle-ci atteignant parfois une telle intensité qu'un tiers de l'effectif est réduit à l'impuissance par la maladie, il en résulte qu'à l'aide des mesures fort simples dont l'efficacité est nettement démontrée, on pourrait, avec une grande réduction de la troupe, opposer à l'ennemi ou à la révolution une force aussi considérable, dégagée de l'encombrement des malades et d'une partie des impédiments hospitaliers. Quand même l'ouvrage que nous livrons au public n'aboutirait qu'à cette démonstration, nous pourrions peut-être encore nous flatter qu'il ne sera point sans utilité; et, en tout cas, les résultats, documents et chiffres qui y sont consignés, en feront un livre historique, propre à fournir, dès aujourd'hui et dans l'avenir, des renseignements précis à l'autorité militaire, médicale et administrative.

Si nous avons consacré à la statistique des développements et des soins qu'on chercherait en vain dans les relations médicales publiées jusqu'aujourd'hui sur les campagnes des Pays-Bas, de Saint-Domingue, d'Égypte, d'Allemagne, de Russie et de Morée, par Pringle, Larrey, Desgenettes, Gaspard Roux, etc., l'opposition est plus frappante encore quant à la météorologie, cette science presque nouvelle, et appliquée d'hier seulement à la médecine, notamment à l'étiologie. Nous pensons même qu'on trouvera peu d'histoires d'épidémies et peu de topographies médicales contenant des documents plus multipliés et plus détaillés sur la météorologie, dans ses rapports avec la médecine.

La thérapeutique qui, avec la prophylaxie, est le but final des efforts de la médecine, nous a aussi préoccupé. Pour arriver à la détermination du meilleur traitement, nous avons comparé non-seulement la pratique romaine et la pratique française, mais les résultats obtenus par les différents médecins de l'armée dans leurs services hospitaliers.

Enfin, la science, la doctrine, n'ont point été oubliées; c'est le troisième point de vue sous lequel il faut envisager ce volume.

L'école romaine a été étudiée dans la lettre XV, et mise, en différents endroits, en parallèle avec l'école algérienne, qui lui est parfois si opposée. Après avoir cherché à nous dépouiller de toute idée préconçue, nous avons passé au contrôle du jugement et d'une longue observation les principes théoriques et la thérapeutique de l'une et de l'autre écoles; et une doctrine nouvelle, exposée très-succinctement dans les lettres XXIV, XXV et XXVI, en est résultée, doctrine basée sur la triple connaissance des maladies d'Afrique, d'Italie et d'Orient, et applicable aux contrées semblables.

Dans un livre fait après coup, tout est rapporté à une doctrine, tout est jugé et coordonné suivant ses principes; mais dans ce volume dont la publication a duré sept années, et dont les divers chapitres ont été écrits sous l'impression et avec les idées du moment, on voit cette doctrine poindre, se montrer d'abord timide et chancelante, et aboutir enfin à formuler nettement ses principes. Par suite de ce développement graduel, les idées émises dans la relation médicale des deux premières années ne sont peut-être pas conformes en tout point à celles qu'on trouve dans les trois dernières; ou, tout au moins, les idées ne sont pas aussi avancées dans les premières lettres. C'est au lecteur à juger si cet inconvénient, inhérent au mode même de composition de ce livre, est racheté par l'avantage de suivre pas à pas une doctrine qui se développe, et de s'associer, pour ainsi dire, à l'œuvre de l'auteur (1).

(1) Nos histoires médicales annuelles sont extraites de plusieurs journaux; la nécessité de présenter un ensemble un peu complet à chaque nouveau groupe de lecteurs nous a conduit à quelques répétitions, qui ont néanmoins l'avantage de relier entre elles les diverses années, et de rappeler de temps

Cette doctrine nouvelle, qui jaillit au contact de deux écoles, est un fait capital. Il fallait cette réunion fortuite, sur le même terrain, d'un grand nombre de médecins français et italiens, cette sorte de congrès en permanence, qu'on me passe l'expression, pour permettre à chaque école de démêler ses vérités de ses erreurs, pour l'amener à reconnaître qu'elle avait des leçons à donner et des leçons à recevoir. La campagne de Rome est, sous ce rapport, unique en son genre. Au point de vue doctrinal, elle a produit plus que les observations recueillies à la suite des plus grandes armées.

Les principes fondamentaux de cette doctrine ont été esquissés dans ce livre; mais le plus gros de la tâche reste à faire : il faut établir cette doctrine de toutes pièces, avec ses aperçus généraux et ses détails, avec ses points fondamentaux et ses corollaires, sans oublier ses applications pratiques; il faut enfin classer et décrire, d'après ces principes, le règne pathologique romain. Cette œuvre, pour être complétement remplie, exigerait plus qu'un traité de pathologie distribué d'après une nosologie nouvelle : il faudrait, en effet, constituer *ab ovo*, et déterminer de toutes pièces plusieurs espèces morbides; car l'école algérienne, rétrécie et exclusive, ne les a pas toutes aperçues, et le chaos de l'école romaine considère souvent de simples formes d'une même maladie comme autant d'affections distinctes, ou bien englobe des maladies différentes dans une seule espèce hétérogène et artificielle. S'il s'agissait de toute la pathologie, cette tâche serait au-dessus des forces d'un seul homme, et exigerait le travail des générations; la

---

en temps les résultats généraux, la marche des événements, et les principes d'une doctrine nouvelle qu'on ne peut faire passer dans la science qu'à force d'insistance.

doctrine dont il est question n'embrasse heureusement qu'un point restreint de la pathologie, l'endémo-épidémie annuelle. Nous l'exposerons dans un livre intitulé : ÉTUDES SUR LES MALADIES DES PAYS CHAUDS, dont les trois premiers chapitres ont déjà été présentés, sous formes de mémoires successifs, et liés entre eux, à l'Académie impériale de médecine de Paris (1).

---

(1) De l'origine miasmatique des fièvres dites intermittentes, palustres, à quinquina. Pathologie, topographie, météorologie, climatologie, statistique et géographie médicales.— Étude de l'endémo-épidémie annuelle des pays chauds palustres, d'après une nouvelle doctrine. — Monographie de la fièvre gastro-rhumatique de Rome. — Suivra la monographie des fièvres proportionnées ou mixtes, formées par la réunion d'une gastro-rhumatique et d'une palustre.

EXTRAIT
de la Gazette Médicale de Paris, année 1849.

LETTRES D'ITALIE.

I.

A M. LE DOCTEUR JULES GUÉRIN.

De Paris à Civita-Vecchia. — Avignon. — Un désert au milieu de la France. — Marseille. — Le choléra. — Une scène de charlatan. — Toulon. — Encore le choléra. — Hygiène, hôpitaux, bagne de Toulon. — Le mal de mer.

Cher confrère,

Le voyageur a toujours été et sera éternellement causeur. Le touriste conte ses impressions, le vieux militaire ses campagnes, absolument comme la fontaine coule, comme le feu brille, comme l'herbe pousse. Tout cela est dans la nature. S'il est une loi physique en vertu de laquelle un corps chaud rayonne jusqu'à ce qu'il ait élevé le voisinage à sa température, il existe aussi une loi psychologique par laquelle l'homme qui voit beaucoup est porté à faire rayonner sur ceux qui l'environnent les souvenirs qui lui chargent la mémoire.

Aussi, ma foi, vais-je ne pas plus me gêner que je ne le faisais en vous écrivant autrefois mes *Lettres d'Afrique.*

Je vous ai impitoyablement traîné à ma suite, en Algérie, pendant quatorze mortelles étapes. Qui sait où je vais vous remorquer aujourd'hui? Partout où le vent poussera ma voile cosmopolite. C'est terrible, n'est-ce pas, d'avoir affaire à un gaillard comme moi? Prenez bravement votre parti, car partout, sachez-le bien, je causerai, babillerai, conterai, glanant par-ci par-là, disant un peu de tout et pas beaucoup de chaque chose, à moins que mon sujet ne soit original.

J'ai quitté Paris si inopinément, que je n'ai pas même pu vous serrer la main. Ordre reçu le 15 septembre, à neuf heures du matin, départ à midi ; trois heures pour les préparatifs d'un voyage d'outre-mer ! Que les ministres sont pressés ! Et puis il a fallu attendre, à Toulon, pendant trois jours, l'époque parfaitement connue d'avance de l'embarquement pour Civita-Vecchia. Il paraît que les ministres ne calculent pas toujours juste.

Ma bonne étoile m'a donné pour compagnons de voyage MM. Faure-Villar et Lacauchie, *médecin et chirurgien en chef de l'armée*. Devant les *impressions* de voyage et surtout, comme vous le verrez, devant le mal de mer, tous les grades se mettent au même niveau. Aussi la communauté fut-elle des plus gaies et des plus sans façon. Chacun devisait à qui mieux mieux ; mais, je l'avoue, pour fournir mon contingent, j'étais souvent obligé de remplacer la qualité par la quantité.

Paris est décidément un vaste foyer dont les rayons divergent sur toute la France. En allant vers le Midi, ils pâlissent au moins en raison du cube des distances. Cela se remarque partout et dans tout. Les voitures boitent en marchant et s'arrêtent à chaque pas, comme les vieilles gens asthmatiques pour reprendre haleine. L'aménité parisienne passe à l'état de mythe, et l'on arrive, en suivant un *crescendo*, à la capitale de l'empire des porte-faix, à Avignon. Le bateau à vapeur nous fit le mauvais tour de nous débarquer à une demi-lieue de la ville ; et, pour gagner celle-ci, avec nos bagages, il nous en coûta à peu près autant que pour aller de Lyon à Avignon. Une demi-lieue nous est revenue presque aussi cher que soixante !

Les hôtels étaient pleins de Marseillais fuyant l'épidémie alors fort méchante chez eux. Peu s'en fallut que nous ne fussions réduits à coucher sous un banc. Jamais, au grand jamais je n'ai vu tant de bancs que sur les promenades du Midi. A Avignon, ils s'allongent sur quatre lignes et sont presque rangés bout à bout. Dans le Nord, on se promène en se promenant ; dans le Midi, on se promène assis. Rien que cette multitude de bancs suffit pour dire au voyageur qui recueille rapidement des impressions par la portière de la voiture : Nous sommes chez des gens paresseux.

Le chemin de fer traverse un affreux pays sans habitations, sans arbres, stérile, dont le sol est presque entièrement formé de fragments de roche. Les troupeaux n'y trouvent pas même à paître. Les déserts qui bordent l'Algérie ne sont pas plus arides. Mais la vue est bientôt égayée par la nappe azurée de l'étang de Berre. Si j'ai bonne souvenance, c'est dans la triple ville qui se mire dans ces eaux, et que les habitants ne craignent pas d'appeler la Venise provençale, c'est là que Fodéré a essayé l'arsenic comme fébrifuge.

Les environs de Marseille ne seraient non plus que des landes stériles, si la main de l'homme ne les avait un peu métamorphosés. On a écarté les pierres, élevé des murs, réuni en terrasses la terre végétale, et quelques arbres s'étagent aujourd'hui le long des pentes rocheuses. Le terroir le plus ingrat du littoral algérien ne demande pas la moitié de travail pour couvrir sa nudité. Si M. Desjobert avait été inventé de ce temps-là, jamais les galères phocéennes n'eussent abordé à Marseille. Heureusement, la secte anticoloniale est une école moderne, et quoi qu'elle en dise, les races se perpétuent très-bien dans les contrées nouvelles où elles établissent leurs pénates. Regardez plutôt les filles du peuple, à Marseille ; leur beau type ne dément pas celui de leurs pères. Mais ne les regardez pas trop longtemps, si vous ne faites que passer, car vous pourriez bien devenir amoureux.

Une partie des magasins de la Cannebière étaient fermés, par suite de décès, nous a-t-on dit, mais surtout par la fuite de leurs propriétaires. Tout ce qui n'était pas impérieusement retenu en ville par ses affaires, tout ce qui pouvait vivre de ses rentes au dehors, avait déserté Marseille. On nous a assuré que la moitié au moins de la population couchait *extrà muros*. Et pourtant, proportion gardée, la mortalité par l'épidémie était incomparablement moins forte que celle qui a désolé Paris dans certains jours. Or jamais, à Paris, nous n'avons vu une semblable panique.

Cette frayeur s'était communiquée aux étrangers ; la moitié des hôtels étaient déserts. Nous nous trouvâmes, trois médecins militaires seuls, assis à la vaste table de l'hôtel Beauveau, l'un des principaux de la ville. Le lendemain, un confrère, désigné comme nous pour l'armée d'Italie, se présenta au même hôtel, où il lui fut répondu qu'on n'avait pas même fait de cuisine. Il se rabattit sur un restaurant, qu'il étrenna à huit heures du soir.

Au milieu de la désolation, le charlatanisme seul était debout, le charlatanisme, plante qui croît sur les ruines, monstre qui s'engraisse quand la misère maigrit le peuple. Pour lui, un bon choléra est un moment prospère ; c'est là, ou jamais, l'occasion de débiter sa panacée universelle et ses miraculeux préservatifs.

Nous écoutâmes d'abord un grand Turc richement vêtu, alternant ses déclamations avec les étourdissantes fanfares d'une troupe de musiciens chamarrés d'or et perchés sur la voiture. Mais un bien plus étrange spectacle *révulsa* bientôt notre attention. Sur une autre voiture, débitait ses drogues un homme de 55 à 60 ans, dont la voix cassée ne parvenait à appeler les passants qu'à l'aide des criards points d'orgue d'une clarinette. Le charlatan portait un uniforme complet de chirurgien-major de l'armée : habit brodé, pantalon rouge, claque, épée. Sa figure ne manquait pas d'un certain cachet militaire, grâce à une épaisse moustache et à une mouche grisonnante.

Cette ignoble parodie, cette prostitution d'un costume porté par des gens honorables, nous offensa vivement, et une plainte fut immédiatement déposée à l'Hôtel-de-Ville. En chemin, nous nous demandions comment la police pouvait souffrir cette usurpation de l'uniforme officiel d'un corps régulièrement constitué, et nous lui reprochions de ne pas prendre l'initiative pour le faire respecter. Mais nous nous rappelâmes avoir été, à Lyon et à Grenoble, témoins de faits semblables, que l'autorité ne réprima qu'après en avoir été sollicitée. Est-ce sauvegarder la santé publique, que de permettre de débiter des remèdes dans lesquels la foule ignorante a souvent confiance aveugle, de sorte qu'ils lui font négliger les mesures hygiéniques les plus importantes? est-ce comprendre sa mission, que de tolérer cette fallacieuse parade de désintéressement et de bon marché, cet appel aux misères de familles, ces trompeuses consultations gratuites accompagnées de remèdes payés dix fois leur valeur, tous ces dangereux appâts, en un mot, dont la vigilante autorité doit éloigner le public, quand il n'est pas assez sage pour découvrir lui-même le piége?

Après la municipalité de Marseille, nos confrères de cette ville auront bien aussi leur petit mot N'est-il pas douloureux que trois étrangers, passant quelques heures seulement chez eux, aient été obligés de solliciter la répression d'un abus préjudiciable à la dignité médicale, tandis que les médecins de la ville ont sans doute passé et repassé devant la voiture du charlatan sans s'apercevoir que ses roues les couvraient de boue? Approchez-vous du saltimbanque, et vous verrez bientôt que nous avons raison : le diplôme médical et les noms les plus illustres sont insultés.

Mais je veux vous conter la scène complète, telle qu'elle s'est passée lorsque, au sortir de l'Hôtel-de-Ville, nous rencontrâmes de nouveau la mascarade. La première fois, nous n'avons fait que voir, écoutons maintenant. Flânerie pour flânerie, celle-ci en vaut bien une autre; elle vaut même mieux, car elle porte avec elle une leçon.

Au nombre des concertants se trouvait un grand et maigre vieillard de 60 à 70 ans. Il avait une vraie physionomie moscovite, avec ses cheveux jadis blonds, aujourd'hui couleur de filasse, relevés sur le sommet de la tête et noués en panache. Un habit de général anglais flottait sur son torse grêle, et pour achever le pittoresque du personnage, une énorme mèche de poils avait malencontreusement poussé sur le bout de son nez. Pendant qu'il soufflait dans sa clarinette, le cheval fit un brusque mouvement, et le vieillard tomba rudement de la voiture sur le pavé. Je le crus mort. Il ne put se relever; mais des bras officieux traînèrent tant bien que mal au cabaret voisin le pauvre homme tout meurtri. Cette triste scène tempéra par la pitié la mauvaise humeur qui nous indisposait si fort contre la troupe du charlatan.

Celui-ci cependant laissa partir pour le cabaret son vieux compagnon, sans songer à lui administrer sa panacée universelle, son grand remède infaillible contre les coups, chutes et contusions. Un verre de vin lui parut sans doute meilleur que tout cela.

Pour commencer à amasser la foule, le pseudo-major prit un grand livre contenant des *planches d'anatomie*, et livra chaque feuillet aux regards du peuple, toujours avide de ces sortes d'images. Des squelettes de fœtus de tout âge, puis un squelette d'enfant de 4 à 5 ans, furent ensuite tirés d'une grande boîte où ils gisaient pêle-mêle comme dans un ossuaire. L'attention redoubla, et la foule devint plus nombreuse. Une grande verrière, contenant toute sorte d'instruments, compléta l'exhibition, et nous eûmes enfin l'exorde attendu si impatiemment.

Cependant, désireux de savoir quel degré d'estime le soldat accorde aux médecins militaires chargés de veiller sur sa santé, je m'approchai d'un tambour qui regardait comme moi. J'étais en voyageur, en bourgeois. Camarade, lui disje pour le sonder, est-ce là le chirurgien-major de votre régiment qui est sur la voiture? Ça a l'air d'un homme bien habile. Mais le tambour me tourna brusquement le dos, après m'avoir jeté par-dessus l'épaule un regard méprisant. Il n'y a qu'un bourgeois *assez bête*, dit-il à un caporal, son voisin, pour croire qu'un vrai major monterait sur une voiture comme ça. Le digne garçon ne se figurait pas quel plaisir il faisait au prétendu bourgeois en lui adressant ce mauvais compliment. Je lui aurais volontiers payé la goutte; mais je craignais de me trahir.

Ce fut bientôt à mon tour de m'indigner. Le charlatan se donnait pour un ancien *chirurgien-major de la garde impériale*, et *pour l'élève particulier du* baron Larrey. Afin de mieux faire valoir ses arcanes, il en attribuait l'invention à l'illustre chirurgien en chef des armées impériales. Un murmure approbateur parcourut la foule, qui ne tarda pas à être entièrement convaincue, quand le drôle lui montra deux parchemins : l'un était, disait-il, un diplôme de médecin de première classe de la Faculté de Montpellier; l'autre portait les armes du royaume des Deux-Siciles. Enfin il déroula une longue guirlande de certificats signés par des comtes, des marquis, des financiers, des notabilités. La foule admira les parchemins, mais ne remarqua pas les énormes fautes de français que faisait à chaque parole le pseudo major. Cent mains se précipitèrent vers la voiture; à chaque demandeur fut distribué l'arcane avec la manière de s'en servir, et les coffres du charlatan s'emplirent de pièces de 1 franc; car, pour se mettre à portée des pauvres familles, et en considération de la misère du moment, le philanthrope donnait pour 1 franc ce qu'il avait, disait-il, vendu ailleurs, 3, 4 et 5 francs. La vente continua longtemps; on achetait, on achetait.... Descendants des Phocéens, ne seriez-vous pas plutôt des enfants de la Béotie?

Je quitte sans regret votre port fangeux; mais, de grâce, vous voulez donc nous poursuivre jusqu'au bout. Figurez-vous, cher confrère, qu'on nous a enterrés huit dans l'intérieur de la *diligence*, vrai nid à choléra. Nous en fûmes heureusement quittes pour de moins malfaisants miasmes; mais, parole d'honneur, les mangeurs d'ail ne sont pas d'agréables voisins dans une boîte où l'on est huit à se regarder face à face.

A Toulon, nous trouvâmes aussi le choléra ; il était dans sa période ascendante et répandait déjà quelque terreur. Les souvenirs de la première épidémie légitimaient bien plus ces craintes qu'à Marseille ; car Toulon a été atteint à plusieurs reprises et avec une extrême gravité. La ville semble, du reste, un véritable foyer où tout doit concourir à donner à l'épidémie un caractère de haute gravité. Encaissée par un demi-cercle de hautes montagnes qui ne permettent pas aux vents du nord de la rafraîchir, rôtie par des ardeurs torrides pendant l'été, elle est formée de rues étroites courant entre des maisons à quatre ou cinq étages ; des lignes de platanes épais tempèrent bien un peu la chaleur, mais leur feuillage arrête les courants d'air et perpétue l'humidité. Le port et les bassins, quoique bien supérieurs, au point de vue hygiénique, au cloaque de Marseille, laissent pourtant encore à désirer. Voilà Toulon.

A ce portrait nous pourrions ajouter l'affreuse habitude de n'avoir pas de lieux d'aisances dans les maisons, et de se servir d'un vase auquel les gens civilisés n'ont recours qu'exceptionnellement. Autrefois ce résidu était jeté par les fenêtres ; aujourd'hui la police force à l'apporter le matin sur la voie publique. Une seule rue, la rue de la Corderie, a conservé le privilége de se débarrasser de ses immondices au profit des passants ; et, le croiriez-vous ? cela paraît si précieux aux Toulonais, que les logements y sont plus chers qu'ailleurs.

Si de l'ensemble nous passons aux détails, nous ne trouvons pas une meilleure hygiène. L'hôpital militaire surtout est un bouge où les forçats ne voudraient pas résider. On ne comprend pas que l'administration de la guerre ose condamner nos soldats à s'empoisonner dans les miasmes de ces corridors sans air et sans lumière qu'on appelle dérisoirement des salles. Notre ami Haspel, médecin en chef, avait été obligé d'évacuer ses malades sur un autre établissement provisoire : le choléra menaçait en effet de les enlever tous. Cette mesure produisit tout le résultat qu'on en attendait ; l'épidémie se ralentit immédiatement.

Le percement de quelques ouvertures a été proposé comme moyen d'assainissement et d'aération, mais le génie militaire a refusé, et pour cause, les améliorations demandées : le bâtiment, a-t-il répondu, se tient comme par hasard, c'est un problème d'équilibre ; le premier coup de marteau le renverserait comme un souffle fait crouler un château de cartes. Pauvres soldats !

L'hôpital de la marine est un vrai palais, en comparaison de l'établissement hospitalier destiné à l'armée de terre. Ce n'est pas seulement une exquise propreté qui y règne, mais véritablement du luxe, du confortable. L'alimentation est en rapport avec le local ; un simple matelot y est souvent mieux nourri qu'un officier dans les hôpitaux militaires. Aussi nos soldats de l'armée d'Italie, hébergés d'abord par la marine, ont-ils eu grand'peine à s'habituer au régime exigu qui les attendait ensuite chez nous. Il faut ajouter que, proportionnellement, le budget de la marine est ausi large que celui de la guerre est rétréci. Ici la journée d'hôpital ne dépasse guère 1 fr., tandis que l'an dernier, à l'hôpital de la marine de Toulon, elle a atteint 2 fr. 60 c. Une telle dépense ne serait pas possible au département de la guerre.

M. Auban, premier chirurgien en chef, président du conseil de santé, nous a fait voir l'établissement avec une extrême obligeance. Tout y est bien disposé pour donner l'instruction médicale aux trente ou trente-cinq élèves qui fréquentent cette école, et qui concourent ensuite pour le grade de chirurgien de troisième classe. L'espace manque un peu, les amphithéâtres, salles, cours, cabinets, sont trop pressés peut-être les uns sur les autres ; mais, au fait, il n'était pas nécessaire d'avoir le grandiose et l'ampleur du Val-de-Grâce, où près de deux cents auditeurs sont quelquefois appelés à s'asseoir au même cours. Il est fortement à désirer que la marine, à l'imitation de l'armée de terre, centralise l'instruction médicale : trois écoles, dont les élèves n'atteignent pas le chiffre moyen de trente dans chaque établissement, sont sans contredit un gaspillage de professeurs et de fonds. Des questions de personnes, qui devraient disparaître devant des considérations d'intérêt général, s'opposent seules à la réduction des trois écoles à deux.

Nous avons rencontré aussi M. Levicaire, second médecin en chef, professeur distingué et praticien des plus occupés. Dans une brochure publiée sur le choléra, M. Levicaire prétend que cette affection est un véritable empoisonnement dû à la formation anormale de l'acide cyanhydrique. Au sujet de la singulière immunité dont jouit Lyon : dans cette ville, dit-il, chaque allée est un passage ouvert au public et, de plus, un infect urinoir. Or c'est précisément parce qu'on pisse dans toutes les allées que Lyon est exempt du choléra, l'ammoniaque neutralisant l'acide cyanhydrique à mesure que celui-ci se forme. Cette explication vaut toutes les autres raisons qu'on a données ; il est vrai que celles-ci ne valent pas grand'chose.

La marine possède, outre l'hôpital que nous venons de visiter, le magnifique établissement de Saint-Mandrier, qui peut contenir cinq cents lits, c'est-à-dire à peu près le double du premier. Saint-Mandrier, entièrement isolé de la ville, est situé dans une presqu'île baignée par les eaux de la grande rade. Eaux vives, ombrages, atmosphère pure, belles constructions, tout concourt à faire de Saint-Mandrier un hôpital type. Les courants d'air y sont néanmoins trop violents et trop froids, ce qui aggrave les affections de poitrine, et les fait naître chez les sujets traités pour d'autres maladies. Malgré cette grande aération, les blessés de Rome, amputés à Saint-Mandrier, sont presque tous morts de résorption purulente. Des quatorze premiers, aucun n'a survécu, malgré l'habileté du coup de couteau et les soins consécutifs bien entendus. Les hommes amputés sur le champ de bataille sont, au contraire, arrivés à Saint-Mandrier dans un excellent état. Cette comparaison n'est-elle pas de nature à déposer en faveur des amputations immédiates, si préférables aux amputations consécutives, d'après la plupart des chirurgiens militaires ?

On ne passe pas à Toulon sans visiter le bagne. Que d'impressions à y recueillir pour un médecin, pour un philosophe ! Il me faudrait une lettre tout entière pour vous conter les miennes ; or j'ai hâte d'arriver en Italie, et Toulon n'est qu'un échelon de mon voyage. Je vous dirai seulement que je n'ai pas été très-heureux dans mes observations lavatériennes ; la moitié des forçats ont des figures d'honnêtes gens ; d'autres physionomies sont douteuses ; enfin il en est de vraiment hideuses au point de vue de l'expression.

L'hôpital du bagne est une immense et longue galerie divisée en trois nefs par deux rangs de piliers qui supportent la voûte. Il est d'une propreté irréprochable. Deux cent cinquante lits y trouvent facilement place. Des religieuses prodiguent les soins les plus touchants à ces êtres dégradés qui ne quittent souvent les fers que pour aller à l'amphithéâtre ; car, durant la maladie, l'anneau fixé au pied du moribond est attaché par une chaîne aux barreaux du lit. La mort seule peut le briser, quand le temps d'expiation n'est pas fini.

Eh bien ! ces malheureux dont l'existence est une longue souffrance, une perpétuelle humiliation, tiennent pourtant à la vie, interrogent d'un œil inquiet la physionomie du médecin, demandent à guérir, à vivre !

Mais les tourbillons qui s'échappent du *Tartare*, corvette à vapeur de l'État, nous arrachent à nos réflexions et nous avertissent qu'il faut nous embarquer. La mer est belle dans la rade ; malheureusement elle moutonne au large, et le vent debout fatigue considérablement le pyroscaphe. Le roulis, le tangage, l'odeur de goudron s'en mêlent ; une inquiétude et l'angoisse épigastrique nous avertissent bientôt que le mal de mer menace, et chacun gagne sa niche. Comment appeler l'espace exigu dans lequel on se couche à bord, espace qui n'a guère plus d'ampleur que la boîte funèbre qui nous renfermera un jour ? Figurez-vous une bibliothèque sur les rayons de laquelle, au lieu de livres, sont étendus des hommes, et vous aurez une idée de la chambre à coucher des passagers. C'est là-dedans qu'on s'incruste, qu'on souffre, qu'on se plaint, qu'on a cette affreuse maladie appelée mal de mer. Oh oui ! affreuse maladie. Vous avez été témoin du malaise insupportable des pneumoniques auxquels on administre le tartre stibié à doses réfractées : accablement, collapsus complet, angoisses indéfinissables, sueur froide, nausées incessantes, efforts pénibles, découragement, indifférence à tout ce qui se passe autour de soi, désir de mourir pour échapper à ses souffrances. Eh bien ! voilà le mal de mer. On en souffre quelquefois pendant des jours entiers, sans trêve ni relâche. Alors on n'est plus un homme, mais une masse inerte, un animal stupide malade ; l'intelligence a fui et les forces physiques sont anéanties. Le chirurgien du bord nous a conté qu'un représentant était resté couché dans la chaloupe pendue le long des flancs du navire, pendant cinq jours et cinq nuits, sans bouger, faisant tout sous lui, poussant seulement d'intervalle à intervalle une espèce de grognement. Quatre jours plus tard, il prononçait un magnifique discours à l'assemblée nationale. Sa pâleur et ses joues un peu creuses ne manquèrent même pas de produire un certain effet.

J'étais logé au premier étage de la bibliothèque à coucher; je demande bien pardon à mon voisin du rez-de-chaussée de l'avoir éclaboussé, en jetant tout par la fenêtre, comme à Toulon. Hélas! je n'en pouvais plus : j'étais si accablé, si incapable du moindre mouvement, que, si j'eusse été à sa place, le courage m'eût manqué pour me détourner des cascatelles venant d'en haut.

Les îles d'Hyères, la Corse, le rocher romanesque de Monte-Cristo, l'île d'Elbe, tout cela était bien curieux à voir; tout cela a pointé dans la brume, a grandi, s'est nettement dessiné, a pâli, puis s'est effacé dans le bleu du lointain... Et je n'ai pu rien regarder!

Enfin, après cinquante-deux heures de traversée, nous abordâmes à Civita-Vecchia. J'étais à jeun depuis tout ce temps; aussi quel bon repas je fis dans la salle à manger des papes, en me carrant dans un fauteuil de cardinal! Je ne comprends pas en vérité comment mon estomac, après s'être livré, durant trois jours, à une véritable orgie de mouvements antipéristaltiques, a pu encore se contracter du cardia au pylor. Mais il n'avait rien oublié.

Adieu. Ma prochaine lettre partira de la ville éternelle.

II.

Rome, 13 octobre 1849.

La chirurgie militaire à l'affaire du 30 avril 1849.

L'enceinte de Rome, au nord-ouest, c'est-à-dire du côté de la route de Civita-Vecchia, s'épanouit en un large promontoire renfermant la basilique de Saint-Pierre, le palais du Vatican, le Monte-Vaticano, jusqu'au fort Saint-Ange. Sur la face du promontoire qui regarde le sud, existent deux portes : l'une est murée depuis longtemps ; l'autre, la Porta-Cavalliggeri, se trouve à l'union de l'appendice avec le corps de place. De l'autre côté du grand angle, en allant vers le château Saint-Ange, la Porta-Angelica donne accès dans Rome.

La route de Civita-Vecchia aboutit près de la porte murée, et de là se dirige à droite. Elle suit des ondulations de terrain, et des hauteurs l'encaissent le plus souvent des deux côtés. Les batteries établies sur le rempart vomissent leurs projectiles sur cette route, qu'ils enfilent en ligne droite, dans une partie de son trajet.

Le 30 avril, vers onze heures du matin, la première division se rua contre la porte murée ; mais les baïonnettes françaises se brisèrent contre cet obstacle imprévu. Le corps d'armée se divisa alors en deux sections ; la première se jeta à droite vers la porte Cavalliggeri ; la seconde eut ordre de se diriger vers la porte Angélique, que l'on pensait pouvoir enfoncer à l'aide de quelques pièces de campagne.

Cette porte, avons-nous dit. est située sur la face opposée. Il fallait donc, pour y parvenir, contourner tout le promontoire, dont le développement mesure approximativement de 1 à 2 kilomètres. La route longe le rempart à une distance de cinquante à quatre cents pas, et, au bec même de l'angle, elle passe à toucher. Par intervalles des bastions flanquent la courtine, et permettent ainsi de diriger des feux croisés sur les assaillants. Comme cette route, dans la première partie de sa longueur, suit la rampe du Monte-Vaticano, on a été obligé de faire des déblais et des remblais, de sorte que la section pratiquée dans le monticule, la berge ou talus, si l'on aime mieux, est en quelques endroits assez élevée pour protéger les hommes qui longent sa paroi verticale. Mais plusieurs mauvais passages, couverts par un talus trop bas ou même nullement protégés, exposent les passants au feu de la place, à très-faible distance.

Tel est le chemin périlleux qu'eut à parcourir la deuxième brigade, à la gueule de canons chargés à mitraille, et sous la vive fusillade de plusieurs lignes de soldats qui, masqués par des sacs à terre, tiraient du haut du rempart. Vous avez deviné que par instants c'était une horrible tuerie ; à chaque moment un homme tombait, mais les rangs se resserraient aussitôt, et la troupe continuait sa route.

Les chirurgiens des corps avaient une tâche fort difficile, obligés qu'ils étaient de faire halte pour panser les blessés, et de regagner ensuite rapidement la troupe, où de nouveaux accidents réclamaient leurs soins.

Panser un blessé couché sur un lit, dans un bon hôpital, avec l'assistance d'infirmiers qui disposent tout convenablement, au milieu d'élèves qui présentent les instruments et les linges, c'est besogne fort commode ; mais sous un feu bien nourri, au milieu de la route, pressé par le temps, avec le secours seulement d'uu soldat portant dans un sac quelques bandes, un peu de linge, deux ou trois fioles, cela change bien l'affaire. Ajoutez au sifflement des balles, au grondement du canon, aux cris, au tumulte de la foule un peu en désordre, les plaintes des blessés qui, gisant autour de vous, réclament leur tour, demandent le pansement qui doit les soulager, et vous conviendrez qu'au sein d'un pareil drame, il peut bien se faire que la main du chirurgien d'armée tremble un peu. Eh bien ! je le dis avec fierté, elle n'a pas tremblé pendant le siége de Rome. M. Auban, président du conseil de santé du port de Toulon, m'a fait, à mon passage, un tel portrait des moignons des hommes amputés pendant la campagne et dirigés ensuite sur l'hôpital Saint-Mandrier, m'a dépeint de telle façon l'état général si satisfaisant de ces opérés, que j'en suis encore à me demander comment la vieille loi du *tuto, cito et jucunde* a pu être ainsi observée au milieu de la bataille.

Nous avons parcouru, après l'affaire, cette lamentable route avec le docteur Armand, aide-major du 36e de ligne, régiment faisant partie de la deuxième brigade du corps expéditionnaire. Il nous a retracé sur les lieux, à chaque pas, tous les détails de l'affaire, et nous étions certes plus ému en l'écoutant qu'il ne l'avait été lui-même pendant le combat. C'est que notre excellent et vieil ami Armand est le type du chirurgien militaire.... Arrêtons-nous, car il nous chercherait assurément querelle s'il nous soupçonnait de réclamer pour lui. Tant pis, ma foi ! Nous sommes bien obligé pourtant de dire que le stérile honneur d'une citation à l'ordre de l'armée ne remplace pas la décoration qu'il a si bien méritée, dans cette affaire comme pendant tout le siége. Du reste, cher confrère, vous en jugerez vous même ; car nous allons, s'il vous plait, suivre le 36ᵉ de ligne, dont ce jour-là Armand était le seul chirurgien.

Ce corps a eu quarante-cinq hommes mis hors de combat dans la journée du 30 avril, sans compter bon nombre de blessures légères qui n'ont pas empêché ceux qui les avaient reçues de continuer leur route. D'autres militaires, appartenant à divers régiments, furent aussi rencontrés sur la route par Armand, qui leur donna les mêmes soins qu'aux siens.

Il dirigeait sur les ambulances centrales, dont nous parlerons bientôt, les hommes qu'il pensait en état de subir cette translation. Trois ou quatre camarades aidaient les blessés ou les portaient; mais en revenant aussi sur les pas de la colonne, le petit cortége comptait quelquefois un blessé de plus : un des porteurs tombait. Ceux que le chirurgien ne jugeait pas convenable d'envoyer à l'ambulance étaient couchés dans l'endroit le plus abrité, le plus souvent le long de la berge. C'est là qu'ils recevaient les premiers secours ; là que plusieurs difficiles extractions de balles furent opérées ; là qu'il parvint à réprimer plusieurs hémorrhagies inquiétantes. Puis, reprenant sa route, l'aide-major du 36ᵉ pressait le pas jusqu'à ce qu'un nouveau blessé, gisant sur terre, lui indiquât une autre station.

Armand put remarquer plusieurs fois les bizarreries de projectiles. On sait que souvent la balle parcourt un trajet extrêmement sinueux, et l'on s'étonne qu'un corps animé d'une telle vitesse, au lieu de perforer de part en part, se laisse dévier par les saillies molles ou peu résistantes qu'il rencontre. D'autres fois, l'individu atteint est sauvé par de minces obstacles sur la protection desquels il n'eût pas osé compter. Ainsi, à faible distance, un biscaïen s'aplatit sur le ceinturon d'un lieutenant d'artillerie, qui en fut quitte pour une légère contusion. Un capitaine du 36ᵉ reçut trois balles dans son caban roulé placé sur son épaule. De pareils faits ne sont pas rares.

Cependant la marche de la colonne se ralentit, les balles pleuvent plus nombreuses et l'impossibilité de continuer une telle route paraît de plus en plus évidente. Armand propose alors au général Levaillant d'installer une ambulance provisoire dans un groupe de maisons situé à quarante pas de la route. Mais cette position, enfilée en plein au feu de la place, ne parut pas assez sûre au général, qui n'adopta pas la proposition.

A peu de distance de là, la route, taillée dans la rampe du Monte Vaticano, et protégée par un escarpement de 2 à 3 mètres de hauteur, décrit un coude dont la concavité regarde le rempart. C'est en cet endroit que cinq chevaux attelés aux pièces de campagne furent tués ou blessés et s'abattirent. Il ne fallait plus songer, dès lors, à enfoncer la porte Angelica ; la colonne n'alla pas plus loin et cessa le feu.

Armand se mit à établir le mieux possible son ambulance, et dut forcément la placer là où il se trouvait, c'est-à-dire à l'angle même du coude, entre la berge et les chevaux tués. Ces cadavres disaient assez qu'il n'y avait un peu de sécurité que dans l'étroite bande qui longeait l'escarpement ; les bastions qui se montraient, hérissés de fusils, à droite et à gauche, annonçaient aussi qu'il ne fallait pas s'écarter sur les flancs. C'est dans cet espace de quelques mètres carrés, que fut établie l'ambulance volante destinée à rendre de si grands services. Je me suis trouvé, en Afrique, dans des circonstances où, style militaire, il faisait assez chaud pour panser ses blessés ; mais, de bonne foi, il devait faire beaucoup plus chaud sur ce bout de route.

Le soir arrive. La brigade s'éparpille derrière les murs des vignes, dans les maisons, le long du ravin ; mais le détachement du 36e ne peut pas quitter sa position, à l'angle de la route, car tout individu qui montre la tête est immédiatement fusillé du haut du rempart. On espère que l'obscurité permettra de dégager les deux canons, sans être vu de l'ennemi ; mais la lune se lève et détache en ombre, sur le chemin blanc, la silhouette de tout homme qui s'écarte du talus. La nuit s'avance. L'œil cherche en vain à deviner, aux bornes de l'horizon, un nuage qui s'avance et promette de voiler cette malfaisante clarté ; les étoiles scintillent toujours et l'azur céleste conserve sa sérénité. La place ne fait plus feu que de loin en loin.

Mon Dieu ! je ne cherche pas à faire ici de l'effet ; mais n'y a-t-il pas quelque chose de profondément saisissant dans ce petit groupe isolé, accroupi dans l'ombre, serré contre la berge, à côté de ces cadavres de chevaux tués ; dans ces blessés étendus par terre et résignés ; dans ce chirurgien calme qui achève quelque pansement? Cette scène se passe dans le silence de la nuit succédant au fracas des détonations, et ce sont les clartés fantastiques de la lune qui l'éclairent ! En visitant les lieux, en me reportant aux circonstances, mon imagination m'a naturellement retracé ce tableau, et je l'ai trouvé si plein d'émotions que je n'ai pu m'empêcher de vous en offrir l'image.

Mais une détonation sourde fait tressaillir le petit groupe, et sept fois le même bruit se répète. On redoute une sortie, et, dans ce chemin dominé de toutes parts, je n'ose dire ce qui en serait résulté. Heureusement l'ennemi resta derrière ses murs. Les détonations venaient de l'explosion des mines pratiquées sous le *Ponte molle*, dont il ne restait plus que des ruines le lendemain.

A deux heures du matin, le nuage si désiré passa devant la lune, et l'ombre permit de dégager les canons. La retraite s'effectua sans trop de désordre. Les blessés furent placés sur les affûts, mis à cheval sur les canons, portés par les plus robustes ou soutenus par les bras des camarades ; le transport s'effectua de la sorte aussi bien qu'on pouvait l'espérer avec de tels moyens.

Pendant la retraite, Armand s'aperçoit que deux blessés sont restés en route. Aussitôt il s'adresse au général Levaillant qui fait immédiatement arrêter la colonne et dirige une reconnaissance sur les derrières. Les deux hommes sont retrouvés et rejoignent la troupe. Celle-ci, arrivée sur la route de Civita-Vecchia, s'éloigne de Rome pour faire sa jonction avec la première brigade qui a pris les devants.

Après avoir suivi la seconde brigade, il faudrait également accompagner la brigade Molière dans sa tentative d'attaque contre la porte Cavalliggeri et jusqu'à la villa Pamphili. On se rappelle que c'est de ce côté qu'un stratagème que je nommerais mieux peut-être une trahison rendit prisonniers un chef de bataillon et deux compagnies.

Nous regrettons que le docteur Gouget, qui joua à la première brigade le même rôle qu'Armand à la seconde, se soit trouvé absent de Rome lors de notre visite au champ de bataille. Nous serons forcé d'être bref, n'ayant pas étudié les lieux avec un cicérone compétent. Nous dirons seulement que notre bon camarade se distingua tout autant que son collègue, et ne fut pas mieux récompensé.

Cette brigade eut beaucoup plus à souffrir que la deuxième ; car, aux feux du rempart, s'ajoutaient les décharges des soldats ennemis déployés en tirailleurs dans les maisons éparpillées le long de la route et du ravin. Plus des deux tiers des blessés et des morts ont été fournis par la brigade Molière, deux cents à peu près sur un total de trois cents. Nous ne parlons pas des trente-cinq hommes recueillis et traités par les Romains. Pour le dire en passant, ces trente-cinq blessés seuls ont reçu des secours étrangers ; il n'est pas vrai que les Romains aient envoyé des chirurgiens au camp français. Notre petit personnel s'est multiplié par son zèle et son activité et a suffi à toutes les exigences.

Avant la nuit la première brigade se replia, tandis que la deuxième dut laisser quelques troupes pour garder ses canons.

Pendant que les officiers de santé des corps suivaient la troupe et remplissaient leurs fonctions en courant, MM. Pasquier et de Santi, chirurgiens en chef des première et deuxième ambulances, songeaient à organiser des secours plus efficaces, en occupant des postes où un peu moins d'instabilité permît de tenter des opérations plus graves et plus difficiles. Mais les ambulances se trouvaient à la queue des deux divisions, et, de la sorte, condamnés à l'inaction, quand le bruit du combat annonçait que leur place était près de la tête de colonne.

Les absurdes règlements qui nous gouvernent sont ainsi faits, que les intendants seuls ont le droit d'ordonner la formation d'ambulances là où ils les jugent urgentes. Le chirurgien doit attendre qu'on le dirige, comme une machine, là où il doit fonctionner ; son activité a seulement alors la permission de se déployer. Mais ici la monstruosité est tellement criante, que le chirurgien passe outre ; il prend les devants, gagne la tête de colonne... et l'intendant reste derrière. C'est la règle ; l'affaire dont il s'agit ne fait pas exception. Pasquier eut pourtant la déférence d'y mettre des formes et de soumettre ses projets à son souverain maître, qui, de son côté, eut le bon esprit de ne pas s'y opposer, quoique l'initiative ne vînt pas de lui.

Pasquier s'installa à trois cents ou quatre cents pas du rempart, dans un petit groupe de maisons flanqué d'une chapelle et situé à gauche de la route. Celle-ci est resserrée entre deux monticules dont l'un, celui qui se dresse devant l'ambulance, est assez élevé pour la *défiler* suffisamment (la garantir des coups directs partant de l'ennemi). Mais les projectiles tirés sur la route peuvent l'atteindre, s'ils viennent à obliquer de son côté, et, de plus, le monticule ne les empêche pas de tomber en pluie. Cet emplacement offre une douteuse sécurité, mais il a l'avantage d'être rapproché du combat; en second lieu, dans un ravin situé au pied des habitations, coule, parmi les roseaux et les peupliers, une abondante fontaine, dont les eaux peuvent rendre plus d'un service. Pasquier, afin de pénétrer dans l'intérieur, engage un chasseur à pied à se servir de ses armes pour enfoncer la porte de la chapelle ; mais pendant que le chirurgien appuie l'épaule contre les panneaux pour les faire sauter, le soldat est tué roide par un biscaïen. On voit encore aujourd'hui les nombreuses écorchures de la muraille par les projectiles de la place.

C'est sur cette ambulance que tous les blessés qui tombaient dans les rangs étaient dirigés. Ils y trouvaient Pasquier, secondé par Pelin, chirurgien aide-major au 66e de ligne, et par MM. Couquet et Bonnet, chirurgiens sous-aides. Trois infirmiers complétaient le personnel. Il ne fut pas possible de s'installer de manière à pouvoir se permettre des amputations, mais d'autres opérations furent faites sur un grand nombre de blessés. Les membres broyés par des projectiles étaient mis dans des appareils contentifs et soutenus par des attelles ; puis les hommes étaient évacués sur l'ambulance de santé, située à peu de distance de la première. Cette ambulance a reçu aussi des blessés de première main.

Vers trois heures, les ambulances Pasquier et de Santi se replièrent sur Magnanella, à 6 ou 8 kilomètres de Rome, et Pelin, occupant le local laissé par de Santi, continua à donner des soins aux blessés qui y arrivaient encore, jusqu'au passage de la deuxième brigade, vers deux à trois heures du matin.

A Magnanella, une nouvelle ambulance fut organisée. Une espèce de grange reçut les soldats, et les officiers trouvèrent asile dans deux petits greniers. Comme Magnanella se trouvait suffisamment éloigné du théâtre du combat et que plusieurs compagnies de chasseurs à pied rendaient sûre cette station, les pansements, faits à la hâte sur le champ de bataille, furent recommencés méthodiquement, et l'on songea à amputer les membres broyés par les projectiles. Une cuisse, un bras et un avant-bras tombèrent sous le couteau de MM. Pasquier et de Santi, qui employèrent laborieusement toute leur nuit.

Le lendemain, on mit en réquisition toutes les voitures du voisinage, et le train des équipages fournit, pour le transport des blessés, tout ce dont il pouvait disposer. Pasquier et Pelin accompagnèrent le convoi, qui arriva à Palo à cinq heures du soir après une journée bien fatigante pour nos pauvres blessés, dont plusieurs expirèrent en route. Pour les deux chirurgiens, cette journée fut également des plus pénibles, comme il est aisé de le prévoir.

Le sous-intendant avait recommandé de faire étendre, sous de grands hangars qu'on avait remarqués en passant, de la paille pour les blessés ; mais la sollicitude du chirurgien va toujours plus loin, et cela est naturel, que celle d'un étranger. Pasquier pénétra dans le fort, découvrit une enfilade de vastes et commodes appartements, mit à contribution la bonne volonté des hommes qui occupaient la place, et bientôt une épaisse couche de paille fraîche reçut nos blessés, bien aises de se reposer enfin.

A Palo, Pasquier pratiqua de nouvelles amputations, une de cuisse et trois de jambe. L'ardeur de couper eût facilement fait trouver 15 ou 20 cas, mais, comme aucun accident ne s'était manifesté et qu'il n'y avait pas urgence, comme e transport sur Corse était rapide et commode, à l'aide de bateaux à vapeur, il était beaucoup plus sage d'ajourner les opérations et de demander quelque chose à la nature médicatrice. C'est ce qui fut fait. A ce sujet, nous ferons remarquer que si les chirurgiens militaires se sont très-généralement prononcés pour les amputations immédiates, cela tient beaucoup à la spécialité des circonstances dans lesquelles ils se trouvent souvent. Quand on a en perspective une longue route, des moyens de transport durs et fatigants, la difficulté de pansements suffisamment renouvelés, la chirurgie conservatrice ne mérite plus cette épithète; elle devient une méthode pernicieuse et condamnable. Si ces conditions défavorables ne se présentent pas, le chirurgien militaire retombe dans la catégorie où figurent les médecins civils, et alors il sait s'abstenir comme eux, ainsi qu'on a pu le voir.

Pasquier nous a communiqué, au sujet des anesthésiques, des observations qu'il ne faut pas laisser perdre. Il ne se loue pas d'avoir employé le chloroforme à l'ambulance de Magnanella. Chez les sujets exaltés encore, enivrés par la bataille, une chloroformisation immédiate fait naître une excitation souvent excessive et presque toujours dangereuse. La première période des phénomènes produits par l'inhalation est caractérisée par des mouvements, des spasmes, des cris, une agitation, qui peuvent jeter dans l'économie les tendances les plus funestes. De là, réaction trop vive, délire, fièvre traumatique ardente.

Nous en appelons à l'observation ultérieure, pour corroborer ou atténuer ces faits qui, en attendant, doivent commencer un nouveau chapitre pour les contre-indications du chloroforme.

III.

Rome, 3 novembre 1849.

A M. le docteur Daremberg.

TOPOGRAPHIE MÉDICALE DE ROME ANCIENNE.

Une noble poussière. — Les sept collines et leurs forêts primitives. — Les deux Vélabres. — Travaux de dessèchement; le *cloaca maxima*. — Le lac *Curtius*. — Débordements du Tibre. — Marais de Caprée et de Terente. — Bassin de Rome, hydrologie. — Climat de Rome antique. — Végétation. — Ruines du palais de Néron.

C'est à vous, qui vous couvrez d'une poussière aussi glorieuse que les nobles tourbillons de l'arène olympique, célébrés par le poëte ami de Mécènes :

Sunt quos curriculo pulverem olympicum
Collegisse juvat; metaque fervidis
Evitata rotis, palmaque nobilis
Terrarum dominos evehit ad deos.

C'est à vous, l'amant des vieux livres, des parchemins jaunis par le temps, des manuscrits poudreux, que cette lettre sur la Rome d'autrefois doit naturellement être adressée.

Je vous ai précédé de quelques jours dans la ville éternelle, et mes mains profanes ont feuilleté des pages antiques que vos doigts eussent retournées bien plus savamment. En me voyant à cette besogne, c'était bien le cas de dire: *Spargere margaritas.....* Je passe le reste par politesse pour moi-même. Je l'avoue, je les ai trouvés bien laids, bien griffonnés, vos bons, vos chers, vos beaux manuscrits. Des lettres tortues, biscornues, boiteuses, serrées les unes sur les autres, sans points ni virgules!... J'ai passé une heure à lire une demi-page; aussi je vous les laisse de bon cœur. Tout le latin qui diapre ma lettre d'aujourd'hui a été puisé dans des livres bien imprimés. C'est bien plus commode ! A vous de compléter tout ce qui manquera à ma topographie de Rome antique ; à vous de relever les matériaux vulgaires avec lesquels je construis, en les semant de pierres précieuses tirées de la mine inépuisable de vos vieux grimoires.

Nous allons, s'il vous plait, commencer notre excursion médicale et hygiénique, à partir de Romulus. Quel intérêt, s'écriera-t-on, y a-t il à décrire une chose passée, trépassée, à dépeindre Rome telle qu'elle a été, telle qu'elle n'est plus? Ne serait-ce que pure curiosité : voilà déjà quelque chose. On peut ne pas se soucier d'une ville inconnue ou vulgaire, mais de la ville éternelle, c'est une tout autre affaire. Nous ajouterons qu'aujourd'hui la ville éternelle est un peu nôtre ; raison de plus pour désirer la bien connaître. Enfin, dans la lettre qui suivra celle-ci, appliquant à la médecine nos données topographiques, nous aborderons de sérieuses questions de pathogénie.

L'emplacement que Romulus choisit pour fonder une ville à laquelle il ne rêvait pas sans doute un si brillant destin, était une sauvage et déserte contrée, accidentée par des monticules, couverte de ces bois épais dont l'ombre religieuse plaisait aux sibylles, et sillonnée par des vallons recélant des marécages dans leurs contours sinueux. Un fleuve, ou plutôt un torrent, soulevait chaque hiver ses flots jaunes et les roulait dans les vallées, alimentant ainsi les marécages et déposant des nappes stagnantes dans toutes les anfractuosités. Hygiéniquement, le site n'était pas bien trouvé ; et, en fondant là une grande cité, on devait entrevoir d'immenses travaux pour plusieurs générations.

Quelques citations sont nécessaires pour établir que le portrait que nous traçons est conforme à la réalité.

Les sept collines étaient couvertes de bois, et d'autres forêts se pressaient au pied des monticules comme les flots d'une mer de verdure.

Voyons d'abord le Palatin, ce berceau de Rome :

> Constitit in summo nemorosi colle Palati.
> (Ovide, Métam., liv. xiv.)

Au pied du Palatin, comme nous l'apprend Varron, s'étendait un bosquet de myrte, consacré à Vénus.

Dans les bois de l'Aventin, la fable plaçait des satyres, des faunes, des sylvains, à l'ombre des chênes, des lauriers et des platanes :

> Constat Aventinæ tremuisse cacumina sylvæ.
> (Ovide, Fast., liv. vi.)
>
> Lucus Aventino suberat niger ilicis umbra.
> (Id., liv. iii.)

Un grave historien, Tacite, dit, en parlant du Cœlius : *Querque tulanus.*

Varron appelle ***princeps lucum*** le bois de hêtres qui couvrait l'Esquilin ; Ovide, dans ses Fastes, en parle plusieurs fois :

> Monte sub Esquilio multis incæduus annis
> Junonis magnæ nomine lucus erat.....
> Gratia Lucinæ dedit hæc tibi nomina, lucus

Le Viminal disparaissait sous la verdure blanchâtre des saules, et le Quirinal n'était pas non plus une colline chauve :

. . . . . Lucum pete colle Quirino
Qui viret et templum Romani regis obumbrat
(Ovide, MÉTAM., liv. XIV.)

Enfin, Denys d'Halicarnasse peuple de chênes le mont Capitolin ; Tacite place à ses pieds le bois de Bellone, et c'est aussi sur ses dernières rampes qu'on trouvait le *nemus argileti*.

Rome antique n'a occupé d'abord que ces monticules. De nos jours, elle les a presque tous délaissés, pour s'étendre au nord ; et le Janicule, le Pincio et le Monte-Vaticano sont devenus collines romaines. Les murailles auréliennes, relevées par Honorius, et datant conséquemment d'une époque bien postérieure à celle dont il s'agit, n'ont jamais compris toutes ces collines dans leur ligne de circonvallation. Aux temps de l'ancienne Rome, les trois coteaux étaient couverts de forêts ou de jardins ombreux. Le bois du Janicule s'appelait *lucus Albionarum;* le Vatican était également peuplé de beaux arbres, et le nom du Pincio, *collis hortulorum*, indique assez qu'il s'arrondissait sous une verte parure. Rome antique se trouvait donc défendue des rigueurs du nord par un paravent de forêts ; mais nous ajouterons que ce rempart la privait également du bénéfice des vents accourus du septentrion pour balayer les effluves apportées par le midi.

Les bois qui recouvraient le site de l'ancienne Rome grimpaient tantôt sur des rampes escarpées ; telles sont la chute de l'Aventin qui regarde le Tibre, et tels sont encore les flancs du Palatin ; tantôt couronnaient des cimes ; tantôt enfin s'allongeaint dans des vallées fort resserrées en certains endroits : ainsi l'arc de triomphe de Constantin occupe presque tout l'espace compris entre le Palatin et le Cœlius, et le Colisée se trouve à l'étroit dans le vallon où l'a bâti l'empereur Vespasien. Ce n'étaient pas, comme aujourd'hui, de simples ondulations qui séparaient les collines, mais de véritables ravins ; en effet, les accidents ont disparu par l'accumulation des matériaux dans les cavités, et par la dégradation des cimes abaissées. Le sol s'est considérablement exhaussé depuis les temps de la vieille Rome, ainsi que l'indiquent tous les anciens monuments, enterrés quelquefois jusqu'à 25 pieds de leur base, comme on peut le voir à la colonne Phocas.

De nombreuses sources, dont il serait fastidieux d'indiquer ici le nom et le gisement d'après les auteurs, des fontaines et des flaques, stagnaient dans les anfractuosités, ou coulaient sur les pentes et versaient leur trop-plein dans les vallées. Mais c'est surtout le Tibre qui, par ses débordements de chaque année, épanchait sur le terrain des nappes liquides destinées à devenir de véritables marécages. Leur origine est clairement indiquée par Solin, dans son POLYHISTOR : *Quam prœterfluens Tiberis fecerat*, dit-il en parlant de cette masse d'eau dormante.

En aval de l'île du Tibre commençait une bande marécageuse qui s'enfonçait dans les terres, sur la rive gauche, et se bifurquait bientôt. Une branche se projetait entre l'Aventin et le Palatin, dans cette vallée où fut plus tard le *circu maximus*; la seconde s'avançait dans l'espace compris entre le Palatin et le Capitolin. On appelait la première grand Vélabre, et l'autre, petit Vélabre. Les détails que nous ont laissés plusieurs auteurs, notamment Varron, permettent d'affirmer qu'il en était bien ainsi. Brocchi, du reste, dans un ouvrage justement estimé et auquel nous empruntons beaucoup, a, bien avant nous, tiré des anciens les documents propres à établir cette topographie. (Brocchi, DELLO STATO FISICO DEL SUOLO DI ROMA. Romæ, 1820.)

Les inondations du Tibre entretenaient aussi un lac qui paraît avoir eu également communication avec le grand Vélabre; nous voulons parler du *Lacus Curtius*, ainsi appelé du général sabin M. Curtius, et non pas de cet autre Curtius, chevalier romain, qui se dévoua pour sa patrie, en se précipitant dans un gouffre entr'ouvert sur le forum. Il n'entre pas dans notre sujet de rechercher si ce gouffre avait été produit par un tremblement de terre, ou si c'était une crevasse du sol rapidement desséchée après une vaste inondation.

Dans les Vélabres et dans le lac Curtius, on ne doit pas voir des nappes d'eau limpides et courantes, mais de vrais marais, ainsi que l'attestent les citations suivantes, et celles que nous donnerons plus loin, empruntées à Properce, à Tibulle, à Ovide.

> Qua Velabra suo stagnabant flumine, quaque
> Nauta per urbanas velificabat aquas.
> (Properce.)
>
> Et qua Velabri regio patet, ire solebat
> Exiguus pulsa per vada linter aqua.
> (Tibulle.)
>
> Quæ Velabra solent in circum ducere pompas
> Nil præter salices crassaque canna fuit.
> . . . .
> Hic quoque lucus erat juncis et arundine densus,
> Et pede velato non adeunda palus.
> (Ovide, FASTES, liv. VI.)

Le grand Vélabre n'était pas une flaque insignifiante, mais une longue bande marécageuse. Pour éviter de perdre trop de temps à le tourner, on avait établi un bac qui, au rapport de Varron, transportait pour un *quadrans* le voyageur sur l'autre bord. Cette petite navigation n'était pas toujours facile, car Denys d'Halicarnasse nous apprend qu'une boue épaisse arrêtait quelquefois le bateau. Il est probable que cet obstacle se présentait lorsque les chaleurs de l'été avaient pompé une partie des eaux du Vélabre. Le marécage, du reste, n'était jamais entièrement à sec, et nous sommes porté à penser qu'un certain niveau y était entretenu par la Calabre, ruisseau qui, selon toute apparence, ne se rendait au Tibre que par l'intermédiaire du Vélabre. L'antique Calabra serait la Marrana d'aujourd'hui, cours d'eau dont la source est voisine de Grotta-Ferratta, à quelques milles de Frascati.

C'est dans ce pays éminemment insalubre que Romulus et Rémus vinrent s'établir; leur cabane était bâtie sur la pente du Palatin, en regard du grand Vélabre. Le modeste palais du second roi de Rome, de Numa Pompilius, n'était pas mieux situé; il s'élevait aussi sur la rampe du Palatin, mais plus à l'est, et probablement vis-à-vis le petit Vélabre, dans l'emplacement occupé aujourd'hui par l'église Saint-Théodore. Nous verrons, quand nous aborderons la pathologie de l'ancienne Rome, que ses habitants payèrent par de nombreuses maladies l'imprudence d'un tel voisinage.

Bientôt, du reste, le besoin d'un espace plus étendu pour la ville, qui prospérait rapidement, et peut-être aussi le désir de soustraire la population à l'empoisonnement miasmatique, firent entreprendre aux rois de Rome des travaux considérables, dans le but de combler ces foyers malfaisants. Romulus et Tatius, après la paix qui réunit les deux peuplades ennemies jusqu'alors, précipitèrent dans le Vélabre des masses de pierres arrachées au Capitolin et à la roche Tarpéienne; mais c'est à Tarquin l'ancien qu'était réservée la gloire de terminer les travaux commencés par ses prédécesseurs. Il fit construire, pour dessécher les Vélabres, un large égout qui reçut le nom de *cloaca maxima*, probablement par opposition à d'autres conduits de moindre importance. Cet égout, dont on voit encore un fragment à peu près intact, près de l'église de Saint-Georges in Velabro, était long de 2,500 pas, et ses arceaux mesuraient 3 mètres en tous sens; de sorte que Pline n'exagérait rien quand il disait qu'une voiture chargée de foin y eût trouvé un libre passage. Il est construit à la façon étrusque, c'est-à-dire avec des blocs taillés et juxtaposés sans l'aide d'aucun ciment. Les arceaux et les parois sont formés par trois couches de pierres concentriques. C'est un tuf volcanique assez dur qui a fourni les matériaux; de temps en temps des blocs de travertin lient entre elles ces couches concentriques. Quelques-uns de ces blocs ont jusqu'à 15 pieds de longueur sur 5 d'épaisseur, proportions qui paraîtront d'autant plus remarquables qu'il s'agit des premiers temps de Rome. Devant cette belle et solide construction, on comprend le cri d'enthousiasme de Pline. N'est-il pas admirable qu'après sept cents ans, écrit l'encyclopédiste, ce conduit soit encore debout et intact, malgré les débordements du Tibre, les tremblements de terre et la masse d'édifices qui pèse sur les voûtes?

La sollicitude des rois de Rome ne se borna pas à dessécher les deux Vélabres; le lac Curtius fut aussi comblé :

> Curtius ille lacus siccas qui sustinet aras,
> Nunc solida est tellus, sed fuit ante lacus.
> (Ovide, FAST., liv. VI.)

Bâtie sur un terrain déprimé, avoisinée par un torrent dont les eaux vagabondes n'étaient retenues par aucune digue, la ville de Rome devait cruellement souffrir des débordements auxquels le Tibre est sujet chaque année. Les anfractuosités dans lesquelles les eaux restaient captives et devenaient croupissantes furent sans doute comblées, ainsi que l'attestent les passages suivants :

Hic ubi nunc fora sunt, udæ tenuêre paludes
Amne redundatis fossa madebat aquis.
. . . .
Stagna recesserunt, et aquas sua ripa coercet :
Sicca nunc est tellus. . . . .
(Ovide, Fast., liv. vi.)

Mais la cité resta néanmoins longtemps ouverte aux capricieuses visites des eaux gonflées du Tibre. Plutarque parle d'une inondation qui, sous les premiers rois, si nous avons bonne souvenance, couvrit le forum des débris de ses monuments écroulés; et du temps d'Horace, la ville éternelle n'était pas encore à l'abri des injures du Tibre :

Vidimus flavum Tiberim, retortis
Littore Etrusco violenter undis,
Ire dejectum monumenta regis,
Templaque Vestæ.
(Horace, ode 2.)

Cette inondation fut terrible sans doute ; car le poëte va jusqu'à redouter qu'un nouveau déluge n'épouvante le monde, comme au temps de Deucalion et de Pyrrha :

Terruit gentes, grave ne rediret
Seculum Pyrrhæ, nova monstra questæ,
Omne cum Proteus pecus egit altos
Visere montes :
Piscium et summa genus hæsit ulmo,
Nota quæ sedes fuerat columbis;
Et superjecto pavidæ natarunt
Æquore damæ.
(Ibidem.)

Il paraîtrait que de Tarquin l'ancien datent les premiers travaux destinés à protéger la rive gauche contre le fleuve ; mais au seizième siècle seulement, Rome, à l'abri des crues annuelles, ne craignit plus que les inondations tout à fait extraordinaires.

Quand on considère que le forum ancien était en certains endroits à 25 pieds au-dessous du niveau actuel, loin de s'étonner qu'il ait été envahi si souvent, on se demande comment il n'était pas couvert en permanence. Mais il faut remarquer que le lit du Tibre actuel est plus élevé que l'ancien ; il s'est exhaussé par le dépôt des matériaux qu'il apporte des montagnes ou qu'il arrache à ses berges :

In mare cum flava prorumpit Tibris arena

Cet exhaussement du lit d'un fleuve n'est pas, du reste, un phénomène bien rare, car on voit, notamment en Italie, des cours d'eau couler à un niveau plus élevé que le sol; de sorte qu'on a été obligé de les encaisser entre de fortes digues, et qu'ils simulent ainsi véritablement des aqueducs.

Ce n'était pas dans Rome seulement qu'on rencontrait des sources d'émanations paludéennes, mais à ses portes et dans sa campagne.

Sur l'emplacement du Campo Marzo actuel gisait le marais de Caprée, si fameux par l'apothéose, ou, si l'on aime mieux, par le meurtre de Romulus. Non loin de là, vers la moderne Piazza Nicozia, s'étendait le marais de Terente :

> Fluminis ille latus cui sunt vada juncta Terenti
> Aspicit. . . . .
> (Ovide, FAST., liv. I.)

Sextus Rufus nous apprend que la campagne de Rome était semée de lacs épars et de nappes jetées çà et là.

Dans la vallée Arica, Pline et Columelle placent le lac de Turnus, qui fut desséché ensuite, ainsi que cela résulte d'un passage de ce dernier auteur (DE RE RUSTICA) : *Lacuturres ex convalle Aricinæ ubi quondam fuit lacus turrisque quæ remanet.* La ville de Gabies, qui donna tant de besogne à Tarquin le Superbe, se mirait dans un lac qui portait son nom. C'est près d'une nappe d'eau appelée Labicum, aujourd'hui lac de Regillo, qu'eut lieu la rencontre des Romains et des Sabins. Aux *Aquæ albulæ*, au pied de Tivoli, de vastes piscines s'ouvraient pour les baigneurs ; de nos jours, dans ces lieux, la fièvre pernicieuse menace le visiteur. Albe-la-Longue s'étendait sur le bord du moderne lac d'Albano. Enfin nous pouvons citer le lacus Nemorensis et le lacus Sabatius, aujourd'hui lago di Bracchiano, etc.

Telle est la nomenclature incomplète des nappes liquides dont l'histoire nous a transmis les noms. Il est évident qu'il faut ajouter à cette énumération les autres lacs qu'on trouve aujourd'hui dans la campagne, et dont l'antiquité est incontestable; enfin ceux qui ont disparu, par exemple le lac de Giuturna, entre Albano et le Monte Savello, que le pape Paul V a fait dessécher à cause des miasmes pernicieux qui s'en échappaient.

Les savants se sont justement préoccupés des changements qui surviennent dans le climat d'une région, sous la double influence des modifications du globe, et des transfigurations que subit la surface du sol par le travail de l'homme. Ces études ont fourni de belles pages à l'un des amis de la GAZETTE MÉDICALE, au professeur Fuster. On n'attend pas de nous des recherches approfondies sur la ville et la campagne de Rome considérées à ce point de vue; avec notre existence nomade, les esquisses à grands traits sont seules permises.

On s'est demandé si le climat de la ville d'autrefois différait notablement de celui de Rome moderne, et, dans l'affirmative, s'il était plus chaud ou plus froid. Pour cette dernière opinion se sont déclarés plusieurs auteurs, qui ont cru expliquer de cette manière la moindre nocuité des miasmes paludéens, dans les temps anciens, malgré l'abondance des surfaces exhalantes. Cette manière de voir n'est pas soutenable, et nous ferons voir que les fièvres ont été, jadis comme elles le sont aujourd'hui, en rapport d'intensité et de nombre avec l'étendue des laboratoires paludéens. La première supposition devient au contraire l'expression de la vérité, quand on la formule avec cette réserve : le climat n'a pas beaucoup varié dans le cours des siècles ; il était probablement autrefois un peu plus chaud et un peu plus humide.

Puisque nous ne pouvons pas emprunter nos termes de comparaison à des observations thermométriques prises à l'époque ancienne et dans les temps modernes, il faut recourir à des preuves indirectes. Et d'abord, invoquons le règne végétal, qui nous a déjà fourni ailleurs de précieux indices, lorsque nous tracions la météorologie du Sahara algérien et du désert central. (V. Expédition du général Cavaignac dans le Sahara algérien. Relation du voyage, exploration scientifique, etc. — 1 vol. gr. in-8°. Paris, 1849.)

Dans la ville de Romulus, comme dans la cité des papes, on trouve les mêmes espèces végétales ; telles sont, pour ne citer que les plus caractéristiques : l'olivier, l'oranger, le myrte, le laurier et quelques palmiers. Nous avons vu que Varron place au pied du Palatin un bosquet de myrte consacré à Vénus, et Ovide nous représente un palmier s'élançant d'une fente des édifices qui surmontaient le Capitolin. Que ce palmier ait été un *phœnix dactylifera* ou un *chamærops humilis*, peu importe ; les deux se retrouvent dans la ville actuelle. Nous ajouterons même, au sujet de ce dernier, que, dans nos nombreuses courses en Algérie, nous n'avons jamais rencontré un *chamærops humilis* aussi élancé que celui qu'on voit dans le jardin du couvent de Saint-François, au Transtévère. Il donne un formel démenti à l'épithète que les botanistes ont accolée à son nom.

Quelques auteurs italiens ont prétendu que la réussite du cèdre, transporté autrefois à Rome où il a prospéré, est une preuve de la haute température dont cette ville jouissait jadis, cet arbre ne réussissant plus aujourd'hui qu'en Afrique et en Asie Mineure. Pour soutenir une pareille opinion, il fallait ne pas avoir vu le cèdre magnifique qui étale son large parasol au Jardin des Plantes, à Paris.

La température de Rome ancienne n'était certainement pas plus basse que celle de la ville actuelle : voici les motifs qui nous portent à penser qu'elle se trouvait au contraire un peu plus élevée.

Rome moderne s'étend au nord d'un groupe formé par l'Aventin, le Capitolin, le Palatin, le Cœlius, voire même l'Esquilin et le Viminal. Ce rempart défend, jusqu'à un certain point, la ville des ardeurs du midi. Au septentrion, la cité est au contraire à peu près sans protection.

Rome antique se trouvait dans des conditions presque opposées ; elle couronnait les sept collines, les dépassait, et s'étendait dans la rase campagne balayée par les vents du midi. Bien plus, la ville était protégée contre le nord par une ceinture de forêts qui n'existe plus aujourd'hui.

Incontestablement, toutes ces circonstances sont propres à élever la température.

Les Romains portaient autrefois des vêtements qui laissaient à découvert les jambes, les bras et le cou. Ce costume pourrait peut-être aussi être invoqué pour concourir à la démonstration à laquelle nous voulons arriver.

Tacite nous apprend que des regrets ont été donnés à l'ancienne construction de Rome, après que cette ville, ruinée pour satisfaire un caprice de Néron, eut été repeuplée de maisons moins hautes, et coupées de rues plus larges.

« Erant qui crederunt, dit l'historien (ANN., lib. XIII), veterem illam formam salubritati magis conduxisse; quoniam angustiæ itinerum, et altitudo tectorum non perinde solis vapore perrumperentur; at nunc patulam latitudinem, et nullâ umbrâ defensam, graviore æstu ardescere. »

Certes, dans Rome moderne, on n'en est pas à manifester de tels regrets, et l'on n'envie pas cette vieille construction qui rappelle l'antique Carthage, où, selon Polybe, pour aller de l'enceinte extérieure à la citadelle de Byrsa, l'armée de Scipion dut traverser des rues encaissées entre des maisons à six ou sept étages, si étroites qu'on pouvait presque se donner la main, par les fenêtres, d'un côté à l'autre. A la brûlante Afrique d'autrefois, ces maisons si prodigieuses en hauteur; et à l'Afrique moderne ces tortueuses ruelles que les enjambements des habitations changent en une suite de porches obscurs. L'Europe n'a que faire de ces précautions.

En parcourant les restes du palais de Néron (*domus aurea Neronis*), nous avons aussi recueilli cette impression : que le climat devait être plus chaud alors qu'aujourd'hui, pour motiver une semblable construction. Mais qu'on nous permette de visiter avec quelque détail ce précieux débris des temps antiques, car une foule de considérations hygiéniques vont jaillir sous nos pas.

Le faîte du palais se trouve au-dessous du sol actuel, et ses appartements spacieux sont restés, pendant des siècles, remplis de terre, de débris, et ignorés du monde. C'est à cette circonstance que nous devons la conservation du monument dans son entier. Sans doute on n'y retrouve pas, comme à Pompeï, chaque chose en son lieu, avec ses formes et sa fraîcheur, et chaque objet usuel n'attendant, pour ainsi dire, que la main qui allait en disposer quand la ville fut subitement engloutie; mais la carcasse est parfaitement conservée, les murs restent debout et supportent des voûtes sur lesquelles le temps n'a pas mordu. On montre encore aujourd'hui des fresques qui, du temps de Raphaël, étaient assez vives pour que ce grand maître ait pu y chercher des inspirations qu'il a jetées sur les cintres du Vatican.

La construction de ce palais est des plus simples. Figurez-vous un vaste parallélogramme formé par une double série de sept salles adossées côte à côte; les deux séries sont elles-mêmes juxta-posées, et chacune forme ainsi l'une des grandes faces du parallélogramme. Flanquez chaque petite face d'un corridor, qui longera conséquemment deux salles ; enfin, groupez contre l'un de ces corridors une foule de petites chambres, qui constitueront les communs, et vous aurez bâti la *maison dorée* de Néron.

Comme tout le palais, les salles sont voûtées ; elles ont 33 pieds de hauteur sur 25 de longueur approximativement et 18 de largeur. Chaque pièce prend son jour sur le jardin au milieu duquel le palais était situé ; une porte surmontée d'une fenêtre : voilà toutes les ouvertures destinées à introduire l'air et la lumière dans ces vastes salles. Ces voûtes épaisses, ces larges murailles, ces grandes dimensions, en hauteur surtout ; l'absence de ces petites pièces dans lesquelles l'habitant des pays tempérés cherche un chauffage plus facile pendant l'hiver ; la rareté et l'exiguïté des ouvertures ; la substitution du stuc et du marbre à ces boiseries auxquelles on demande, dans le Nord, de conserver le calorique artificiellement entretenu dans l'intérieur, et de protéger contre le froid du dehors : tout cela ne dénoterait-il pas un vif désir de fraîcheur, qui ne se fait pas sentir à un égal degré sous le ciel de la ville actuelle ? Ce qui nous porte encore à le penser, c'est que chaque salle semble avoir été, en outre, protégée par une sorte de galerie, de péristyle, dont la saillie couvrait d'ombre les murs des appartements. Sur les parois de ces galeries, on voit des fresques représentant des arbres, des palmiers surtout, et l'on se demande si le peintre n'a pas eu l'intention d'harmoniser sa décoration intérieure avec celle du jardin, de marier ses feuillages peints aux feuillages naturels qui, sans doute, s'engageaient jusque sous les arceaux. Toutes ces précautions dénoteraient un amour extrême, fruit d'un besoin réel, pour l'ombre, la fraîcheur et l'isolement. Les modernes Italiens cherchent aussi à se placer dans ces conditions, mais ils font bien moins de frais et d'efforts pour atteindre ce but.

La partie du palais de Néron la plus significative au point de vue qui nous occupe, c'est la *crypta*, galerie voûtée parallèle au palais, mais isolée du corps de bâtiment. Ce véritable caveau est clos de toutes parts, et ne donne accès à la lumière que par quinze petites ouvertures carrées pratiquées le long de ses voûtes. Celles-ci ne sont guère moins élevées que les cintres des appartements du palais. On pense généralement que les Romains cherchaient dans leurs *cryptes* cette température uniforme que l'air conserve, dans les souterrains, pendant les différentes saisons.

Ce qui reste du palais des Césars, ruines immenses couvrant le mont Palatin tout entier, nous indique une construction analogue à celle de la *maison dorée*, quoique sur de plus grandes proportions. Ce sont partout des voûtes épaisses, des porches obscurs qui se succèdent les uns aux autres, des vestiges de dômes massifs, des appartements bien clos, fermés à la lumière et précédés de portiques. Les bains de Livie, aujourd'hui souterrains, recevaient si peu de jour, qu'on pourrait aisément croire qu'ils ont toujours été au-dessous du sol. Nous en dirons autant de la vaste galerie, revêtue de stucs richement peints, que des fouilles récentes, entreprises par les ordres de l'empereur de Russie, ont fait découvrir et déblayer. Ce corridor, qu'on pense être celui où Caracalla a été tué, était une véritable *crypte*.

Retournons à la *maison dorée;* nous ne sommes pas au bout des leçons d'hygiène antique qu'on peut y puiser. Mais ici qu'on nous permette une petite excursion à laquelle on pardonnera sans doute, en faveur de l'intérêt qui s'y rattache, de nous éloigner un peu de notre sujet.

Néron avait bâti son palais sur des maisons particulières, à 1 mètre ou 2 au-dessus de leur pavé. On voit encore les mosaïques qui chamarraient le sol de ces habitations, et l'on reconnait avec facilité l'emplacement des pièces. Un parchemin trouvé dans le palais atteste en outre qu'il a été construit sur la demeure de plusieurs citoyens.

Le palais du tyran subit lui-même le sort que son maître avait infligé aux humbles demeures des Romains; un autre empereur, le fils de Vespasien, condamna la *maison dorée* à servir de fondements à ses Thermes. Mais au lieu de démolir le palais, il bâtit par dessus ses voûtes, qui devinrent le sol des nouveaux édifices. Comme le palais n'était pas assez vaste pour servir de support aux immenses constructions qu'il avait projetées, Titus en doubla presque l'étendue, en y ajoutant de grandes galeries conçues à peu près sur le même plan que les salles de Néron. Ces corridors furent construits obliquement aux façades du palais, crime de lèse-architecture dont le vainqueur de Jérusalem se souciait peu, pour les motifs que nous allons exposer. Après avoir retiré de l'ancienne demeure impériale les objets les plus précieux qui s'y trouvaient (le Laocoon était de ce nombre), il fit combler de terre et le palais et ses nouvelles constructions. De la sorte, la splendide *maison dorée*, dont les auteurs ont tant célébré la magnificence, fut enfouie, avec ses fresques admirables, avec les marbres précieux qui la revêtaient, et se trouva réduite au rôle fort humble de servir de piédestal, de fondement, aux Thermes gigantesques de Titus, c'est-à-dire à des piscines publiques, à des bains particuliers, à la demeure impériale, à des temples, des gymnases, des exèdres, des pinacothèques, etc.; car, comme on ne le sait pas assez, les Thermes contenaient tout cela, et n'étaient pas seulement de simples établissements ouverts aux baigneurs.

Quel but se proposait Titus par cet étrange procédé de construction? Évidemment aucune idée conservatrice n'y a présidé, puisque le palais a été ignominieusement comblé. On ne peut pas non plus supposer un calcul d'économie, soit de temps, soit d'argent, car il était moins coûteux et plus expéditif d'abattre le palais et d'utiliser ses décombres, que de construire de nouvelles arcades colossales et de remplir de matériaux ces imenses lacunes. Titus a eu sans aucun doute en vue, ou de manifester son mépris pour un empereur odieux, ou bien d'assainir ses Thermes, placés dans un lieu bas, humide, exposé aux fièvres et visité peut-être quelquefois par les eaux débordées du Tibre. Je livre à votre appréciation, cher et savant confrère, cette dernière supposition, à laquelle je suis enclin à m'arrêter.

Nous ne quitterons pas la *maison dorée* de Néron, sans parler d'une inscription singulière trouvée sur les murs de la *crypta*, inscription où l'on confie peu galamment aux déesses des soins de police dont elles devaient fort peu se soucier :

Duodecim deos et deas
Et Jovem omnipotentem maximum
Habeat iratos quisquis hic
Mixerit aut cacarit.

Cette inscription ne date certainement pas du temps où Néron habitait son palais. Il est probable qu'alors les jardins étaient clos, et d'ailleurs la terreur qui suivait un pareil nom était bien capable de donner un moment de patience au sphyncter sollicité le plus vivement. On croit qu'après l'abandon du palais, les édiles ont dû formuler cette terrible menace, afin d'empêcher la dégradation d'un monument auquel s'attachait un intérêt artistique.

Notre promenade, à la lueur des torches, sous les voûtes aujourd'hui obscures de la *maison dorée*, nous a fait perdre de vue notre sujet. Nous venions de chercher à établir que le climat de Rome antique devait être un peu plus chaud que le climat de la ville des papes. La différence, comme nous l'avons dit, n'est pas bien grande ; cette dernière proposition pourrait, à la rigueur, s'énoncer, sans qu'il soit besoin de l'appuyer ; mais, cher et savant confrère, il faut que je vous donne encore un peu de votre aliment favori, un peu de latin.

Il n'est pas bien rare de voir aujourd'hui le mont Oreste (*Soracte*) se parer d'un blanc manteau de neige ; or ce phénomène n'était pas inconnu du temps d'Horace :

Vides ut altâ stet nive candidum
Soracte ; nec jam sustineant onus
Silvæ laborantes, geluque
Flumina constiterint acuto ;
Dissolve frigus, ligna super foco
Large reponens.......

(Horace, liv. I, ode VIII.)

Dans l'hiver de 1812 à 1813, la glace de la pièce d'eau Borghèse a pu supporter des patineurs pendant quatre jours. La citation précédente tend à établir qu'autrefois de semblables exceptions se présentaient déjà. Tite-Live, d'ailleurs, dit très-explicitement avoir vu le Tibre gelé.

La moyenne annuelle des jours de neige est aujourd'hui de 1,6 à Rome, et, dans un hiver extraordinaire, on a compté quatre jours de neige. La strophe suivante établit encore que de tels faits ne sont pas sans analogues dans l'antiquité :

Jam satis terris nivis atque diræ
Grandinis misit pater, et, rubente
Dextrâ, sacras jaculatus arces,
Terruit urbem.

(Horace, ode II.)

Comme de nos jours, l'hiver était jadis assez froid pour rendre le feu nécessaire ou au moins agréable.

> Solvitur acris hiems, gratâ vice veris et Favoni
> . . . .
> Ac neque jam stabulis gaudet pecus, aut arator igni.
> (Horace, ode IV.)

Horace, qui célébrait le bonheur de la médiocrité et n'en vivait pas moins en aimable et raffiné sybarite, avait grand soin, quand les brouillards d'automne ou la neige de l'hiver couvraient les collines de Tibur ou les champs d'Albano, de quitter ces humides et froides contrées pour Rome ou les bords de la mer :

> Quod si bruma nives albanis illinet agris,
> Ad mare descendet vates tuus......
> (Horace, ep. VI, liv. I.)

Nous avons dit que, selon toute probabilité, l'atmosphère était plus chargée d'humidité dans Rome ancienne que dans la ville moderne. En effet, les bois qui garnissaient les pentes aujourd'hui décharnées, qui s'étalaient dans la campagne, et grimpaient jusque sur les collines de la cité, devaient arrêter au passage les vésicules aqueuses qui voyagent dans les airs, et entretenir ainsi une constante humidité. Nous ajouterons que l'évaporation était évidemment plus grande dans la ville antique, à cause de l'étendue des surfaces liquides créées artificiellement, et de l'abondance des fontaines et des eaux jaillissantes. Une des choses qui frappent le plus dans Rome actuelle, c'est la véritable prodigalité des eaux ; aucune ville de France ne saurait lui être comparée à ce sujet ; eh bien ! cette profusion, qui fait l'admiration des étrangers, n'est que pauvreté, eu égard à la masse liquide que la ville des Césars recevait. Elle est évaluée à 1,320,000 mètres cubes par jour ; tandis qu'aujourd'hui 1/6 seulement de cette quantité, 180,000 mètres cubes, arrivent dans la ville et se disséminent dans ses fontaines.

Ainsi, vastes forêts remplissant l'office de chapiteaux condensateurs, large surface d'évaporation, température plus élevée et conséquemment plus de capacité pour les vésicules aqueuses ; voilà, ce nous semble, tout autant de causes qui devaient concourir à modifier l'état hygrométrique de l'atmosphère.

Nous nous arrêterons là dans le champ de nos suppositions motivées. Il était permis de chercher à déterminer l'inflexion qu'a subie la ligne isotherme dans la succession des siècles, mais il serait téméraire d'entreprendre un pareil travail relativement aux lignes isothère et isochimène ; seulement, on peut avancer que le climat de Rome ancienne devait être plus constant qu'il ne l'est aujourd'hui. D'abord, les forêts des collines qui s'élèvent au nord de la ville, la sauvegardaient un peu contre ces dépressions thermométriques si fréquentes de nos jours, quand le septentrion vient à souffler et à dompter les vents du midi. En second lieu, on sait que l'abondance des eaux contribue à entretenir une certaine uniformité dans la température, par la raison qu'elles subissent avec lenteur l'influence des milieux ambiants, qu'elles se maintiennent, l'été, plus fraiches, l'hiver, plus chaudes que l'air environnant.

Dans une prochaine lettre, j'appliquerai à la pathologie, considérée dans le cours des temps, les données topographiques et météorologiques qui figurent dans celle-ci.

IV.

Rome, 30 novembre 1849.

A M. le docteur Vaillant, médecin-inspecteur, membre du conseil de santé des armées.

MALADIES DE ROME DANS L'ANTIQUITÉ, AU MOYEN AGE ET JUSQU'A NOS JOURS.

Fièvres paludéennes dans Rome antique. — Culte de la déesse Febris. — Pleuresies. — Apoplexies. — Assainissement graduel. — L'insalubrité revient avec la barbarie et diminue quand la civilisation refleurit.

Dans ma précédente lettre, adressée au docteur Daremberg, j'ai voulu tracer la topographie de l'ancienne Rome ; permettez-moi, très-honoré chef, de vous faire hommage des lignes où je cherche à féconder ces documents, en montrant les rapports qui existent entre l'état du sol et de l'atmosphère et le caractère du règne pathologique.

I. — Fièvres dans l'ancienne Rome.

En présence de la nombreuse cohorte des fièvres paludéennes graves qui vient fondre annuellement sur Rome à la fin de chaque été et pendant tous les automnes, on s'est demandé si un pareil état de choses a pu exister dans la ville ancienne, si remarquable par le beau type et la trempe robuste de ses habitants; dans cette Rome, maîtresse du monde, dont la population s'est accrue si rapidement et a prospéré à un si haut degré. Beaucoup d'historiens et presque tous les gens du monde ont nié que la ville de Romulus fût insalubre, sans se donner la peine d'interroger les archives des temps antiques, sans étudier ce livre éternel qu'on appelle la nature, et dont les immuables enseignements restent toujours les mêmes devant les siècles qui passent. Quelques médecins, abusés sans doute par l'amour du pays, ou désireux de ne pas jeter la terreur à la foule étrangère qui vient animer Rome, ont prétendu, au contraire, que la cité ancienne était plus insalubre que la ville actuelle. Leur opinion sera discutée dans le cours de cette lettre.

Les recherches auxquelles nous nous sommes livré, et dont les principales trouveront place ici, établiront que Rome antique a été sujette aux fièvres paludéennes, mais que la nocuité de celles-ci a varié selon les temps, ou plutôt, pour mieux spécifier, selon la civilisation plus ou moins avancée, se traduisant par des travaux d'assainissement et par des mesures hygiéniques plus ou moins efficaces. Rome naissante a été ravagée par des fièvres endémo-épidémiques des plus graves ; à mesure que sa puissance s'est accrue, le miasme fébrifère a cédé la place ; avec la décadence, le mal a repris son empire ; enfin, de nos jours, la sécurité renaît et la santé tend à chasser la maladie. Toujours le règne pathologique a été en rapport avec l'étendue et la puissance des foyers miasmatiques, et cette grande loi qui reçoit journellement sa consécration dans l'espace, c'est-à-dire par l'observation de tous les pays, la reçoit aussi dans le temps, c'est-à-dire quand on la considère dans le cours des siècles.

Il est impossible, absolument impossible, *à priori*, que la contrée dépeinte dans notre dernière lettre n'ait pas été d'une flagrante insalubrité ; on se rappelle sans doute les conditions dans lesquelles elle se trouvait : chaleur, humidité, inondations, marécages. L'histoire est là pour dire que cette prévision de l'esprit est bien l'image de la vérité. Solin nous apprend que les habitants primitifs avaient été obligés d'abandonner le mont Palatin, à cause des exhalaisons vomissant la fièvre. Or, on n'a pas oublié que le Palatin était enfourché par le double bras du grand marécage appelé Vélabrum.

Si l'on pouvait prendre à la lettre le pesssimiste Juvénal, la détérioration de l'espèce aurait commencé de bonne heure sous ces funestes influences :

> Nam genus hoc vivo jam decrescebat Homero.
> Terra malos homines nunc educat atque pusillos.

Presque tous les historiens, Plutarque, Tite-Live, Denys d'Halicarnasse, Solin, etc., relatent l'histoire de nombreuses épidémies qui, sous les rois de Rome et pendant la République, ont sévi sur les populations. On est en droit de se demander si ces pestes, mot employé jadis dans un sens tout autre que celui qu'on lui donne aujourd'hui, n'étaient pas les fièvres paludéennes, estivales et automnales (1). Les principales ont eu lieu sous le règne de Romulus, de Numa, à la fin de celui de Servius Tullius, et du temps de Tarquin le Superbe ; mais des motifs qui nous semblent d'un certain poids nous autorisent à penser que ces années ont été tout simplement celles où des circonstances insolites ont amené une plus grande mortalité.

Ces épidémies devinrent plus rares dans la suite. Dion Cassius (lib. LIV) parle

---

(1) Dans le passage suivant, Vitruve désigne évidemment les fièvres paludéennes sous le nom de peste : « M. Hortilius, cum Salapiam ad lacum sitam quatuor millia passuum, ab eo loco Salapios transtulisset, cives illos annuâ peste » liberavit » (Lib. I, cap. V).

encore d'une peste qui, en l'an 22 avant J.-C., couvrit de désolation Rome et l'Italie entière. Le Tibre avait considérablement débordé, et les autres fleuves de la Péninsule étaient probablement aussi sortis de leur lit accoutumé. L'épidémie sévit dans toute l'Italie et enleva tant de monde que les campagnes restèrent en friche faute de bras pour les cultiver. Cette peste, que Dion qualifie de *contagieuse*, peut bien, malgré certaines présomptions étiologiques, avoir été toute autre chose qu'une endémo-épidémie de fièvres paludéennes; aussi ne parlerons-nous que des premières.

Si l'on veut juger du caractère des pestes qui désolèrent l'origine de Rome, d'après celui que les descriptions des médecins d'une époque plus avancée assignent aux maladies dominantes et aux endémo-épidémies annuelles, on est forcé de faire rentrer ces pestes dans la grande famille des fièvres paludéennes. En effet, Galien décrit comme fort communes les hémitritées, et déclare que la *semitertiana* a été l'affection dominante pendant le règne de Marc-Aurèle. (*Comm. II, in lib.* I; *Hipp.*, De morb. popul., *et in libro* De morb. temp., c. viii.) Asclépiade dit d'une manière non moins formelle que, de son temps, c'est-à-dire à l'époque de Pompée, les fièvres quotidiennes, cataleptiques et léthargiques dominaient la pathologie romaine (Cælius Aurelianus, Acut. morb., lib. ii, cap. x. Le grand Pompée fut lui-même atteint de fièvre, gagnée en Campanie, ainsi qu'en témoigne une citation qui sera bientôt rapportée.

Frontinus, intendant général des aqueducs sous l'empereur Nerva, félicite ce *prince* d'avoir, par ces travaux, *corrigé l'air romain*, considéré jusque-là comme infâme (De aquæductibus urbis Romæ commentaria, éd. commentée par Rondelet) : *apud veteres urbis infamis fuit aër.*

Horace, dans la charmante épître où il s'excuse à Mécène du retard qu'il met à le rejoindre à la campagne, décrit les terreurs qui assiégent les familles à l'époque où les fièvres s'abattent sur la ville éternelle :

> Quinque dies tibi pollicitus me rure futurum,
> Sextilem totum mendax desideror : atqui,
> Si me vivere vis sanum, recteque valentem,
> Quam mihi das ægro, dabis ægrotare timenti,
> Mæcenas, veniam : dum ficus prima, calorque
> Designatorem decorat lictoribus atris ;
> Dum pueris omnis pater, et matercula pallet,
> Officiosaque sedulitas, et opella forensis
> Adducit febres, ac testamenta resignat.
>
> (Horace, liv. i, épit. vii.)

Vitruve, Palladius, Varron, Pline, etc., recommandent de ne bâtir ni cirques ni habitations particulières au voisinage de marais. Il serait trop long de rapporter ces passages, d'où il résulte que les anciens appréciaient les malfaisantes influences des eaux croupissantes.

Un fait bien remarquable qui avait néanmoins passé inaperçu, avant que le savant professeur de Matthœis, le tirant de l'oubli, lui donnât tout le relief qu'il mérite, c'est le culte rendu par les anciens Romains à la déesse Febris (1). L'existence de cette divinité, pure création romaine, car on ne la retrouve chez aucun des autres peuples du paganisme, et les sacrifices qu'on lui offrait sur trois autels, dans la ville de Romulus, établissent péremptoirement que les fièvres sévissaient avec fureur dans la cité de ces temps là.

L'antiquité fourmille de si nombreux documents, épars çà et là, il est vrai, constatant le culte de la déesse Febris, qu'on s'étonne de voir les historiens des derniers siècles ne leur donner aucune place dans l'Olympe du paganisme. Avec l'aide de quelques recherches, et surtout grâce aux aimables causeries et à la dissertation archéolo-médicale du professeur de Matthœis, nous allons vous étaler, très-honoré chef, une longue page d'érudition, quelquefois d'emprunt, qui, si vous ne perdez pas patience en chemin, restituera son domaine à cette pauvre déesse, si méchante pour les hommes, mais si utile aux médecins, auxquels elle envoyait force clients.

Dans quelques lignes bien hardies pour l'époque où il vivait, un homme qui était à la fois un grand orateur, un politique habile et un philosophe, Cicéron, déplore l'aveuglement des hommes qui, divinisant le mal, ont consacré des autels aux génies malfaisants, et nous apprend que Febris trônait à Rome dans le sanctuaire de la divinité.

« Quis tantus error fuit perniciosis etiam rebus non modo nomen deorum,
» sed etiam sacra constituerentur? Febris etenim fanum in Palatino, et Orbo-
» næ ad eadem Larum, et aram Malos Fortunæ Esquilis consecratam vidimus. »
(De nat. deorum, lib. iii.)

« Araque vetus stat in Palatio Febris. » (De leg., lib. ii.)

D'après Valerius Maximus, la déesse Febris a eu trois temples à Rome :

« Febrem autem ad minus nocendum templis colebant, quorum adhuc unum
» in Palatio; alterum in area Marianorum monumentorum, tertium in summâ
» parte Vici Longi extat. »

Cette phrase de Valerius Maximus donnerait même à penser que ces temples ne sont pas les seuls qui aient existé. (Valerius Maximus, Dic. fact. memor., lib. ii, cap. v.)

Non-seulement Cicéron et Valerius Maximus, mais d'autres historiens, entre autres Pline l'ancien (Nat. hist., lib. ii, cap. v) et Elien (Var. hist., lib. xii,

(1) « De Matthœis, Dissertatio medico-archeologica sul culto reso dagli antichi Romani alla Dea Febris. Roma 1818. » — Curt Sprengel, dans son Histoire de la médecine, dit aussi un mot de cette divinité, si nous avons bonne mémoire, et Lancisi parle des divinités *Mephitis* et *Cloacina*. Ce dernier nous paraît tout simplement une épithète de la déesse Febris ; mais Méphitis semble avoir été une déité à part.

cap. XI) parlent du temple érigé à la déesse Febris, sur le Capitolin. Ce temple était probablement le plus célèbre, et le lieu se trouvait bien choisi pour un tel culte, car, du sommet du monticule, on planait sur les marécageux Vélabres, empire de la malfaisante déesse.

Prudentius, auteur chrétien, déplore, comme Cicéron, la perversion du sentiment religieux chez les hommes qui ont déifié la fièvre :

Par furor illorum quos tradit fama dicatis
Consecrasse Deas Febrem Scabiemque sacellis.
(Hamart, v. 157)

Les archéologues (Tomasini, DE DONARIIS ET TABELLIS VOTIVIS, IN GRÆV, vol. XII, p. 867), Grutero (INSCRIPT., vol. I, p. 97), nous ont conservé une bien curieuse inscription, de laquelle il résulte que Febris était une puissante déesse (*divina*, *magna*, *sancta*), et ne figurait pas dans la foule obscure des minces divinités dont l'imagination antique peuplait si prodigalement les cieux, la terre et les eaux :

febri. divinæ. febri
sanctæ. febri. magnæ
camilla. amata. pro
filio. male. affecto. p.

Non-seulement Febris recevait les offrandes des familles dans lesquelles un être cher subissait sa colère, mais on voyait aussi des peuples entiers réunir leurs prières pour apaiser la cruelle déesse :

Provida Pompeio dederat Campania febres
Optandas ; sed multæ urbes, et publica vota
Vicerunt. . . . .
Juvénal, satire X, v. 283. — V. aussi Vell.
Pater. et Dion Cassius.)

Le culte de la déesse Febris était un culte de terreur ; dans cette divinité, on doit voir un génie mauvais qu'on cherchait à fléchir, et non pas une déesse protectrice dont le rôle aurait été, non pas de répandre la maladie, mais de préserver contre ses atteintes. Cela résulte évidemment des passages de Cicéron, de Valerius Maximus et de Prudentius, que nous avons rapportés plus haut. L'autorité du saint évêque d'Hippone vient encore se joindre à toutes ces preuves :

« Pallori et Febri fana Romani constituerunt, et cacodæmones placando monent ne noceant (1). » (Augustinus, DE CIVITATE DEI, lib. III, caput. XXV.)

---

(1) Saint Augustin parle encore ailleurs de la déesse Febris : « Eisque Febrem » Bellonamque prætulerunt, quibus antiqui fana fecerunt. (DE CONST. EVANG., lib. I, cap. XVIII.)

Il était réservé au christianisme de purifier l'idée de la puissance divine et de bannir de ses prières toutes les fictions et les allégories qui personnifient le mal. Certes, la pratique de la religion catholique a bien ses superstitions, surtout dans certaines classes et dans certains pays, mais sur toutes ces croyances, souvent ridicules dans leur manifestation, domine le beau génie du christianisme : on demande un bienfait, une faveur, à une divinité bonne, mais jamais prière n'a eu pour but d'apaiser un être divin, mauvais et injuste. Aussi était-ce une douce vierge, cette miraculeuse *madonna delle febbi*, dont l'image, exposée à la sacristie de Saint-Pierre, pendant le moyen âge, attirait un grand concours de fidèles, qui lui rendaient un culte tout d'amour, d'espoir ou de reconnaissance.

On sait que, chez les anciens, les gens délivrés d'une maladie quelconque se tenaient sous les portiques des temples, pour indiquer aux souffrants les remèdes qui les avaient guéris ; ou bien qu'ils écrivaient l'indication du mal et du traitement qui l'avait dompté, sur des tables exposées à la vue du public. Les choses se seraient passées différemment dans les temples de la déesse Febris, selon un commentateur de Valerius Maximus. Ce dernier historien s'exprime ainsi :

« In eaque (Febris templa) remedia, quæ ægrorum corporibus adnexa fuerant, » deferebantur. »

Le jésuite Cantel, interprétant à sa manière ce passage peu clair de Valerius Maximus, pense que les malades apportaient dans le temple et sous le péristyle les remèdes qui avaient été appliqués sur leur corps, et qu'ils les laissaient exposés aux yeux des fidèles :

« In eaque Febris templa, post recuperatam valetudinem, portabantur reme» dia quæ fuerant ægrorum corporibus applicata. »

Nous pensons, avec M. de Matthœis, qu'il faut entendre le mot *deferebantur* dans le sens de *proclamer, rendre public,* soit par la parole, soit par l'inscription. De la sorte, le culte de la déesse Febris ne différait pas, sous ce point de vue, de celui des dieux, grands et petits, qui présidaient à la médecine : Apollon médecin, Minerva medica, Esculape, Podalyre et Machaon, Hygie et Panacée, etc.

Sous quelle forme le paganisme, si heureux dans le choix des attributs dont il a paré ses dieux, a-t-il représenté la redoutable déesse Febris ? Les anciens se taisent à cet égard, mais le professeur de Matthœis est disposé à croire que la statue dont les traits sont ainsi esquissés par Lucien pourrait bien avoir été celle de la déesse : presque chauve, demi nue, peu de barbe, veines saillantes, abdomen proéminent, représentée dans la position d'une personne qui veut boire. Cette peu gracieuse effigie, si éloignée de ces formes héroïques ou suaves que le ciseau grec taillait dans le marbre, pour retracer l'image des dieux, cette effigie, disons-nous, réunit en effet plusieurs des caractères de la cachexie paludéenne. Ainsi le volume du ventre trahirait l'accumulation séreuse péritonéale ou l'engorgement des viscères abdominaux ; la divarication veineuse pourrait être le produit de la gêne de la circulation, amenée notamment par l'hypersplénotrophie ; enfin, la soif accompagne la fièvre lente des individus dont l'économie est imprégnée du miasme paludéen. L'opinion de M. de Matthœis est donc, tout au moins, ingénieuse et vraisemblable.

II. — Apoplexies et pleurésies dans l'ancienne Rome.

Nous nous sommes longuement étendu au sujet des fièvres, et nous avons dû le faire, puisque ces affections, dans tous les âges de Rome, ont imprimé un cachet spécial à la pathologie de l'*agro romano*. Nous serons plus bref en parlant de quelques autres maladies dont le rôle est bien moins important.

Quoiqu'un certain nombre de présomptions se réunissent pour établir que le climat de l'ancienne Rome avait moins d'instabilité thermométrique que le climat de la ville moderne, il n'en est pas moins vrai que les perturbations devaient être pourtant assez fréquentes, dans cette vallée du Tibre, où Borée et Auster soufflent alternativement le chaud et le froid, sans que leur influence puisse être mitigée, sans que la transition soit ménagée par l'intervention pacificatrice de l'est et de l'ouest. Aussi la pleurésie, commune aujourd'hui, surtout dans les jours d'automne, a-t-elle été déjà observée par les anciens.

Horace semble spécifier la maladie dans le vers suivant :

. . . . Latus, aut renes morbo tentantur acuto.
(Horace, sat. III, lib. II.)

Juvénal fait sans doute allusion au même mal, dans ce passage :

Prætera lateris vigili cum febre dolorem
Si cœpere pati, missum ad sua corpora morbum
Infesto credunt a numine. . . . . .
(Juvénal, sat. XIII.)

Cicéron (De orat., lib. III) et Plutarque (Vie de Caïus Marius) nous apprennent que Lucius Crassus et C. Marius ont succombé, le septième jour, à une douleur de côté.

Nous pouvons nous dispenser de rapporter ici les passages où Celse et Cœlius Aurelianus parlent de la pleurésie; la fréquence de cette affection, dans l'ancienne Rome, est assez mise hors de doute par un grand débat qui a fourni de nombreuses pages à Galien : il s'agissait de savoir si, dans la pleurésie, il était indispensable de saigner du côté malade, comme le prétendaient les adversaires du médecin de Pergame, ou si, avec ce dernier, on pouvait espérer qu'une saignée du bras droit calmerait l'inflammation de la plèvre gauche.

L'apoplexie offre ceci de remarquable à Rome, qu'elle a revêtu assez souvent le caractère épidémique, si toutefois ce mot, mal défini, peut être employé pour désigner une pareille affection groupant un certain nombre de cas dans un espace de temps restreint, sous l'influence de perturbations atmosphériques, aidées probablement par d'autres circonstances indéterminées. Quoi qu'il en soit, Panarolus, au milieu du dix-septième siècle (Iatrologismi observ.), Barnabei

(DISSERT. DELLE MORTI IMPROV.), Lancisi, au commencement du dix-huitième siècle (DE SUBITANEIS MORTIBUS), et enfin Pirrius, quelques années plus tard, relatent l'histoire de ces apoplexies.

Les anciens n'ont pas ignoré ces affections; Celse les représente comme très-fréquentes : « Quod nervorum resolutio frequens ubique morbus sit » (lib. III, cap. XVII) ; et Pline envie le sort de ceux que la mort vient ainsi enlever sans souffrances : « Miraculo sunt, atque frequente mortes repentinæ, hoc est summa » vitæ felicitas, quas esse naturales docebimus. Plurimos prodidit Verrius, nos » cum delecta modum servabimus. » (Lib. VII, cap. LIII.)

III. — Fièvres de Rome, au moyen âge et jusqu'à nos jours.

Lorsque l'empire romain atteignit l'apogée de sa grandeur, l'insalubrité se trouva considérablement diminuée, par suite d'immenses travaux dans lesquels le luxe et l'hygiène concouraient au même but, à l'assainissement. La campagne voisine était couverte de jardins, de cultures, de bosquets, et semée d'habitations; des aqueducs recueillaient sur les montagnes et conduisaient dans la ville d'immenses quantités d'eau; partout des bassins, des lacs artificiels, des canaux recélaient une onde limpide; les flaques étaient desséchées, et les terrains bourbeux hier encore jaunissaient bientôt parés de riches moissons :

..... Sterilisque diu palus, aptaque remis,
Vicinas urbes alit, et grave sentit aratrum.
(Horace, ARS. POET.)

Puis, quand les eaux, qui jouaient un rôle si important dans les plaisirs comme dans l'hygiène du peuple-roi, avaient rafraîchi leur ville, elles se rendaient au Tibre, sans s'égarer en route, sans stagnation et sans effluves.

Grâce à cet assainissement progressif, le culte de la déesse Febris fut négligé, et on laissa le temps lésarder les murs de ses temples. Sous Trajan, comme nous l'apprend un auteur déjà cité, Frontinus, l'air romain ne méritait plus l'épithète *infamis*, qu'on lui avait, à bon droit, appliquée dans les premiers temps, et que la décadence lui fit donner de nouveau.

L'insalubrité ne reprit pas son empire à mesure que les affaires périclitaient, parce que sous les derniers souverains, à l'époque où Rome se trouvait si tourmentée au dedans, si affaiblie au dehors, chacun de ses maîtres d'un jour se hâtait de jouir, et gaspillait ses trésors en luxe et en ostentation ; or, comme nous l'avons dit, le luxe travaillait dans l'intérêt de la santé publique.

Mais quand la chute de l'empire fut complète, la nature, dont les funestes tendances n'étaient réprimées qu'à l'aide d'efforts soutenus, reconquit bientôt tous ses droits. L'homme se mit aussi de la partie, et prêta secours à l'influence délétère qui le tuait. Rome abandonna les sept collines antiques, s'étala sur la rive gauche du Tibre, dans la plaine humide et inondée de *Campo Marzo*, et au pied du mont Pincio, sur la place du Peuple, encore engraissée par des débris végéto-animaux en putréfaction. Enfin elle passa le torrent, et jeta les fondements de ses palais et de ses masures, dans l'insalubre Vatican, au Transtévère et au Borgho, que le *malaria* enveloppe dans ses funestes influences. .

Totila, roi des Goths, couvrit l'Italie de ruines; les murs d'enceinte furent abattus en grande partie, les aqueducs coupés, et une portion de la ville devint la proie des flammes. La maladie se joignit à la dévastation pour achever la ville de Rome. Avec Théodoric commença heureusement une période de restauration ; les aqueducs furent réparés, et les eaux stagnantes reprirent leur cours vers le Tibre. Mais le Nord n'avait pas encore vomi toutes ses hordes ; les Francs, les Lombards passèrent bientôt, comme un torrent destructeur. *Ubique luctus aspicimus*, s'écrie saint Grégoire, *ubique gemitus audimus*.

Vers ces temps-là, comme nous l'apprend Joannès Diaconus, il y eut une inondation du Tibre si extraordinaire que l'eau coulait par-dessus plusieurs monuments. Rome et sa campagne devinrent un vaste cloaque, et une peste cruelle dépeupla tout le pays.

La grande vénération dont on entourait les *madones de la fièvre*, entre autres l'image dont nous avons déjà parlé, nous semble une excellente preuve indirecte de la fréquence des fièvres paludéennes au moyen âge. Mais les preuves directes sont loin de faire défaut.

Voici le portrait que saint Pierre Damien, qui écrivait au onzième siècle, fait des habitants de Rome, dans une épître en vers adressée au pape Nicolas II :

Roma vorax hominum, domat ardua colla virorum;
Roma ferax febrium necis est uberrima frugum;
Romanæ febres stabili sunt jure fideles ;
Quem semel invadunt, vix a vivente recedunt.

L'historien qui a conté les faits de Frédéric Ier (Otho Frisingensis, De rebus Frederici, lib. II, cap. XX, p. 252) nous dépeint avec les plus sombres couleurs la désolation de la ville de Rome, lorsque ce prince y arriva.

« Ex vicinis stagnis, cavernosisque ruinosis circa urbem locis, tristibus erumpentibus, et exhalantibus nebulis, totus vicinus crassatur aer, ad hauriendum mortalibus lethifer ac pestilens. »

Aussi les habitants fuyaient-ils la ville pour gagner les montagnes : «Urgebatur hoc incommodo in urbe, civis, hoc tempore, ad montana consuetus fugere. » L'armée fut également obligée d'aller asseoir son camp dans la contrée montagneuse.

Innocent III, au commencement du treizième siècle, gémissait sur la brièveté de la vie des Romains de son temps; peu d'individus, disait-il, arrivent à quarante ans, et les sexagénaires sont une véritable rareté.

Sous ce pape, Rome, qui avait compté plusieurs millions d'âmes, cherchait, épars çà et là, perdus dans ses vastes ruines, de rares et pâles habitants : la ville éternelle ne nourrissait plus que 35,000 enfants !

Pendant le séjour des papes à Avignon, la cité romaine fut loin de refleurir ;

aussi, quand Grégoire XI s'assit de nouveau sur le siége de Saint-Pierre, la population ne dépassait elle pas 17,000 âmes, selon Cancellieri.

Les papes Martin V, Pie II, Sixte IV, Alexandre VI, Jules II, employèrent tous leurs efforts à repeupler et à assainir Rome; mais dans cette période qui comprend près d'un siècle les tentatives ne furent pas très-heureuses. Un des plus grands papes dont la chrétienté s'honore, Léon X, vit au contraire ses vœux couronnés, et la ville compta 85,000 habitants. Cet état prospère dura trop peu; sous Clément VII, quinze ou vingt ans après la mort de Léon X, les maladies ravageaient de nouveau Rome réduite à 32,000 âmes.

A partir de cette époque, Rome ne cessa de progresser, et la sollicitude des papes ne lui manqua pas un seul instant. Actuellement le recensement donne 160,000 habitants.

Nous ne voulons pas dire que Rome soit aujourd'hui une ville salubre; cette thèse serait insoutenable. Les fièvres ont toujours régné et régneront toujours à Rome, mais à des degrés extrêmement différents. Les auteurs qui ont pris à tâche de prouver la salubrité quand bien même de l'air romain, ont échoué en plaidant leur mauvaise cause; tels sont Cagnati (DE ROMANI AERIS SALUBRITATE COMMENTARIUS), et Panorolus (ÆROLOGIA). Lancisi est beaucoup mieux inspiré quand il loue ses qualités *natives*, tout en reconnaissant que des circonstances accidentelles le chargent de malfaisantes vapeurs (DE NATIVIS ET ADVENTITIIS COELI ROMANI QUALITATIBUS; DE NOXIIS PALUDUM EFFLUVIIS). Doni (DE RESTITUENDA SALUBRITATE AERIS ROMANI), Manelphius (MENSA ROMANA, SEU URBANA VICTUS RATIO), Baglivi (PRAX. MED., lib. I, cap. XIII) se joignent à Lancisi pour condamner l'air romain comme impur et malsain, *crassum et humidum*. Le passage où Jean-Baptiste Doni dépeint l'aspect des habitants de Rome est trop remarquable pour que nous ne le rapportions pas ici :

« Horum plerosque videas morbosos, pallidosque aspectu, ac vix firmandis vestigiis, ne dum farniculis, aut ferramentis ferendis habiles, catervatius mœstos ingredi, quippe quorum magna pars in urbanis nosocomiis vel vitam relinquunt, vel longo tempore cum morte luctantur. »

Le facies paludéen des Romains n'a pas non plus échappé aux poëtes, car Alfieri, dans un fameux sonnet à l'adresse de Métastase, si je ne me trompe, les appelle *pallidi, muti, estenuati volti.*

Mais en voilà assez sur cette bonne ville de Rome, dont cette lettre est loin d'être le panégyrique. J'ai bien peur, très-honoré chef, de ne pas pouvoir être plus gracieux à son égard dans quelques unes de mes autres épîtres, et mon ami Daremberg, qui avait avant moi le projet de parler de l'état sanitaire de Rome au moyen âge, d'après des renseignements encore peu connus, aura aussi grand mal à être galant, mais il lui sera facile d'être plus complet. Je me rattraperai en courtoisie dans mon exploration médico-artistique; ici l'admiration ne sera que justice.

V.

Rome, 10 décembre 1849.

APERÇU CHIRURGICAL DU SIÉGE DE ROME.

A M. le professeur Bégin, chirurgien inspecteur, membre du conseil de santé des armées.

Affaires des villas Pamfili, Valentini et Corsini. — Ambulance Pamfili-Doria. — Chloroforme. — Quelques blessures. — Ambulances du quartier général de Santucci. — — Coup d'œil sur les blessures. — Évacuation sur Civita-Vecchia. — Ambulance de Corviale. — Quelques blessures remarquables. — Statistique des blessés admis à Corviale. — Épisode — Ouverture des tranchées. — Ambulances de Ponte-Molle et de Monte-Mario. — Ambulance du dépôt de tranchée. — Le chirurgien devant les cas désespérés. — Aperçu des blessures. — Les brancards. — Épisodes. — Le dernier ami du soldat. — Ambulance de la maison aux volets verts. — Assauts et prise de Rome. — Le 13ᵉ léger. — Tivoli. — Statistique générale.

En faisant ressortir, dans notre deuxième lettre, le rôle que la chirurgie militaire a rempli à l'affaire du 30 avril, nous avons mêlé à notre narration des détails circonstanciés sur les opérations de la guerre. Pour apprécier ce rôle à sa juste valeur, il ne fallait pas seulement déterminer quel a été son caractère au point de vue exclusif de l'art, mais il importait aussi de faire connaître au milieu de quelles circonstances le chirurgien a dû remplir sa mission.

Les mêmes exigences subsistant aujourd'hui, notre plume aurait également une double narration à conduire de front ; mais comme la période que nous embrassons est fort étendue, et que les événements militaires s'y pressent, compliqués et nombreux, nous n'essayerons pas de les lier dans le but de présenter une esquisse complète des travaux du siége. Nous ne parlerons que des événements militaires offrant une connexion étroite avec les faits chirurgicaux.

Pendant que le convoi de blessés se dirigeait sur Palo, où nous l'avons accompagné dans notre deuxième lettre, le corps expéditionnaire se massait à

Castel de Guido, où il séjourna le 2 mai. Soixante hommes, dont on n'avait pas jugé les blessures bien graves, avaient suivi ce mouvement. Mais des accidents se manifestèrent chez bon nombre d'entre eux, et l'on ne tarda pas à découvrir que des lésions, en apparence légères, étaient au contraire de nature à inspirer des inquiétudes. De Santi eut grand mal à installer ses blessés à Castel de Guido, où les ressources manquent à peu près entièrement. On parvint néanmoins à organiser une ambulance qui fut levée le 3, et gagna Palo avec toute l'armée.

A Palo, le corps expéditionnaire reçut des renforts, et le personnel de santé, tout à fait insuffisant, se compléta peu à peu. L'offensive fut alors reprise, et nos troupes abordèrent de nouveau la ville, non loin du théâtre de l'affaire du 30 avril.

De ce côté, la place est flanquée de nombreuses *villas* et de *vignas* entourées de haies et de murs, espèces de camps retranchés dont il fallut s'emparer d'abord. Parmi ces propriétés, nous citerons en tête la superbe villa Pamfili-Doria, l'une des plus splendides des environs de Rome, avec son riche château, ses belles statues, ses bosquets magnifiques. Elle est aujourd'hui silencieuse et dévastée. En seconde ligne, viennent les villas Valentini, Corsini ou casino *di Quattro-Venti*, dont les clos touchent presque le rempart. Telles sont les positions contre lesquelles se dirigèrent nos efforts, dans la journée du 3 juin.

L'affaire commença à trois ou quatre heures du matin, et l'on surprit, sans beaucoup de pertes, les Romains stationnés sous les superbes pins-parasols et dans le casino (château, pavillon) de la villa Pamfili. Mais l'attaque des autres villas fut bien plus sérieuse : cinq fois, dans cette journée, certaines positions furent prises et reprises par les Français et par les Romains. Dans le casino *di Quattro-Venti*, situé à portée de mitraille de la place, le feu ennemi nous faisait tant de mal que nous n'avons pas pu nous y maintenir. Le pavillon n'est plus aujourd'hui qu'une ruine, et le pan de muraille qui reste ressemble littéralement à un crible. A l'église Saint-Pancrace *extra muros*, nous étions également fort exposés, quoiqu'à un moindre degré pourtant.

Vous avez prévu, très-honoré chef, qu'une affaire durant tout un jour, dans de pareilles circonstances, a dû mettre beaucoup d'hommes hors de combat ; on en a effectivement compté à peu près 300.

Voici comment les ambulances avaient été établies pour leur porter secours.

La réserve des troupes se tenait à la porte de la villa Pamfili, et les chirurgiens des corps donnaient les premiers soins aux blessés qu'on apportait à chaque instant. Mais ceux-ci étaient bientôt évacués sur l'ambulance Pasquier, établie dans le casino Pamfili.

Cette ambulance avait trouvé, en arrivant, une dizaine de blessés français auxquels M. Rollinger, aide-major au 25ᵉ léger, prodiguait ses soins, et trois blessés romains, restés en notre pouvoir. La première des trente et quelques opérations qui furent pratiquées dans cette ambulance, pendant la durée du siége, eut pour objet l'un des blessés ennemis ; Pasquier lui fit la désarticulation scapulo-humérale. Un autre Romain, dont l'avant-bras était fracassé, fut soumis à la chloroformisation ; mais l'excitation, les spasmes, devinrent si alarmants, qu'on le reporta bientôt sur son matelas. A peine y était-il déposé qu'un boulet, traversant le casino, rasa la table d'amputation, où il eût, un instant auparavant, tué le malade et le chirurgien. Ce fait indique assez combien l'on était peu en sûreté dans cette ambulance, qui garda néanmoins sa position les 3 et 4 juin. On voit encore, du reste, sur le château Pamfili la trace des boulets qui ont presque ruiné cette habitation princière.

La journée du 3 juin fut extrêmement pénible pour Pasquier et pour ses deux sous-aides, MM. Chapuy et Bonnet. Les blessés arrivaient toujours en foule, et quand un instant de répit faisait espérer un peu de repos, une autre fournée encombrait de nouveau l'ambulance. Cent soixante blessés approximativement passèrent par l'ambulance Pamfili. Dès que les amputations les plus indispensables avaient été pratiquées, dès que les premiers appareils étaient placés sur les blessures graves, on dirigeait une évacuation vers le quartier général, situé à Santucci, à trois milles à peu près de la villa Pamphili. Dix caissons étaient affectés à ce transport ; ils y suffisaient à peine. De temps en temps une voix lugubre jetait ces paroles : Évacuez, évacuez, les Romains reprennent la position ! Mais, les fourgons une fois remplis, il fallait bien attendre patiemment.

Pasquier dut renoncer au chloroforme dans ses amputations pratiquées le 3 juin. Les accidents que nous avons signalés dans notre deuxième lettre s'opposaient constamment à son emploi. Il nous semble en conséquence qu'on peut regarder cet anesthésique comme contre-indiqué chez les hommes encore en proie à l'exaltation du combat. A Santucci, où les blessés n'arrivaient qu'après un chemin pendant lequel leur effervescence se calmait un peu, le chloroforme rendit au contraire des services ; mais il demandait à être manié avec précaution, et à ne pas être employé sur tous les sujets indistinctement.

Pour en terminer avec le chloroforme, anticipons un peu sur les événements. A l'ambulance du dépôt de tranchée, M. de Santi a fait les mêmes remarques que M. Pasquier. Il ne pouvait pas obtenir l'insensibilité complète ; des désordres nerveux, une agitation telle que plusieurs hommes ont été quelquefois nécessaires pour maintenir le patient, accompagnaient les tentatives de chloroformisation chez les individus récemment blessés. M. Morin, chirurgien sous-aide sous les ordres de M. de Santi, nous a conté qu'après trois inhalations, un individu auquel on se proposait d'amputer la cuisse, avait été pris d'accidents qui ne cessèrent qu'à sa mort, une demi-heure après la chloroformisation. Ce fait, qui pourrait figurer dans le procès intenté aux anesthésiques, manque malheureusement de détails ; il serait injuste d'en exiger de mes collègues, dont l'attention devait changer d'objet à chaque instant, et dont la main ne quittait le couteau que pour le bistouri. Qu'il nous suffise de dire que les assistants ont attribué la mort à la chloroformisation.

Après la journée si meurtrière du 3 juin, le 4 parut un jour de repos; l'ambulance ne reçut que huit blessés. Mais le 5, trente hommes furent admis au casino Pamfili.

Comme les boulets ennemis continuaient toujours à arriver de temps en temps sur le château, on eut l'idée de hisser le drapeau rouge, pavillon de douleur qui, chez tous les peuples civilisés, protége le soldat blessé. Mais, soit que le signal eût été mal compris, soit pour une tout autre raison, la ville n'en tira que plus fort. La place n'était plus tenable; il fallut évacuer le casino et se réfugier dans le bâtiment dit l'*Orangerie*, un peu mieux protégé contre le feu ennemi.

Ce bâtiment servait alors de magnanerie. On réserva le rez-de-chaussée pour des magasins, et la salle du premier, couverte de vieilles dorures et de fresques passées, fut convertie en ambulance. De la paille, des paillasses, des matelas pris dans le château, des tapis tirés d'un caveau muré, reçurent nos malades, et leur tête s'appuya sur des coussins, sur des assises mobiles de chaises et de fauteuils, enlevées des siéges qu'elles garnissaient. Malheureusement on manquait tout à fait de draps. Pour quelques amputés dont l'évacuation n'était pas jugée praticable, Pasquier emprunta des draps à l'approvisionnement de grand linge des caissons d'ambulance.

Tout s'organisa ainsi peu à peu dans l'Orangerie, où l'ambulance demeura jusqu'au 6 juillet. Cette période de plus d'un mois ne fut pas traversée sans quelques dangers; les boulets venaient encore de temps en temps troubler les occupations de nos confrères. Un jour qu'ils avaient placé leur table à manger entre deux fenêtres, pour éviter les ouvertures pouvant donner passage à ces vilains visiteurs, un boulet traversa une croisée bouchée par un mur de briques, et couvrit de débris leur modeste repas. Fort heureusement on finit par bien digérer partout.

Nous devrions ici, pour suivre les événements jour par jour, abandonner l'ambulance Pasquier, et aller retrouver les hommes qu'elle évacuait sur le quartier général dans la journée du 3 juin. Mais il nous semble plus convenable d'achever auparavant l'histoire de cette ambulance.

Comme les positions voisines furent tenues pendant tout le siége, elle reçut continuellement des blessés jusqu'à l'assaut du 30 juin. Ce jour-là, un officier d'artillerie romaine fut apporté à Pamfili, le crâne haché par douze coups de sabre et la cuisse percée de dix coups de baïonnette; il portait en outre une double fracture du bras et de l'avant-bras. Il avait défendu sa batterie comme un lion défend sa proie, et avait cédé alors seulement que son bras eut refusé d'obéir à sa volonté. Ce brave officier reçut à l'ambulance les soins les plus empressés jusqu'au 3 juillet où on le transporta chez lui à Rome. Il a guéri heureusement.

Trois fois l'opération du trépan a été pratiquée; un malade était en bonne voie depuis plusieurs semaines, lorsque des accidents survenus l'ont emporté.

Les deux autres ont succombé rapidement. Malgré ces insuccès, M. Pasquier pense que l'on a trop rarement recours à la trépanation, et que, dans certaines circonstances, elle est évidemment indiquée et peu dangereuse.

Un cas bien remarquable de blessure des plus graves terminée par la guérison est le fait suivant, recueilli par M. Lacauchie, chirurgien en chef du corps expéditionnaire, de la bouche du chirurgien romain qui a pansé le sujet. Ce cas peut faire pendant avec celui de l'artilleur dont nous avons rapporté tout à l'heure l'histoire. Un éclat d'obus entre par la fosse iliaque, déchire l'intestin, brise l'os des iles et va se loger sous la peau, derrière le bassin. La plaie est béante, et les matières excrémentitielles sortent de l'intestin. Eh bien ! le sujet a guéri, et n'a pas même aujourd'hui une fistule stercorale! C'est bien l'occasion de s'écrier : Je le pansai, Dieu le guérit. La nature, quand elle veut, est le meilleur chirurgien du monde.

Les blessés, nous l'avons dit, ne faisaient que passer à l'ambulance Pamfili le 3 juin ; on les dirigeait le plus promptement possible sur le quartier général, à Santucci, où se trouvaient les trois officiers de santé en chef, MM. Finot, Malle, Raoult, et MM. Philippe et de Santi.

Comme on ne comptait pas sur un si grand nombre de blessés, et que le chirurgien en chef n'avait pas été averti que l'attaque dût avoir lieu ce jour-là, les ressources n'étaient pas en rapport avec les besoins. On n'occupait qu'une très-petite maison à un seul étage au-dessus du rez-de-chaussée. Celui-ci servait de magasin d'effets de campement, et un cabaret se tenait dans un autre coin. Le premier se composait de trois étroites pièces ; la pharmacie fut installée dans la cuisine ; une deuxième chambre servit de bureau et de logement pour les officiers d'administration, tandis que les chirurgiens finirent par aller coucher dans un fossé ; enfin la troisième pièce reçut les officiers blessés. Les soldats furent dispersés sous des tentes, dont chacune protégea à peu près une dizaine d'hommes. Il faisait une chaleur accablante ; quelques mûriers, plantés le long de la maison, ne projetaient qu'un ombrage douteux sur les toiles les plus voisines.

Cependant la petite ambulance se remplissait toujours, et les chirurgiens avaient à peine le temps de refaire les pansements exécutés avec précipitation près du champ de bataille. Le manque d'espace devint imminent ; mais on cherchait à calmer les justes prévisions de nos confrères, en objectant à leurs réclamations que l'affaire était finie, et qu'il n'y avait plus de nouveaux blessés. Néanmoins des fourgons chargés arrivaient encore à chaque instant. A neuf heures du soir, l'ambulance regorgeait.

M. le chirurgien-major Philippe, accompagné de trois sous-aides, personnel que vint bientôt renforcer l'ambulance de Santi, donnèrent leurs soins aux cent quatre-vingts blessés à peu près qui furent pansés dans cette journée. On ne pratiqua aucune grande opération ; le renouvellement des premiers appareils et l'apposition de bandages occupaient tout le temps de nos chirurgiens.

Les jours suivants, au contraire, le couteau eut beaucoup à faire, et de Santi, pour sa part, exécuta plus de quinze grandes amputations.

Les ressources étaient tout à fait insuffisantes dans l'*ambulance aux tentes;* on ne disposait que de quatre infirmiers militaires, et les blessés qui, engagés dans une chaude affaire avant l'aube, n'avaient quelquefois pas bu depuis le matin, réclamaient plaintivement de la tisane. Il se trouva heureusement là deux de ces êtres qui, en temps de paix, ne se signalent guère que par leurs mœurs douteuses et leur vie étrange, mais qui, du milieu du combat, grandissent, semblent se transfigurer, luttent de courage avec le guerrier, de douceur, de dévouement et d'abnégation avec la religieuse. C'étaient deux cantinières du vingtième de ligne. Elles couraient d'un blessé à l'autre, ici donnant à boire, aidant celui-là à changer de place, et trouvant pour tous des paroles qui partent du cœur. Ces deux femmes se sont montrées admirables, et ont dignement soutenu la réputation que, pendant les guerres de l'empire, se sont justement acquise les cantinières, ces sœurs de charité du champ de bataille.

Il arriva, au milieu de la nuit, un instant où il devint impossible d'admettre un blessé de plus à l'*ambulance aux tentes*, et pourtant il s'en présentait toujours. Les arrivages ne cessèrent qu'à trois heures du matin. Deux maisons isolées se trouvaient à dix minutes de là; on alla frapper à leur porte, et leurs propriétaires en cédèrent une partie, sans trop de façons. L'une, vaste et commode, qu'on occupa peu à peu presque en entier, demeura l'ambulance définitive du grand quartier général; l'autre, plus petite, devint une succursale et servit de magasin.

Le 4 juin fut un jour de repos pour l'armée, mais un jour de rude labeur pour nos chirurgiens, ainsi qu'on a pu facilement le prévoir. Comme un certain nombre de blessés français pouvaient être restés dans la campagne, et que les Romains avaient dû abandonner beaucoup des leurs dans les vignes et dans les champs, une suspension d'armes fut conclue, pendant laquelle chaque parti alla reconnaître et recueillir les siens. Cet armistice, dicté par le plus louable sentiment d'humanité, nous reporte à un triste épisode de l'affaire du 30 avril, épisode que nous avons passé sous silence. Quelques-uns de nos malheureux soldats, oubliés quand on battit en retraite, restèrent plus d'un jour entier, sans aucun secours, baignés dans leur sang, en proie aux plus cruelles souffrances physiques et morales, dans les plis de terrain qui avoisinent le rempart. Ce ne fut qu'après ce long martyre que les Romains les trouvèrent et les recueillirent chez eux.

Les blessures reçues dans la matinée du 3 juin siégeaient presque toutes à la tête et à la partie supérieure du thorax. Cette position se conçoit très-bien quand on songe que nos hommes, ayant à gravir des coteaux, ne montraient souvent que le haut du corps, et que les balles ennemies plongeaient sur les masses ou sur les tirailleurs. Mais plus tard, quand on combattit de plain pied, et que l'on se trouva exposé, dans la villa des Quatre-Vents, au feu du rempart, nos chirurgiens observèrent de nombreuses et graves lésions de l'abdomen et des membres inférieurs.

Parmi les cas les plus curieux, nous citerons le suivant ; il prouve de nouveau combien les balles peuvent s'ouvrir un trajet bizarre, que la configuration des parties n'eût pas permis de prévoir. Un projectile, tiré de haut en bas, atteint un officier au centre de la rotule, et, malgré la tension de la peau sur l'os, glisse néanmoins entre celui-ci et le tégument, sans produire de fracture, contourne le genou et vient se loger vers le creux poplité.

Nous retrouverons à l'ambulance de Corviale les autres blessés du 3 juin, qui sont dignes d'attirer l'attention ; mais, avant de les visiter, accompagnons l'évacuation qui fut dirigée sur Civita-Vecchia, le 4, afin de diminuer l'encombrement du quartier général. Le convoi se composait de 125 blessés, de 10 fiévreux et de prisonniers romains. Deux tartanes, remorquées par un petit vapeur, devaient le conduire, par le Tibre, jusqu'à Fiumicino, situé à l'embouchure du fleuve. Là, des vapeurs pouvant tenir la mer attendaient nos malades pour les transporter à Civita-Vecchia.

C'est une tâche peu brillante, mais des plus pénibles, que celle du chirurgien chargé d'accompagner un convoi de malades. Des misères de toute nature l'attendent, et comme les ressources ne sont jamais en rapport avec les exigences, il est souvent réduit à rester spectateur impuissant de la souffrance. Nous avons bien des fois, pour notre part, subi ces difficultés, en Algérie.

On commença, à onze heures du matin, à envoyer les hommes aux bateaux ; mais les tartanes ne purent démarrer qu'à six ou sept heures du soir. Parmi les blessés, beaucoup se trouvaient très-gravement atteints, mais d'autres, légèrement frappés, et dont les forces, usées dans le combat, avaient besoin de se réparer, demandaient à grands cris quelque nourriture. Ils n'avaient rien pris depuis le matin. La soif est un besoin plus impérieux que la faim ; pendant la nuit, les blessés réclamaient de la tisane ; or, pour 125 hommes, *il n'y en avait qu'un seau !* Comme le docteur Monier, chargé de l'évacuation, s'adressait à tout le monde, frappait à toutes les portes pour demander qu'on vînt à son aide, l'officier d'administration tira de sa poche un bout de suc de réglisse pesant 12 à 15 grammes. Ce fut ce mince fragment qui, dilué dans une masse d'eau, fournit de la boisson à nos pauvres soldats. La première partie de la nuit ne fut pourtant pas trop pénible pour les blessés.

A Fiumicino, où le convoi toucha à dix heures du soir, un nouveau pyroscaphe prit les tartanes à la remorque. En rade se trouvait *le Magellan ;* de cette frégate à vapeur se détacha le chirurgien-major, qui vint offrir avec empressement sa coopération et laissa à bord des tartanes un chirurgien de deuxième classe, muni de tous les objets nécessaires pour assurer le service. Ce renfort fut des plus utiles à Monier, car, autant la première partie de la nuit avait été bonne, autant la seconde fut mauvaise. La Méditerranée était houleuse ; le mal de mer se mêlait à l'agitation et au délire traumatique de quelques blessés ;

d'autres se roulaient par terre, enlevaient leurs appareils et faisaient reparaître des hémorrhagies qu'on avait grand'peine à réprimer.

Enfin, on arriva à Civita-Vecchia le 5, à huit heures du matin. Toute la population était sur le port, impatiente de connaître le résultat d'une journée dont elle avait appris le commencement, mais dont elle ignorait l'issue. L'amiral Tréhouart et les autorités de la ville s'empressèrent de se rendre sur le bateau, et tout fut bientôt disposé pour transporter en ville nos blessés, auxquels on fit d'abord préparer, sur *l'Albatros*, un bouillon dont ils ne laissèrent pas une goutte.

A Civita-Vecchia, quelques chirurgiens de marine se joignirent à nos confrères de l'armée de terre, pour donner des soins aux blessés. Une partie de ceux-ci fut évacuée, le 6, sur l'hôpital Saint-Mandrier, à Toulon.

Monier, de retour sous les murs de Rome, le 7, fut immédiatement chargé de la nouvelle ambulance que M. l'intendant Pâris de Bollardière avait fait installer à Corviale, à 3 kilomètres en arrière du quartier général. Cette ambulance, la seule où le soldat trouvait un couchage un peu convenable et des soins suffisants, était destinée à recevoir les hommes les plus gravement malades et les amputés dont l'évacuation n'était pas possible. Elle exista à partir du 7 juin jusqu'à la fin du siége. Quinze jours après son installation, M. le chirurgien-major Philippe vint relever M. Monier et prendre la direction sanitaire de l'établissement.

L'ambulance de Corviale était installée dans une maison assez spacieuse, à laquelle attenait un cellier dans lequel furent placés trente lits de fer, garnis de paillasses, de draps et de couvertures. Au premier étage, on disposa dix lits destinés aux officiers. Toutes les places se trouvaient à peu près constamment occupées, les sorties étant comblées immédiatement par les entrées. Le chirurgien était secondé par un officier d'administration et par cinq infirmiers militaires.

Parmi les nombreuses blessures observées à Corviale, quelques-unes ont offert assez d'intérêt pour que nous leur consacrions une courte description.

Une des plus effrayantes à voir était celle d'un artilleur auquel un projectile de gros calibre avait enlevé toute la figure, moins le front et les yeux. Le nez, les maxillaires, tout avait disparu, laissant une cavité hideuse, ici charbonnée par la poudre, là saignante et déchiquetée en lambeaux pendants. La langue était rétractée en arrière, mais, quoique les attaches inférieures et antérieures n'existassent plus, l'accident que les chirurgiens redoutent dans l'ablation de la partie moyenne du maxillaire inférieur, ne vint pas abréger la vie du malade. Ce malheureux, qui vécut huit jours dans cet horrible état, buvait de la tisane et prenait du bouillon, quand on les lui portait au fond de la bouche. Deux hémorrhagies survinrent ; la première fut arrêtée, mais la seconde, dont on ne pouvait préciser l'origine, au sein de ces détritus et de ces lambeaux noircis, emporta le malade, après huit jours de souffrances. La vue est restée intacte jusqu'au bout ; quand on soulevait les paupières paralysées, le patient témoignait par le mouvement de ses yeux et par des cris assez intelligibles, que les images et les sons étaient perçus par lui.

Un sergent reçut une balle qui lui fractura le grand trochanter droit et sortit près du grand trochanter gauche, après avoir probablement fusé sous la peau. Pendant douze ou quinze jours, il ne put se mouvoir qu'en marchant sur les genoux ; des esquilles furent extraites par l'ouverture d'entrée ; tout se remit peu à peu dans l'ordre, et aujourd'hui ce sous-officier serait entièrement rétabli, si, en marchant, il ne fauchait pas un peu de la jambe droite.

M. Rustan de Vérac, aujourd'hui chirurgien-major, ayant pratiqué la désarticulation coxo-fémorale, évacua son amputé sur Corviale. Le malade donnait beaucoup d'espoir, et la plaie était cicatrisée aux trois-quarts, lorsque, vingt-huit jours après l'opération, il fut emporté par la résorption purulente. M. le chirurgien-major Philippe tenta aussi deux désarticulations coxo-fémorales.

L'état sanitaire fut satisfaisant du 7 au 20 juin ; mais, à partir de cette époque, le temps devint lourd, la chaleur étouffante ; des orages bouleversèrent l'atmosphère, et, chaque matin, un brouillard qui s'élevait des terrains humides plantés de cannes, obscurcissait les airs et mouillait les vêtements. La résorption purulente fit des ravages ; les amputations consécutives n'étaient pas heureuses ; les vers pullulaient dans les plaies et s'y reproduisaient d'un pansement à l'autre. On observa quelques fièvres, et un officier mourut en peu d'heures d'un accès pernicieux. Mon collègue Lasserre était chargé de ces fiévreux.

Voici le mouvement de l'ambulance de Corviale, du 7 juin au 6 juillet, jour où les malades furent évacués sur Rome :

Entrées	89, dont 14	officiers ;
Sortis guéris	4, dont 3	officiers ;
Évacués sur Civita-Vecchia. . . .	45, dont 5	officiers ;
Évacués sur Rome	16, dont 3	officiers ;
Morts	24, dont 3	officiers.

L'ambulance était fréquemment visitée par les officiers généraux, par les membres de l'intendance, et par les officiers de santé en chef. Les malades ne manquaient pas de bonnes paroles et de chaleureuses exhortations ; mais ils manquaient de chemises... A ce sujet, nous allons conter une petite anecdote. Un jour, un haut personnage vint compatir aux souffrances de nos blessés. Par malheur, il s'aperçut que deux Italiens figuraient à côté des nôtres : Quoi ! docteur, s'écria-t-il, des ennemis parmi nous ! — Pardon, répondit le chirurgien, ce sont des blessés.—Prenez note, dit le général à son aide de camp, et qu'on les évacue demain. — Quelques pas plus loin, le haut personnage découvrit que plusieurs de nos soldats n'avaient pas de chemises. Il est vrai que d'autres en portaient.

de superbes, et notre bon ami Monier sait bien qui les leur avait données. — Prenez note, répéta le général à son aide de camp, et qu'on leur fasse avoir des chemises à tous ces braves. Vous en aurez, mes amis.

Le lendemain, un fourgon emportait deux pauvres diables qui, en proie à la fièvre, se plaignaient dans une langue étrangère. Mais les chemises? Elles ne sont pas arrivées! Il n'y en avait probablement pas ; car, quatre mois après ces faits, elles n'existaient pas encore en assez grand nombre dans les hôpitaux de Rome.

Aussitôt que l'affaire du 3 juin nous eût rendus maîtres de fortes positions, qui nous garantissaient la sécurité sur toute cette face de la ville, les tranchées furent ouvertes, à 300 mètres de la place. Au *dépôt de tranchée*, on organisa une ambulance destinée à recevoir tous les hommes blessés en exécutant les travaux du génie.

Avant d'entamer ce qui est relatif à cette dernière ambulance, et de suivre pas à pas les événements qui s'y sont passés jusqu'à la prise de Rome, terme de notre narration, disons un mot des affaires chirurgicales de la division qui, stationnée du côté de Ponte-Molle, avait pour mission principale de faire des diversions. C'est à cette division qu'un de nos bons camarades, Rustant de Vérac, gagna son grade de chirurgien-major.

Le 15 juin, le 13e léger dut se porter en toute hâte à Ponte-Molle, où le 13e de ligne se trouvait dans une position assez critique. Il fallut occuper de vive force le Monte-Pariole, défendu par une batterie romaine. Toute la nuit fut employée par MM. Waguette et Hecco, aides-majors du 13e léger et du 13e de ligne, à refaire les pansements de trente-trois blessés, dans le nombre desquels figuraient cinq Romains. Il en mourut trois pendant la nuit même. Le 21 juin donna aussi un certain nombre de blessés, ainsi que le 23 du même mois, jour où un changement de tir de la batterie romaine du mont Pincio, nous fit en quelques minutes beaucoup de mal.

L'ambulance de Monte-Mario fut organisée un peu tard. Pendant quelque temps elle se composa d'un caisson, de deux infirmiers et d'un officier d'administration, sans aucun officier de santé. L'administrateur disait un jour très-naïvement à un de mes collègues : Ne vous gênez pas, docteur, je suis tout ici, mais j'y suffis ; c'est moi qui prescris les vivres et les tisanes. Envoyez-moi vos malades.

L'ambulance du dépôt de tranchée, à laquelle nous arrivons enfin, a été établie dans la vallée même dont l'une des pentes a reçu le premier coup de pioche destiné à ouvrir les tranchées. Comme ce vallon est enfilé par les boulets de la place, il fallut choisir pour l'ambulance un endroit qui présentât quelque abri. Or un flanc de cette vallée est taillé à pic dans le roc, et derrière une sorte de promontoire, s'ouvrent quelques caveaux, creusés dans la roche. Ce fut dans un de ces souterrains, servant d'écurie, long de quinze pas à peu près, sur six de large, que M. de Santi, avec trois sous-aides, MM. Morin, Doin et Couquet, établit une ambulance dont les chirurgiens des corps avaient déjà fait les premiers frais d'installation.

Cette position était bien choisie, car un kilomètre seulement la séparait du rempart, et l'on jouissait d'une parfaite sécurité dans ce petit coin ; mais il ne fallait pas s'en écarter de quelques pas. Pendant que nos chirurgiens dînaient dans un gourbi sec attenant à la grotte, un boulet vint tomber à leurs pieds. Ils ne quittèrent pas pour cela leur salle à manger.

De la paille constitua d'abord tout le couchage; mais on finit par avoir des matelas et des couvertures. Les caissons d'ambulance, stationnés à la porte de la grotte, fournissaient les objets nécessaires à l'exercice de l'art chirurgical.

Le personnel de l'ambulance ne restait pas toujours confiné au dépôt de tranchée ; quand une attaque sérieuse devait avoir lieu, on envoyait un chirurgien sur le théâtre du combat. Les corps fournissaient aussi chaque jour des officiers de santé de service, qui partageaient tous le danger de la position. Enfin, les jours, ou plutôt les nuits d'assaut, l'ambulance en masse se transportait tout près de la brèche, comme nous le verrons bientôt. A cette époque, MM. Bourguillon et Bonard, chirurgiens aides-majors, et M. Didelot, chirurgien sous-aide, étaient venus former une seconde ambulance destinée à agir de concert avec la première.

Pendant chacun des vingt-sept jours de tranchée, non compris les assauts, il y eut environ huit à dix blessés parmi les troupes occupées aux travaux du génie, et il s'est bien fait, dans la grotte, vingt grandes amputations en tout, sans compter celles qui furent pratiquées, soit à Santucci, soit à Corviale.

Les plaies pénétrantes de l'abdomen ont toutes été mortelles ; plusieurs sujets, au contraire, ont survécu à des plaies de cette nature siégeant à la poitrine. Ainsi un soldat dont le poumon avait été traversé de part en part par une balle, vers le sommet de l'organe, a néanmoins guéri assez rapidement. Hémoptysies, emphysème des parois thoraciques, sortie de l'air par la plaie, rien n'a manqué ; il a fallu pratiquer au malade de nombreuses saignées.

Une des positions les plus pénibles pour le chirurgien est celle où, devant des désordres qui ne laissent pas d'espoir, il est condamné à s'abstenir, et à répondre aux demandes du patient par un silence dans lequel celui-ci peut lire son arrêt de mort. Ces faits ne sont malheureusement que trop communs, quand un boulet a exercé ses ravages. Ainsi un soldat avait eu les deux cuisses fracassées, et d'horribles lambeaux pendaient encore au tronc ; il n'y avait pas d'hémorrhagie, et l'opérateur dut rester inactif. Le blessé vécut quelques heures, et conserva sa connaissance presque jusqu'au bout.

Un de mes blessés, dit Waguette dans des notes écrites sur place qu'il a bien voulu nous communiquer, un blessé avait été atteint d'un éclat d'obus à la partie inférieure de l'abdomen ; la perte de substance était énorme, et les intestins se montraient à nu. En proie à une exaltation effrayante, il déchirait l'appareil qui, replacé aussitôt, ne tardait pas à être de nouveau déchiré. Ce malheureux poussait tantôt des hurlements affreux, tantôt me suppliait, les larmes aux yeux, de mettre fin à ses souffrances. Il souffrit longtemps encore, pendant plusieurs longues heures, et mourut dans la journée.

Le 6 juin, entre la tranchée et le dépôt, deux carabiniers du 13e léger sont éventrés par le même boulet. L'un d'eux a l'abdomen littéralement broyé, et les entrailles bavent de la plaie, sous forme de détritus à demi fluide. Il meurt sur le coup. L'autre a les deux cuisses fracturées et la partie antérieure du bassin enlevée. Il vivait encore quand Waguette arriva pour le relever; il fouillait de ses mains l'horrible blessure, appelait sa mère et nommait son camarade tué à ses côtés. Une heure après ils étaient dans la même fosse, et la même croix portait leurs deux noms, suivis de ces mots : Morts au champ d'honneur!

Ces deux soldats étaient de vieux amis d'enfance et des camarades de lit; l'un s'appelait Jean, l'autre François. C'est moins poétique sans doute que *Nisus et Euryales*, *Arcades ambo*; mais lorsque, sur les pierres encore tachées du sang de Jean et de François, on m'a conté leur simple histoire, j'ai tressailli plus vivement qu'à la lecture du fameux et dramatique épisode de Virgile.

Un militaire portait un gabion sur sa tête; un boulet passe et lui enlève le gabion. Le soldat rit beaucoup de la mésaventure. Après cela, venez nous parler du vent du boulet !

Un autre eut son sac (fixé aux épaules par deux courroies, comme on sait), emporté par un boulet qui lui contusionna le dos et le renversa par terre. Le pauvre garçon, revenu de sa stupeur, se tâtait partout, en demandant s'il lui restait encore quelque chose, et si le projectile ne lui avait pas coupé la moitié du corps. Heureusement il en était quitte pour la peur, et une madone, taillée dans le roc, reçut immédiatement ses ferventes et naïves prières.

Un militaire du 13e léger fut atteint à la poitrine par un boulet qui ne fit que l'effleurer, mais qui fractura pourtant trois côtes et occasionna une énorme ecchymose. Ce malade a guéri. Toute la violence du projectile s'était probablement épuisée sur les parois thoraciques, sans contusionner les organes intérieurs.

Deux hommes blessés au cervelet ont présenté des symptômes qui semblent corroborer l'opinion de M. Flourens à l'égard des fonctions régulatrices et coordinatrices du mouvement, fonctions attribuées à cette partie de la masse encéphalique, par le savant secrétaire de l'Académie des sciences. Ils se roulaient constamment sur eux-mêmes. L'un d'eux conserva très-longtemps son intelligence intacte; la mort fut la suite de ces deux lésions.

La déflagration de la poudre produisit plusieurs brûlures. Toutes les fois que celles-ci ont été étendues, une vive réaction s'est allumée, et des saignées nombreuses n'ont pu sauver les malades.

En général, on a observé peu d'hémorrhagies, la trituration ou l'arrachement des chairs s'opposant à l'issue du sang. Cependant, un officier qui avait reçu une balle dans le creux poplité succomba à une hémorrhagie foudroyante, avant qu'on pût lui porter secours.

Peu de blessures ont été produites par les balles ennemies; ce sont les boulets, les obus et les débris de pierre que les projectiles faisaient sauter, qui ont amené le plus de lésions.

Nos soldats ont supporté héroïquement les amputations. Quand le chirurgien leur annonçait qu'un membre devait tomber, ils le présentaient immédiatement au couteau. A Monte-Pariole, un sergent du 13e léger fut frappé par un biscaïen qui, tombant obliquement sur l'appendice xiphoïde, chemina entre les muscles et vint faire saillie sous la peau, près de l'ombilic. Ce projectile ne fut extrait que le soir. Le brave sous-officier n'avait voulu être pansé qu'un des derniers, et, la pipe à la bouche, il avait patiemment attendu son tour.

A Pamfili, un sergent arrive, la figure ruisselante de sang; une balle l'avait atteint à la joue. Sa blessure est lavée et recouverte d'un appareil. Le chirurgien lui assigne une place à l'ambulance et court à d'autres malades. Une heure et demie après, Pasquier, repassant à l'endroit où il l'avait laissé, le retrouve abattu, prostré, les traits décomposés, les membres en proie à des mouvements convulsifs. Étonné, il s'approche et interroge. Le sergent, voulant rendre aux Romains ce qu'il en avait reçu, s'était précipité au combat, aussitôt que le chirurgien avait eu le dos tourné. Malheureusement, un projectile lui était entré dans l'abdomen, et le courageux soldat s'était de nouveau traîné à l'ambulance, sans rien dire, et y avait repris sa première place.

Après l'opération, nos soldats n'étaient pas moins admirables que sous le bistouri. Lorsque, couchés sur une mauvaise paillasse, ils manquaient de toutes ces petites douceurs qui allégent tant la souffrance, pas de plainte, pas d'impatience, mais toujours résignation et courage. Ces conditions morales favorables étaient toutes éminemment propres à seconder les efforts de l'homme de l'art; aussi les résultats furent-ils en général satisfaisants.

Nous ne sommes pas le premier, du reste, à faire remarquer combien les sentiments expansifs du soldat victorieux influent heureusement sur son état sanitaire, soit pour maintenir son économie dans l'état physiologique, soit pour l'y remettre lorsque la maladie l'en a fait sortir.

Les soldats Romains, ou plutôt les hommes de toute nation, qui, recueillis chez nous, recevaient les mêmes soins que les nôtres, étaient en proie à une inquiétude, à un affaissement, bien naturels sans doute, qui ont beaucoup contrarié les tendances salutaires de la nature.

Les hommes qui tombaient dans la tranchée étaient ramassés par leurs camarades, et les chirurgiens là présents pouvaient leur donner les premiers secours, grâce aux ressources du sac d'ambulance qui les suivait toujours, porté par un soldat; puis le blessé était chargé sur un brancard, et le petit convoi se mettait en marche pour l'ambulance, en suivant les nombreux zig-zags des boyaux et des parallèles, afin d'avoir toujours le talus et les gabions entre lui et le feu du rempart.

Nous venons de parler de brancards; mais il ne faudrait pas croire que le service des transports avait été assuré, à l'aide d'un approvisionnement de matériel en rapport avec le nombre présumable des blessés. On ne possédait pas le quart de ce qu'il fallait, et trop souvent on a pu être attristé par l'affligeant spectacle d'un blessé que ses camarades portaient par les quatre membres, sans respect pour ses fractures, ni pour tant de lésions graves qui exigent une foule de précautions. On improvisa bientôt des brancards avec des sacs de campement roulés autour des fusils; mais on obtient ainsi des civières plus expéditives que commodes. M. Volage, chirurgien-major du 13e de ligne, fit construire, par les tambours laissés à sa disposition comme aides, quatre brancards beaucoup plus convenables, avec des couvertures de campement et des branches d'arbre.

Il faut, dans les moments de bataille, que le chirurgien militaire fasse un peu de tout. Sa mission est difficile et complexe, mais aussi entourée de prestige et de respect, dans ces instants suprêmes. Voici, à ce propos, un fait qui a bien sa signification, et qui nous semble établir une fois de plus cette vérité : le médecin, dont le monde a généralement un médiocre souci, quand ses soins ne sont pas nécessaires, s'entoure au contraire de l'éclat d'un véritable sacerdoce, quand la mort exerce ses ravages et que chacun vit sous son incessante menace.

Quelques hommes du 13e léger avaient été tués roides, non loin du dépôt de tranchée. Une petite députation se détache et vient trouver l'aide-major Waguette : « Voilà des camarades qui viennent d'aller rendre leurs comptes ; on ne peut pas les enterrer comme des chiens. Venez, major, vous ferez la cérémonie ; vous jetterez la première pelletée ; et puis, adieu... » La fosse était creusée ; Waguette s'approcha de la tombe et prononça ces simples paroles : « Morts au champ d'honneur ! Soyons braves comme eux, mes amis, et que Dieu nous garde tous ! » L'aide-major jeta la première pelletée; deux soldats remplirent la fosse; puis chacun regagna silencieusement son poste, non sans avoir senti une larme rouler sous sa paupière.

Plusieurs mois après, une voiture voilée de noir traversait lentement les rues de Rome, au roulement étouffé de tambours couverts de crêpes. Un détachement l'escortait, précédé d'un capitaine et de l'aide-major du 13e léger. La même députation, moins un brave tué dans une tranchée, était encore venue trouver Waguette, et lui avait dit : « Major, aujourd'hui on déterre les camarades pour les porter au cimetière avec les autres ; vous avez fait la première cérémonie ; nous venons vous chercher pour la seconde. » Oh oui ! le médecin militaire est le dernier ami du soldat. Lorsque, couché dans un lit d'hôpital, loin de sa famille, le soldat souffre et attend, isolé et triste, mais toujours résigné et patient, que la mort ou la guérison vienne le tirer de son lit de douleur; dites, qui est-ce qui le console et l'encourage, qui est-ce qui soutient son moral par l'espérance, qui est-ce qui l'aime jusqu'au bout et l'accompagne jusqu'au moment suprême? C'est son dernier ami, c'est le médecin militaire.

Quand, dans le combat, un soldat est blessé, il se jette instinctivement dans les bras de son chirurgien. Je lis dans les notes manuscrites de Waguette :

« 17 juin. Une batterie romaine occupe le sommet du mont Pariole. Le 2e bataillon du 13e léger reçoit l'ordre de s'emparer de la position. Arrivés au pied du mamelon, les batteries font feu et nous tuent plusieurs hommes. Au cri : *En avant!* la petite troupe, qui s'était inclinée sous la mitraille, se redresse, prend son élan, gravit la pente escarpée et surprend l'ennemi, qui n'a que bien juste le temps d'emmener ses pièces. — Pendant qu'on gravit le mamelon, un carabinier reçoit une blessure; il se retourne, fait quelques pas vers moi et se jette dans mes bras en s'écriant : Major, à moi, je suis blessé. Pendant que je cherche la balle en promenant ma main sur ses vêtements, je le sens s'affaisser : il était mort. Une balle lui avait traversé la poitrine, dans la région du cœur.

» Au même instant, quelques hommes s'approchent de moi, accompagnés d'un sergent, et m'offrent, au nom des carabiniers du 2e bataillon, le sabre d'un officier d'artillerie romain qu'ils venaient de tuer. »

Mais pendant que nous nous attendrissons à ces épisodes, les deux ambulances quittent la grotte et suivent les tranchées qui mènent à la place. Nous sommes au 21 juin ; la nuit est noire, et l'on marche en silence. On va monter à l'assaut, et l'ambulance est nécessaire tout près de la brèche.

Entre le dépôt de tranchée et le corps de la place se trouvent deux maisons, dont l'une, connue depuis les affaires sous le nom de *maison aux volets verts*, est à 600 mètres du rampart, tandis que l'autre, appelée dans les rapports officiels *maison aux deux portails*, est située un peu plus loin.

C'est derrière la *maison aux volets verts* que les deux ambulances s'établirent. Cette maison, toute criblée de boulets, protégeait complètement contre la canonnade de la place (aucun projectile n'a percé la maison de part en part), et, fort heureusement, les batteries du mont Testaccio, qui eussent pu lui faire quelque mal, étaient alors éteintes. Cependant un boulet brisa le rail d'un caisson, enleva une roue de derrière, tua deux hommes et en blessa un troisième. Pour ne pas attirer l'attention de l'ennemi, on avait eu soin de couvrir les lanternes de compresses mouillées. C'est à cette lueur douteuse qu'il fallut panser les blessés. Mais cette prudente mesure fut un instant oubliée par l'état-major établi au premier étage ; c'est ce qui valut une grêle de projectiles à la *maison aux volets verts*.

Nous eûmes environ 100 hommes mis hors de combat dans cet assaut. A mesure qu'ils avaient reçu les premiers soins, on les évacuait sur le quartier général. M. le sous-intendant Pagès, qui ne quitta pas l'ambulance, veillait à ce que ce service se fît ponctuellement.

Le feu, qui avait commencé à deux ou trois heures du matin, cessa vers huit ou neuf heures, et une chaleur étouffante força l'ambulance à regagner sa grotte.

Le second assaut eut lieu dans la nuit du 29 au 30. C'était la fête de Saint-Pierre, et l'immense coupole de la basilique illuminée resplendissait de mille feux. Mais l'orage s'amasse dans le ciel, le bruit de la foudre se mêle au bruit du canon, et des torrents d'eau inondent la terre. L'ambulance est à son poste, derrière la *maison aux volets verts*. Sa tâche est pénible, car les blessés arrivent en foule ; nous avons près de 130 hommes mis hors de combat, et 30 prisonniers romains viennent encore augmenter la besogne de nos collègues.

A neuf heures du matin les ambulances descendent à la *maison aux deux portails*. On parle de paix ; les feux sont éteints.

Le 4 juillet on s'installa dans la ville prise, au collége romain ; le même soir et le lendemain, plusieurs hommes poignardés furent apportés à l'ambulance.

Le 5, on se hâta de préparer l'hôpital San Spirito à recevoir nos blessés. Le 6, les ambulances de tranchée y transportèrent leurs hommes, et Corviale ne tarda pas non plus à évacuer ses blessés sur Rome.

Nous avons accompagné depuis l'ouverture du premier boyau jusqu'à la brèche, les troupes qui ont fourni des travailleurs pour les tranchées. Nous devons aussi quelques mots sur les dernières opérations de la division de Ponte-Molle. Laissons la parole à l'auteur des notes dans lesquelles nous avons déjà puisé ; rien n'a autant de caractère et de vérité que les simples mots écrits sous l'impression des événements.

« 28 juin. Deux bataillons, après avoir travaillé tout le jour à la tête du pont, partent de Ponte-Molle à sept heures du soir, *sans le moindre moyen de transport pour les blessés*. Nous marchons toute la nuit et nous arrivons à Tivoli à dix heures du matin. Le but de l'expédition était la destruction d'une poudrière ; on ignorait si l'on trouverait de la résistance. La marche a été tellement rapide que beaucoup d'hommes faibles ont été pris de fièvre et n'ont pu suivre le mouvement, malgré les dangers de rester derrière. Ils se sont réfugiés à tout risque dans des maisons isolées, où nous les avons repris le lendemain. Mon chirurgien-major m'avait prêté son cheval ; malheureusement il n'y avait là que pour un malade.

» Après quelques heures de repos en plein midi, on repart pour Rome. A force de sollicitations, j'obtiens du général Sauvan la mise en réquisition de moyens de transport. On nous livre six grands chariots attelés de bœufs à longues cornes. Mes chariots sont bientôt remplis de malades et d'éclopés.

» Quand l'orage éclata, je suivais pédestrement ma pittoresque ambulance, à une heure et demie en arrière de la colonne, faisant sonder les berges dans l'ombre, et mettant à contribution les traînards, pour les faire pousser aux roues de mes prolonges souvent embourbées. L'orage fut terrible ; le ciel était en feu ; les éclairs nous éblouissaient au point de nous empêcher quelquefois d'avancer. Nous étions mouillés jusqu'aux os. La route n'était qu'une mare.

» Pourtant la colonne avançait toujours. Il fallut, à force de coups, faire prendre le trot à nos bœufs. Nous gagnons du chemin. Mais quelle lueur s'élève sur Rome ? la ville éternelle serait-elle en feu ! C'était l'illumination de Saint-Pierre. — A deux heures du matin, nous étions de retour au camp. »

Les statistiques officielles de l'état-major général portent aux chiffres suivants nos hommes mis hors de combat pendant le siége de Rome :

	1,004	blessés ou tués,
dont	162	tués sur place (7 officiers),
et	842	blessés (50 officiers).

Malgré tout notre respect pour les chiffres officiels, nous sommes bien obligé de dire que des hommes placés dans des conditions telles qu'ils ont pu apprécier avec rigueur, ne nous ont pas fourni un chiffre aussi modéré que celui de l'état-major.

Les défenseurs de la place, d'après un chirurgien romain qui occupe une position très-élevée dans la société et dans la science, n'auraient pas eu moins de 4,000 hommes mis hors de combat ; ce chiffre nous paraît mériter toute confiance.

Telle est, très-honoré chef, la relation que nous avons pu tracer sur place, en nous aidant des détails fournis par tous ceux qui ont joué un rôle dans ces affaires. C'est bien peu de chose sans doute, surtout au point de vue scientifique ; mais puisque personne n'a tendu la main pour récolter cette riche moisson, les épis laissés sur le champ ne seront au moins pas perdus pour le glaneur.

VI.

Rome, 13 janvier 1850.

LES HÔPITAUX MILITAIRES DE ROME.

A M. Michel Lévy, médecin en chef et premier professeur à l'hôpital militaire de perfectionnement du Val-de-Grâce.

Lors de notre entrée à Rome, dans les premiers jours de juillet, le corps expéditionnaire n'était pas surchargé d'un grand nombre de malades. A l'aide du système des évacuations successives, on avait pu diriger presque tous les blessés sur Civita-Vecchia, sur la Corse et sur la France ; et, d'autre part, les fiévreux, qui s'étaient maintenus, pendant le siége, à un chiffre très-modéré, ainsi que nous le verrons dans une prochaine lettre, avaient aussi profité des convois pour quitter le centre des opérations de guerre. De la sorte, il ne fut pas difficile de trouver place pour tous nos malades dans l'*archiospedale del San-Spirito in Sassia*, c'est-à-dire dans le grand hôpital de Saint-Esprit. L'autorité française traita immédiatement avec l'administration, et nos militaires, fiévreux, blessés, vénériens, furent admis moyennant 20 *baiocchi* ou 1 franc par jour. Ce marché n'était pas trop onéreux pour nous, et nous donnait l'immense avantage de trouver de suite toutes les ressources nécessaires au traitement de nos malades. Il se trouvait également avantageux pour l'administration de Saint-Esprit, car elle ne recevait autrefois, pour chaque soldat, que la moitié de cette somme, fournie par le trésor romain, lorsque les troupes du pape n'avaient pas encore d'hôpital spécial.

Nous avons eu à notre disposition, de juillet 1849 à janvier 1850, 800 lits qui, dans les premiers temps, ont presque toujours été entièrement occupés. Le service médical, confié d'abord à M. Lasserre, médecin adjoint, n'a pas tardé à passer dans les mains des médecins du pays ; les blessés et les vénériens ont toujours été traités par des officiers de santé de l'armée. Les chirurgiens militaires étaient devenus exubérants depuis la prise de Rome, mais les médecins ne pouvaient suffire à tous les besoins.

Ces secours étrangers et l'occupation d'un local dont l'administration échappait à notre surveillance ont été longtemps nécessaires, à cause de la double insuffisance du personnel de santé militaire et des établissements improvisés en hôpitaux. Mais, à la fin de septembre, un certain nombre de médecins de l'armée étant venus renforcer le noyau primitif, de nouvelles salles ayant été ouvertes, enfin le chiffre des malades ayant commencé à décroître d'une manière progessive et soutenue, en octobre, on a pu prévoir dès lors qu'il serait possible d'évacuer prochainement l'hôpital Saint-Eprit. La négligence de l'hygiène, l'insalubrité du site et l'encombrement rendaient cette évacuation urgente. Elle commença vers la fin de décembre, et, le 15 janvier 1850, l'armée française n'avait plus à Rome que des hôpitaux régis par son administration et dirigés par ses officiers de santé.

Certains hôpitaux de Rome sont assis dans des localités si malsaines que le nombre des fièvres gagnées dans les salles mêmes s'élève à un chiffre très-considérable. Instruits par cet exemple et libres à peu près du choix de l'emplacement, nous avons évité les lieux bas voisins du Tibre, et notre attention s'est portée sur le Quirinal, la plus saine des collines romaines. Or l'arête du Quirinal est précisément formée par une foule de couvents qui faisaient bien notre affaire. Il ne s'agissait que de les rendre libres. Pour tout autre vainqueur que nous, c'était la chose du monde la plus facile et la plus expéditive; mais nous ne sommes plus au temps de notre grand père Brennus, et jamais on n'a vu des maîtres aussi polis et courtois, aussi respectueux et soumis que les Français à Rome. Il n'est pas question de cela, me direz-vous; soit. Le fait, le voici: Nous nous sommes à la fin emparés des couvents. Certains moines avaient fui; d'autres, trop au large, s'étaient resserrés dans une aile; enfin, il faut bien le dire, nous avons eu la hardiesse extrême de faire sortir malgré eux quelques cénobites qui avaient, du reste, de quoi se loger commodément ailleurs. Ajoutons qu'ils rentrent aujourd'hui un peu malgré nous, témoin ce qui se passe à Saint-Dominique, notre meilleur hôpital, que les nobles religieuses commencent à nous arracher pièce par pièce.

Les couvents que nous avons transformés en hôpitaux militaires sont : Saint-Dominique, Saint-André, Sainte-Thérèse, Saint-Bernard. La distribution intérieure, appropriée à la vie monastique, ne l'est guère à l'installation d'un hôpital; mais il a bien fallu accepter ces nécessités contre lesquelles nous ne pouvions rien. Ces bâtiments consistent surtout en de vastes couloirs, quelquefois en véritables cloîtres, rarement à jour comme nos vieux cloîtres gothiques, mais percés le plus souvent dans le centre des ailes. Sur une paroi ou même sur l'un et l'autre flanc, s'ouvrent une foule de cellules de grandeur variable. Ces cloîtres sont frais l'été, mais ils manquent d'air, et l'odeur qui y règne prévient peu en faveur de leur salubrité. L'hiver, ils sont très-froids, et le vent s'y engouffre sous forme d'un courant glacial et rapide, quand on ouvre une fenêtre à leur extrémité pour leur donner un peu d'air. Les cellules sont au contraire trop chaudes pendant l'été; l'hiver elles présentent de bonnes conditions. Les cellules de Sainte-Thérèse ne contiennent qu'un ou deux lits, celles de Saint-Dominique peuvent en recevoir trois, et celles de Saint-André le double au moins. On s'est fortement élevé en France, dans ces derniers temps, contre les trop vastes salles d'hôpital; ici le défaut contraire se fait sentir. Le service est trop fractionné, la surveillance devient difficile, et les soins sont moins promptement administrés.

Le rez-de-chaussée de ces couvents est la partie qui convient le mieux à l'organisation hospitalière. Les réfectoires, les garde-robes, les parloirs, les salles d'assemblée, ont des dimensions fort convenables dans tous les sens. Nous avons aussi trouvé dans les cuisines une installation qui nous a sauvés de travaux longs et coûteux. Les vastes marmites, destinées à nourrir un grand nombre de religieux, ont assez de capacité pour suffire à tous les besoins des hommes hospitalisés. Enfin des lavoirs, des buanderies, des séchoirs, des eaux courantes se sont aussi rencontrés fort à propos.

Outre des cours assez spacieuses, les couvents du Quirinal possèdent de beaux et vastes jardins, divisés en carrés par des bordures de buis hautes et épaisses, ombragés par de magnifiques orangers, égayés par le murmure des fontaines et des eaux jaillissantes se jouant dans des bassins de marbre. C'est à donner envie de se faire religieux.

Non-seulement les malades trouvent dans ces jardins une promenade au grand air; mais la verdure, les fleurs et les fruits, les bruits de l'eau, ont en outre quelque chose qui les charme, les occupe et les attache. Il ne faut rien négliger quand il s'agit de prévenir la nostalgie toujours prête à se glisser dans le cœur du soldat éloigné de sa patrie, lorsque la maladie affaiblit son moral et que la souffrance lui fait sentir plus vivement qu'il est loin des doux soins de la famille.

Le couvent de Saint-Dominique constitue notre meilleur établissement hospitalier. Nous consacrerons quelques mots à sa description. Il est situé vis-à-vis la villa Aldobrandini Borghèse, sur l'un des points culminants du Monte Cavallo ou Quirinal. Sa cour principale, ornée d'une belle fontaine, est entourées de galerie soutenues par des pilastres et s'ouvrant sur le parvis central. Au premier, quatre grandes galeries se joignent à angle droit et permettent de faire le tour de l'établissement; 90 portes sont percées sur l'une et l'autre paroi de ce cloître intérieur. Ce sont les ouvertures de 90 cellules dont les unes prennent jour sur la cour intérieure et principale, les autres sur les cours extérieures. Ces cellules ne peuvent en général contenir que trois lits chacune. Le développement des quatre galeries n'a pas moins de 350 pas; elles ont 6 ou 7 pas de largeur sur une vingtaine de pieds d'élévation. Au deuxième étage existent d'autres cellules plus petites donnant dans des corridors étroits qui s'ouvrent, comme des tribunes, dans les cloîtres du premier.

5

Les salles du rez-de-chaussée sont belles et spacieuses; on se proposait de les réserver pour les cholériques, à l'époque où 9 décès dans nos hôpitaux militaires de Civita-Vecchia nous avaient fait craindre l'invasion de l'épidémie.

Au troisième s'ouvrent les beaux appartements de la noble abbesse, tout chatoyants de fresques et de dorures, et dominant Rome aux confins de la vieille cité et de la ville récente. Les officiers malades occupent ce local, et plus d'un bassin détérioré par une maladie criminelle outrage le velours des fauteuils où s'asseyaient les nobles et chastes religieuses.

Il faut bien, honoré et affectionné chef, que je vous dise aussi un mot de la *cucina* et de la *pasticciera* de ces dames; vous à qui nulle fine observation n'échappe, vous m'en voudriez trop de laisser passer celle-ci. Quel beau tournebroche il y a dans la grande cuisine! Il constitue à lui seul une véritable usine. Il est mis en mouvement par une roue à anges sur laquelle tombe un courant d'eau projeté avec force par un tuyau de plomb. La *pasticciera*, pâtisserie, n'est pas non plus une des pièces les moins importantes de l'établissement; elle contient trois grands fours dont les gueules chaudes ont vomi bien des fois d'excellentes friandises. Mais, ô profanation! sur les tables de marbre où se roulait le feuilleté, pourrissent aujourd'hui de hideux débris. La *pasticciera* est un amphithéâtre. Si ces dames le savent jamais, quelle désolation! Cet affreux souvenir leur inspirera bien pour deux jours la haine de la pâtisserie.

J'ai à vous conter maintenant des choses fort tristes. Il fallait bien nous dérider un peu auparavant.

Ce n'est pas le tout d'avoir quatre murs nus, surmontés d'un toit, pour former un hôpital : médecins, administrateurs, médicaments, matériel, voilà bien des choses nécessaires encore. Nos misères vont commencer.

D'abord les officiers de santé militaires étaient en beaucoup trop petit nombre. Mon collègue Beylot a eu, à Civita-Vecchia, jusqu'à 450 malades. Parmi ces 450, 150 arrivaient de Rome en masse; c'était donc 150 sujets à inscrire, 150 affections à diagnostiquer, 150 prescriptions à formuler, sans préjudice de 300 autres malades qui réclamaient aussi leur part de soins. En vérité, c'est trop demander à un seul homme. On ne saurait se faire une idée du tumulte, des embarras, des difficultés sans nombre qui ont accompagné l'installation de nos hôpitaux; pas de personnel, pas de matériel, aucune ressource, et pourtant il fallait fonctionner, le temps pressait. Dans ce désordre inévitable, on ne pouvait pas toujours inscrire ses malades, et le médecin manquait de point de repère pour lui rappeler à chaque visite l'affection de chacun des hommes qu'il voyait. La partie administrative n'était pas moins en souffrance; les corps ne connaissaient pas toujours le nombre de malades qu'ils avaient à l'hôpital, et une foule d'hommes ont été portés sortants par l'administration des hôpitaux, sans avoir figuré sur ses registres parmi les entrants. A Rome, chaque médecin avait communément de 200 à 300 malades. Le service était d'une excessive difficulté. Aussi pouvons-nous dire à juste titre que si les chirurgiens ont eu leur champ de bataille à l'affaire du 30 avril et pendant le siége, les médecins ont également eu le leur au sein de l'endémo-épidémie. Et puisque, dans les premières circonstances, bien des noms, liés aux événements, se sont présentés sous notre plume, nous ne pouvons pas non plus taire ici ceux de MM. Finot, Donzel, Martenet, Mayer, Dussourd, Mollard, Beylot, Garnier, Lasserre et Taboureau.

Dans l'origine de l'installation de nos hôpitaux improvisés, les malades n'ont quelquefois trouvé que de la paille jetée par terre, puis bientôt des paillasses que l'on confectionnait en toute hâte. Des tréteaux, des lits de fer, des couvertures et des draps n'ont pas tardé à compléter le couchage. Mais, pendant plus de quatre mois, au moment de l'apogée de l'endémo-épidémie, on a manqué de matelas. Au commencement de novembre, j'avais encore quelques hommes atteints de fièvre rémittente grave, couchés sur des matelas, dont un simple drap les séparait. A peu près jusqu'à cette époque, les hôpitaux n'ont possédé de matelas que pour un tiers des hommes. Les chemises se trouvaient aussi en nombre trop restreint, de sorte que certains malades dont la chemise était trempée de sueur devaient rester nus dans leur lit. Les draps manquaient également, et l'on attendait trop souvent, pour changer un moribond qui allait sous lui, que les draps étendus dans la cour fussent suffisamment secs.

Malgré notre vif désir de ne pas faire d'opposition, nous devons à la vérité de dire que les mises en réquisition avaient été faites avec la plus blâmable timidité. Dans les casernes, c'était bien pis encore : un sac de campement rempli de paille, une couverture ou même une demi-couverture, composaient tout le couchage du soldat. Dans les corps de garde, sous le portail des églises et des palais, il a longtemps passé la nuit couché sur la dalle froide, exposé à l'humidité du sol et aux brouillards chargés d'effluves pernicieux.

Vers le milieu d'octobre, le choléra s'étant déclaré à Civita-Vecchia, M. l'inspecteur Alquié et les trois officiers de santé en chef, MM. Faure-Villar, Lacauchie et Rollin, renouvelèrent leurs instances d'une manière si pressante, en laissant entrevoir qu'un tel état de choses pourrait amener les plus grands malheurs, en cas d'invasion du fléau, que la municipalité romaine fut mise en demeure de fournir 2,000 matelas et autant de couvertures, dont moitié fut destinée aux hôpitaux, moitié aux casernes. A la fin de novembre, chaque homme avait enfin son matelas dans les hôpitaux militaires du Quirinal.

Sur ces entrefaites, l'hiver arriva, et il fallut songer à chauffer les salles, en y établissant des fourneaux. Ce fut une affaire d'État. La glace couvrait déjà les ruisseaux des rues, et l'on n'avait pas encore de poêles. L'hiver de 1849 à 1850 fut malheureusement le plus rude qu'on ait observé à Rome depuis dix ans. Du 21 décembre au 6 janvier, il gela tous les jours, et les Romains jouirent du spectacle, nouveau pour eux, de la ville éternelle couverte d'une couche de 6 pouces de neige, qui demeura plusieurs jours sur la terre en beaucoup d'endroits. Au milieu de ce grand froid, l'hôpital Sainte-Thérèse n'était pas encore chauffé.

Saint-Dominique était censé l'être, car un poêle était placé à chaque angle des grands cloîtres, pour chauffer 90 chambres et un développement de galeries de 350 pas. Ajoutons que ces fourneaux donnaient plus de fumée que de chaleur, et que, le plus souvent, ils n'allaient pas tous les quatre à la fois. Heureusement que l'idée qu'on est chauffé réchauffe un peu l'homme de bonne volonté. Mais les nombreuses bronchites produites par le froid et par la fumée rappelaient bientôt le médecin à la triste réalité.

On a manqué à peu près complétement d'effets d'habillement spéciaux. L'homme qui a froid la nuit s'enveloppe la tête avec un pan de son drap. Le cavalier n'a que sa veste, le fantassin sa capote pour se couvrir, s'il veut se promener, et souvent le soulier ferré ou la grosse botte refusent d'admettre les pieds infiltrés à la suite de vieilles fièvres intermittentes. Voilà donc le malade condamné à garder le lit, et, s'il veut aller aux lieux, à marcher nu-pieds sur les dalles, car, comme on le sait, le soldat n'a pas de chaussettes, et les hôpitaux n'en possédaient que fort peu. C'était réellement fort triste. Dans ces derniers temps, on a pu distraire du matériel envoyé dans la prévision du choléra, un nombre suffisant de chaussettes et même des chemises de flanelle pour les hommes dont la peau a besoin d'excitation et de protection.

Eh bien ! au moment de sa plus grande détresse, le soldat ne se trouvait pas encore trop mal ; il ne se p'aignait presque pas. Rien au monde n'est bon comme le soldat ; il est content quand on fait la moindre chose pour lui. Il a compris qu'en campagne on ne peut pas l'entourer de tout le bien-être qu'il trouve en France. Nous, médecin, nous avons été probablement un peu sévère pour l'administration, un peu exigeant envers l'autorité, en nous plaignant toujours, en demandant sans cesse ; mais l'expérience nous a appris qu'il faut beaucoup crier pour être un peu entendu.

Hélas ! le médecin militaire est trop souvent le seul à plaider la cause du soldat ; l'administration des hôpitaux est loin de le seconder. L'heureux consensus qu'on suppose entre ces deux corps n'est qu'un vain rêve ; ils vivent au contraire dans un perpétuel antagonisme, le médecin cherchant avant tout l'intérêt du soldat, l'administration considérant celui-ci comme un numéro, une chose, un colis secondaire, et donnant le rôle principal au matériel. Cet état de choses si déplorable durera tant que la médecine n'aura pas le contrôle direct de l'administration.

Les infirmiers militaires, pour la régénération desquels la Gazette Médicale a déjà pris la parole (1849, p. 435, 455), se livrent trop souvent aux plus déplorables désordres. Ils pratiquent en grand le commerce de vivres avec les malades, et le médecin n'est sûr d'aucune prescription. Les abus sont incroyables. Vingt fois peut-être, dans mon hôpital, les infirmiers ont caché à l'avance des seaux d'eau chaude derrière les portes ou sous les lits, et, quand passait la distribution, les ont versés pour allonger la sauce des panades ou des légumes ; se trouvant ainsi nécessairement en bénéfice après la distribution, ils ont tenu un marché public auquel accouraient surtout les hommes à la diète. Ce fait laissera pressentir les autres et dira assez haut combien est insuffisante la surveillance administrative.

Parmi les *desiderata* qui subsistent encore aujourd'hui, malgré les améliorations successivement introduites, nous citerons les salles de bains. Les hôpitaux du Quirinal, contenant environ 1,500 lits, ne possèdent que 5 baignoires, dont 2 à Saint-Dominique et 3 à Saint-André. Aucun appareil à fumigation n'existe dans ces établissements. Le médecin, si souvent paralysé dans ses efforts, comme praticien, l'est également comme homme d'étude. Ainsi, après huit mois de séjour en Italie, nous n'avons pas une boîte à autopsie, pas un rachitome, pas un entérotome. La difficulté des recherches est triplée.

Les hôpitaux du Quirinal contiennent à peu près 1,500 lits, avons-nous dit; en voici la répartition :

Saint-Dominique	570
Saint-André	530
Sainte-Thérèse	250
Saint-Bernard	132
	1,482

A cela, ajoutez 100 lits que nous avons occupés provisoirement à la Trinité des Pèlerins, et 800 à Saint-Esprit, et vous arriverez au chiffre de 2,382 lits dont l'armée française pouvait disposer à Rome. Le 15 janvier, Saint-Dominique, Saint-André et Sainte-Thérèse étaient seuls occupés; on y comptait 678 hommes en tout, tandis qu'au commencement d'octobre, nous avions 2,100 malades dans les hôpitaux de Rome.

Civita-Vecchia peut avoir à sa disposition environ 600 lits, et nous possédons, en moyenne, à peu près 100 lits dans chacun des hôpitaux ou hôpitaux-ambulances de Viterbe, Tivoli, Albano, Montalto, enfin 350 aux dépôts de convalescents de Frascati. Ces différents nombres ajoutés à notre chiffre 2,382, nous donnent un total de 3,732 lits pour notre armée, c'est-à-dire plus de 10 pour 100 hommes d'effectif. On peut conséquemment répondre à presque toutes les éventualités, car, hors des circonstances tout à fait extraordinaires, le nombre des malades varie, dans l'armée, de 5 à 10 pour 100.

Nous avons nommé le dépôt de convalescents de Frascati. C'est une création due à M. l'inspecteur Alquié, qui a produit tous les résultats que son auteur en espérait.

Au cœur de l'été, à l'apogée de l'épidémie, les hôpitaux regorgeaient, de nombreux malades encombraient les casernes, et les hommes qui sortaient de l'hôpital éprouvaient presque immédiatement des rechutes qui les y faisaient rentrer. On comprend que, plongés continuellement dans le milieu miasmatique, ils étaient d'autant plus vite repris que, dans leur économie déjà imprégnée, une faible dose de poison suffisait pour faire déborder la mesure.

Il n'y avait qu'un remède à cet état de choses : le changement de climat. Or, aux portes de Rome, à cinq lieues seulement de la ville, s'élève le pâté montagneux d'Albano, dont les rampes se parent de riches cultures et d'ombrages, parmi lesquels blanchissent des villes et de somptueuses villas. Sur ces montagnes, notamment au centre et au nord, règne un tout autre ciel qu'à Rome ; Frascati, par exemple, ne connaît pas l'air empoisonné de la plaine. L'*aria fina* le baigne de ses ondes salutaires ; le teint jaune du Transtévérin y retrouve ses roses ; les fièvres y meurent en accès de plus en plus éloignés, si l'on vient à temps demander la santé à ce climat bienfaisant.

A deux milles de Frascati, en allant vers Albano, on trouve le couvent de Grotta Ferrata, si fameux par la célèbre fresque du Dominicain représentant la guérison d'un enfant possédé du démon. Ce couvent a pu recevoir 225 lits, presque sans gêner les moines. De l'autre côté de la ville, à dix minutes seulement de celle-ci, en se dirigeant vers Monte Dragone, on rencontre Villa-Taverna, domaine des princes Borghèse ; 125 lits furent placés dans le casin de cette propriété. Ces lits n'ont jamais eu de matelas, mais seulement une paillasse, une couverture et des draps.

La promenade libre dut bientôt être interdite aux convalescents, le cabaret et la maraude dans les vignes amenant une foule de rechutes de fièvre et de diarrhée. Tout le jour, ils pouvaient prendre l'air dans les cours, mais les promenades à la campagne se faisaient à heures fixes, sous la surveillance de sous-officiers dont la besogne, assez semblable à celle des chiens de bergers, consistait à éloigner le troupeau des vignes qui tentaient son appétit.

Malgré ces précautions, les rechutes étaient toujours fréquentes, chez des hommes profondément modifiés par le miasme paludéen. Comme Grotta Ferrata et Villa Taverna n'offraient pas les ressources nécessaires pour les soigner, on établit un hôpital-ambulance de 100 lits à Monte Alto, dans les bâtiments, alors abandonnés, de ce fameux collége de la propagande de la foi, dont le but est de former des missionnaires en donnant une instruction spéciale à des jeunes gens de tous les pays du monde.

Cet hôpital a toujours laissé beaucoup à désirer ; pendant bien longtemps, on y a manqué de matelas, et pourtant des hommes bien gravement atteints y étaient reçus, à telle enseigne que la mortalité y a été presque double du chiffre proportionnel des autres hôpitaux.

Frascati et ses villas sont habités pendant les ardeurs caniculaires, et presque délaissés aux approches de l'hiver ; aussi tout y est disposé pour se soustraire à la chaleur, presque rien pour se garantir du froid. En conséquence, l'évacuation du dépôt de convalescents devint nécessaire à la fin de l'automne, d'autant plus que l'hiver est plus rigoureux sur les montagnes qu'à Rome, et que, pendant la saison froide, le séjour dans cette dernière ville n'a rien de dangereux. Enfin, une autre considération engageait à évacuer Frascati : de nombreuses places étaient vides dans les hôpitaux de Rome, et un ordre du général en chef, prescrivant d'envoyer en France tous les hommes qui ne pouvaient pas se remettre, sauvegardait contre l'encombrement et faisait un devoir d'appliquer la mesure à beaucoup des convalescents de Frascati. Le dépôt fut supprimé en décembre 1849.

VII.

Civita-Vecchia, 31 mars 1850.

APERÇU DE L'HISTOIRE MÉDICALE DU CORPS D'OCCUPATION DES ÉTATS ROMAINS.

A M. le docteur Alquié, médecin-inspecteur, membre du conseil de santé des armées.

Dans nos deux lettres intitulées : LA CHIRURGIE MILITAIRE A L'AFFAIRE DU 30 AVRIL, ET APERÇU CHIRURGICAL DU SIÉGE DE ROME, nous avons esquissé les principaux événements de l'histoire du corps expéditionnaire, de manière à faire suffisamment connaître les diverses positions dans lesquelles il s'est successivement trouvé. Nous rappellerons cet historique en deux mots : débarquement de trois brigades le 25 avril 1849 ; malheureuse affaire du 30 du même mois ; l'armée prend des positions, y campe, et se complète par des arrivées de France ; en juin, affaire du 3 et occupation des villas ; ouverture des tranchées, travaux du siége, deux assauts, entrée dans Rome le 3 juillet.

Nous nous proposons, dans cette lettre, de jeter un coup d'œil sur les affections qui ont régné dans l'armée, depuis le débarquement jusqu'aujourd'hui. Nous nous en tiendrons presque toujours aux aperçus généraux, et les détails seuls qui offrent un intérêt spécial trouveront place dans notre esquisse. Les affections endémo-épidémiques nous occuperont surtout ; ce sont celles dont la connaissance importe le plus au médecin d'armée. Chemin faisant, nous établirons un parallèle entre les maladies de l'*agro romano* et celles que nous avons observées en Algérie. Ce rapprochement nous a semblé curieux sous plus d'un rapport

Afin qu'il soit plus facile de suivre les oscillations de l'état sanitaire, mettons immédiatement sous les yeux le tableau du mouvement des fiévreux dans les hôpitaux. En mai et juin, le seul hôpital de Civita-Vecchia existait ; à partir de juillet, d'autres établissements ont été successivement ouverts. Nous en avons fait l'histoire dans notre lettre précédente.

TABLEAU N° 1.

MOUVEMENT DES FIÉVREUX DANS LES HÔPITAUX DE ROME ET DE CIVITA-VECCHIA.

Mois.	Restants le 1er du mois.	Entrés pendant le mois.	Sortis.	Décès.	Restants le 31 du mois.	Mortalité pour 100 entrés.	Observations.
Mai	000	232	116	5	111	4,1	Les entrées de chaque mois, proportionnellement auxquelles nous établissons la mortalité, sont ainsi obtenues : restants le 1er du mois + entrées dans ce mois — restants le 30 de ce mois.
Juin	111	370	196	7	284	3,4	
Juillet . . .	284	2,558	1,202	84	1,556	6,5	
Août. . . .	1,556	3,801	3,023	159	2,175	4,9	
Septembre.	2,175	2,932	2,681	161	2,265	5,6	
Octobre . .	2,265	1,928	2,374	149	1,670	5,9	
Novembre .	1,670	1,246	1,837	100	979	5,1	
Décembre .	979	1,113	1,532	73	487	4,5	
Janvier. . .	487	662	816	43	290	5,0	
Totaux. . .	9,527	14,848	13,777	781	9,817	Moyenne : 5,0	

Avant le siége et pendant la tranchée, l'état sanitaire a été satisfaisant, malgré les travaux de guerre, malgré les intempéries que subissait le soldat, n'ayant pour abri que la toile d'une tente basse, dans laquelle on ne peut se tenir debout.

Trois causes ont contribué à ce résultat : 1° en mai et juin, la température est sans doute élevée ; mais l'influence endémo-épidémique ne commence à régner qu'à la fin du dernier de ces deux mois. La saison d'été est en outre marquée, à Rome, par des flatulences et une mobilité nerveuses auxquelles le soldat échappait, grâce à sa constitution non modifiée par le climat, et aux occupations physiques qui entretenaient l'activité des fonctions végétatives. 2° Ces travaux ont été incontestablement pour quelque chose dans le maintien de la santé ; car ils n'étaient qu'exceptionnellement poussés jusqu'à la fatigue, et restaient, en temps ordinaire, proportionnés aux forces du soldat. 3° Enfin, l'exaltation dans laquelle l'entretenaient les événements de la guerre lui a donné, pendant cette période, une vigueur temporaire dont le résultat était d'opposer immédiatement une vive réaction à toute cause morbifère qui impressionnait son économie.

Mais le réservoir des forces *in posse* s'épuise par cette continuelle dépense des forces *in actu;* aussi, dès que l'excitation tomba, après la victoire, l'état sanitaire passa-t-il, sans transition, du satisfaisant au pire, le soldat subissant pleinement et sans lutte les atteintes de la saison endémo-épidémique, dont l'ouverture coïncida avec les derniers travaux du siége et l'installation dans Rome.

Voici trois chiffres propres à donner une juste idée de cette mutation subite survenue dans l'état sanitaire.

En mai, 232 fiévreux entrés à l'hôpital;

En juin, 376;

En juillet, 2,558.

Les proportions de ce brusque saut peuvent être amoindries par les considérations suivantes. En mai, l'effectif était peu considérable; en juin, 284 hommes seulement figurent à l'hôpital de Civita-Vecchia; mais plus de 400 hommes étaient malades sous la tente, ou du moins se traînaient, languissaient, ne se soutenant qu'à force d'énergie et de résolution. Dès que les portes de Rome furent ouvertes, ils entrèrent en foule à l'hôpital San-Spirito, qui, dans les premiers temps, reçut plus de 100 fiévreux chaque jour.

Les affections qui régnaient au camp étaient presque toutes d'origine paludéenne. Quelques orages avaient versé des torrents d'eau qui, sur la campagne inculte et à niveaux discordants, s'étaient accumulés en mares temporaires, dans lesquelles l'humidité et la chaleur amenèrent une rapide fermentation. Un jour entre autres, le 6 juin, un si violent orage creva sur le camp, que les travailleurs se trouvaient dans l'eau jusqu'aux genoux, et que le génie fut obligé de faire en toute hâte des saignées, pour dessécher les parallèles, dont les parois menaçaient ruine. Les Romains, auxquels l'influence de ces pluies est bien connue, disaient déjà partout que des fièvres nombreuses allaient bientôt paralyser les forces des assiégeants. Nous ajouterons, pour compléter cet aperçu étiologique, qu'à cette époque les rosées étaient quelquefois des plus abondantes, ainsi que nous l'avons vu en parlant de l'ambulance de Corviale. La chaleur sèche et continue de l'été avait donc fait place à ces alternatives de sécheresse et d'humidité qui, comme nous pensons l'avoir prouvé ailleurs (1), en parlant des fièvres d'Afrique, sont les conditions attendues par les laboratoires d'effluves, alors inoffensifs, pour entrer en active fabrication. On sait que la chaleur, l'eau et l'oxygène sont indispensables pour que les combinaisons chimiques travaillent la matière végéto-animale des marais; or, pendant les ardeurs caniculaires continues et sans rosées, l'un de ces éléments fait défaut, l'humidité, et les campagnes qui entourent Rome ne présentent qu'une surface poudreuse et momifiée pour ainsi dire par les rayons solaires.

Juillet, août et septembre sont certainement l'époque la plus fiévreuse dans l'*Agro romano*, et l'apogée peut être placé en août, quant à la fréquence et à la gravité des affections miasmatiques. En octobre, la décroissance, qui a commencé à la fin du mois précédent, suit une rapide descente. L'état sanitaire de l'armée a subi des oscillations conformes à ces règles :

---

(1) F. Jacquot, RECHERCHES SUR LES CAUSES DES FIÈVRES A QUINQUINA, etc. (Mémoire présenté à l'Académie, GAZ. MÉD., 1848.)

En juillet,	2,558 entrées,	84 décès.
En août,	3,801 —	159 —
En septembre,	2,932 —	161 —
En octobre,	1,928 —	149 —

Si l'on consulte, non plus le nombre absolu, mais le chiffre proportionnel, on arrive à ce résultat, que les affections ont été plus graves en juillet que pendant tous les autres mois : les décès sont montés à 6,5 pour 100 entrées, tandis qu'ils n'ont atteint que 4,9 en août. Cette gravité relative trouve sa raison dans les circonstances suivantes : 1° l'exaltation qui soutenait le soldat pendant le siége, condition heureuse pour le moment, est tombée, faute de raisons d'être, après l'occupation de la ville ; 2° beaucoup de militaires ont lutté contre la maladie, qui, déguisée temporairement par leur énergie, a exercé des ravages dont on s'est aperçu seulement lors de leur entrée à l'hôpital ; 3° enfin les logements ont été, après la prise de Rome, tout ce qu'on peut imaginer de pire : nous pourrions dire que la moitié de la troupe n'était logée que de nom.

En août, les maladies ont atteint un chiffre très-considérable : il y a eu 3,801 entrées à l'hôpital, ou 12 hommes entrants pour 100 d'effectif. Les conditions physiologiques et hygiéniques que nous avons spécifiées ayant subi de notables changements, et le total des affections régnantes ayant surtout été porté haut par le grand nombre de fièvres sans gravité, la mortalité a été, proportionnellement aux entrées, moins forte qu'en juillet, 4,9 pour 100. La proportion a même été plus faible que dans les mois suivants, où elle est représentée par 5,6 en septembre, 5,9 en octobre, 5,1 en novembre, etc.

Pour donner une idée exacte de l'état sanitaire en août, nous devons ajouter qu'outre les malades à l'hôpital, beaucoup d'hommes étaient couchés sur leurs paillasses, dans les casernes. Ainsi, à la fin de ce mois, on comptait 2,175 malades dans les hôpitaux de Bone, et 1,500 dans ce que l'on appelait les casernes, 3,670 malades en tout. En ajoutant les hommes présents aux hôpitaux de Tivoli, Viterbe, Civita-Vecchia, etc., on dépasse 4,000, c'est-à-dire l'effectif étant de 30,000 hommes, 14 malades, à un jour donné, pour 100 hommes valides.

En septembre, il y a eu moins d'entrées à l'hôpital, 2,932 au lieu de 3,801 ; mais comme les hommes qu'on y admettait avaient éprouvé plusieurs atteintes, leur économie, profondément modifiée, ne rentrait dans l'état physiologique qu'après des soins prolongés. Il s'en est suivi que, malgré la diminution des entrées, un plus grand nombre de malades s'est trouvé à la fois présent aux hôpitaux en septembre qu'en août : ainsi 2,175 le 30 août, et 2,265 le 30 septembre.

En octobre, l'influence endémo-épidémique a commencé à perdre de son intensité, et les maladies ont décru d'une manière très-prononcée ; plus tard, la diminution a continué avec plus de rapidité encore. En Algérie, l'état sanitaire ne s'améliore pas si vite, et la plus forte mortalité coïncide souvent avec octobre, ce qu'on doit attribuer et à la prolongation du règne endémo-épidémique, et à la gravité des dyssenteries qui sévissent en automne.

Mais les chiffres qui figurent dans le tableau pourraient induire en erreur sur la marche habituelle des maladies de Rome, sur la mortalité dans les différents mois, sur la dégradation de l'endémo-épidémie, si nous n'entrions dans quelques explications à ce sujet. La décroissance a été accélérée par les circonstances suivantes, étrangères à la pathologie : 1° à partir de novembre, le nouveau général en chef Baraguay d'Hilliers a adopté franchement le système des évacuations sur France, et surtout des congés de convalescence, accordés à tous les hommes qui ne pouvaient pas se remettre. 3,000 malades au moins ont été dirigés de Civita-Vecchia sur France, et ces évacuations ont eu lieu surtout en novembre et décembre 1849. 2° L'armée a éprouvé des réductions successives, dont le résultat a été évidemment moins d'entrées à l'hôpital. De 30,000 hommes, elle est descendue à 15,000 en mars 1850.

La proportion des décès, c'est-à-dire la gravité des maladies, n'a pas diminué avec le chiffre des entrées; nous la trouvons à peu près stationnaire, environ 5 pour 100 entrées, de septembre à janvier. Les maladies chroniques avaient, en effet, remplacé les affections aiguës, et, comme on le sait, la médecine est moins puissante contre les désordres organiques que contre les lésions de fraîche date.

Le tableau suivant, portant sur de courts intervalles, donnera une idée plus complète des oscillations du nombre des malades, d'août 1849 à avril 1850. Il ne concerne que les hôpitaux de Rome, et comprend tous les genres de malades, fiévreux, blessés, vénériens :

TABLEAU N° 2.

1er août	1,274	20 décembre . .	945
1er septembre .	1,781	30 —	749
1er octobre . .	1,908	10 janvier . . .	700
10 —	2,060	20 —	656
20 —	2,019	30 —	540
30 —	1,732	10 février. . . .	416
10 novembre. .	1,600	20 —	388
20 —	1,514	30 —	381
30 —	1,253	15 mars	341
10 décembre. .	1,179		

Enfin, les chiffres suivants, extraits des pièces officielles de l'état-major général, sont également nécessaires pour bien apprécier l'état sanitaire du corps d'occupation. En effet, les malades fournis par l'armée ne figurent pas tous dans les hôpitaux de Rome, mais aussi dans ceux de Viterbe, Tivoli, Albano, Civita-Vecchia, Montalto, Frascati; il en est d'autres enfin qui, évacués sur France, séjournent dans les hôpitaux, ou qui, ayant obtenu des congés de convalescence, sont forcés par une rechute de prendre un lit dans un établissement hospitalier. Le tableau suivant comprend tous les hommes hospitalisés, tant en Italie qu'en France :

TABLEAU N° 3.

	Officiers.	Soldats	Total.
1er juin.	21	707	728
16 —	44	1,158	1,202
1er juillet.	55	1,591	1,646
16 —	56	2,349	2,405
1er août.	57	3,040	3,097
16 —	57	3,759	3,816
1er septembre. . . .	54	4,096	4,150
16 —	50	4,194	4,244
1er octobre	52	4,340	4,392
16 —	50	4,259	4,309
1er novembre. . . .	53	3,751	3,804
16 —	30	2,131	2,161
1er décembre	30	2,616	2,646
16 —	30	2,131	2,161
1er janvier	27	1,616	1,643
16 —	25	1,050	1,076
1er février	22	905	927
16 —	22	784	806
1er mars	23	633	656
16 —	25	635	660

Le service chirurgical a tenu le premier rang après l'affaire du 30 avril ; les ambulances actives, Civita-Vecchia, Bastia, Toulon, ont coopéré, à différents degrés, au traitement des blessés. Pendant le siége, il a conservé à peu près la même importance relative; mais dès l'entrée à Rome, il s'est entièrement effacé à un plan très-reculé devant le nombre et la gravité des affections médicales. Il en est toujours ainsi; les guerres de l'empire n'ont pas fait exception.

Les blessés n'ont pas dépassé à Rome, pendant l'occupation, la moyenne de 100. La mortalité a varié de 1 à 5 par mois.

La syphilis a suivi une progression ascendante, dont les termes, partant de 0, ont atteint pour un moment, au bout de quelques mois, le chiffre 300. Le chiffre des hommes affectés a toujours été proportionnellement moins élevé (excepté pour les officiers) que dans certaines villes de France, qu'à Lyon par exemple. A l'armée des Alpes, la troupe a été également plus maltraitée qu'à Rome; mais la gravité des syphilis est plus grande dans cette ville qu'en France. Nous appelons avec insistance l'attention sur les points suivants : à

Rome, les accidents consécutifs, les syphilides surtout, se manifestent avec une rapidité à peu près sans exemple chez nous ; les uréthrites sont rares comparativement aux chancres ; les bubons d'emblée ont été fréquemment observés ; les bubons ouverts revêtent souvent le plus mauvais caractère. Il y a certainement dans cette marche spéciale, dans ces caractères insolites, matière à un travail des plus intéressants.

Nous avons eu très-peu de gales parmi nos troupes. Nous rappellerons, pour établir une comparaison, qu'à l'armée des Alpes elles ont été, dans certains corps, d'une extrême fréquence.

Après avoir esquissé, avec l'aide des statistiques, la marche générale de l'état sanitaire, faisons ressortir quelques groupes, abordons chaque affection en particulier. Mais il est auparavant nécessaire de dire un mot des conditions hygiéniques que le soldat a rencontrées lors de son installation dans Rome.

Pour se reposer de ses labeurs, il n'a trouvé que la dalle des portiques et le pavé des rues. Mieux valait le campement sur les collines assez salubres qui flanquent la ville au N.-O. Après quelque temps, des cloîtres, des couvents, des églises, des portiques ouverts, les humides rez-de-chaussées des palais, lui ont été assignés comme casernement. Mais plusieurs nuits passées en plein air, dans un pays où l'on redoute à si juste titre les miasmes, dangereux surtout au lever et au coucher du soleil, avaient suffi pour répandre partout le germe des fièvres paludéennes. D'ailleurs, ces conditions funestes se perpétuèrent en grande partie : des galeries à jour, des salles voûtées et humides, furent conservées comme casernes ; dans les corps de garde, dans les postes, le soldat n'eut pour se coucher que son sac de toile étendu sur la pierre ; dans les longs corridors des couvents, qui constituaient les chambrées, son couchage se composait de ce même sac plus ou moins rempli de paille ; certains corps ont manqué de paille plusieurs semaines. Une couverture de campement complétait d'ordinaire le lit (1). Après quatre ou cinq mois seulement, des tréteaux isolèrent du sol toutes les paillasses. Bien tardivement, le soldat eut enfin un couchage complet.

Les choses se trouvaient dans cet état : sites insalubres, voûtes humides ou combles à température de fournaise, hommes entassés les uns sur les autres, salles trop étroites, hôpitaux regorgeant, malades à l'hôpital, malades à la caserne, malades partout, quand vous êtes arrivé à Rome, muni de pouvoirs très-étendus. L'autorité ne connaissait pas toute la grandeur du mal ; il lui échappait qu'aux deux mille et quelques centaines d'hommes couchés dans les établissements hospitaliers, il fallait en ajouter quinze cents autres, dont plusieurs n'étaient pas moins gravement affectés.

La mission fut longue et difficile, mais fructueuse, car les casernes s'élargirent, les hôpitaux se multiplièrent, le dépôt de convalescents de Frascati fut

---

(1) Pas toujours, près de 6,000 couvertures ayant été perdues depuis le débarquement.

créé, les sites furent mieux choisis, les couchages améliorés, l'encombrement cessa en partie, le personnel de santé s'augmenta par de nouvelles arrivées, et bientôt tout fonctionna aussi régulièrement qu'on pouvait l'espérer dans les circonstances.

Le régime alimentaire du soldat l'aida à lutter contre les influences hygiéniques défavorables qu'il subissait. Il était plus réparateur et plus excitant qu'en France : du café, du vin, du riz, des légumes, avaient été ajoutés à la ration ordinaire. La ration de viande fut même portée de 250 à 300 grammes, pendant quelque temps, d'après vos conseils, dans les régiments dont les finances permettaient de réaliser cette amélioration.

Avant de reprendre chaque affection en particulier, un coup d'œil sur la physionomie générale du règne pathologique nous parait indispensable.

En entrant dans les hôpitaux de Rome, en septembre, nous avons été immédiatement et vivement frappé de la ressemblance des maladies avec celles qu'on observe à pareille époque dans l'Afrique septentrionale. C'étaient bien les mêmes hommes, avec leur habitude extérieure paludéenne si caractéristique, avec leur anémie, leur bouffissure, leur facies plombé, mat et jaunâtre, leur apparence cachectique. Ce premier coup d'œil ne nous avait pas trompé : l'influence miasmatique sévit sur Rome, et surtout sur sa campagne, avec autant d'intensité que dans les régions les plus insalubres du littoral algérien. Mais un examen plus attentif, un regard rétrospectif et l'observation ultérieure ont bientôt mis en relief deux faits capitaux que nous énonçons ici, sauf à y revenir plus tard : 1° Les diarrhées et surtout les dyssenteries sont infiniment moins graves et moins communes, pendant la saison d'automne, dans l'*agro romano* qu'en Algérie, et les affections hépatiques, soit isolées, soit concomitantes de la dyssenterie, sont également beaucoup plus rares. Sous ce double rapport, l'état sanitaire de la population civile a été parallèle à celui de l'armée. 2° Par opposition, la fièvre typhoïde est loin de disparaître, à Rome comme en Algérie, du cadre des affections régnantes.

Les maladies peuvent être ainsi rangées par ordre de fréquence : fièvres à quinquina, qui ont constitué les trois quarts du nombre total, flux intestinaux, fièvre typhoïde.

A défaut de statistique générale indiquant la maladie de tous les hommes admis dans les hôpitaux, le tableau suivant pourra nous guider dans notre appréciation ; il comprend la mortalité par mois et par genre de maladie, dans les hôpitaux de Saint-Dominique, Saint-André, Sainte-Thérèse. Ces documents ont été puisés dans le registre des décès tenu par l'administration ; le nom de la maladie est celui même que le chef de service a inscrit sur le billet de mort. Ce tableau ne permet pas de comparer les diverses maladies sous le rapport de leur fréquence relative, mais bien sous le point de vue de leur gravité respective ; il met aussi en évidence les différentes phases qu'ont parcourues ces affections.

MORTALITÉ DANS LES HÔPITAUX SAINT-DOMINIQUE, SAINT-ANDRÉ, SAINTE-THÉRÈSE.

MALADIES.	Juillet.	Août.	Sept.	Oct.	Nov.	Déc.	Janv.	Totaux.
Fièvre typhoïde. . . .	4	41	54	18	10	3	2	132
Fièvres pernicieuses.	14	43	23	7	7	11	1	106
Diarrhée chronique .	1	2	10	23	28	25	16	105
Dyssenterie.	1	2	6	8	8	10	3	38
Cachexie paludéenne.	»	»	»	1	5	3	1	10
Pneumonie.	»	»	1	»	2	1	5	9
Fièvre bilieuse. . . .	1	3	1	»	»	»	»	5
Phthisie	»	»	»	2	»	1	2	5
Péritonite.	»	1	»	»	2	»	1	4
Variole	»	»	»	»	2	1	1	4
Hépatite	»	»	1	1	»	»	1	3
Congestion pulmon .	»	»	»	»	2	»	»	2
Gastro-entérite. . . .	1	»	»	»	»	»	»	1
Scarlatine.	»	»	»	1	»	»	»	1
Pleurésie.	»	»	»	»	1	»	»	1
Asphyxie.	»	»	1	»	»	»	»	1
Érysipèle facial. . . .	»	»	»	»	1	»	»	1
Gangrène du pénis. .	»	»	»	»	»	1	»	1
Non indiquée.	»	4	3	4	»	»	»	11
	22	96	100	65	68	56	33	440

440

Les fièvres à quinquina, les dothinentéries, les flux intestinaux, les affections pulmonaires, ont suivi une marche distincte et indépendante, et ont présenté une période d'augment, une apogée, une période de décroissement. L'époque de maximum d'intensité des fièvres paludéennes a été le mois d'août; celle des fièvres typhoïdes, le mois de septembre; celle des flux intestinaux, octobre et novembre; enfin celle des affections des organes respiratoires, les mois d'hiver.

Les maladies qui ont causé le plus de décès devraient être ainsi rangées, en consultant le tableau : flux intestinaux, fièvre typhoïde, fièvres de marais. Nous allons démontrer, en abordant chaque affection en particulier, que l'intoxication paludéenne, sous forme d'accès pernicieux ou de cachexie, occupe en réalité le premier rang, et qu'à une assez grande distance au-dessous d'elle, arrivent les flux intestinaux et les dothinentéries, dont le chiffre est exagéré dans ce tableau.

Les fièvres à quinquina ont dominé, avons-nous dit. Sur toutes les maladies régnantes, le génie paludéen a jeté une teinte uniforme, sur laquelle les individualités morbides ne tranchaient que comme des nuances. Dans la saison endémo-épidémique, les pyrexies miasmatiques ont absorbé les autres affections plus complétement encore qu'en Algérie, puisque, ainsi que nous l'établirons plus tard, les flux intestinaux, surtout les dyssenteries, se sont toujours tenus à un rang inférieur.

Le relevé suivant, portant sur le mois de septembre, formulera plus nettement la fréquence relative des diverses affections : sur 2,932 entrées pour fièvre, blessures, syphilis, on a compté 1,889 pyrexies paludéennes, dont 202 pernicieuses ayant causé 42 décès, et 392 diarrhées ou dyssenteries, suivies de 23 décès; enfin 651 maladies diverses, internes ou externes.

Cherchons maintenant à apprécier le nombre des entrées pour fièvre paludéenne, dans les différents mois. Les chiffres précis nous manquent; mais les affections miasmatiques ayant constitué presque toutes les maladies régnantes, nous pouvons accepter, sans erreur notable, les chiffres qui nous représentent les entrées en bloc; ce sont :

En juillet.	2,558
En août	3,801
En septembre	2,932
En octobre.	1,028

Le maximum a donc été au mois d'août. A mesure que la saison s'est avancée, les fièvres de première invasion ont fait place aux fièvres récidivées; en novembre, on n'observait plus guère que des rechutes.

Les corps de troupe constituant l'armée expéditionnaire ont été atteints à des degrés bien différents. Le 16e de ligne a eu en même temps plus de 1,000 malades, dont 700 à l'hôpital, tandis que, dans d'autres régiments, 200 hommes seulement étaient alités. Le 66e a été si maltraité que le nombre des entrées à l'hôpital y a dépassé le double de son effectif; il a perdu plus de 200 hommes. 3 ou 4 hommes par compagnie ont été seuls exempts de la fièvre, pendant son séjour en Italie. Des deux régiments de cavalerie, l'un, le 1er chasseurs, a joui d'un état sanitaire satisfaisant, tandis que l'autre, le 11e dragons, était décimé par la fièvre. Quelques batteries d'artillerie ont également beaucoup souffert.

On se rend aisément compte de ces différences en considérant les divers lieux occupés par ces corps. Le 66e a séjourné longtemps, à son arrivée à Rome, sur un site réputé des plus insalubres, sur le mont Aventin, près du vieux forum désert, dont le sol est criblé, entre les ruines amoncelées, de nombreuses lacunes qui deviennent autant de foyers miasmatiques; dans des couvents dont les jardins sont pleins de vieilles citernes aux eaux croupissantes et fétides; sous les coups directs des vents méridionaux, qui ont balayé la plaine inculte, ont traversé les marais Pontins et les eaux dormantes d'Ostie; au bord du Tibre, sur un sommet dont le rayonnement nocturne condensait les dangereuses vapeurs; sur la colline Aventine enfin, qui domine la région du Vélabre, vaste marais desséché, quartier insalubre depuis la plus haute antiquité. Les dragons avaient campé à la villa Borghèse, reconnue si malsaine pendant l'été qu'une promenade à cheval, le soir, suffit pour y faire contracter la fièvre, selon le comte de Tournon, l'un des auteurs les plus consciencieux qui aient écrit sur Rome. La fraction d'artillerie qui a le plus souffert a été casernée en dehors de la porte del Popolo, lieux que les habitants désertent pendant la saison endémo-épidémique. L'autorité n'aurait pas dû ignorer le fait suivant, dont la connaissance lui eût dicté une sage abstention. En 1811, sur 80 hommes casernés dans les mêmes bâtiments, 27 étaient morts au bout de trois semaines (1).

La fréquence des fièvres, dans les autres corps de troupe, a été aussi en rapport avec la salubrité des lieux ; mais comme la même troupe a successivement occupé plusieurs stations, il est difficile d'analyser avec rigueur ces influences complexes.

Enfin les corps venant d'Algérie, directement ou après un court séjour en France, ont mieux résisté que les autres aux fatigues et au climat.

Le type des fièvres a été franchement intermittent ou rémittent, rarement continu. Les types quotidien et tierce ont dominé pendant l'été ; le type quarte n'a jamais pris d'extension, même en automne. Les fièvres rémittentes ont été communes; les fièvres pernicieuses ont fait beaucoup de victimes, ainsi qu'on a pu s'en assurer par le tableau de mortalité par genre d'affection.

Le maximum de fréquence des accès a coïncidé avec les heures les plus chaudes de la journée. Cette loi, établie depuis longtemps par les médecins militaires pour la Grèce et l'Algérie (2), a reçu une nouvelle confirmation dans les États romains, par les recherches de M. Beylot.

L'état saburral des premières voies, l'embarras gastrique et intestinal, ont été observés dans la grande majorité des fièvres. Dans la plupart des cas, ils étaient peu marqués ; d'autres fois ils s'accusaient fortement et s'accompagnaient d'un accablement remarquable et de brisement des jambes, avec céphalalgie peu vive, mais continue. L'embarras des voies digestives est si fréquent parmi les fiévreux fournis par la population civile de Rome et de Civita-Vecchia, que les médecins de ces localités appellent les pyrexies dont nous parlons, non pas fièvres intermittentes, fièvres paludéennes, mais *fièvres gastriques*, donnant ainsi à l'un des éléments non essentiels de la maladie le rôle capital, qu'il ne remplit certainement pas.

L'état bilieux proprement dit a été moins commun et moins prononcé qu'en Algérie ; il s'est manifesté à la fin de l'été et en automne, époque où l'ictère s'est déclaré chez un assez grand nombre de fébricitants. Dans l'Afrique septentrio-

---

(1) De Tournon, ÉTUDES STATISTIQUES DE ROME, etc., 1831, t. I, p. 203.

(2) Raymond Faure, FIÈVRES DE GRÈCE, etc.; — Maillot, TRAITÉ DES FIÈVRES OU IRRIT. SPIN.; — Finot, TOPOGRAPHIE DE BLIDAH, in RECUEIL DE MÉM. DE MÉD. MIL., t. LVI ; — Jacquot et Sonrier, MÉM. SUR LES FIÈV. COMAT. DE SEBDOU, GAZ. MÉD., 1849.

nale, l'état bilieux est souvent lié à une lésion plus ou moins profonde du parenchyme hépatique, hypérémie active, congestion passive, phlegmasie, abcès; il n'en a pas été de même à l'armée d'occupation des États pontificaux.

Rarement les fièvres rémittentes ont débuté avec ce type; d'ordinaire elles se sont montrées intermittentes dès l'origine, puis l'apyrexie est devenue de moins en moins complète entre les accès.

Nous avons déjà dit que les hôpitaux se trouvaient encombrés, et que, dans les casernes, étaient couchés de nombreux fiévreux auxquels il était impossible d'administrer des soins suffisants et opportuns. Avec une médication plus prompte et plus énergique, beaucoup de fièvres eussent sans doute été arrêtées, avant de revêtir le type rémittent, qui en rendait la curation plus difficile.

Les fièvres rémittentes sont assez fréquemment devenues pernicieuses. Les choses se sont alors passées de deux façons : 1° le malade tombait peu à peu, comme par suite de l'épuisement de toutes les forces de son économie, dans une sorte de collapsus ainsi caractérisé : stupeur; accablement général; décubitus en supination et immobilité; affaiblissement de l'intelligence qui l'isolait à demi des objets environnants; fièvre continue; redoublements irréguliers, arrivant néanmoins préférablement le soir. La mort ne tardait pas à arriver; un traitement énergique était loin de la conjurer toujours. 2° Fièvre pernicieuse à forme typhoïde, avec tous les phénomènes précédemment décrits, et de plus fuligo, subdélirium, pétéchies, voire même météorisme, diarrhée, gangrènes, râles pulmonaires.

Cette forme de l'affection paludéenne peut *certainement en imposer pour une* dothinentérie; mais une étude attentive des phénomènes, de leur marche, de leur succession, ne permet pas de persister dans une erreur contre laquelle, d'ailleurs, protestent les autopsies. Cette confusion est journellement commise par les médecins de Rome, qui, sous le nom bien vague de *fièvre nerveuse*, englobent et la véritable dothinentérie et la fièvre paludéenne à masque typhoïde. Ne cherchez pas dans leurs écrits le mot *fièvre typhoïde*; cette affection n'a pas, pour les neuf dixièmes d'entre eux, cette existence à part qu'on lui accorde en France et en Allemagne, par exemple. Il faut bien avouer, du reste, que cette erreur a été partagée par plusieurs médecins de l'armée, que le défaut d'une pratique antérieure en Algérie exposait à une méprise bien pardonnable, et qui, vu le surcroît de besogne du moment, ne pouvaient rectifier leur diagnostic par la nécroscopie (1).

(1) Voici une preuve, entre autres, à l'appui de ce que nous avançons. Le grand nombre des fièvres typhoïdes inscrites sur les cahiers qu'on leur transmettait ayant paru extraordinaire à plusieurs médecins qui avaient exercé en Algérie (MM. Mayer, Molard et moi), ils ont fait soigneusement l'autopsie de ceux d'entre ces malades qui sont venus à succomber. A peu près jamais les lésions caractéristiques n'ont confirmé le diagnostic.

Nous avons conséquemment dit avec raison que beaucoup des décès qui, dans le tableau de la mortalité, sont mis sur le compte de la dothinentérie, doivent être éliminés de cette case pour être reportés dans celle des fièvres paludéennes. Ainsi le chiffre 106, qui représente la part des fièvres pernicieuses dans le total 440, est très-certainement bien au-dessous de la réalité.

Bien rarement ces pyrexies ont débuté brusquement par un premier accès pernicieux d'emblée; elles se sont développées selon un des modes suivants: 1° consécutivement à un ou plusieurs accès intermittents; 2° dans le cours d'une fièvre rémittente; 3° après des prodromes ainsi caractérisés : une sorte d'ivresse, céphalalgie, inquiétude, étourdissements, quelquefois frissons et bouffées de chaleur, tremblement des membres, idées sans netteté, un peu de loquacité délirante, ou bien une nuance de somnolence.

Ce court aperçu indique immédiatement de bien simples, mais bien importantes déductions thérapeutiques, qu'il faut saisir et appliquer avec le plus grand soin. Si l'on guérit difficilement les fièvres pernicieuses, on peut, en revanche, les prévenir dans la majorité des cas. Nous avons déjà insisté ailleurs, à propos des fièvres d'Algérie, sur ce mode de développement et sur cette thérapeutique prophylactique (1).

Il est possible de ramener à cinq les formes pernicieuses qui se sont présentées : 1° accès caractérisés par les trois stades exagérés et prolongés, avec prédominance de l'un d'eux, qui s'accompagne de délire et de quelques autres phénomènes variables ; 2° forme comateuse, depuis la stupeur jusqu'au carus ; 3° forme thypoïde, avec ou sans pétéchies, avec ou sans hémorrhagies ; 4° forme délirante et ataxique ; 5° forme algide. Les formes apoplectique, pneumonique, dyssentérique, ont été rarement observées.

Quelques cas de fièvres subcontinues pernicieuses, avec symptômes graves du côté du foie, ont porté l'un des plus habiles médecins de l'expédition, M. Donzel, à croire à l'existence de ces fièvres rémittentes bilieuses des pays chauds, décrites par Twining et Stewardson, dans l'Indoustan et en Pensylvanie. Le parenchyme hépatique était dur, un peu friable, d'une couleur bistrée ou olivâtre. Ces fièvres ont été considérées par les autres médecins de l'armée comme des fièvres pernicieuses subcontinues s'accompagnant de désordres siégeant dans le foie, et ces désordres ont été rapprochés de ceux qu'on rencontre quelquefois dans le cerveau, les méninges, la rate, la poitrine, etc., désordres qui commandent la forme de la maladie, sans autoriser à éliminer celle-ci de la grande classe des fièvres à quinquina.

Nous avons noté un certain nombre de fièvres larvées; le masque emprunté par la pyrexie paludéenne était le plus souvent une céphalalgie intermittente ou rémittente, accompagnée quelquefois d'étourdissements, d'un peu d'embarras de l'intelligence et d'anorexie. Assez souvent ces accès céphalalgiques ont remplacé

(1) F. Jacquot et Sonrier, mémoire cité.

les accès réguliers supprimés par les fébrifuges, et ils se sont quelquefois montrés plus rebelles que ces derniers. Fréquemment aussi les récidives s'annonçaient par ces accès céphalalgiques auxquels la fièvre normale ne tardait pas de succéder, si le médecin n'intervenait pas à temps.

Les récidives ont été d'une déplorable fréquence, et se sont reproduites avec une opiniâtreté désespérante. Nous pensons qu'on ne rencontrerait pas un homme sur douze, n'ayant subi qu'une seule atteinte de fièvre. Quelques-uns ont été repris jusqu'à quinze fois et plus, et chaque rechute se composait d'une série d'accès plus ou moins prolongés. Ces rechutes ou récidives (car il est difficile de déterminer ici si c'est l'une ou l'autre) ont été séparées tantôt par des intervalles irréguliers, tantôt par des périodes régulières variant de quelques jours à un mois. A la caserne, il était à peu près impossible de les prévenir, à cause de la difficulté de suivre les hommes. A Frascati, situé hors de la sphère d'action de l'*aria cattiva*, on a observé beaucoup moins de rechutes qu'à Rome, sur les 825 hommes qui ont été admis au dépôt de convalescents établi dans cette position salubre. Les rechutes n'en ont pas moins atteint 26 pour 100. Aux hôpitaux de Rome, on ne conjurait pas sans difficulté le retour de la fièvre, comme nous allons le voir en entamant le chapitre thérapeutique.

Dans les fièvres intermittentes simples ou accompagnées d'un embarras gastrique très-peu marqué, le sulfate de quinine, à dose variable de 0,3 à 0,6, a parfaitement réussi. Une seule dose empêchait communément l'accès suivant, ou l'amoindrissait beaucoup. Nous devons ajouter que, même dans les cas les plus simples, les évacuants gastriques ajoutent à l'efficacité du fébrifuge, vérité déjà mise hors de doute par les savants travaux de M. Boudin. Un vomitif seul, sans sulfate de quinine, a quelquefois coupé la fièvre pour un temps plus ou moins court.

L'acide arsénieux, à la dose moyenne de 3 centigrammes par jour, aidé ou non de vomitifs, a été employé, à Rome et à Tivoli, par MM. Pasquier et Gougé, qui ont été obligés d'y renoncer pour intolérance ou inefficacité. Nous nous réservons de nous prononcer au sujet de ce médicament, dans un travail spécial, accompagné de 200 à 250 observations recueillies par nous-même, dans le service dont nous étions chargé.

Les fièvres rémittentes ont été rarement simples; presque toujours elles ont marché avec les états gastriques et bilieux. Ces complications et la gravité de ces fièvres ont nécessairement exigé des évacuants et le sulfate de quinine porté à 1 ou 3 grammes par jour. L'expérience a prouvé que si, dans les fièvres franchement intermittentes saburrales et bilieuses, le vomitif est très-utile, mais non indispensable, il y a nécessité d'avoir recours à cette médication dans la fièvre rémittente.

Les médecins de Rome manient les évacuants avec beaucoup de timidité; une potion avec un gramme de calomel et pareille quantité d'ipéca leur paraît déjà une grande hardiesse. La constitution de leurs malades est bien différente de celle des nôtres; là probablement siége la cause de cette différence entre leur thérapeutique et celle des médecins de l'armée.

Quand même l'état comateux qui succède quelquefois à la fièvre rémittente ne paraîtrait que la conséquence d'une sorte d'usure des forces et que le miasme paludéen ne se manifesterait plus par aucun phénomène, il serait encore prudent de continuer le sulfate de quinine. Mais ce fébrifuge administré seul n'a plus qu'une efficacité douteuse : les toniques, les stimulants, les révulsifs, quelquefois les éméto-cathartiques sont alors indiqués. Un vésicatoire sur le cuir chevelu nous a rendu grand service dans quelques circonstances. Enfin il arrive qu'une congestion cérébrale demande une déplétion sanguine locale ou générale, mais ce cas n'est pas commun.

La base du traitement des fièvres pernicieuses a été le sulfate de quinine, dosé de 2 à 4 grammes par jour, bien rarement davantage. On s'est bien trouvé de l'administration du fébrifuge le plus promptement possible, quelquefois même avant la fin de l'accès.

Quand les voies digestives supérieures ne supportaient pas ce sel, on l'administrait en lavement; l'addition d'un gramme d'éther sulfurique dans l'injection intestinale, nous a paru favoriser la tolérance et exercer une utile modification dans l'économie.

Le sulfate de quinine n'a pas constitué toute la médication; la forme de la maladie dicte aussi des indications spéciales. On a recours contre ces phénomènes à une véritable médecine de symptômes. En un mot, le traitement est double; à l'aide de la quinine, il s'attaque au fond de la maladie; armé de moyens très-divers, il fait la guerre aux accidents, aux localisations. On comprend que, dans les circonstances où la physionomie spéciale de l'accès pernicieux dépend de la dose de poison absorbée ou de troubles purement fonctionnels, la médication dirigée contre le fond puisse suffire seule; mais quand il existe des lésions plus ou moins profondes dans les organes, ces désordres ont évidemment des exigences particulières.

Il va sans dire que, dans tout accès pernicieux, quelle qu'en soit la forme, si la vie est menacée d'extinction, il faut recourir aux stimulants, aux révulsifs capables d'empêcher cette funeste terminaison.

Nous avons parlé avec quelques détails de l'état typhoïde qui suit souvent les fièvres rémittentes. Un assez grand nombre de fièvres pernicieuses revêtent aussi cette forme, quelquefois d'emblée, mais bien plus fréquemment après un premier accès. A Rome, cet état a été l'un de ceux contre lesquels les efforts du médecin ont le plus fréquemment échoué. On a, en général, dirigé contre lui le traitement dont nous avons parlé à propos de la période comateuse qui termine quelquefois les fièvres rémittentes, traitement qui se compose de sulfate de quinine, puis d'une série de moyens stimulants, révulsifs, perturbateurs. On a cru bien se trouver de l'adjonction de quelques antispasmodiques, quand le délire et l'ataxie prenaient un notable développement. La potion composée d'éther

2 grammes, teinture d'opium 12 gouttes, avec eau distillée de menthe poivrée pour véhicule, ou bien encore le camphre à 0,5 et la teinture d'opium à 12 ou 15 gouttes, sont les médicaments auxquels notre expérience nous porte à accorder le plus d'efficacité. Enfin, l'un de nous, M. le docteur Mayer, à la pratique duquel un long séjour en Algérie donne de l'autorité, a heureusement manié, dans cet état typhoïde, de fortes doses de chlorhydrate d'ammoniaque (1).

Un des traits caractéristiques des fièvres de Rome, c'est leur tendance aux récidives. Celles-ci se manifestent certes avec autant d'opiniâtreté que dans les localités algériennes réputées très-insalubres. Le changement d'air, l'envoi à Frascati, était le meilleur préservatif. Un certain nombre de sujets, après s'être continuellement bien portés sur les collines saines de Frascati, ont vu la fièvre revenir aussitôt qu'ils ont été de retour à Rome. Un écart de régime, un refroidissement, une émotion, ont souvent été les causes occasionnelles de ces rechutes. D'autres fois celles-ci sont arrivées sans qu'on puisse invoquer autre chose qu'une nouvelle absorption du miasme.

Nous avons essayé, à l'hôpital, de prévenir les rechutes, au moyen du régime suivant : alimentation copieuse et substantielle largement arrosée de vin, décoction ou vin de kina (2), vin de gentiane et autres amers, petite centaurée,

---

(1) Quelques médecins italiens, faisant exception à la bonne confraternité que nous avons trouvée chez nos collègues de Rome, ont répandu dans les cafés, dans les officines, chez les perruquiers, le bruit que les médecins français ne savaient pas du tout soigner les fièvres graves d'Italie, et ont crié partout que la mortalité était énorme dans nos hôpitaux.

Et d'abord, les quatre cinquièmes des médecins du corps expéditionnaire avaient séjourné plus ou moins longtemps en Algérie.

Et ensuite arrivons aux chiffres.

Des médecins italiens traitaient des militaires français à Saint-Esprit; les médecins de l'armée étaient chargés d'autres hôpitaux. Les hommes admis des deux côtés se trouvaient dans les mêmes conditions. De part et d'autre, on fournissait des relevés officiels. Or il ressort de ces pièces, déposées au conseil de santé, que la proportion de la mortalité a été plus élevée à Saint-Esprit que dans les hôpitaux du Quirinal.

Nous ne donnerons pas un démenti à la réputation de courtoisie acquise aux Français, d'autant plus que la masse des médecins de Rome, et surtout les plus éclairés d'entre eux, se sont montrés pleins de sympathies. Nous attribuons la mortalité de San Spirito au site insalubre de cet hôpital et à l'encombrement qui y régnait.

(2) Le vin de kina du formulaire des hôpitaux militaires est une mauvaise préparation. Au lieu de le faire par macération, on l'obtient en jetant quelques gouttes

fer, café. Il est arrivé que plusieurs de nos malades recevaient à la fois presque tous ces médicaments. Nous avons eu des succès, mais ils n'ont pas été en rapport avec notre espérance. L'arsenic n'a pas répondu à notre attente. Au contraire, le traitement suivant nous a semblé mériter toute confiance : même régime que ci-dessus, amers, fer, café, quinquina sous un autre forme que le sulfate de quinine, celui-ci épuisant quelquefois son action quand on l'administre journellement ; puis, à l'époque présumée du retour de la fièvre, un émétique ou un émélo-cathartique, et quelques doses de sulfate de quinine, sans discontinuer ni l'alimentation réparatrice ni les amers.

A Rome, on vante les deux préparations suivantes, comme efficaces contre les récidives opiniâtres : 1° poudre, à parties égales, de quinquina et de crème de tartre soluble ; 60 grammes, à prendre en cinq jours. Ce médicament, que nous avons donné à 20 grammes par jour, est bien loin de valoir la médication à laquelle nous nous sommes arrêté. 2° Poudre, à parties inégales, de quinquina, valériane, chlorhydrate d'ammoniaque. Nous n'avons pas expérimenté ce composé.

Une vive secousse imprimée à l'économie détruit très-souvent la tendance aux récidives. A Rome, le peuple se débarrasse des fièvres quartes rebelles d'automne, en s'enivrant fortement. Dans notre service, nous avons presque toujours observé qu'une affection grave survenue, pneumonie, variole, bronchite aiguë et profonde, etc., mettait un terme aux récidives. Les flux intestinaux ne nous ont pas semblé remplir le même rôle ; il faut ajouter que ceux-ci étaient le plus souvent symptomatiques de fièvres invétérées accompagnées de cachexie.

L'autopsie a révélé des lésions en rapport avec la forme des accès et les phénomènes présentés pendant la vie ; lésions récentes, peu marquées en général, consécutives ou tout au plus concomitantes de l'accès sous la dépendance duquel on s'est accordé à les ranger. Ce sont des hypérémies sthéniques, des infiltrations ecchymotiques passives, des engorgements, des collections séreuses. La rate a été trouvée d'autant plus développée que la fièvre était plus ancienne ; aussi était-elle énorme chez quelques sujets ayant succombé à la cachexie paludéenne, tandis qu'elle sortait peu des limites normales chez les individus tués rapidement par un accès pernicieux. Dans quelques cas rares, l'organe splénique avait les dimensions physiologiques. La fièvre algide ne laisse souvent que des concrétions fibrineuses dans le cœur ; la fièvre comateuse, de la sérosité dans les méninges et dans les ventricules cérébraux ; la forme ataxique, un peu de congestion cérébrale, et souvent aucune lésion ; la forme typhoïde et putride, des infiltrations ecchymotiques. Mais ces désordres sont trop inconstants pour qu'on puisse, avec quelque sûreté, rattacher une lésion fixe à une forme de fièvre donnée. D'ailleurs ils peuvent entièrement manquer.

---

de teinture de kina dans de gros vin du midi. Pendant quatre à cinq mois, nous n'avons pu avoir que du quinquina gris pour nos décoctions.

Dans la cachexie paludéenne, l'autopsie a révélé : anasarque, hydropisies diverses, engorgement des viscères abdominaux, sang appauvri, souvent lésions intestinales. Nous insisterons ici sur un fait remarquable, sur l'absence de lésions intestinales chez quelques sujets morts de cachexie paludéenne accompagnée de diarrhée séreuse prolongée.

Cette expression *cachexie paludéenne* nous semble caractériser parfaitement l'état dans lequel tombent les individus qui ont subi de nombreuses atteintes du miasme des marais. Cet état, encore incomplétement décrit aujourd'hui, exige un travail spécial, auquel nous comptons consacrer nos soins Qu'il nous suffise de rappeler ici, pour l'intelligence de ce qui va suivre, qu'il est, en général, ainsi caractérisé : anémie; teinte mate et jaunâtre de la peau qui devient sèche, pulvérulente, amincie; langueur de toutes les fonctions; hydropisies et anasarque; engorgements abdominaux.

Une première remarque importante est celle-ci : certains individus ont été en proie à la cachexie paludéenne après trois ou quatre rechutes seulement; d'autres ne l'ont présentée qu'à un faible degré après quatre ou cinq mois de rechutes nombreuses et rapprochées. Ordinairement lente et graduelle dans son développement, elle s'est quelquefois montrée véritablement aiguë et galopante. Nous sommes obligé de nous borner aujourd'hui à signaler ce fait, malgré le haut intérêt qui s'y rattache.

On peut grouper sous quatre chefs les différentes manières dont la mort est survenue chez les individus affectés de cachexie paludéenne : 1° par suite d'une sorte d'épuisement lent, dû en partie à l'incomplète assimilation des matières alimentaires; 2° par le progrès croissant des collections séreuses et de l'engorgement des viscères; 3° dans le coma; 4° par la diarrhée.

Insistons seulement sur la mort par le coma. Nous avons vu des individus vivre un et même deux mois, avec une énorme ascite et une anasarque réellement monstrueuse, contre lesquelles le traitement le plus énergique échouait. L'appétit était conservé; il y avait souvent un peu de somnolence, conséquence de l'accumulation de sérosité dans les cavités cérébrales ou méningiennes; puis, sans prodromes, un coma profond survenait, et le malade était enlevé en un, deux ou trois jours. On a souvent pris ce coma entraînant rapidement la mort pour un nouvel accès pernicieux; or, dans la majorité des cas, il est dû à une rapide augmentation de la sérosité contenue dans les cavités cérébrales et méningiennes. Nous avons déjà relevé cette erreur pour les fièvres d'Algérie.

Quand on s'y prend de bonne heure, on enraye la cachexie paludéenne; mais lorsqu'elle est profonde et déjà ancienne, on échoue le plus souvent : l'anasarque persiste, malgré les diurétiques; un régime substantiel, les toniques, les stimulants, amènent une diarrhée qui emporte le malade; sous l'influence d'un régime sévère, le malade s'affaiblit avec rapidité, le coma et la diarrhée l'enlèvent également; les purgatifs font tomber les forces; en un mot, presque toujours on est impuissant à conjurer la mort. La diarrhée séreuse, atonique, qui se déclare dans les derniers temps a surtout fait notre désespoir, rien n'a pu l'arrêter, ni les opiacés, ni les évacuants, ni les toniques à l'intérieur, ni les injections intestinales opiacées et amylacées, ni les astringents les plus actifs, tels que le sous-acétate de plomb dosé de 1 à 10 grammes, ni l'alun, à plusieurs grammes par lavement.

Le traitement auquel on s'est arrêté dans la cachexie paludéenne est définitivement celui-ci : régime réparateur, mais peu copieux, prudent et composé d'aliments facilement digestibles ; quinine de temps en temps ; décoction de kina ; café ; nitrate de potasse ; quelquefois chlorhydrate d'ammoniaque ; surveiller avec le plus grand soin l'intestin, avoir recours aux amylacés opiacés et aux légers astringents, dès que la diarrhée se déclare.

C'est ici le lieu de légitimer une proposition que nous avons avancée dans la première partie de ce travail, savoir que, dans le tableau de mortalité, le chiffre des décès par flux intestinaux doit être diminué au bénéfice du nombre des décès par affection paludéenne. En effet, on a porté morts de diarrhée beaucoup de sujets ayant succombé par suite de flux intestinaux survenus dans la période ultime de la cachexie paludéenne ; or il est bien évident que la diarrhée n'est ici qu'un phénomène, qu'un accident de cette cachexie, et que la table des décès doit inscrire cette dernière affection, et non la première.

Les fièvres à quinquina figureront donc en tête des maladies qui ont régné, et à cause de leur nombre, et à cause de la mortalité résultat de ces affections.

Les diarrhées simples et constituant à elles seules toute l'affection, n'ont été ni graves, ni même très-fréquentes. Peu aiguës, le plus communément elles ont cédé au régime et aux opiacés. Les pilules de Segond, les évacuants, en avaient également raison. Ainsi donc, différence complète entre ces flux intestinaux et les diarrhées liées à la cachexie paludéenne.

La dyssenterie a été beaucoup moins commune et beaucoup moins grave que les flux intestinaux sanglants qui font tant de victimes chaque automne dans nos provinces algériennes. Il y a, sur ce point, une dissemblance radicale entre la pathologie des deux régions ; dissemblance qui n'existe pas seulement pour l'époque dont nous traçons l'histoire médicale, mais qui, d'après divers renseignements, se maintient chaque année, à des degrés divers, dans le pays de Rome et de Civita-Vecchia. Sur un total de 440 décès figurant dans notre tableau, 38 seulement sont dus à la dyssenterie.

Si nous avons constaté un défaut d'analogie entre les dyssenteries des deux contrées au point de vue de la fréquence et de la gravité, nous devons, au contraire, établir un rapprochement sous le point de vue thérapeutique. En Italie, comme dans l'Afrique septentrionale, ce sont les évacuants, aidés quelquefois de l'opium, qui ont rendu le plus de services. Dans les dyssenteries aiguës au début, 4 à 8 pilules de Segond par jour, ou la potion avec 1 gramme de calomel et 1 gramme d'ipéca, ont constitué le traitement le plus communément employé. Cette potion était, quand les circonstances l'exigeaient, répétée le surlendemain, quelquefois même le lendemain. Il nous est arrivé de la prescrire avec succès trois fois dans les six jours. Les doses que nous avons spécifiées ont été fréquemment doublées par M. Mayer, dont la pratique a été heureuse.

Cette méthode, à laquelle on a donné bien des noms : substitutive, perturbatrice, modificatrice, spécifique même, cette méthode a été quelquefois vraiment *jugulante*. Nous nous souvenons avoir eu la hardiesse de l'appliquer sur deux sujets très-affaiblis par des maladies antérieures et pris subitement de dyssenterie qui laissait peu d'espoir ; ils ont été jetés dans un collapsus des plus alarmants, dont ils sont sortis comme par enchantement. Nous ne savons pas trop néanmoins si nous oserions recommencer dans la même circonstance.

Les dyssenteries légères, dans lesquelles une seule potion émélo-cathartique suffit, cèdent également, quoique avec plus de lenteur, aux opiacés ingérés dans l'estomac et injectés dans l'intestin. Mais, dans les cas graves, cette dernière médication est le plus souvent impuissante à arrêter le mal

Lorsque la dyssenterie aiguë n'a cédé qu'incomplétement aux éméto-cathartiques, la décoction avec 6 ou 8 grammes d'ipéca, est le moyen dont nous avons eu le plus à nous louer, en Italie comme en Afrique.

Les affections hépatiques ont été rares, et l'on n'a pas observé cette remarquable coïncidence entre la dyssenterie et les lésions du foie, coïncidence établie en loi, pour l'Algérie, par nos confrères et amis Catteloup et Haspel. En effet, un relevé des autopsies pratiquées de septembre 1849 à janvier 1850 ne nous a fait découvrir que 3 cas d'abcès du foie. Les hypérémies hépatiques qui surviennent chez un si grand nombre de militaires en Afrique (Haspel), se sont également bien rarement montrées parmi nos troupes d'occupation.

Trois autres rapprochements vont achever le parallèle entre le règne pathologique algérien et romain ; ils sont relatifs aux gangrènes, à la fièvre typhoïde, à quelques accidents qui se rattachent à la congestion cérébrale et à la calenture.

Des gangrènes des plus graves et des plus envahissantes se sont quelquefois déclarées, non-seulement dans la fièvre typhoïde, mais aussi dans les fièvres paludéennes , voire même pendant la convalescence. Elles ont siégé aux lèvres, au pénis , sur les vésicatoires. Ces accidents ne sont pas rares dans les hôpitaux civils de Rome, et ils étaient autrefois plus fréquents encore. Or, plusieurs médecins de l'armée d'Afrique , entre autres M. Haspel pour Maskara , ont signalé de pareilles gangrènes dans les fièvres automnales.

Nous serons bref au sujet de la fièvre typhoïde. Nous avons exposé les motifs qui nous portent à rétrécir beaucoup le nombre de celles qui figurent sur la table de mortalité; mais il n'en reste pas moins, d'après les autopsies, un nombre de dothinentéries proportionnellement plus considérable que cela ne s'observe en Algérie. Ce fait est peu significatif, en ce qui concerne nos militaires arrivés de France depuis quelques mois seulement. Il faudrait faire des recherches dans la population civile , si l'on voulait recueillir quelques chiffres propres à éclairer la question de l'antagonisme entre l'imprégnation paludéenne et la dothinentérie. Ces recherches sont à peu près impossibles, à cause de l'extension du mot *fièvre nerveuse*, que les médecins de Rome appliquent à la fièvre typhoïde proprement dite, et aux fièvres paludéennes de forme typhoïde. Nous avons dû conséquemment nous borner à consulter les autopsies; or, dans la population civile, la nécroscopie montre assez fréquemment des plaques gaufrées et réticulées, lésions décrites dans le recueil d'anatomie pathologique du professeur romain Folchi (1), médecin du grand hôpital de San-Spirito.

Rien de particulier au sujet des vraies fièvres typhoïdes qui ont régné sur nos militaires. Le traitement par les évacuants a été généralement suivi. L'autopsie a dévoilé les lésions dothinentériques qui caractérisent anatomiquement cette affection.

Dans les marches forcées en plein été et au milieu du jour, surtout dans celles qui ont amené précipitamment certains corps sous les murs de Rome, en juin, on a observé des accidents semblables à ceux qui se développent quelquefois en Algérie sur une plus grande échelle : nous voulons parler de ces subites congestions cérébrales et pulmonaires qui font tomber tout à coup les hommes, et de ces délires souvent furieux auxquels, dans un autre travail, nous avons donné le nom de *calenture de terre* (2). Si nous appelons ici l'attention sur ces accidents, c'est parce qu'on serait peut-être tenté d'en faire un état pathologique particulier à ce climat d'Algérie tant décrié. Mais ces phénomènes ont été même observés en France, dans des circonstances nombreuses.

Les courtes descriptions que nous avons consacrées aux fièvres paludéennes, aux flux intestinaux et à la dothinentérie, ont épuisé tout ce qui est relatif aux affections qui se sont réunies en groupes nombreux pendant la saison endémo-épidémique. Les autres maladies qui figurent dans notre table de mortalité, ne sont que des faits pathologiques isolés, qui ne peuvent trouver place dans une esquisse générale aussi rapide.

Un *mot*, *cependant*, sur les affections pulmonaires. Les phlegmasies de la séreuse et du parenchyme, à peu près inconnues pendant la saison chaude, se sont déclarées en automne et en hiver. Septembre nous a donné 1 décès ; octobre, 0; novembre, 3; décembre, 1 ; janvier, 5. La congestion pulmonaire a fait deux victimes en novembre; nous avons perdu 5 hommes de phthisie pulmonaire, 2 en octobre, 1 en décembre, 2 en janvier. Ces chiffres ne peuvent donner aucune idée de la fréquence des maladies des organes respiratoires en automne et en hiver ; ajoutons, pour compléter, que les phlegmasies pleuro-pneumoniques ont été communes, et que la bronchite, souvent très-aigue, a pris un développement à peu près aussi considérable qu'en France à pareille époque. Il ne pouvait pas en être autrement, par l'hiver exceptionnel qui a régné à

---

(1) Folchi, EXERCITATIO PATHOLOGICA, SEU MULTORUM MORBORUM HISTORIA PER ANATOMEN ILLUSTRATA, 2 vol. in-8°, Rome.

(2) F. Jacquot, LETTRES D'AFRIQUE, lettre VI, GAZ. MED., 1846.

Rome en 1849-50, chez le soldat mal abrité dans ses casernes, et enfumé bien plutôt que chauffé dans les hôpitaux militaires.

Deux affections épidémiques, et réputées contagieuses par bon nombre de médecins, ont fait une courte apparition en Italie et se sont éteintes sans prendre de l'extension ; ce sont : la méningite cérébro-spinale, dont on a observé trois cas mortels dans les hôpitaux de Rome en février 1850, et le choléra asiatique qui, sans gagner Rome, a fait neuf victimes à l'hôpital militaire de Civita-Vecchia, et quelques autres seulement dans la population civile. Il ne rentre pas dans l'esprit de cet aperçu général d'exposer et de discuter ici les faits à l'aide desquels on pourrait établir son importation de France à Civita-Vecchia.

VIII.

POMPÉIA.

Idée générale de la ville, au point de vue hygiénique — Les rues et le pavage. — La voie des tombeaux. — Aménagement des eaux. — Les habitations particulières : *andronitis*, *gynécée*, *viridarium* ; comparaison avec les maisons mauresques; considérations hygiéniques. — La vie publique chez les anciens. — La maison des bains. — Les deux pharmacies; la maison du chirurgien; instruments de chirurgie. Études sur la prostitution à Pompéia.

A mon frère, Léon Jacquot, capitaine d'artillerie.

Naples, 10 mars 1850.

Nous nous sommes croisés sur la mer, sans nous en douter, sans nous voir. La bataille était finie, tu revenais; pour moi la bataille commençait, l'épidémie était dans son plein, et j'allais. Mais hélas! le premier de ceux auxquels mes soins eussent été nécessaires, c'était toi, qu'une fièvre pernicieuse avait mis à deux doigts de la tombe.

Tu te désoles fort de la maladie qui t'a empêché de parcourir les environs de Rome, plus beaux de souvenirs que de réalité, de voir le ciel étincelant de Naples, la rade aux eaux bleues si transparentes, le Vésuve avec son panache de fumée, et Pompéia surtout, cette ville merveilleuse sortant toute fraîche de son linceul, après deux mille ans.

Eh bien! si tu veux, nous allons visiter ensemble la vieille cité. Nous la verrons en *médecins*, *en hygiénistes*; mais les feuillets de mes livres, usés par tes doigts curieux, me disent assez que cette excursion ne te portera pas sur une terre entièrement étrangère.

Prenons le chemin de fer; nous avons une journée bien remplie; il faut gagner du temps. Ne nous amusons pas en route. Voilà cependant, sur le bord du chemin, Resina, bâtie sur l'antique Retina, l'une des villes englouties par les déjections du Vésuve; puis nous arrivons à Portici, auquel Herculanum, saisi par les laves, fournit des fondements aussi durs que le roc. Nous passons devant la petite ville de Torre del Greco, et, quelques instants après, aux portes de Torre del Annunziata. Bientôt les wagons s'arrêtent; nous sommes au but. D'un côté de la route s'élève un talus qu'il faut gravir; ce sont les terres et les cendres qui encombraient les rues de Pompeï, remplissaient ses places et ses maisons, et recouvraient ses plus hauts édifices.

Pompéia! que d'émotions dans ce seul mot, rappelant une des plus terribles catastrophes qui aient épouvanté le monde; et, en même temps, que de désirs ce nom fait naître, comme il excite la curiosité, combien il évoque de souvenirs! Le suaire a si bien conservé le cadavre de la vieille cité, qu'on peut aujourd'hui assister à une partie des scènes qui se passaient il y a deux mille ans. Mais tâchons de ne pas oublier que nous sommes médecins, et faisons un choix parmi les vives impressions qui vont nous assaillir en foule.

Pompéia, aujourd'hui Pompéi, fondée par les Pélasges et les Tyrrhéniens, dans une antiquité reculée, était une ville riche et commerçante, située à l'embouchure du Sarno; la mer baignait jadis ses murs, mais les atterrissements et les matériaux vomis par le volcan ont avancé le rivage en empiétant sur le golfe. Bouleversée, en 63 de notre ère, par un tremblement de terre, elle se relevait de ses ruines, quand, en l'an 79, le Vésuve engloutit, sous des montagnes de cendres et de lave, Pompéia, Herculanum, Stabies, Ophlonte et Retina. La coulée de lave ne prit pas la direction de Pompéia; celle-ci fut assaillie par une pluie de cendres et de vapeurs aqueuses qui, en se condensant, formaient un mastic avec la cendre. Une grande partie des habitants parvinrent à se sauver; on rencontre pourtant des squelettes épars dans les maisons, et on en a découvert des groupes nombreux dans la caserne des soldats, et dans les caves de la villa suburbaine d'Arrius Diomède.

Un tiers de la ville est déblayé. Du haut du rempart, découvert dans tout son périmètre, qui a 3 milles, on peut jeter un coup d'œil d'ensemble sur les dispositions générales. La ville se développait sur un terrain dont la pente allait mourir dans la mer. Des rues bien percées la traversaient dans toute sa longueur, témoin la voie de la Fortune, qui va de la porte d'Herculanum à la *porta Nolana*. Les rues sont presque toutes longues, larges, tirées au cordeau; on voit très-peu de ruelles étroites et tortueuses. Le pavage consiste en grandes dalles de lave. L'air circulait d'autant plus librement dans ces amples canaux, que les maisons n'avaient qu'un seul étage au-dessus du rez-de-chaussée. Des carrefours et des places s'étendaient entre les îlots de maisons; deux de ces places sont aujourd'hui déblayées, le grand forum et le forum triangulaire. D'autres espaces libres se rencontraient à chaque pas dans la ville, grâce au mode de construction usité dans ces temps-là : presque tous les monuments publics, larges et spacieux, étaient à ciel ouvert; on ne trouvait d'abri que sous le pérystile qui les entourait, et dans quelques emplacements intérieurs, par exemple dans la *cella* des temples. La basilique, tribunal où se débattaient publiquement les affaires ; la caserne des soldats, qui peut bien avoir été aussi un marché ; les temples nombreux éparpillés dans les divers quartiers de Pompéia ; tout, jusqu'au lavoir des prêtres, jouait un rôle important dans l'économie hygiénique de la ville, en remplissant l'office de réservoirs dans lesquels l'air jouait avec liberté. D'ailleurs Pompéia, légèrement bâtie en amphithéâtre et regardant le nord, était balayée par les vents salubres du septentrion, que les monticules de Baïa et de Mysène ne peuvent arrêter, à cause de leur éloignement et de leur peu d'altitude.

L'origine si ancienne de Pompéia, et sa destruction avant que le régime romain eût notablement modifié la ville, expliquent une particularité qui étonne de prime abord, quand on se reporte aux cités élevées plus récemment et de toutes pièces par les descendants de Romulus : nous voulons parler de l'absence presque complète d'égouts et de conduits souterrains à Pompéia, en opposition avec l'abondance de ces substructions dans les villes romaines. Les eaux pluviales, descendant des rues et vomies par les dégorgeoirs des maisons, n'étaient pas absorbées, d'espace en espace le long de la voie publique, par les bouches béantes des égouts ; elles se ruaient, comme de véritables torrents, dans toute la ville, quand une des averses diluviennes de l'hiver venait à répandre beaucoup d'eau en peu d'instants. Aussi un mode de construction tout particulier a-t-il été nécessaire pour remédier à ces graves inconvénients. De larges trottoirs s'alignent de chaque côté de toutes les rues ; ils ont 2 et jusqu'à 3 pieds d'élévation, surtout dans les carrefours vers lesquels convergeaient les ruisseaux débouchant de plusieurs rues. Mais ce n'était pas tout de permettre au passant de longer les maisons, à l'aide d'un trottoir suffisamment exhaussé pour le mettre à l'abri de l'eau ; il fallait lui donner le moyen de se transporter d'un îlot à un autre. Or l'enjambement des rues torrentueuses était facile, au moyen de larges pierres plates, un peu moins élevées que les trottoirs, et disposées d'espace en espace sur la voie publique. Ces pierres forment de véritables petits ponts qui n'auraient que des arches sans tablier ; elles sont disposées par lignes de deux ou trois, et quelquefois on n'en trouve qu'une seule, dans les ruelles étroites. Ce système réunissait un triple avantage : l'eau s'écoulait entre les piliers ; la circulation des chars n'était pas interrompue ; l'habitant pouvait traverser la rue à pied sec. Pompéia, lorsqu'un réseau de torrents enfermait tous ses îlots de maisons, devait momentanément offrir en miniature l'image de Venise.

Des empreintes, qu'on dirait d'hier, sillonnent les rues et les trottoirs. Ici c'est l'ornière tracée par les roues ; sur les espaces découverts, les chars, libres dans leur course, n'ont pas laissé de vestiges ; mais les roues, obligées de passer entre les pierres plates, ont profondément fouillé la lave des pavés. Le trottoir est également creusé en rigole, par la continuité du passage des piétons, dans les rues les plus fréquentées ; c'est même là, avec l'abondance des boutiques sur rue, un bon moyen de déterminer le mouvement de la population dans les différents quartiers. Tout a l'apparence de l'actualité à Pompéia ; en passant devant les maisons, on reçoit encore le bonjour du maître, car on lit à chaque pas sur le seuil des portes : *Have* ou *Vale*.

Nous devons citer, au nombre des mesures de police sanitaire, le soin de reléguer le cimetière hors de la ville. La voie des Tombeaux, qui part de la porta Herculanea, est certainement une des plus curieuses de Pompéia, avec ses monuments funèbres de toute forme, en pierre et en marbre, qui s'élèvent de chaque côté de la route. Un monument était destiné à un personnage célèbre, ou bien à une famille, ou encore à la population en général. On montre le *columbarium* des gladiateurs, et une vaste cour, qui semble avoir été le premier cimetière.

Il n'était pas si urgent que chez nous de rejeter les cimetières loin de la ville, à cette époque où l'usage voulait qu'on livrât les cadavres au bûcher, pour en recueillir seulement les cendres dans les urnes funéraires. On a trouvé à Pompéia une grille de bronze, recouverte d'un tissu d'amiante dans lequel on mettait le corps exposé aux flammes du bûcher. Toutes les familles ne suivaient pas cette coutume; quelques-unes conservaient les cadavres entiers : c'est ainsi qu'on a découvert, dans la voie des Tombeaux, des squelettes adossés aux parois du caveau sépulcral. La même exception s'est perpétuée à Rome : les tombeaux de la famille Scipion recélaient des cadavres entiers. Pline et Cicéron nous apprennent, du reste, que l'usage de cette illustre maison n'était pas de brûler la dépouille des morts.

Sur la voie des Tombeaux de Pompéia, les habitations des vivants se mêlaient à la dernière demeure de leurs ancêtres ; le champ de repos était animé par des auberges, des jardins et des maisons de plaisance, au nombre desquelles nous citerons la villa urbaine de Diomède, l'une des plus vastes et des plus riches de Pompéia.

On trouve très-peu d'écuries dans la ville ; elles étaient reléguées hors des portes. Les hôtelleries *intrà muros* semblent surtout avoir été destinées aux gens à pied.

Pompéia ne ressemblait pas à certaines de nos villes du Midi, où les lieux d'aisances manquent dans les maisons, de sorte que trop souvent on jette les immondices sur la voie publique. Nous avons rencontré à Pompéia beaucoup de lieux d'aisances avec leur fosse.

L'eau de source ne faisait certainement pas défaut dans la ville : on trouve des fontaines publiques, notamment dans la rue de l'Abondance, et, dans les maisons riches, on aperçoit au fond de la cour ou sur le *viridarium* une coquille en rocaille et en mosaïque, de laquelle l'eau s'échappait en tombant de cascade en cascade. Mais il y a loin de là aux rivières que les aqueducs conduisaient dans Rome antique. Pour remédier à cette pénurie relative, et à cause du rôle important que l'eau jouait dans leur hygiène comme dans leurs plaisirs, les Pompéiens recueillaient avec le plus grand soin toutes les eaux pluviales, dans des citernes, dans des bassins et dans l'inévitable réservoir appelé *impluvium*, creusé au milieu de l'*atrium* de toutes les habitations.

Les maisons de Pompéia sont généralement construites sur le même modèle ; elles n'avaient, comme nous l'avons dit, qu'un étage au-dessus du rez-de-chaussée. Il a cédé sous le poids des amas de cendre ; de sorte que le rez-de-chaussée est aujourd'hui à ciel ouvert, excepté dans les rares endroits où il était protégé par une voûte. Les maisons qui donnaient sur la mer, par exemple la villa de Diomède, étant bâties le long d'une pente rapide, offraient seules deux étages, du côté de la plage, tandis que sur la rue elles rentraient dans la règle générale.

Le premier était destiné aux esclaves ou loué à de petites gens. Quelques gradins en pierre, terminés par un escalier de bois, conduisaient à ces appartements, et le maître de la maison, pour s'isoler la nuit de sa domesticité, faisait retirer l'escalier de bois, absolument comme un pont-levis. C'est au rez-de-chaussée qu'habitaient la famille et les esclaves favoris employés près de la personne des maîtres.

Les maisons sont en général assez légèrement construites ; on n'y trouve pas ces épaisses murailles, ces solides maçonneries, cette profusion de voûtes qui caractérisent les villes romaines. Les Étrusques, au territoire desquels Pompéia s'est trouvée agglomérée dans un temps, n'ont pas non plus inspiré le goût de leur architecture. Pompéia était une ville grecque : le joli, le brillant, l'agréable et le frivole, l'application des arts aux usages journaliers, étaient les conditions recherchées par les Pompéiens, pressés de jouir et pensant peu au lendemain. Aussi allons-nous voir que, dans leurs maisons, on trouvait un véritable petit monde, et qu'à chaque espèce de plaisir était réservé un local particulier.

Une maison bien complète peut être représentée par un rectangle allongé, divisé en trois corps de logis : l'*andronitis* en entrant, le *gynécée* au milieu, le *viridarium* à l'extrémité opposée à la porte. Le propriétaire tirait parti de la façade en la louant à des boutiquiers ; les appartements de la famille donnaient tous sur les cours intérieures, comme dans les maisons mauresques, avec lesquelles, du reste, les demeures des Pompéiens offrent plus d'un point de ressemblance.

L'*andronitis*, appartement des hommes, se composait d'une cour, *atrium* ou *cavædium*, entourée de petites pièces. En entrant par le vestibule, on trouvait les *cellæ atrienses*, loge du portier ; puis, dans chaque aile latérale et au fond, les *alæ*, espèces d'antichambres ouvertes, où l'on attendait le maître du logis ; le *tablinum*, ou cabinet d'étude, dans lequel les clients étaient reçus ; le *larium*, temple des dieux domestiques ; enfin les *cubiculæ*, chambres à coucher, destinées aux hommes et aux hôtes.

La cour de l'*andronitis* était quelquefois entièrement à ciel ouvert ; dans d'autres circonstances, un toit, soutenu par des poutres et des poteaux, la recouvrait en partie. Au centre est toujours ménagée une lacune, par laquelle les eaux pluviales tombent dans un bassin nommé *impluvium*.

On voit que ce premier corps de logis correspond parfaitement au local destiné, dans la vie orientale, à la réception des étrangers.

De l'*andronitis* on passait dans le *gynécée* ou *gynæconitis*, appartement des femmes, qui répond au sérail des musulmans. C'était pour cette partie de sa demeure, remplie de fleurs et de femmes, de parfums et de volupté, que le Pompéi en réservait tout son luxe, toute sa magnificence. La cour était entourée d'un péristyle soutenu par des colonnades. Sous ces portiques s'ouvraient les appartements des femmes, ornés de stucs et de fresques, et pavés de mozaïques aux riches couleurs. Un parterre à la chinoise fleurissait dans la cour ; ce jardin en miniature se composait de gazons, de petits arbres, de petites fontaines, de fleurs, de statuettes en bronze et en marbre, d'animaux dispersés sur la pelouse. Le *viridarium* de la maison de la musicienne, dans lequel on a eu le bon goût de laisser à leur place tous les objets, donne une parfaite idée de ces jardinets.

Quelquefois des treilles ou des plantes grimpantes, soutenues par des berceaux, ombrageaient la cour du gynécée, et leurs rameaux formaient sur les terrasses d'autres voûtes où la famille allait, le soir, respirer l'air frais. La disposition de ces ombrages rappelle tout à fait les maisons mauresques de l'Algérie : après avoir étalé sur la cour leur dais de verdure, les treilles retombent sur les terrasses en portiques d'où les musulmanes peuvent, quand la nuit tombe, jeter à travers les branches un coup d'œil jaloux sur la foule joyeuse, aux plaisirs de laquelle elles ne doivent s'associer qu'en imagination.

Dans le *gynécée* se trouvent les *cubiculæ*, chambres à coucher pour les femmes et les esclaves favorites. Ces chambres ne sont que des cabinets, et quelques-unes, malgré leur étroitesse, contiennent cependant des alcôves, *thalami*. La bibliothèque, le cabinet de toilette, le *sacrarium* avec ses statues, la cuisine, les lieux d'aisances, les bains, la salle à manger (*triclinium*) d'hiver, se pressaient également sous les colonnades du *gynécée* ou dans des recoins reculés. Toutes ces pièces sont nécessairement très-petites, à cause de leur multiplicité. Il est probable, du reste, qu'à Pompéia, comme en Orient, on se tenait beaucoup moins dans les appartements exigus que sous les arcades fraîches qui se retrouvent à profusion dans les architectures grecque, romaine et mauresque. Il semble même qu'il soit resté quelque chose de cet usage à Naples, où les ouvriers se livrent à leur métier en pleine rue, le long de leurs portes.

Le *venereum*, *aphrodision* des Grecs, avait également sa place dans le *gynécée*. Son nom indique assez ce à quoi il était destiné. Nous ne dirons certes pas un mot des peintures qui décorent les *venerea ;* les vieux célibataires les plus débauchés n'oseraient certes point, chez nous, orner leurs alcôves d'images aussi lubriques.

L'*exedra*, grand salon d'apparat, la pièce la plus splendide de la maison, terminait le *gynæconitis ;* on aperçoit ses statues et ses colonnes, en débouchant des *fauces*, corridor de communication entre l'*androconitis* et le *gynécée*.

La construction du palais de Néron, que nous avons visité dans notre troisième lettre, est un des éléments sur lesquels nous nous sommes appuyé pour émettre la proposition suivante : Le climat de l'ancienne Rome était probablement plus chaud que celui de la ville moderne. Certes, cette opinion est également soutenable à Pompéia : chambres s'ouvrant sous des portiques qui répandent un premier ombrage ; voûtes de feuillage destinées à épaissir encore cette ombre ; bassins et fontaines dans les cours ; stucs et marbres partout ; pavés en mozaïques ; absence presque absolue de cheminées dans les chambres ; pas de boiseries ni de parquets. En un mot, tout est sacrifié au désir de la fraîcheur.

Dans nos lettres d'Afrique (1), en décrivant les maisons mauresques, coulées, pour ainsi dire, dans le même moule que les habitations pompéiennes, nous avons signalé quelques vices inhérents à ces sortes de constructions ; stagnation de l'air qui s'imprègne profondément d'humidité entretenue, l'hiver, par l'abondance des pluies, l'été, par les eaux qui jaillissent ou dorment dans les bassins. Le même inconvénient existait sans aucun doute à Pompéia. Dans la maison du Faune, l'une des plus belles de la ville, on admire des fresques mieux conservées qu'ailleurs ; la raison s'en découvre facilement : les stucs ont été appliqués sur des lames de plomb et retenus par de nombreuses pointes qui pénètrent de toute part dans la porte. L'humidité des murs n'a pu dégrader ces précieuses peintures.

L'un des meilleurs moyens de préserver les rez-de-chaussée de l'humidité, c'est de les bâtir sur caves. En examinant, dans les ruines romaines, les substructions qui supportent les pièces destinées à l'habitation, nous nous sommes plusieurs fois demandé si le but de ces voûtes n'aurait pas été, au moins en partie, d'isoler les appartements à l'aide de l'interposition d'une couche d'air. Quoi qu'il en soit, toujours est-il que les substructions sont bien loin d'êtres communes à Pompéia comme dans les bâtisses romaines. La longue cave qui fait le tour du jardin de Diodème était un cellier, dans lequel on trouve encore des amphores ; elle ne ne supportait aucune aile de bâtiment habité.

Dans les maisons bien complètes on voit, derrière le *gynécée*, le *viridarium*, ou grand jardin, entouré d'un péristyle à colonnades. Ce corps de logis semble avoir été destiné aux plaisirs de société, comme le *gynæconitis* aux plaisirs intimes ; on y trouve le salon de musique, la salle de danse, la salle des jeux, la salle à manger d'été. Le *viridarium* manque dans beaucoup d'habitations d'ailleurs riches et confortables ; le parterre du *gynécée* le remplace alors. Dans les maisons qui n'ont qu'un *atrium*, un petit coin de la cour, ordinairement en face de la porte, est disposé en *viridarium*.

Autant les habitations privées sont étroites, autant les monuments publics se développent avec ampleur. A ces âges de l'antiquité, une partie de l'existence se passait dans les lieux de réunion politique ou religieuse, sous le péristyle des temples, des curies et des basiliques, dans les cirques, les amphithéâtres, et surtout au forum. On n'a pas oublié que, plusieurs siècles auparavant, Socrate te

(1) Lettres d'Afrique (Gaz. méd., 1846 et 1847).

nait, pour ainsi dire, son école sur les places et dans les rues ; le philosophe sortait de sa maison, accostait le premier ami qu'il rencontrait et la discussion entamée attirait bientôt un cercle nombreux. D'autres sectes enseignaient aussi en se promenant sous les portiques, ou dans les jardins d'Académus. Plus tard, il en fut de même dans la ville des empereurs ; la foule se pressait sur les nombreux forums, pour y prendre part aux affaires publiques. Rome a possédé des lieux de réunion inconnus à la Grèce ; nous voulons parler des Thermes, véritables villes dans les villes, gigantesques monuments où les plaisirs de l'esprit et du corps s'offraient sous toutes les formes. A Pompéia, dont l'ère est resserrée entre ces deux époques caractérisées par la vie en public, les choses se passaient certainement de la même manière. La femme vivait généralement retirée, mais l'homme, qui a besoin de plus d'espace, de mouvement et de liberté, oubliait l'étroitesse de la maison paternelle, quand son œil embrassait la vaste étendue du forum, et suivait la fuyante perspective des colonnades et des péristyles.

Nous ne faisons pas ces études au point de vue des mœurs, mais bien de l'hygiène. Ces longues heures passées en plein air, jointes à la culture des exercices gymnastiques, corrigeaient indubitablement l'influence qu'auraient pu exercer les habitations trop rétrécies.

Il ne rentre pas du tout dans notre plan de décrire les monuments publics ; mais il en est autrement de la maison des bains, l'une des mieux conservées de tout Pompéia.

Cet établissement était compris entre trois rues, sur chacune desquelles il avait une ouverture. Il était séparé en deux parties, l'une pour les hommes, l'autre pour les femmes. La même disposition générale se présentait dans l'une et l'autre subdivision ; visitons la dernière, plus confortable et mieux ornée.

On retrouve à Pompéia les bains de la Grèce et de la république de Rome, et non pas ces thermes dont nous avons dit deux mots. Les premiers thermes élevés à Rome datent de l'édilité d'Agrippa ; ils ne s'étaient pas encore introduits à Pompéia, à l'époque de la catastrophe qui engloutit cette ville.

On entre dans une première salle, *spoliarium*, sur les murs de laquelle on a pu reconnaître les bois qui servaient à accrocher les vêtements. De là on passe dans le *frigidarium*, pièce voûtée comme les suivantes, circonstance à laquelle elle doit sa bonne conservation. C'est une rotonde recouvrant une piscine circulaire dont les parois présentent un gradin sur lequel on s'asseyait. On quittait le bain froid pour le bain tiède, *tepidarium*. Les murs sont ornés d'une corniche, située à peu près à hauteur d'homme et formée par une série de statuettes d'atlas laissant entre eux des niches dans lesquelles on plaçait les parfums et les huiles odoriférantes. C'était dans le *tepidarium* qu'on faisait sa toilette, probablement au sortir du bain chaud, et non pas avant d'y entrer. La voûte est peinte en caissons de couleurs vives, et ornée de bas-reliefs en stuc. A une extrémité de cette salle allongée, on voit encore le grand brasier en bronze qui servait à entretenir une douce chaleur.

La dernière pièce est le *calidarium* ou bain chaud. C'est également une chambre triangulaire et voûtée, dont les deux extrémités sont occupées, l'une par la piscine, l'autre par la fontaine, *labrum*, où la baigneuse trop vivement impressionnée venait se jeter de l'eau froide à la figure. Le bassin d'eau chaude est revêtu de marbre blanc et muni d'un gradin sur lequel il fallait s'asseoir, sous peine de n'avoir de l'eau que jusqu'à mi-cuisse. On aperçoit dans les murs de cette salle les conduits qui amenaient l'eau et la vapeur. Une chaudière en brique et une autre en bronze étaient destinées à maintenir la température convenable. Les anciens avaient encore un autre moyen de faire passer rapidement l'eau de l'état liquide à la forme gazeuse; ils la projetaient sur des briques fortement chauffées au feu, procédé encore en vigueur aujourd'hui chez les Orientaux.

Parvenu au *calidarium* par une succession de pièces à température croissante, le baigneur en ressortait en parcourant les mêmes lieux, en sens opposé. Une promenade dans le jardin de l'établissement l'empêchait d'éprouver un refroidissement trop brusque.

Une trentaine de femmes pouvaient à la fois se tenir dans les différentes pièces du bain.

Un médecin ne quitte pas les ruines de la vieille cité sans se faire indiquer le petit temple d'Esculape, la maison du chirurgien et les deux boutiques connues sous le nom de pharmacies. Dans l'officine du *trivium*, un serpent était peint sur le mur extérieur, en guise d'enseigne. L'apothicaire d'autrefois avait bien choisi son emplacement, dans un carrefour où trois rues venaient déboucher. On montre, au musée Borbonico, à Naples, sous le nom de pilules, les médicaments trouvés dans ces boutiques; mais les plus petites sont de gros bols, et les plus grandes de véritables masses pilulaires que l'instrument n'avait pas encore divisées.

La maison du chirurgien, ainsi nommée à cause de la nature des objets qu'on y a trouvés, n'a qu'un *atrium* et un *viridarium* au fond de la cour; mais le confortable paraît ne pas avoir manqué dans la demeure de notre confrère de Pompéia.

Il faut nous transporter un instant au museo Borbonico, pour voir cette riche et unique collection qui ne compte guère moins de 300 objets de l'arsenal chirurgical antique. Je ne veux pas faire de la science à ce sujet; je laisse à notre ami Daremberg le soin laborieux de caractériser chaque instrument par la phrase que les Grecs et les Latins consacrent à sa description et à la désignation de ses usages. J'ai dessiné celles de ces pièces qui m'ont paru offrir le plus d'intérêt; j'en dirai quelques mots seulement. J'eusse bien voulu les toucher, les manier, en faire jouer le mécanisme, mais une impitoyable verrière a toujours mis un obstacle à mes vœux. Ce qui est beaucoup plus regrettable, c'est que le docteur Daremberg, qui pouvait les étudier avec beaucoup plus de profit pour la science, n'ait pas été plus heureux que moi.

Si je ne me trompe, les *speculum ani et uteri* ont déjà été décrits. On se représente parfaitement le premier en se figurant une grande pince à pansement dont chaque branche est coudée à angle droit à son extrémité; en agissant sur les anneaux, on écarte ces deux tiges, faisant office de valves, tiges qu'on a préalablement introduites dans le rectum. Pour avoir une idée du speculum uteri, prenez un speculum ani de forte dimension, et traversez son articulation, ici plus compliquée, d'un pas de vis dans lequel s'engage une branche également coudée à angle droit, c'est-à-dire perpendiculairement au corps de l'instrument. Voilà trois valves, ou plutôt trois tiges un peu aplaties, qu'on peut réunir en faisceau, introduire dans le vagin, et écarter ensuite en faisant jouer le mécanisme. L'instrument est lourd, massif, un peu compliqué; mais ce sont là ses moindres défauts. Les trois branches, trop courtes, ne devaient que difficilement permettre d'examiner le museau de tanche; et, beaucoup trop grêles, elles laissaient sans aucun doute la muqueuse proéminer dans leurs larges interstices, à moins qu'on ne dilatât démesurément l'instrument. Nous avons été jusqu'à penser que ce speculum uteri pourrait bien avoir été destiné à d'autres usages, qu'il reste à déterminer.

Le nombre des scalpels est grand ; on leur reprocherait avec raison d'être trop volumineux. On voit des lames droites, convexes, en grattoir ; quelques-unes affectent la forme de nos couteaux de table, c'est-à-dire que le tranchant ne se dévie pas de la ligne droite et que, vers la pointe, c'est le dos qui s'infléchit vers le tranchant. Le manche est en bronze et ressemble d'une manière frappante à celui de nos scalpels : à partir de l'articulation, il se présente sous forme d'une plaque rectangulaire à vives arêtes ; puis il subit un étranglement, et se termine par un renflement ovalaire qui sert au chirurgien à déchirer et à écarter les tissus, quand il opère dans un dangereux voisinage.

Nous ne serions pas éloigné de penser que ces scalpels servaient à la médecine vétérinaire, ainsi qu'une flamme et un instrument à rogner le sabot, qui figurent dans les verrières. Il existe une série d'autres manches beaucoup plus délicats, privés aujourd'hui de leurs lames, qui sont peut-être les véritables bistouris employés dans la chirurgie humaine.

On voit une seule paire de ciseaux, semblables, sur une petite échelle, aux ciseaux à tondre les moutons, et dont l'extrémité mousse peut former pince.

Deux bistouris ont appelé notre attention : de l'un il ne reste que la lame concave, percée d'un trou qui servait à la fixer dans le manche. Le second, convexe, est entièrement conservé; son manche se termine en anneau. Ces deux lames sont à peu près de la dimension des nôtres, mais bien plus épaisses au dos. Il semble que l'ancien arsenal de chirurgie avait peu d'instruments qui se fermaient; pour protéger le tranchant, on les engaînait dans de grands étuis.

Nombreuse est la collection de pinces à mécanisme semblable à celui de nos pinces à dissection. Si notre mémoire nous sert bien, le mode d'articulation de nos ciseaux et de nos pinces à pansement était peu employé dans l'arsenal chirurgical d'autrefois.

Les pinces affectent toutes les formes, toutes les tailles; il en est de vraiment gigantesques, dont le mors a près d'un pouce de largeur. Quelques-unes sont de vraies pinces à dissection à mors dentés, mousses, portées par des tiges courbes sur le plat ou sur le bord. On trouve une tenette à cuillers perforées au centre. Enfin, dans cette collection figurent des pinces dépilatoires.

Deux lancettes, en bronze et en argent, sont dignes de toute notre attention. La lancette d'argent a la forme d'un fer de lance effilé; elle est un peu plus grande que nos lancettes ordinaires, et tient à un manche en bronze non pas aplati, mais presque arrondi comme une baguette. La seconde, entièrement en bronze, est plus petite que la première. A côté de celle-ci figure une petite cuiller ronde; près de l'autre, un instrument terminé par quelques dents de scie sur une arête droite.

Nous avons remarqué deux cautères, composés d'un disque en forme de demi-ovale, fixé à une tige coudée. Quelques manchons métalliques semblent avoir eu pour office de servir de conducteurs à ces cautères, quand il s'agissait de porter le feu sur des parties profondes.

Parmi les élévateurs, les uns servaient probablement dans les fractures du crâne et pour l'opération du trépan; les autres, véritables pieds-de-biche, appartenaient peut-être à la chirurgie dentaire.

La famille des spatules est des plus nombreuses et leurs variétés ne le sont pas moins. Il est inutile de les décrire. Quelques-unes sont des spatules à grain.

Nous avons trouvé des stylets aiguillés, cannelés, boutonnés; une lime, une tenaille, des aiguilles, des érignes, deux trocarts, des canules droites et courbes, etc.

Les cathéters et les sondes méritent une attention spéciale; il en est pour homme et pour femme; ils sont droits, courbes et même en S, invention crue moderne et qui a tout pour le moins deux mille ans de date.

Enfin signalons un méningophilax, une sonde se terminant par un pavillon semblable à celui de notre sonde cannelée; des crochets qui pourraient bien avoir eu leur emploi dans les opérations pratiquées sur les veines variqueuses pour soulever celles-ci probablement.

On examine avec curiosité des cassettes contenant des médicaments, de la charpie; vingt-cinq étuis renfermant des sondes et des spatules; une boite de métal à tiroir, dans laquelle on trouve des médicaments; treize ventouses en bronze, affectant à peu près la forme des nôtres, mais beaucoup plus grandes.

Voilà une énumération un peu ardue et accompagnée de bien peu d'appréciation et de critique; on a deviné que nous attendons une autre plume pour donner de l'intérêt à ce véritable catalogue de musée.

Nous sera-t-il permis, avant de dire adieu à Pompéia, de faire une petite excursion, très-scabreuse, mais bien intéressante, sur le domaine de la morale considérée dans ses rapports avec la médecine et l'hygiène? La question de la prostitution se présente; de nombreux éléments sont encore là pour nous apprendre ce qu'elle était dans l'ancienne Pompéia.

En parlant de la prostitution en Algérie, dans nos LETTRES D'AFRIQUE, nous disions que certaines villes, *Blidah la prostituée*, par exemple, étaient de véritables nids où fourmillaient les femmes galantes et les filles de joie, tandis que d'autres cités, entre autres Tlemcen, avaient conservé des mœurs austères. A moins de concevoir la plus triste opinion de l'antiquité, il faut croire que Pompéia, comme Baïa le fut plus tard, était un de ces rares repaires du vice et de la débauche. Ville de commerce et port fréquenté par les marins à jeun, elle se trouvait hantée par une classe qui donne volontiers dans ces travers.

La prostitution n'était pas, comme chez nous, tacitement tolérée, cachée et honteuse; elle marchait au grand jour, de pair avec les autres professions, et exposait sans crainte son impudique enseigne aux yeux de tous les passants. Un énorme *phallus* en bas-relief indiquait les lupanars. C'est incroyable en vérité! La jeune fille ne pouvait manquer de porter les yeux sur ces indécentes exhibitions, affichées dans les rues les plus fréquentées; et le soir une lampe allumée devant l'image invitait les chalands à entrer. Nous avons aperçu deux phallus, lors de notre visite à Pompéia : l'un, dans la voie Storto, ne se dévie pas de la verticale; l'autre, dans la voie consulaire, se contente de la modeste horizontale. Il n'est pas rare non plus de trouver des phallus sur les piliers des hôtelleries; il en existait aussi en ronde bosse, et en telle quantité qu'on a pu les réunir dans une cour de la ville, comme un véritable musée, dont nous ne livrerons certes pas la clef au lecteur. Qu'il nous suffise de dire qu'il est des phallus de 5 pieds de haut, que nous avions à tort pris pour des gargouilles, puisqu'ils ne sont pas perforés. On a recueilli au musée de Naples un phallus trouvé dans la maison de Pansa, au-dessus d'un four à pain; on lit sur le corps même du phallus :

HIC HABITAT FELICITAS.

Nous sommes entré dans un sujet bien délicat; mais il nous semble qu'on peut décrire ce qui est exposé publiquement aux yeux de tous, surtout quand on le fait dans un but moral.

La représentation des actes amoureux et de leurs instruments éveillait évidemment dans l'esprit des anciens de tout autres idées que chez nous. Les plus indécentes peintures se rencontrent dans les meilleures maisons de Pompéia; on trouvait probablement aussi naturel de les voir figurer au *venereum* que des tableaux de fruits dans le *triclinium*. Le phallus était un objet physique, comme un bras ou une jambe, et, exposé partout, il n'attirait pas spécialement l'attention; ou bien le Priape était divinisé, c'était un symbole. Les hommes et même les femmes portaient, en guise de bijoux, des phallus ailés, qui passaient pour garantir des maléfices. Priape a un temple à Pompéia. Il trônait dans le sanctuaire de la famille; une lampe brûlait près de lui. Il avait sa part de prières et d'encens.

Quelques philosophes ont soutenu que ce système était plus utile à la morale publique que le mystère, si excitant pour la curiosité, dont on entoure, dans la société moderne, ce que les anciens montraient aux yeux de tous comme une chose banale, vulgaire, usuelle. Il ne nous appartient pas de juger cette question; l'agiter serait d'ailleurs oiseux, car nous sommes trop loin de telles mœurs (1).

On voit au museo Borbonico une quantité de médailles en terre cuite et en os, trouvées dans les lupanars de Pompéia. Une fresque a mis sur la voie de la découverte de leur usage : c'étaient des cachets d'entrée dans les maisons publiques. On pense qu'on prenait des abonnements au lupanar, comme aujourd'hui au bain.

Ce serait une étude bien curieuse et bien instructive que celle, non pas des inscriptions gravées, mais écrites sur les murs, sous l'impression du moment, avec de la craie, un clou, la pointe d'un couteau. On saisirait ainsi les actualités, les mœurs sur le fait. En voici quelques exemples ayant rapport à l'étude qui nous occupe.

Ici ce sont trois soldats qui ont écrit leurs noms sur le mur d'un lupanar, avec indication du prix : 5 as pour chacun.

Là c'est une inscription que nous ne pourrions rapporter en français; mais il est reçu qu'en latin on a la permission de tout écrire. D'ailleurs le mot le plus choquant se lit journellement dans Horace :

> **Hic ego nunc foutui formosâ formâ puellam, à multis decantatam; sed lutus intus erat.**

Dans ces temps étranges, il se trouvait pourtant des gens qui protestaient contre la trop grande liberté accordée à la prostitution, et contre la place qu'on lui laissait occuper près des professions honorables. L'inscription suivante en fait foi :

« Julia Felix, fille de Spurius, propose à loyer, du 1er au 6 des ides d'août, un appartement de bains, un venereum, neuf cents boutiques et étaux, pour cinq années continues, sous condition que si on y établit un lupanar, le bail sera résilié. »

Ces conditions sont stipulées par lettres initiales seulement, ce qui prouve que cette formule était fréquemment employée et bien connue de tous.

---

(1) Le musée secret de Naples fourmille de preuves établissant que les anciens représentaient tout sans façon. Nous n'avons pas fait un seul emprunt à ce musée; nous ne nous sommes appuyé que sur les objets publiquement exposés ou décrits dans les livres.

IX.

SECOURS PUBLICS, HOSPICES ET HÔPITAUX A ROME.

A M. Faure-Villard, médecin en chef de l'armée d'Italie.

Civita-Vecchia, 15 avril 1850.

§ Ier. — SECOURS PUBLICS ET HOSPICES.

Rome, siége du souverain pontife d'une religion qui met la charité au nombre des trois vertus théologales, doit être naturellement une des villes où les secours publics sont organisés le plus largement. Les beaux principes du christianisme ont reçu en effet une entière application dans la capitale des États de l'Église. Mais pour amoindrir la mendicité, pour répandre un bien-être durable sur les masses et leur préparer un avenir meilleur, générosité d'argent et secours en nature, ne suffisent certainement pas. Il faut que la classe pauvre, par l'industrie qu'elle se crée ou que le gouvernement lui prépare, améliore elle-même sa position et apprenne à se passer peu à peu des secours publics qui, reversés sur d'autres familles, deviendront ainsi plus efficaces, et permettront à celles-ci de sortir à leur tour de la mendicité. Or, à Rome, on regrette l'absence des deux derniers éléments nécessaires à l'extinction du paupérisme, savoir, d'une part, le travail provenant du besoin d'activité du peuple; d'autre part, le travail résultant de l'impulsion communiquée par le gouvernement. Il s'en suit que la largesse des secours publics pallie le mal, remédie aux misères du moment, mais que le moyen efficace n'intervient pas pour extirper ou tout au moins pour diminuer graduellement le paupérisme.

L'administration française qui, sous l'empire, a fait tant et de si bonnes choses en peu d'années, avait compris ces besoins, et s'était mise à l'œuvre. Un homme des plus distingués, le comte de Tournon, se trouvait alors à la tête de la préfecture du département du Tibre; pour commencer ses réformes, il partit de ce principe : c'est moins de l'abondance des secours que de leur judicieuse distribution, que dépend le bien qui en résulte.

La liste de 30,000 indigents, dressée par les curés des paroisses, fut immédiatement soumise à l'examen d'une commission, qui élagua 15,000 individus, comme pouvant pourvoir à leur subsistance. Restait donc 15,000 sujets réellement nécessiteux. Deux dépôts de mendicité furent créés, l'un, pour 400 hommes, au palais de Latran ; l'autre, pour 500 femmes, à Sainte-Croix en Jérusalem. Là, chacun remplissait des occupations proportionnées à ses forces. Des ateliers furent ensuite ouverts ; les hommes, les femmes, les enfants pouvaient y gagner le nécessaire. Enfin il ne faut pas omettre un élément qui joue un grand rôle ; nous voulons parler de l'impulsion donnée au commerce et à l'industrie, et de la stimulation communiquée à la nonchalance populaire, par le contact de l'activité française.

Après l'évacuation de l'Italie, le gouvernement retomba dans ses errements premiers, et la liste des pauvres se renfla bientôt du chiffre qu'elle avait perdu sous le régime français. Quelques timides améliorations furent tentées par intervalles ; mais elles étaient impuissantes. Enfin une nouvelle ère brilla pour l'Italie, quand Pie IX s'assit sur le trône de saint Pierre. On sait que la tourmente révolutionnaire brisa l'édifice commencé. Aujourd'hui le calme s'est rétabli, et nous ne doutons pas que les généreux instincts du pontife ne renouent la chaîne des améliorations radicales, un moment rompue par les événements.

Le mal est plus grand que jamais. Nous ne saurions citer les chiffres, et nous pensons que la municipalité ne possède aucun document exact sur le sujet qui nous occupe. Mais l'impression que nous avons ressentie à Rome, au milieu de cette foule des mendiants *de toute condition* qui nous assiégeaient à chaque pas dans les rues, suffit pour asseoir notre opinion.

Nous ne pouvons considérer les secours publics tels qu'ils sont aujourd'hui, puisque tout a été bouleversé. Nous les prendrons au point où ils en étaient quelquelques années avant l'inauguration de Pie IX.

On comprendra que la plus grande réserve nous est commandée par le caractère de nos Lettres ; aussi ne remonterons-nous pas aux causes. Après quelques mots d'appréciation générale sur la bienfaisance publique, nous énumérerons brièvement les principales formes par lesquelles elle se traduit.

Abondance de ressources, bonnes institutions sur le papier ; et, d'autre part, en réalité, application vicieuse, répartition peu clairvoyante, contrôle administratif impuissant, accessoire absorbant trop au détriment du principal, pas assez de moralisation par le travail, trop de portes ouvertes à l'inactivité ; tels sont les caractères de l'assistance publique à Rome.

Depuis quelque temps on a compris l'importance de l'élément travail, au point de vue multiple des intérêts du trésor, du bien-être des individus, et de l'amélioration morale de ceux-ci ; mais le travail n'est intervenu que dans une région fort restreinte, de sorte que ce principe si fécond a donné des fruits incomplets.

Cette dernière proposition sera légitimée lorsque nous aborderons l'histoire des asiles ouverts au jeune âge.

Voici, d'après Mgr Morichini, commandeur actuel de *San Spirito* (1), les sommes consacrées annuellement au soulagement des classes pauvres.

La *camera apostolica* avait un exercice de 364,284 scudi (2), dont 116,620 pour les hôpitaux, 189,364 pour les secours à domicile, 52,000 pour les ateliers de bienfaisance, 6,300 pour les dotations; 43,900 scudi sont en outre distribués par les corporations dites *della Limosineria, della Dataria, da' Brevi;* ce qui donne 408,184 scudi fournis par le trésor public. Les hôpitaux jouissent en outre de 115,490 scudis de revenu, les corporations *della Limosineria* de 10,242, les sociétés pour les dotations de 39,700; enfin signalons diverses rentes, qui font monter le chiffre des revenus à 213,542 scudi. Les deux totaux additionnés donnent 621,726 scudis consacrés annuellement aux classes pauvres. 22,000 nécessiteux reçoivent des secours, au moyen de ce budget.

Arrivons à quelques-unes de ces institutions en particulier, en nous étendant sur celles-là seules qui offrent un intérêt spécial au médecin.

Nous n'avons pas à nous occuper des écoles publiques : elles sont au nombre de 387, dont 180 pour les deux sexes, 49 pour les enfants mâles et 113 pour les filles; elles reçoivent 14,157 élèves, la plupart gratuitement, le reste moyennant une faible rétribution.

Nous ne ferons que signaler :

1° Le *sussidio de' pubblici lavori*, espèces d'ateliers nationaux où 1,000 ouvriers sont *censés travailler* journellement. Le gouvernement prodigue pour cette œuvre 52,000 scudi. Cette institution date de Sixte V. Elle était organisée sur un plus grand pied du temps des empereurs de la vieille Rome.

2° L'*archiconfraternità di S. Ivo* et *di S. Girolamo*, fondée très-anciennement, sous le pontificat de saint Grégoire le Grand, et dont la mission consiste dans la défense gratuite des pauvres appelés à comparaître devant les tribunaux.

3° Les *ciechi e stropii mendicanti alle quarantore*, corporation de 40 infirmes jouissant du privilége assez lucratif de mendier à la porte des églises. On a calculé que la moyenne de leur journée est de 25 *baiocchi*. Le *baiocco* vaut un peu plus de 5 centimes.

4° Trois sociétés pour visiter les prisonniers.

5° Une maison de correction, pour mineurs des deux sexes, analogue à celles que nous possédons à Paris.

---

(1) Morichini, DEGL' INSTITUTI DI PUBBLICA CARITA, etc.; 2 vol. in-8°. Rome, 1842. Nous ferons de nombreux emprunts à ce bon livre, auquel on reproche cependant de représenter quelquefois plutôt ce qui devrait être que ce qui est réellement.

(2) Le scudo vaut 5,40.

6° Divers établissements ouverts au repentir, ou destinés à prévenir le vice. Ce sont d'abord trois *ritiri per le donne penitenti*, vrais couvents de repenties, pouvant recevoir 48 femmes. En second lieu, deux espèces d'institutions où la charité chrétienne étend son aile sur la vertu en danger : la *pia casa di carità per le fanciulle pericolanti*, où l'on admet, de 12 à 18 ans, les jeunes filles qui, orphelines, pauvres, portées au mal par de mauvais instincts, ou négligées par leurs parents, sont exposées à la séduction ; sept à huit petits établissements destinés à recueillir les veuves que la mort du mari prive de moyens de subsistance et dont la vertu est aux prises avec le besoin. Le gouvernement est loin d'être toujours l'auteur de ces pieuses fondations ; presque toujours à celles-ci se rattache le nom d'un pape, d'un cardinal ; très-souvent aussi on s'aperçoit avec satisfaction que les princes opulents de Rome, les Borghèse, Odescalchi, Doria. Colonna, etc., etc., consacrent une partie de leurs immenses revenus à ces œuvres d'humanité et de moralisation.

7° Le mont-de-piété doit aussi être compté parmi les créations de bienfaisance ; il reçoit un nombre très-considérable de dépôts, à titre peu onéreux pour le pauvre.

8° Il existe une caisse d'épargne, à laquelle 1,653,659 scudi ont été versés en dix ans, de 1831 à 1840, période décennale sur laquelle sont également établies les statistiques qui suivent.

9° La société qui a soutenu 600 enfants privés de leurs parents par le choléra. Cette institution jouissait de 11,000 écus de rente.

10° Les secours à domicile ont pour intermédiaires diverses confréries. Il y a à Rome, comme chez nous, des dames de charité qui savent découvrir les pauvres honteux, et ne les oublient pas dans leurs largesses. Les étrangers sans fortune, malades, dans les auberges ne sont pas non plus délaissés ; ils reçoivent des secours de la *confraternità della perseveranza*.

Nous arrivons à d'autres institutions qui sont de nature à fixer plus longuement notre attention.

Il existe à Rome et dans d'autres villes d'Italie une corporation connue sous le nom de *archiconfraternità della morte e dell' orazione*. Sa mission consiste à aller recueillir jusqu'à une distance de 20 à 30 milles les cadavres des individus assassinés, morts d'accident ou tués brusquement par la fièvre dans la campagne, à leur donner une sépulture chrétienne et à prier pour le repos de leur âme. Cette institution a sans doute été nécessitée par le grand nombre d'assassinats qui se commettaient, dans les siècles passés surtout, sur les grand'-routes et au milieu de la ville, aussi bien que par l'abandon dans lequel vivent ces familles de paysans, qui, à l'époque des travaux des champs, descendent des montagnes dans la plaine empestée, campent à peu près en plein air, travaillent, dorment et meurent souvent dans le même sillon. La confrérie de la mort a recueilli 180 cadavres pendant dix ans. Les squelettes sont ses trophées ; elle les dispose dans son église, en ornements de toute sorte, corniches, pilastres, chapelles, lustres et guirlandes ; l'artillerie ne déploie pas, chez nous, plus d'art et d'habileté, quand elle veut faire servir à la décoration les différentes pièces des armes de guerre. A Rome, à Frascati, à Civita-Vecchia, nous avons également vu des chapelles de la mort, où la religion et l'art ont eu la singulière idée d'employer la triste dépouille de l'homme aux frivolités de l'ornementation.

On connaît sous le nom générique de *ospizii e case di ricovero*, plusieurs établissements destinés à donner, pour la nuit, un logement aux pauvres sans asile. L'été, on reçoit jusqu'à une demi-heure après la tombée de la nuit ; l'hiver, jusqu'à trois heures après le coucher du soleil. Les règlements prescrivent de ne pas garder les mêmes personnes au delà d'une période de quelques jours ; mais, pendant la belle saison, quand les portiques des églises offrent un abri suffisant, les *ricoveri* sont peu fréquentés, et l'on peut donner l'hospitalité pour un temps plus prolongé ; tandis qu'en hiver, époque où la foule cherche un asile dans ces établissements, on est contraint d'observer strictement la règle. Le couchage se compose d'une paillasse sur des tréteaux de bois, de draps et d'une couverture. Ces utiles institutions sont sous la direction du cardinal-vicaire, qui délègue un ecclésiastique pour gérer la petite rente des *ricoveri*.

S. Galla est destiné aux hommes. On y compte 224 lits répartis de la manière suivante : 5 dortoirs communs, une salle à part pour 9 galeux, un dortoir particulier pour 11 ecclésiastiques. A la fête de S. Galla, on sert un repas complet à tout le monde ; en temps ordinaire, l'établissement donne la soupe chaque matin. Ce *ricovero* a été fondé au dix-septième siècle, par la charitable famille des princes Odescalchi.

Les femmes sont admises à S. Luigi Gonzagua, établissement assez vaste pour contenir 60 lits, nombre que la faiblesse des revenus a forcé à réduire de moitié. On n'admet ni les femmes enceintes, ni celles qui sont affectées de maladies contagieuses.

L'*ospizio ed archiospedale della santissima trinità de' pellegrini e convalescenti* est une institution qui date du commencement du quatorzième siècle. Elle a été créée dans un double but : l'hospice héberge les pèlerins qui, à certaines époques, affluent à Rome, de toutes les parties de la chrétienté ; il est ensuite destiné aux convalescents sortant des hôpitaux et auxquels un air plus pur et quelques jours de repos sont nécessaires.

650 pèlerins trouvent place aux réfectoires, et 224 dans les dortoirs ; 40 femmes peuvent être couchées et 300 s'asseyent à la table de l'hospitalité. Les lits sont assez larges pour recevoir 2 personnes, quand le besoin du moment l'exige. Le nombre des individus admis à l'hospice des pèlerins est énorme dans les grands jubilés : en 1625, il est monté à 582,760, dont 460,269 hommes et 122,491 femmes.

C'est surtout comme hospice de convalescents que cette institution doit attirer notre attention. Les Anglais sont justement fiers de *la Samaritaine*, dont le but est le même ; mais Rome les a devancés dans la création de cette œuvre dont l'utilité est tellement connue, que tout commentaire à ce sujet devient inutile. Le nombre des convalescents qui figurent à la Trinité des pèlerins est généralement de 95; mais ce chiffre est souvent beaucoup dépassé. Les deux plus grands hôpitaux de Rome, S. Esprit et S. Sauveur, ont des voitures pour transporter leurs convalescents à l'hospice *della Trinità de' pellegrini.* Ils y passent ordinairement un petit nombre de jours. Un médecin, attaché à l'établissement, les renvoie à l'hôpital en cas de rechute. Leur régime alimentaire est ainsi fixé: le matin, un bouillon et 2 onces (1) de pain ; à dîner, 4 onces de soupe, 6 de pain, 6 de viande, 3/4 d'une foglietta de vin (2) et des fruits ; le soir, une soupe, 6 onces de pain, 4 de viande, même quantité de vin qu'au repas de midi.

Cet établissement s'entretient au moyen d'une rente de 16,600 scudi, et de 2,400 scudi fournis par le trésor. Un fond de 25,000 scudi, légué par le cardinal Lazarre Pallavicini, est placé à rentes qu'on laisse s'accumuler pour subvenir aux dépenses des grands jubilés. La Trinité des pèlerins reçoit, en outre, des aumônes qui lui sont d'un assez bon secours.

L'*ospizio e scuola di Sordomuti*, hospice et école des sourds-muets, a été fondé à Rome en 1830. Il admet 20 élèves, nombre auquel il faut ajouter 20 autres sourds-muets entretenus à l'hospice de Sainte-Marie-des-Anges. Les parents aisés payent 4 scudi par mois ; les communes font des versements pour les enfants pauvres qu'elles envoient à l'Institut ; enfin le trésor donne 300 scudi par an.

La *pia casa degli esposits in S. Spirito in Sassia*, ou maison des enfants trouvés, a été fondée à Rome en 1198 ; elle est donc antérieure à celle de Paris, mais postérieure aux établissements créés successivement à Milan, Novare, Montpellier et Marseille.

Suivons rapidement l'enfant abandonné, dans les différentes périodes de sa vie.

Le tour est aujourd'hui fermé ; mais il suffit, pour faire admettre l'enfant, de remplir certaines formalités bien faciles en comparaison des entraves que l'on rencontre chez nous. Le nouveau-né est inscrit, tous ses signes sont relatés sur le procès-verbal, et le *caporale* lui tatoue au pied droit une indélébile croix du Saint-Esprit. Il est alors placé dans une des trois grandes salles, de 50 lits chacune, qui constituent l'établissement. Des nourrices entretenues dans l'hospice allaitent les enfants ; ordinairement une femme a deux nourrissons et trois par exception. On garde ceux-ci le moins longtemps possible ; on les envoie en ville ou à la campagne.

---

(1) La livre romaine, de 16 onces, vaut 339 grammes.

(2) La faglietta vaut 0 litre 456.

Un régime substantiel était nécessaire pour permettre aux nourrices de la *pia casa* de remplir leurs obligations. Elles reçoivent par jour une livre (1) 8 onces de pain, une livre 4 onces de viande, 6 onces de potage, 3 foglietta de vin ; et, par semaine, une livre de fromage, demi-livre de salaison et 4 œufs. On leur donne environ 13 francs par mois.

La nourrice qui allaite chez elle reçoit l'enfant avec un petit trousseau, et 1 scudi par mois, pendant la période dite *a latte, de lait,* qui comprend quatorze mois. A cette époque commence la période *a pane* qui dure jusqu'à 12 ans pour les garçons, jusqu'à 10 pour les filles. A l'ouverture de cette période, la moitié du trousseau est renouvelé, et la nourrice touche 60 baiocchi par mois pendant le premier semestre, puis 40 seulement. D'autres sommes sont aussi versées à différentes époques; savoir : 10 baiocchi aux 6e, 12e, 18e mois de l'enfance, à titre de chaussures, puis 1 scudi chaque année pour l'habillement.

Le garçon à 12 ans, et surtout la jeune fille à 10, deviennent un très-grand embarras pour le gouvernement. Leur adoption par les familles dans lesquelles ces enfants ont été élevés, est favorisée par tous les moyens possibles, et il arrive en effet que le nourrisson trouve ainsi de nouveaux parents ; mais ce moyen d'écoulement est bien loin de suffire. Les enfants réclamés par leurs parents ne sont pas non plus bien nombreux. C'est la mort qui contribue le plus, dans les premières années, à empêcher l'encombrement.

A l'aide de quelques sacrifices temporaires, l'administration parvient à mettre les garçons à même de pourvoir à leur subsistance. Autrefois, sous l'administration française, on les envoyait, à 12 ans, à la florissante colonie agricole de Monte-Romano ; aujourd'hui ils sont dirigés sur la maison de Sainte-Marie-de-la Providence, près de Viterbe. Là ils apprennent un état ; puis ils vont courir le monde, avec une petite avance de 10 scudi, quand ils atteignent la vingtième année. On leur conserve officiellement le nom de *esposíti, spositi, proietti,* dénominations qu'il serait désirable de voir disparaître.

Mais que va devenir la jeune fille que les primes accordées aux familles n'ont pu faire adopter, ou que ses parents n'ont pas réclamée? Elle est reçue dans un établissement appelé *Conservatoire des bâtardes,* où elle passe souvent sa vie tout entière, peu utilement pour la société, et tristement sequestrée du monde. Chaque jour ce conservatoire se remplit ; il regorge aujourd'hui. Deux commandeurs du Saint-Esprit, monsignor Virgilio Spada, et monsignor Francesco Febei, ont compris que, de l'introduction du travail dans ce conservatoire résulteraient des avantages multiples : amoindrissement des charges du trésor, amélioration de la moralité et du bien-être physique des enfants trouvés, destruction de ces funestes habitudes d'oisiveté qui font préférer aux jeunes filles la retraite inoccupée dans leur conservatoire, à une vie laborieuse

(1) Nous continuerons à nous servir des mesures romaines.

et libre dans le monde, enfin moyen de faciliter les mariages en permettant aux jeunes filles d'augmenter leur dot du produit de leur travail. Malheureusement les principes établis par les deux commandeurs n'ont pas complétement fructifié ; quelques vieilles oisives incorrigibles prêchent un exemple trop contagieux, et le grand vice de paresse étiole encore trop souvent le cœur et l'intelligence de ces pauvres filles, mortes pour le monde et travaillant médiocrement pour le ciel.

L'administration dote les enfants trouvés qui veulent se faire religieuses. Mais nous ne considérons pas cette munificence comme une porte ouverte à l'activité. Ce jugement ne paraîtra plus sévère quand nous aurons dit que les saintes femmes que nous connaissons en France sous le nom de sœurs de Saint-Vincent-de-Paule, sont encore à imiter à Rome.

Cent scudi sont accordés aux jeunes filles qui se marient, et, dans quelques circonstances, la dot peut même aller à 600 scudi ; mais les mariages, fréquents autrefois avec une dot moindre, sont devenus plus rares aujourd'hui. Pie II avait institué trois processions annuelles, dans lesquelles les bâtardes, escortées des chantres et des chanoines de Saint-Esprit, défilaient processionnellement par les rues, aux yeux de la foule accourue à ce spectacle. Le but de cette exposition de jeunes filles était d'amener des mariages ; en 1647, il se contracta 73 unions. Cette exhibition, qui avait certes son bon côté au point de vue de l'économie, a été abolie au commencement du dix-huitième siècle.

Dans les États pontificaux, on compte 34 hospices pour les enfants trouvés. Les expositions, dans une année, sont comme 1 est à 841 habitants. Il nous est impossible d'établir la proportion pour la ville de Rome isolément, parce que bien des mères de la campagne apportent leurs enfants à la *casa pia di San-Spirito*. Cet établissement reçoit annuellement 834 exposés. En comptant en bloc les jeunes enfants qui sont à la *casa pia*, en nourrice, ou qui résident au Conservatoire, on arrive à un total de 3,168 individus ayant figuré chaque année. La moyenne des sujets présents à un jour donné est de 2,300. La mortalité a été de 6,426 pour la période décennale, ou 27 pour 100 individus présents. Cette mortalité porte presque entièrement sur les jeunes enfants encore en nourrice et sur les premières années de la vie. Le Conservatoire *per le bastarde* compte, en moyenne, 558 filles, et l'établissement de Viterbe, 9 garçons seulement.

Le nombre des expositions a suivi une progression croissante, mais non graduelle, dans son ascension :

813	exposés en	1831
739	—	1832
804	—	1833
763	—	1834
804	—	1835

804	exposés en	1836
999	—	1837
846	—	1838
836	—	1839
922	—	1840

La statistique suivante, composée d'après les documents fournis par monsignor Morichini, permettra, à l'aide de moyennes portant sur dix ans, d'apprécier le sort qui attend les enfants exposés.

Mâles exposés dans une année	424
Filles id. id.	410
Enfants en nourrice pendant l'année	1,747
Nombre de filles figurant au Conservatoire	558
Nombre de garçons figurant dans l'établissement de Viterbe	9
Filles admises au Conservatoire pendant l'année	18
Total	3,168
Enfants rendus, pendant l'année, à leurs parents légitimes	74
Enfants concédés à des familles	66
Rentrés au Conservatoire, et à Viterbe	20
Morts en nourrice ou à la *Pia casa*	642
Décès des jeunes filles du Conservatoire	10
Mariages id. id.	7
Sorties, rendues à leurs parents	1
Restants dans l'établissement, à la *Pia casa*, au Conservatoire, etc	2,352
Total	3,166

Ce serait une chose triste si, dans la ville des papes, les fruits des amours coupables trouvaient seuls un asile ouvert par la charité publique. Nous sommes loin d'être autorisé à articuler ce reproche. D'abord la *casa pia* recueille bon nombre d'enfants qui ne peuvent être conservés par leurs parents nécessiteux ; en second lieu, il existe à Rome une foule d'hospices, crèches, asiles ou conservatoires pour les orphelins et pour les enfants pauvres. On en compte cinq, destinés à 919 garçons, et dix-sept contenant 1,204 places pour les filles. En ajoutant à ce nombre 40 sourds-muets, les enfants trouvés, les vieillards, dont nous parlerons tout à l'heure, enfin les élèves des instituts agricoles et industriels, on arrive au chiffre énorme de près de 5,500 individus plus ou moins complétement élevés, nourris, entretenus gratuitement par la charité publique (1).

(1) Voilà ce qui devrait ou pourrait être ; mais nous ne garantissons pas que cela soit tout à fait ainsi.

Une courte description de quelques-uns de ces établissements suffira pour donner une idée assez exacte de l'institution dans son entier.

L'Ospizio di S. Maria degli angeli, fondé par Pie VII, entretient 450 garçons et 500 filles. On y recueille les enfants des familles pauvres, surtout les orphelins. Les garçons sont reçus de 7 à 12 ans et sortent toujours avant 20 ans, après avoir appris un métier ou même un art, et avoir reçu l'instruction élémentaire, qui consiste dans la lecture, l'écriture et l'arithmétique. Les filles qui ne se font pas religieuses, ou qui ne trouvent pas à se placer, restent dans l'établissement, qui se trouve conséquemment toujours avec un surplein de sujets du sexe féminin, tandis que les garçons ne l'encombrent jamais.

Le régime alimentaire est fixé comme il suit : avant 15 ans, 15 onces de pain par jour, 4 de viande, 3 de soupe, 5 de légumes, un tiers de foglietta de vin ; après 15 ans, 20 onces de pain, 6 de viande, 3 de soupe, 5 de légumes, un tiers de foglietta de vin. Les jours de fête, il y a un demi-foglietta de supplément. Ces aliments sont distribués en trois repas.

L'établissement n'a que 400 scudi de revenu, mais le trésor donne 12 baiocchi par jour pour les enfants au-dessus de 12 ans, et 10 et demi avant cet âge. Cet hospice dispose aussi de 608 scudi, provenant d'un impôt sur les abattoirs, *tassa di zampetti*, et se fait quelques mille scudi par les travaux de ses élèves. Les produits qui sortent de la maison sont surtout destinés aux fournitures militaires.

L'ospizio apostolico di S. Michele est le plus vaste établissement de ce genre. Il a été fondé par un Odescalchi. Il est divisé en quatre grandes classes : vieillards, vieilles femmes, enfants mâles, filles.

Les vieillards, au nombre de 120, entretenus gratuitement, et de 20 pensionnaires, doivent être Romains et domiciliés dans la ville depuis plus de cinq ans. On n'admet pas ceux qui sont atteints de maladies incurables ou contagieuses. Un médecin visite à cet effet les individus qui se présentent. Ces vieillards sont partagés en deux catégories : les uns, aptes encore à quelques travaux, sont utilisés pour les besoins de l'établissement; les autres, infirmes, occupent un dortoir particulier et ne sont pas tenus de travailler. Deux prêtres pauvres, qui partagent les bienfaits de la commune hospitalité, remplissent leur ministère dans la maison.

Le régime est ainsi déterminé, par jour : 18 onces de pain, 4 de viande, et deux fois la semaine, légumes, soupe, et une foglietta de vin; au deuxième repas, un plat et salade.

Dans cet établissement comme dans presque tous les autres en général, on porte un costume uniforme.

Les femmes sont au nombre de 120, dont 30, plus jeunes que les 90 autres, sont employées au service.

Les orphelins figurent pour 200 dans la population de l'hospice; 100 autres garçons peuvent être admis moyennant 4 écus et demi par mois. On leur apprend à lire, écrire, compter; on leur enseigne ensuite un métier, ou même un art, comme la *peinture* ou la *sculpture*. Ceux qui embrassent cette carrière suivent les classes du Capitole.

Le conservatoire des filles contient 240 places, presque toutes données gratuitement. On leur apprend ce qui est nécessaire pour qu'elles puissent se rendre utiles plus tard; mais beaucoup ne sortent que pour se faire religieuses.

Saint-Michel a le privilége de fournir de drap la troupe et le palais pontifical. Ses travaux, bien organisés, lui sont d'un certain rapport. On y fait des tapis qui imitent de loin nos Gobelins. Ses revenus et la somme donnée annuellement par l'État montent à 50,000 scudi.

Nous avons parlé de la colonie de Monte-Romano, institut agricole sur lequel on dirigeait autrefois les enfants trouvés, pour leur apprendre les travaux de la campagne. Il est fâcheux qu'on n'ait pas persévéré dans cette institution, si florissante lors de l'occupation française, et qu'on n'ait pas donné d'extension à cette heureuse idée d'employer les bras à la mise en culture de quelques points du désert romain.

Il existe aujourd'hui, sous le nom de *Pio istituto agrario di S. Maria della misericordia*, une institution datant de 1841, qui a pour but de façonner aux travaux agricoles et à la dure vie du campagnard, 150 à 200 pauvres jeunes gens. Les terrains qu'ils exploitent s'étendent non loin de la *Porta-Salara*. On apprend en outre aux élèves à lire, écrire et calculer.

Il nous a semblé que, dans le but d'habituer ces jeunes gens au régime qu'ils subiront plus tard, quand ils deviendront campagnards, on les prive beaucoup trop de viande. Ils sont, du reste, entourés des soins hygiéniques nécessaires dans la plaine assez peu salubre sur laquelle ils promènent la charrue et la houe. Le matin, ils ne sortent pas à jeun; ils ne boivent pas d'eau pure; il leur est enjoint de ne pas se découvrir quand ils ont chaud; enfin, défense expresse leur est faite de dormir les fenêtres ouvertes.

On a calculé que 6,000 scudi suffisent annuellement pour l'entretien de 150 élèves.

En parlant des enfants trouvés, nous nous sommes étendu sur l'encombrement qui survient dans le conservatoire des filles, les sorties restant toujours à un chiffre bien moins élevé que les entrées. Le même grave inconvénient existe pour les dix-sept maisons donnant asile à 1,294 jeunes filles.

La munificence du pays et la générosité des riches familles ont institué, pour remédier à ces maux, un système de dotations organisé de la façon la plus large. Douze cents jeunes filles sont dotées à Rome, chaque année. La somme qu'elles reçoivent varie selon les institutions sous le régime desquelles elles ont été élevées; mais la dépense annuelle totale étant de 39,700 scudi, on pourrait estimer chaque dot à 33 scudi. L'*archiconfraternità della santissima annunziata* donne en effet à chaque jeune fille une somme qui va en moyenne à 30 scudi ; mais les divers *conservatorii per le fanciulle*, le conservatoire des bâtardes de Saint-Esprit, dépassent de beaucoup cette somme, grâce aux bénéfices que la jeune fille a pu réaliser par son travail, et aux dons de ses camarades qui, devenues trop vieilles pour songer au mariage, consacrent leurs économies au bonheur de leurs jeunes compagnes. C'est de cette manière que les dots dépassent souvent 100 scudi, et vont même jusqu'à six fois cette somme.

Ces dots, comme nous l'avons déjà dit, sont loin d'être données toutes aux orphelines qui se marient ; la somme exigée pour première mise, des jeunes filles qui se font religieuses, en absorbe une grande partie.

C'est ici le lieu de nous expliquer sur une proposition émise au commencement de cette LETTRE : le travail n'intervient, dans l'œuvre de bienfaisance publique à Rome, que sur un point fort restreint, de sorte que les fruits en sont incomplets.

En effet, on a introduit ce travail dans les asiles, dans les hospices ; et il en est résulté une amélioration morale pour les individus, des bénéfices matériels pour ceux-ci, pour l'établissement et pour le trésor, avantage dont on devine trop aisément le mécanisme et les détails pour qu'il soit nécessaire d'insister sur ce chapitre.

Mais le travail, en apparaissant dans les communautés, n'a pris droit de domicile que sur un terrain bien circonscrit ; la masse libre, le peuple, est restée sous le poids de l'inactivité, et a même subi des pertes par suite de la concurrence des maisons de charité livrant à bas prix le résultat de ses travaux. En France, quelques voix se sont élevées, surtout dans ces derniers temps, en faveur des ouvrières des villes, privées quelquefois de travail par le bon marché des confections sorties des maisons de correction et des communautés. En Italie, où d'une part ces institutions sont proportionnellement plus nombreuses, où, d'autre part, moins de travaux s'exécutent au dehors, la gent laborieuse a souffert un bien plus grand dommage.

Le gouvernement n'ayant pas su, par des efforts intelligents et au moyen de sacrifices bien entendus, fournir à la masse les éléments sur lesquels son activité stimulée pût employer ses forces, et une partie de ces éléments ayant même été exploités à son détriment par les maisons de refuge ou de bienfaisance, il en est fatalement résulté les conséquences qui suivent. Les individus que le gouvernement prend sous sa garde sont condamnés, le plus souvent, à naître, vivre et mourir sous le toit de la communauté, la vie libre et individuelle ne pouvant leur fournir assez de travail pour leur permettre de pourvoir à leur subsistance. Aussi les portes qui s'ouvrent sur le monde sont-elles d'étroites filières, tandis que, des bureaux de bienfaisance aux couvents, les communications sont larges et fréquentes. D'après les statistiques de monsignor Morichini, on compte à Rome, sur une population de 154,632 âmes, 6,000 ecclésiastiques, religieux et religieuses. Cette forte proportion viendrait-elle de l'instinct religieux des masses? Sa cause n'est pas là, nous l'avons dit.

Nous croyons que la source du mal ne saurait être méconnue : défaut d'activité des populations, absence de commerce, d'industrie, d'agriculture, d'émulation. Mais tout fait espérer que le libéralisme du pontife actuel et l'influence française sauront imprimer au peuple la tendance au bien être, à la possession, à la liberté individuelle, et le besoin de l'activité, du travail, de la production, ces éléments sur lesquels une sage liberté doit exercer et dépenser ses forces.

§ II. — HÔPITAUX.

Les hôpitaux de Rome se partagent en deux grandes classes : hôpitaux nationaux, hôpitaux étrangers. Les premiers, destinés aux sujets du souverain pontife, ne sont néanmoins pas fermés aux autres peuples ; les seconds, entretenus par divers gouvernements de l'Europe, sont réservés chacun à sa nationalité. Les établissements qui rentrent dans cette catégorie étaient très-nombreux à l'époque où Rome, reine des arts et dominant le monde par la religion, attirait dans son sein une multitude de fidèles, de savants et d'artistes, accourus de tous les pays de la chrétienté. Aujourd'hui, le nombre de ces hôpitaux est réduit à neuf, parmi lesquels nous citerons seulement *S. S. Ambrogio e Carlo*, et *S. Maria di Loreto de' Fornari.*

Les hôpitaux romains proprement dits vont appeler toute notre attention.

Les uns sont destinés aux fiévreux, à savoir, *San Spirito in Sassia*, pour les hommes; *S. Salvatore*, pour les femmes; *Ben Fratelli*, pour les deux sexes affectés de maladies aiguës. Les autres s'ouvrent aux affections externes ; ce sont : *S. Giacomo*, destiné surtout aux maladies chroniques et aux vénériens, hommes et femmes; la *Consolazione*, dont la spécialité consiste à recueillir les individus atteints de lésions qui exigent de prompts secours; *S. Rocco*, qui reçoit les femmes en couche; et *S. Gallicano*, les affections cutanées. *S. M. de Jérusalem* est réservé aux militaires. Nous avons parlé de la *Trinité des Pèlerins*, où sont admis les convalescents. Il existe enfin un hôpital de fous, sous le nom de *Ospedale di S. Maria della pietà de' poveri pazzi.*

Voici la contenance de ces divers établissements :

San Spirito	1,616 lits.
San Salvatore	576
San Giacomo	384
S. Maria della Consolazione	157
S. Gallicano	238
S. Rocco	26
S. Maria de' poveri pazzi	420
S. M. ordine Gerosolimitano	500
Ben Fratelli	74
Neuf hôpitaux de diverses nations	50
Trinité des Pèlerins, pour les convalescents	480
Total	4,521 lits.

Ce nombre est bien au-dessus des besoins journaliers; ordinairement sont occupés 1,839 lits, dont 712 pour affections internes, 403 pour maladies chirurgicales, 232 dans divers établissements spéciaux, à l'hôpital militaire, à *Ben Fratelli*, 392 à l'hôpital des fous, 100 pour les convalescents de la Trinité des Pèlerins.

D'après monsignor Morichini, dans dix ans, de 1831 à 1840, il est entré aux hôpitaux de Rome 165,462 fiévreux, dont 15,996 ont succombé, c'est-à-dire 9,66 pour 100; 36,807 blessés, dont 3,077 sont morts, ou 8,35 pour 100; 1,061 fous, dont 431 sont décédés, ou 40,62 pour 100; enfin, les hôpitaux spéciaux, *Ben Fratelli* et *S. M. de Jérusalem*, donnent 11,169 entrées, 783 morts, ou 7,05 pour 100; et la Trinité des Pèlerins a reçu 111,765 convalescents, dont aucun n'a succombé. Total, 214,499 entrées, 21,291 décès, ou 9,29 pour 100.

La proportion des employés est de 3 pour 10 malades.

Les hôpitaux sont loin d'être tenus tous avec des soins pareils; aussi *Ben Fratelli* et *S. Giacomo* nous ont paru laisser peu à désirer, tandis que *S. Esprit* ne mérite pas les mêmes éloges.

A Rome, où tant de femmes embrassent la vie religieuse, on pourrait s'attendre à voir tous les hôpitaux desservis par des sœurs consacrant leur vie à l'œuvre la plus méritoire aux yeux de la religion, au soin des pauvres malades qui, dans l'esprit de l'Évangile, sont les enfants de Dieu. Il n'en est pas ainsi : la vie à peu près inoccupée du cloître a plus d'attraits pour la nature apathique du peuple, que l'abnégation, le dévouement, l'existence laborieuse de la sœur de Saint-Vincent de Paule. On trouve bien, à Rome, des religieuses dans certains hôpitaux de femmes; mais elles n'ont pas su, comme chez nous, s'attirer la vénération et la reconnaissance; elles exercent un métier plutôt qu'un sacerdoce.

Pie IX, qui n'ignore pas les côtés faibles de sa nation et qui cherche partout des remèdes à ces maux, a dernièrement mandé de France 5 sœurs, attachées aujourd'hui à l'hôpital militaire Saint André; il est à désirer que l'exemple de ces saintes femmes fasse des prosélytes. Il irritera d'abord sans doute, mais nous avons trop bonne opinion des Italiens, pour ne pas croire qu'il finira par toucher et convaincre.

L'administration de la plupart des hôpitaux de Rome fourmille d'irrégularités, d'abus déplorables, et trop souvent le malade ne reçoit que les miettes de la table des employés. Saint-Esprit surtout demande une réforme radicale; on nous a assuré que les plaies y sont si nombreuses et si profondes, que le souverain pontife lui-même a presque désespéré du remède. Il est vulgairement reconnu que les employés s'engraissent aux dépens du malade; aussi, lors de la fondation de l'hôpital militaire de *S. M. de Jérusalem*, en 1841, a-t-on statué, dans le règlement, que les employés ne seraient pas nourris dans l'établissement. L'archevêque Morichini nous en donne les motifs : c'est pour éviter que les employés, arrêtant au passage les morceaux de choix, le malade ne soit réduit, comme dans les autres hôpitaux, aux aliments de seconde qualité. A Saint-Esprit, non-seulement les fonds étaient détournés de leur but et gaspillés, mais la razzia s'exerçait sur tout : vivres, linge, médicaments, ustensiles, jusqu'au mobilier, tout sortait de l'établissement. Monseigneur Morichini a fait les efforts les plus louables, sinon les plus efficaces, pour arrêter ces inconcevables désordres.

Pour qu'on ne nous accuse pas de partialité et d'aveuglement, fruits d'une piété nationale outrée, déclarons immédiatement qu'en France nous sommes loin de la perfection. Nous ne parlerons pas des hôpitaux civils, dans lesquels pourtant nous avons assez vécu pour en dévoiler le côté peccant, mais nous dirons un mot des hôpitaux militaires, dont les comptables font bien souvent une fortune scandaleuse. De là cependant il y a loin à ce qui se passe à Rome. Chez nous les bénéfices sont réalisés surtout à force d'industrie, d'habileté, de simplifications, par la stricte économie, par l'entente des achats ; de manière que le comptable peut s'enrichir sans nuire bien ostensiblement au malade tandis qu'à Rome, on prend dans le chaos, à pleines mains, partout, au hasard, sans qu'un rayon de soleil puisse jamais percer ces épaisses ténèbres pour montrer le coupable.

L'administration des hôpitaux se composait à peu près exclusivement d'ecclésiastiques et de dignitaires ; Pie IX y a introduit des hommes de l'art. Nous voyons avec satisfaction le professeur Carpi, digne en tout point de cet honneur, dans une nouvelle commission qui, se substituant aux commissions spéciales des hôpitaux, dirige aujourd'hui *San Spirito*, *S. Giacomo* et *S. Gallicano*. On parle même de confier la direction de tous les hôpitaux à ce conseil, présidé par monseigneur Morichini. Cette unité d'impulsion et de contrôle permettra d'entrer franchement dans la voie des réformes radicales, et d'extirper les abus qui, dans chaque établissement, se perpétuent de génération en génération.

Les hôpitaux de Rome ne sont généralement pas situés dans les quartiers salubres. Les collines couvertes de palais et d'habitations, et le centre de la ville, passent à juste titre pour les positions les plus saines ; mais là aussi les emplacements sont chers et les propriétés divisées, de sorte qu'il devenait bien difficile d'y fonder des établissements aussi vastes que les hôpitaux. Voyons si l'hygiène intérieure compense ce qui manque à la salubrité du site.

Depuis nombre d'années déjà, on a reconnu, en France, les inconvénients des salles trop vastes. A Rome, on suit les anciens errements, et les vices se décuplent par l'exagération du système. Les salles sont sans doute très-amples dans tous les sens, de hauteur aussi bien qu'en longueur, de manière à présenter un énorme cubage, mais l'agglomération des malades est telle, dans certaines circonstances, que l'air finit par manquer. Nous avons vu, à Saint-Esprit, près de 400 hommes dans le même local. Dans ces vastes salles, on ne dispose pas les lits par longues files laissant une rue entre chaque série et une ruelle entre chaque lit. Contre les murs de la salle, les lits sont rangés par groupe de deux ou trois se touchant bout à bout, c'est-à-dire tête à pied ; on conserve seulement un étroit passage entre chaque groupe. En vain la salle est-elle élevée; avec six rangs de lits sur le sol, la couche inférieure de l'atmosphère doit être perpétuellement viciée, surtout si un bon système de ventilation ne vient pas continuellement la brasser. Or nous avons à signaler les plus grands *desiderata* à ce sujet. Les fenêtres sont percées à 3, 4 ou 5 mètres au-dessus du plancher, et les ventouses manquent presque partout sous les lits ; de manière que les courants n'ont aucun accès dans la partie inférieure. Plusieurs salles possèdent une longue galerie qui fait le tour du local, à la hauteur des fenêtres, galerie destinée aux malades qui veulent s'égayer en regardant dans la rue. Elle a malheureusement un inconvénient, c'est d'empêcher l'air de tomber des fenêtres le long du mur, pour aller se substituer aux couches qui stagnent dans les angles, contre des parois sans ouvertures. Enfin, ces fenêtres insuffisantes et mal placées sont presque toujours closes, de sorte que l'on se prive ainsi du peu de bénéfice qu'on pourrait en retirer. Ces réflexions sont surtout applicables à Saint-Esprit ; nous verrons que, dans la construction de la salle neuve de *San Giacomo*, on a fait preuve d'une meilleure entente de l'hygiène.

Si nous avons insisté aussi longuement sur l'aération et l'encombrement, c'est à cause du rôle majeur que ces deux éléments jouent dans l'hygiène des hôpitaux et des monuments publics destinés à renfermer une assemblée nombreuse. Il serait fortement à désirer qu'on pût appliquer aux hôpitaux de Rome le système Léon Duvoir, qui allie si heureusement les exigences du chauffage et de la ventilation, système qui a déjà reçu une heureuse application à Beaujon, à la Madeleine, à l'Observatoire, au Luxembourg, et dont M. Boudin s'est fait le parrain dans le monde médical.

Des arrêtés récents de police sanitaire ont condamné les cimetières que presque tous les hôpitaux possédaient dans une de leurs cours. Ces cimetières consistaient en caveaux dans lesquels on jetait pêle-mêle tous les cadavres.

Quand on examine philosophiquement l'histoire des secours publics et notamment des hôpitaux à Rome, deux réflexions capitales frappent l'esprit. Mais, pour se rendre compte des phases qu'a parcourues cette histoire, il faut ne pas perdre de vue la nature du régime gouvernemental.

Et d'abord, on s'aperçoit que les secours publics ont été organisés, dès l'origine, d'une manière moins imparfaite et plus large que dans les autres pays de l'Europe. Il ne pouvait en être autrement, sous des princes dont la religion est la bannière et la charité la devise. Nous voulons parler ici surtout des hôpitaux. Certes, à l'époque où l'Hôtel-Dieu de Paris offrait le spectacle profondément triste et navrant dont on peut voir la saisissante peinture dans le rapport de Bailly, Ténon et Lavoisier, les hôpitaux de Rome étaient organisés d'une manière moins défectueuse. Telle est la première conséquence du gouvernement religieux; il est tout à l'avantage et à la louange de celui-ci.

Mais il n'en est plus de même quand on parcourt les périodes qui se sont succédé depuis ces périodes déjà reculées jusqu'aux temps modernes. Le progrès s'est arrêté ; après avoir été en avance, on se trouve aujourd'hui fort en retard à Rome. C'est que la vivacité des lumières n'est pas en rapport avec la ferveur de la charité. Or si cette vertu théologale peut tout quand il ne s'agit que de fonder, les lumières doivent indispensablement intervenir, quand il faut appliquer, perfectionner, quand il est question d'administration, d'économie, d'hygiène et de science.

Nous n'avons pas craint de formuler nettement notre opinion, dût-elle se traduire par une sorte de reproche, parce que cet état de choses ne peut manquer de s'améliorer rapidement, par l'influence d'un pontife dont le but est de répandre la lumière, tout en ravivant la charité.

Les médecins des hôpitaux sont divisés en *primarii* et *sostituti*. Les premiers se font appeler professeurs et se recrutent, par voie de concours, parmi les *sostituti*. La place de *primario*, à laquelle on est nommé à vie, est fort recherchée ; elle donne une position honorable dans le monde et attire la clientèle. A Saint-Esprit, un *primario* a 228 scudi de solde annuelle, plus le pain et le vin ; un *sostituto*, 36 scudi seulement, mais il a droit en outre au logement et à la nourriture complète. Le concours pour devenir *sostituto* consiste communément en deux épreuves, l'une orale, l'autre écrite. Il est beaucoup moins sérieux que les épreuves auxquelles on soumet, à Paris, les aspirants au titre de médecins du bureau central des hôpitaux.

Les classes établies dans le personnel chirurgical correspondent à celles que nous avons signalées dans la médecine. Ce sont les *primarii* et les *assistenti*. Leur solde est, en général, un peu plus faible que celle des médecins, excepté pourtant dans les hôpitaux où la chirurgie occupe le premier rang comme importance. Ainsi, à *S. Giacomo*, le médecin n'a que 10 scudi par mois, et le chirurgien 24.

Outre les hommes de l'art occupant comme titulaires l'une des quatre positions nommées ci-dessus, il en est qui s'y rattachent comme *honoraires*. Ces médecins n'ont point d'appointements, à moins qu'ils ne soient appelés, en cas de besoin, à prendre la direction d'un service.

Dans l'Université pontificale, il existe une séparation complète entre la médecine et la chirurgie ; chacune de ces deux sciences s'exerce en vertu de diplômes spéciaux ; les élèves en puisent les éléments à des cours différents. Cette scission, l'interdiction faite au médecin d'exercer la chirurgie, au chirurgien de faire de la médecine, exigent un double personnel pour chaque salle de malades. Il est fort singulier de voir, dans un service de blessés, le chirurgien visiter ses malades et prescrire les topiques qu'il juge convenables ; puis, quand tout est terminé, le médecin reprendre chaque malade et formuler les prescriptions. On peut dire qu'en général le chirurgien occupe encore, en Italie, la position relativement inférieure qu'il tenait en France, il y a un siècle, à l'égard du médecin.

Les chefs de service sont tenus de voir leurs malades deux fois par jour.

C'est plus d'exigence que dans nos hôpitaux civils de Paris; mais on sait que les médecins militaires sont astreints aux mêmes obligations.

On trouve à Rome l'analogue de nos internes et de nos externes. Les *caporali*, qu'on doit ranger dans la première catégorie, reçoivent, à Saint-Esprit, 14 scudi par an, et sont logés et nourris. D'autres étudiants remplissent les fonctions d'externes et jouissent également de quelques avantages pécuniaires ou en nature. Ils portent, dans l'établissement, un costume particulier, une sorte de simarre, de couleur variable, selon l'hôpital; à *S. Giacomo*, elle est rouge. Un personnel spécial est attaché aux professeurs de clinique interne et externe. Enfin, des individus revêtus des bas grades universitaires ventousent, font les saignées, rasent, appliquent les sangsues. On les connaît sous les noms de *maggiori*, *unzionarii*, *mignattori*, etc.

La pharmacie se fait généralement avec un peu de laisser aller. L'incertitude de l'approximation remplace trop souvent, même pour les substances actives, la rigueur de la balance et de la mesure. Le matériel n'est pas toujours convenable. Ainsi, à *San Spirito*, on mettait, dans des petits pots couverts de papier, les potions destinées à nos soldats. Il est évident que la fiole bien bouchée ne peut pas ainsi être remplacée par un vase mal clos, qui laisse pénétrer l'air de toutes parts, et ne s'oppose pas à l'évaporation des substances volatiles.

Après ce coup d'œil général sur les hôpitaux de Rome, consacrons quelques lignes à chacun d'eux en particulier.

L'archiospedale di San Spirito in Sassia, le plus grand établissement hospitalier de Rome, développe ses longs bâtiments sur la rive droite du Tibre, non loin de Saint-Pierre, dans un quartier peu sain. Il occupe l'emplacement de l'hospice fondé au huitième siècle par Sena, roi des Saxons, qui, s'était retiré à Rome après avoir abdiqué. Bien des fois dévasté et rétabli, pendant les invasions et les troubles qui ont agité le moyen âge, il doit ses derniers bâtiments à Pie VI. Il est divisé en deux parties par une rue, qui sépare l'hôpital proprement dit de l'aile construite sous le pontificat du pape que nous venons de nommer. Les vastes bâtiments de la succursale contiennent 840 lits; ils sont desservis par les communs du vieil hôpital.

Saint-Esprit est exclusivement réservé aux hommes fiévreux. On peut y loger 1,616 lits, dont une faible partie est occupée dans la bonne saison; mais, pendant le règne endémo-épidémique, la succursale, jusqu'alors fermée, ouvre ses portes aux citadins et surtout aux campagnards atteints de fièvre paludéenne. Il est bien rare que plus de 1,000 lits soient occupés à la fois; année commune, le chiffre des malades oscille entre 7 et 800.

C'est à Saint-Esprit que se font les cliniques médicale et chirurgicale. Les quelques blessés admis dans l'établissement sont ceux que le professeur désigne, de sorte que le choix des malades peut suppléer jusqu'à un certain point à leur nombre beaucoup trop restreint. Autrefois la clinique chirurgicale se faisait à *San Giacomo*. Les salles de clinique médicale ne peuvent recevoir que 12 hommes et 6 femmes, mais le professeur a le droit d'aller recueillir dans tous les services, et même dans les différents hôpitaux, les sujets qui lui semblent présenter le plus d'intérêt.

Saint-Esprit possède, pour les besoins de l'enseignement, un grand amphithéâtre de cours, un petit cabinet d'histoire naturelle, un assez beau musée d'anatomie normale et pathologique, un amphithéâtre d'anatomie, enfin la riche bibliothèque Lancisienne, ainsi nommée de son célèbre fondateur. L'église de Saint-Esprit appartient aussi à l'hôpital. On y lit sur chaque pierre le nom d'un professeur célèbre dans l'endroit; mais l'attention se fixe sur la belle marqueterie de marbres précieux qui recouvre les dépouilles du plus célèbre d'entre eux, de Lancisi, auteur fécond auquel on doit surtout d'excellents travaux sur les *qualités natives et accidentelles de l'air de Rome*.

Les cours sont trop petites à Saint-Esprit, et le malade n'a pas le droit de s'y promener; l'ombrage des orangers, le murmure des eaux vives, la fraîcheur des arcades à la mauresque, sont réservés aux employés de la maison. Pendant l'occupation française, sous l'empire, on avait eu l'heureuse idée de jeter des clôtures en travers de la rue qui coupe l'établissement de manière à créer un vaste promenoir. La circulation n'en était nullement gênée, à cause des rues latérales. On n'a pas cru devoir imiter cet exemple pendant l'expédition actuelle.

L'établissement possède des fontaines et une salle de bains. Les lieux d'aisances sont assez bien organisés, des conduits, parcourus par des eaux courantes, enlèvent les immondices à mesure qu'elles sont déposées.

On compte 12 salles à Saint-Esprit; elles sont ou fort petites ou immenses.

En entrant par la grande porte, on trouve la salle gigantesque appelée *bracchio vecchio*, dont le centre est occupé par une chapelle recouverte d'un dôme qui ne manque pas d'élégance. D'un bout à l'autre de cette longue nef, nous avons mesuré à peu près 130 mètres; on peut estimer la largeur à 12, et la hauteur à un chiffre à peu près pareil. Malheureusement les fenêtres n'existent qu'à mi-distance du sol au faîte, et on les ouvre trop rarement pour renouveler l'air vicié par les exhalaisons des fiévreux. Nous avons vu ceux-ci entassés au nombre de près de 400 sur six rangs disposés de la façon que nous avons décrite plus haut.

Quand nous avons pénétré dans cette salle, en octobre 1849, nous avons été saisi par cet air lourd, chaud, nauséeux, saturé de miasmes et d'odeurs putrides. La physionomie des malades était triste, abattue, leur teint jaunâtre et plombé; la paresse des réactions, le brisement des forces, la tendance à la putridité, disaient hautement qu'un véritable empoisonnement s'infiltrait peu à peu dans l'économie des pauvres malades. C'était un petit monde que cette salle immense : ici un mourant qui râle (1), là des chiens qui jouent sur un lit; à côté

(1) Dans les circonstances ordinaires, on porte les mourants dans une salle à part.

d'un convalescent à qui l'on fait la barbe, un moribond se confesse et marmotte des prières; sur le matelas voisin se tient un tripot entouré d'un cercle nombreux et babillard; des infirmiers chargés de marmites contenant les vivres heurtent en passant un cadavre qu'on emporte; enfin, pour compléter ce tumulte et ce pêle-mêle, d'espace en espace sont installés des comptoirs où siégent en permanence des *caporali*, des pharmaciens, des aumôniers, qui se groupent tantôt ici, tantôt là, pour faire les petits cancans du jour.

Mais les murmures cessent; le prêtre monte à l'autel. Les aliments sont portés jusqu'auprès des marches, au moyen d'espèces de brancards; l'officiant récite quelques versets auxquels répond l'assistance, et la bénédiction termine la cérémonie. Le tumulte recommence alors; le bruit s'élève et se gonfle du cliquetis des cuillers et des fourchettes sur les plats d'étain et de terre cuite.

Ce spectacle eût été réellement des plus curieux, sans la tristesse qu'il inspirait.

De cette salle, on passe dans le *bracchio nuovo*, moins vaste, qui peut contenir 280 lits.

Dans la succursale, située de l'autre côté de la rue, les salles ne sont pas moins gigantesques. Le premier et le second forment chacun une galerie voûtée à trois nefs, soutenue par 84 piliers et pouvant recevoir de 300 à 360 malades. En restreignant le nombre des files de lits, ces locaux présentent d'assez bonnes conditions de salubrité. C'est, du reste, seulement pendant la saison fiévreuse que l'encombrement règne. Il est probable qu'il atteint bien rarement le point auquel nous l'avons vu arriver, à l'époque où notre entrée dans Rome a jeté dans l'hôpital une population insolite.

Les aliments se distribuent à des heures un peu irrégulières: le matin de sept à neuf heures; le soir de deux et demie à cinq heures. Voici le régime qui a cours dans l'établissement, comme dans presque tous les autres hôpitaux:

Terza. Bouillon avec jaune d'œuf; une, deux ou trois fois par jour.

Senza pane. Soupe, un œuf, eau et vin; deux fois le jour.

Dieta. Soupe, 4 onces de pain, 2 de viande, eau et vin; deux fois le jour.

A carne. Potage, 3 onces de viande, 6 de pain, vin; matin et soir. On peut ajouter à ces aliments un plat d'herbages, et le jour de la sortie le double de vin; cette portion s'appelle alors *far locanda*.

Seconda. Soupe, 4 onces de pain, un œuf, eau pour boisson.

Une carte portant un signe conventionnel est accrochée au lit de chaque malade et indique le régime ordonné par le médecin.

On touche des orgues trois fois la semaine, pendant la distribution. Cette coutume nous rappelle que, sous l'empire, la musique des régiments allait jouer dans les hôpitaux; Napoléon comptait beaucoup sur ce moyen pour éviter ou chasser la nostalgie.

La garde n'est pas montée par jour, comme cela se pratique dans nos hôpitaux; la journée est divisée en quatre quartiers. Les *caporali* font l'office d'internes de garde; ils ont des externes sous leurs ordres.

Le nombre réglementaire du personnel médical est ainsi fixé: quatre médecins *primarii* et quatre *sostituti*, deux chirurgiens *primarii* et deux *assistenti*. Les médecins honoraires sont en nombre variable.

Mgr. Morichini fait remarquer que, dans tous les autres hôpitaux de l'Europe, les médecins sont astreints à ne pas sortir d'une certaine liste de médicaments, tandis qu'à *San Spirito* ils peuvent puiser dans toute la pharmacopée. Peut-être ont-ils cette latitude parce qu'ils n'en usent jamais. Le fait est que beaucoup de médicaments usuels dans nos hôpitaux ne se trouvaient pas à la pharmacie de *San Spirito*, lors de notre occupation de l'établissement; et nous doutons, d'autre part, qu'aucune des substances familières aux médecins de *San Spirito*, ne soit monnaie courante dans nos hôpitaux français.

Les revenus de Saint-Esprit sont de 90,000 scudi, auxquels le trésor en ajoute 36,000 par an.

De 1831 à 1840 sont entrés à Saint-Esprit 134,916 malades, dont 11,455 sont décédés, ou 8,27 pour 100. La moyenne des journées de traitement a été de 13; la moyenne des malades présents de 500; la moyenne des employés, 169.

L'*archiospedale del Santissimo Salvatore ad Sancta Sanctorum*, dû à la libéralité d'un Colonna, est destiné aux femmes fiévreuses. Situé tout près de la basilique de *Saint-Jean-de-Latran*, il est séparé en deux corps de logis par la rue qui mène de cette église au Colysée. Sa fondation date de 1216. On peut y recevoir 576 malades distribués dans des salles un peu moins vastes que celles de *San Spirito*. Les lits y sont généralement plus espacés qu'à ce dernier hôpital; dans les circonstances ordinaires, un tiers seulement de ces lits se trouve occupé.

Les pansements et la petite chirurgie sont confiés aux sœurs hospitalières de la Miséricorde, qui sont à nos religieuses de Saint-Vincent de Paule ce que le clergé romain est au clergé français, c'est-à-dire dans un état d'infériorité incontestable. Mais, en évitant le tort si commun aux historiens et aux touristes, de juger les choses romaines au point de vue français, c'est-à-dire de prendre comme terme de comparaison ce qui se passe chez nous, on se relâche de sa sévérité, et l'on trouve que, pour des Romaines, elles s'acquittent convenablement de leur mission.

Deux médecins *primarii* et deux *sostituti*, un chirurgien *primario* et un *assistente* sont attachés à l'établissement. Les élèves en médecine ne suivent pas les visites. Les *assistenti* et les *sostituti* montent la garde, par période de vingt-quatre heures.

L'établissement jouit d'une rente annuelle de 32,000 scudi, grossi de 14,400 scudi fournis par le trésor.

Les statistiques décennales ne fournissent pas, à *S. Salvatore*, des résultats aussi satisfaisants qu'à Saint-Esprit, ce qu'il faut peut-être attribuer au nombre des sujets atteints d'affections chroniques reçus dans l'établissement, à l'insalubrité du site plongé dans la *malaria*, enfin surtout à l'état de misère et de détérioration des malheureuses femmes qui trouvent asile dans cet hôpital. Voici ces statistiques portant sur la période 1831 à 1840 :

30,546 entrées ;
4,541 décès ;
14,86 décès pour 100 ;
25 jours pour moyenne de traitement ;
209 présents à l'hôpital, en moyenne ;
72 employés, en moyenne.

L'archiospedale di San Giacomo in Augusta, fondé en 1339 par les Colonna, est situé dans le Corso, rue principale de Rome, non loin de la place *Del Popolo*. On y compte 384 lits destinés aux blessés et aux vénériens des deux sexes.

Les anciennes salles sont fort grandes, mais peu élevées, peu saines. Elles sont occupées par les femmes blessées et vénériennes.

Nous étant imposé, dans ces lettres, le devoir de dire surtout notre façon de penser, même dans les questions les plus délicates, nous récrierons-nous sur les idées étroites et inhumaines par suite desquelles on laisse ces infortunées dans des locaux insalubres, sous prétexte de leur faire payer des fautes dont leur mal est certes déjà une expiation ? Mille fois non. Si notre main s'armait des verges de la critique, ce serait sur Paris et non sur Rome que se dirigeraient nos coups. Il n'y a pas encore un an que nous visitions les hôpitaux de Lourcine et du Midi, où, malgré de notables améliorations, les salles non blanchies et sans air accusent hautement l'administration de professer des opinions qui, pardonnables à Rome, sont sans excuses en France. Et que serait-ce donc si, reportant nos yeux en arrière, nous jetions un regard sur le sort qui attendait les malheureux syphilitiques, sous les règnes impudiques et éhontés de Louis XIV et de Louis XV ? La moitié des malades se couchait (1), 4 par lits, de huit heures du soir à une heure du matin ; une seconde fournée remplaçait la première d'une heure à sept. La fustigation commençait le traitement ; la fustigation le terminait. Le vénérien attendait quelquefois six ou neuf mois qu'il plût de commencer à s'occuper de lui Entassés dans des soupentes qui n'avaient souvent que 2 à 3 mètres de haut, les malheureux ne pouvaient pas même se coller à la fenêtre pour respirer un air pur, car la fenêtre était clouée ou même murée ! Regardons-nous bien avant de critiquer les autres.

La salle neuve de *S. Giacomo* est certainement ce que nous avons vu de mieux en ce genre dans tout Rome. La critique ne peut s'attaquer qu'à son immensité. Les fenêtres s'ouvrent, il est vrai, à 4 mètres du plancher, et une

(1) Aux Petites-Maisons, à Bicêtre, à la Salpêtrière.

galerie règne tout autour de la salle, à cette même hauteur; mais la plus irréprochable propreté et un système d'aération bien compris remédient en grande partie à ces inconvénients. D'abord, à chaque extrémité de cette grande salle, de vastes fenêtres, pareilles pour la dimension à celles de nos cathédrales gothiques, occupent toute la paroi du haut en bas et peuvent servir à renouveler l'air dans toutes les parties du local. En second lieu, des ventouses sont percées sous les lits. Au moyen de portières de fer, munies d'ouvertures de grandeurs diverses, on peut aménager les courants. Enfin au plafond sont pratiqués des regards à opercules mobiles, donnant sur l'espace triangulaire couvert par le toit, percé lui-même d'œils-de-bœuf. Le prieur de la confrérie de Sainte-Marie del Popolo, dont nous regrettons de ne pas savoir le nom, nous a fait voir l'hôpital avec un empressement bien légitime quand on a un établissement si bien tenu à montrer.

De 1831 à 1840 ont été reçus 20,682 malades, dont 2,337 ont succombé, ou 11,29 pour 100. Nous avons dit que le chiffre proportionnel de la mortalité est plus élevé à Saint-Sauveur, hôpital des femmes fiévreuses, qu'à Saint-Esprit, destiné aux hommes affectés de maladies internes. La même différence existe entre les deux sexes, quant aux décès causés par les affections chirurgicales: 9,19 décès pour 100 hommes traités, 19,22 pour 100 femmes.

La moyenne du traitement est de 43 jours; la moyenne des malades présents, 245; la moyenne du nombre des employés, 74.

D'après les registres, très-bien tenus, la journée de traitement a été de 15 à 16 sous en 1847-1848.

La rente de *S. Giacomo* est de 32,000 scudi; le trésor public ajoute 16,780 scudi par an.

Le service médico-chirurgical est confié à deux médecins *primarii*, deux *sostituti*, deux chirurgiens *primarii*, deux *assistenti*, 16 étudiants. Autrefois les cours de clinique chirurgicale et d'anatomie se faisaient à Saint-Jacques; mais Pie VII a centralisé toute l'instruction pratique à Saint-Esprit.

L'*archiospedale di S. Maria della Consolazione* est destiné à recevoir les individus des deux sexes, affectés de lésions chirurgicales qui exigent de prompts secours. Il contient 157 lits. La besogne étant presque entièrement chirurgicale, le personnel est ainsi composé: un médecin *primario* et un *sostituto*, deux chirurgiens *primarii* et deux *assistenti*. L'établissement s'entretient au moyen de 12,000 scudi de revenu, et de 3,750 scudi donnés par le trésor public.

En dix ans, 9,006 entrées, 470 décès ou 5,21 pour 100. Les femmes fournissent encore ici le plus fort contingent à la mort: hommes 4,69 pour 100, femmes 7,54 pour 100.

L'*archiospedale di S. Maria e S. Gallicano* occupe l'ancienne maladrerie. Il est aujourd'hui ouvert aux individus affectés de maladies de la peau. On y compte 238 lits. Un médecin *primario* et un *sostituto*, un chirurgien *primario* et deux *assistenti*, huit étudiants, composent le personnel de cet hôpital.

2,600 scudi de revenu, 10,000 fournis par l'État, constituent son avoir. En dix ans, 5,461 entrées, 262 décès ou 4,79 pour 100.

L'archiospedale di S. Rocco reçoit les femmes en couche. Il ne contient que 20 à 26 lits.

Les femmes en mal d'enfant qui se présentent sont admises sans qu'on s'informe de leur nom, de leur condition, sans qu'on s'enquière si elles sont mariées ou non. Ainsi parlent les statuts. Cela est ou serait certes fort beau ; mais nous ne garantissons rien. Le traitement est gratuit ; les femmes aisées qui veulent déposer dans le mystère le fruit de leurs amours peuvent, toujours d'après les statuts, compter sur un silence religieux. Moyennant 3 scudi par mois, elles reçoivent tous les soins convenables. L'enfant est déposé à la *Pia casa di San Spirito.*

Les femmes restent en général très-peu de jours à San-Rocco, quoiqu'une certaine latitude leur soit donnée ; la moyenne du traitement est de moins de cinq jours. En dix ans, on a compté 1,658 entrées et 8 décès seulement, soit 0,47 pour 100, proportion très-minime et bien digne d'attirer l'attention. Mais nous devons nous en tenir à cet aperçu général, car *San-Rocco* est un mystérieux séjour où l'on ne pénètre pas. Les étudiants n'y peuvent pas non plus être admis ; les manœuvres sur le mannequin sont tout ce que connaissent les élèves de l'école de Rome, quand, devenus docteurs, ils sont appelés à pratiquer.

Le professeur d'obstétrique de l'École de médecine fait le service à *San-Rocco.*

La journée de traitement, y compris les médicaments, est de 22 baiocchi. Les revenus de l'établissement montent à 2,490 scudi, auquels l'État en ajoute 690 par an.

L'ospedale di S. Giovanni calabrita, plus connu sous le nom de *Ben Fratelli*, n'est pas tenu, comme les autres hôpitaux, à rendre des comptes au cardinal-vicaire. Les religieux de *S. Giovan de Dio calabrita* (Saint-Jean de Dieu) l'administrent de la façon la plus digne d'éloges. On y admet les individus affectés de maladies internes aiguës, sur la présentation d'un billet libellé par un sociétaire de la compagnie qui régit l'établissement. C'est, sans contredit, l'hôpital dans lequel le malade trouve les conditions les plus favorables au rétablissement de sa santé. On y compte 74 lits seulement. Un médecin *primario* fait deux visites par jour. Les religieux de Saint-Jean de Dieu remplissent avec dévouement leurs fonctions d'infirmiers, et pratiquent habilement les opérations de petite chirurgie.

Cet établissement se maintient dans un état prospère, malgré la presque nullité de ses revenus, grâce aux ressources de sa pharmacie, qui fournit beaucoup pour le dehors.

En dix ans l'hôpital *Ben Fratelli* a reçu 9,893 malades, dont 706 ont succombé, ou 7,13 pour 100, proportion moins élevée qu'à Saint-Esprit et à Saint-Sauveur.

Ospedale del S. M. ordine Gerosolimitano. — Avant 1841, les militaires étaient traités dans les hôpitaux civils, moyennant 10 baiocchi par jour ; mais à cette époque, l'ordre des chevaliers de Jérusalem a établi l'hôpital, où les militaires sont aujourd'hui reçus, moyennant 20 baiocchi par jour et par homme, alloués à l'administration par le trésor public. On y admet les fiévreux et les blessés. Les malades achèvent leur guérison dans une salle de convalescence, annexée à l'établissement.

Le régime médical offre ceci de particulier, que les médecins et les chirurgiens traitants doivent, lorsqu'il s'agit de déterminations graves, s'éclairer des lumières des médecins consultants, pris dans les hauts grades du personnel de santé militaire.

Les prescriptions alimentaires rentrent généralement dans ces trois catégories : 1° *dieta*, quatre onces de potage, distribués en deux fois ; 2° *mezzo vitto*, quatre onces de soupe, cinq de viande, six de pain, une demi-*foglietta* de vin, pour deux repas ; 3° *tutto vitto*, quatre onces de soupe, huit de viande, onze de pain, une *foglietta* de vin, donnés également en deux fois. Pour les convalescents, on porte le pain à 18 onces par jour.

Nous avons déjà dit que, lors de la fondation récente de cet hôpital, on avait pris la sage résolution de ne pas nourrir les employés dans l'établissement, pour éviter le gaspillage au bénéfice de ceux-ci et au détriment du malade.

L'hôpital peut contenir 500 lits ; il est trop récent pour que nous puissions en donner le mouvement et les statistiques.

L'*ospedale di S. Maria della pietà de' poveri pazzi* contient 420 lits. Les fous appartenant à des familles aisées y sont traités en payant pension. Les indigents y séjournent gratuitement, sauf à la commune à rembourser l'administration de l'hôpital.

La rente annuelle de 3,500 scudi ne suffit pas à l'établissement ; le trésor vient à son secours, et les pensions payées par les familles achèvent de le mettre à même de remplir ses obligations.

Un médecin et un chirurgien sont attachés à l'hôpital des fous.

L'alimentation des sujets qui ne présentent pas d'autre affection que l'aliénation mentale est ainsi déterminée : seize onces de pain, trois de potage, neuf de viande, une *foglietta* de vin, et le soir, un plat d'herbes et une salade.

Le traitement moral et pharmaceutique, le premier surtout, sont fort en retard à Rome ; mais nous devons nous contenter d'énoncer ce jugement général, porté par les médecins italiens eux-mêmes, sans chercher à le légitimer au moyen de l'analyse. En effet, nous n'avons pas suivi le traitement des fous admis dans cet hôpital.

Voici la statistique de 10 ans, 1831 à 1840.

Moyenne des individus présents, 391.

ENTRÉES DANS LES DIX ANS :

Hommes.	709
Femmes.	352
Total.	1,061

GUÉRISON, SUR 100 ENTRÉES :

Hommes.	63,52
Femmes.	46,02

DÉCÈS, SUR 100 ENTRÉES :

Hommes	33,00
Femmes.	55,96

Nous reviendrons sur une réflexion que nous avons déjà eu occasion de faire : ici encore, comme dans les hôpitaux de fiévreux et de blessés, la mortalité est plus considérable chez la femme que chez l'homme. La cause de cette différence ne peut être cherchée dans les locaux, puisqu'on la retrouve partout, mais bien dans les conditions mêmes du sexe féminin. Nous indiquons ici le problème, sans chercher à le résoudre.

X

PROMENADE MÉDICALE DE NAPLES AU CAP MYSÈNE.

Grotte du Pausilippe. — Lac d'Agnano. — Grotte du Chien. — Grotte ammoniacale. — Étuves. — Pouzzoles. — La Solfatare. — Temple de Sérapis. — Villa de Cicéron. — Lac Lucrin et Monte-Nuovo. — Lac Averne et grotte de la Sybille. — Étuves de Néron. — Cumes. — Achéron. — Baïa. — Bauli. — Villa d'Agrippine. — Piscina mirabilis. — Port et cap Mysène. — Mare-Morto et Champs-Élysées. — Ischia. — Récapitulation des eaux minérales du golfe de Baïa.

A M. le docteur Ed. Carrière.

Civita-Vecchia, 1er juillet 1850.

Très-cher, je ne vous ai pas encore fait compliment sur votre livre intitulé : CLIMAT DE L'ITALIE. Vous déclarer que je le trouvais bien écrit, c'était faire de l'histoire ancienne; qu'il est composé avec conscience et savoir..., j'eusse certainement dû vous le dire. Mais je pouvais deviner seulement qu'il est aussi vrai pour le fond que pittoresque et attachant par la forme. Je n'affirme jamais ces choses-là sans m'en être assuré moi-même. Vous voyez que je suis difficile; aussi mes complimentations, pour être tardives, n'en seront pas moins bien reçues, je l'espère.

Je veux vous ramener sur des plages à vous connues. Si, en les parcourant de nouveau avec moi, vous éprouvez la moitié du plaisir que j'ai eu en les visitant, votre livre à la main, certes je n'aurai causé d'ennui ni à vous, très-cher, ni au lecteur qui voudra bien suivre notre promenade médicale.

Nous quittons la ville dans une calèche attelée de deux chevaux chargés de panaches, et ornés de harnachements aux couleurs vives. Ils sont un peu petits et maigres; mais, soyez tranquille, ils valent mieux qu'ils n'en ont l'air. Comme ils brûlent les larges dalles de la Riviera de Chiaia! Un coup d'œil, en passant.

s'il vous plaît, sur la Villa-Reale, cette splendide promenade dont les balustrades sont baignées par les eaux d'un des plus beaux golfes du monde. Bientôt une ouverture sombre se présente devant nous : c'est l'immense grotte du Pausilippe, taillée dans le roc vif par la main de l'homme ; grandiose comme les temples indous d'Ellora, comme les hypogées de la haute Égypte, véritable nef de cathédrale souterraine, longue, haute et large, qui traverse de part en part la colline du Pausilippe, et joint en ligne droite Naples et les parages où fut la voluptueuse Baïa.

Le tombeau de Virgile surmonte l'ouverture d'entrée. Saluons le poëte dont nous allons retrouver tant de souvenirs pendant notre pèlerinage d'aujourd'hui.

Au sortir du tunnel, nous laissons à gauche le pauvre village de Piedi-Grotta, et nous quittons la grand'route pour aller visiter le lac d'Agnano, qui va nous offrir une foule d'observations médicales.

Le chemin est encaissé ; il se creuse de plus en plus. Nous nous engageons dans les accidents qui entourent le bassin du lac.

En débouchant d'une petite vallée, on aperçoit tout à coup le lac d'Agnano, qui n'a guère plus d'un mille de tour. Sa nappe n'est pas tranquille ; un double mouvement l'agite : c'est d'abord le vent qui la ride en longues ondulations ou bien en remous clapoteux, et ensuite un bouillonnement profond qui fait éclore de grosses bulles à la surface. Ouvrons notre guide ; il parle à peu près ainsi : Les eaux du lac d'Agnano bouillonnent, quoiqu'elles soient froides. Ce phénomène curieux a exercé la sagacité des savants ; il est demeuré sans explication. Le touriste met la main dans l'eau, regarde ébahi ce bouillonnement extraordinaire, et s'en va avec la persuasion qu'il a vu un phénomène unique et merveilleux.

Mais avec les lecteurs de la Gazette Médicale, il n'y a pas même moyen d'exciter la curiosité sur un tel phénomène, et de la tenir en suspens dans l'attente d'une explication retardée à plaisir. Déjà chacun a dit : C'est tout simplement quelque gaz qui se dégage du lac.

En effet, nous sommes dans les Champs Phlégréens ; une mince couche de terre nous sépare d'un foyer intérieur dont le travail incessant va se manifester à chaque pas. Le lac d'Agnano n'est qu'un cratère éteint. La bouche ignivome est devenue une nappe d'eau, et les parois brûlées du volcan disparaissent aujourd'hui sous une riche végétation. Un pli de terrain sépare le lac d'Agnano d'un autre bas-fond, nommé Astroni, autrefois volcan en activité, de nos jours parc royal, où les meutes courent les bêtes fauves dans les grandes chasses de la cour. Des ruisseaux d'eau chaude, les Pisciarelli, viennent se jeter dans le lac d'Agnano. Ici la grotte du Chien, et en regard, au bord du lac, un des jets les plus volumineux d'acide carbonique. La même faille alimente probablement ces deux sources de gaz. Là une autre grotte à dégagements ammoniacaux. Plus loin des étuves ; partout enfin des manifestations du foyer qui a jadis bouleversé les Champs Phlégréens.

Sitôt notre voiture sortie du petit vallon, deux vieilles femmes s'étaient précipitées sur nos pas ; quatre ou cinq chiens rôdaient aux alentours, tristes, maigres, souffrants, le poil en désordre. Vous devinez les victimes de la fameuse grotte. Le marché fut bientôt conclu avec une des vieilles ; nous devions voir et la grotte et l'expérience pour 2 carlins ou 17 sous chacun. La vieille passa en revue sa piteuse meute, saisit l'animal auquel revenait le tour de corvée pour ce jour-là, et le laissa bientôt aller librement. Le pauvre animal savait ce qui lui était réservé, car :

« Il suivait lentement le chemin de la grotte », l'œil morne, la queue basse, la tête pendante, les poils hérissés de crainte. Le fait est que la pauvre bête faisait là un bien triste métier.

Nous arrivons, enfin. Une mauvaise porte de bois s'ouvre, et nous apercevons la fameuse grotte. Ah! ne vous attendez pas à trouver une spacieuse caverne, des détours sombres et perdus, du silence et du mystère, des parois vertes de capillaires ou blanches de stalactites. La grotte du Chien est le trou le plus prosaïque du monde, creusé dans la terre sablonneuse, sous la pente de la colline, long de 10 pieds, large de 4, haut de 9. Voilà tout.

Avant d'entrer, voulez-vous que nous fassions une petite réflexion ? Ni l'un ni l'autre nous n'aimons à être mystifiés ; avançons-nous avec prudence.

On lit dans les livres classiques de physique, les détails de l'expérience suivante : sur un ballon d'acide carbonique renversez un autre ballon rempli d'hydrogène ; les deux vases communiquent ensemble par le goulot. Les deux gaz ne conserveront pas leur position relative, quoique leur pesanteur spécifique les sollicite à rester chacun chez soi ; au bout de quelque temps, ils seront mélangés dans les deux flacons. Voilà qui est bel et bon ; mais, alors, pourquoi, dans la fameuse grotte, l'acide carbonique garde-t-il imperturbablement les couches inférieures, sans se mêler à l'air des couches supérieures ? L'expérience du chien ne serait-elle pas une plaisanterie comme le mystère du bouillonnement des eaux froides du lac ? Peut-être les chiens sont-ils des Munitos fort bien appris, des convulsionnaires de commande ! Les pauvres bêtes sont pourtant bien tristes et bien souffreteuses ! Bah ! les femmes vaporeuses le sont aussi. Ce chien doit être une chienne ; le sexe féminin est bien plus apte que l'autre aux convulsions. C'est vrai, c'est une chienne !

Entrerons-nous ? — A tout hasard, entrons. — Non, pas encore. J'ai quelque chose à vous conter auparavant. Après la dissertation sur les gaz. Voici une petite histoire.

Un de mes compagnons de voyage est si petit, si petit, que moi, pas bel homme, je le dépasse d'une tête et demie. Aussi j'aime à le fréquenter, d'abord parce que c'est un charmant confrère, plein de savoir et d'esprit, ensuite parce que la camparaison des deux tailles me rehausse de 2 bons pieds. C'est tout bénéfice pour moi. Nous avons fait bien des courses ensemble aux environs de Rome ; il marche bien, quoiqu'il n'ait que des jambottes ; mais il n'a jamais voulu venir avec moi à la Roche tarpéienne; il craint que je ne le pousse à bas. Il est plus avancé que moi dans les cadres des médecins militaires; dans ces cas-là, il est reçu parmi les officiers, qu'on peut se débarrasser de son homme, pour avoir de l'avancement. Pour le punir courtoisement de son affreuse supposition, je lui sauvai la vie à la grotte du Chien. Le pauvret, si petit, si petit, allait imprudemment respirer dans la même couche d'air que le chien destiné à l'expérience. Je pris donc mon confrère sur le dos, et nous entrâmes bravement.

Cette fois-ci, nous y sommes bien; je n'ai plus rien à vous conter; nous allons voir l'expérience.

Au pied de la paroi gauche de la grotte est un petit trou creusé de quelques pouces seulement au-dessous du niveau du reste du sol. La vieille prend le chien par les quatre pattes; l'animal pousse un cri plaintif, et tourne des yeux suppliants, de vrais yeux de biche blessée, des yeux à fendre le cœur; mais la vieille le met dans le trou, le dos contre terre.

Nous allons bien voir maintenant si on nous mystifie.

La respiration s'embarrasse évidemment; la gueule s'ouvre et la langue se projette à demi au dehors; les narines s'agitent; le thorax exerce des mouvements précipités; les yeux s'injectent; la physionomie prend un air de souffrance et d'anxiété. Bientôt l'animal se roidit et tressaille convulsivement; quatre ou cinq secousses soulèvent en masse son corps contracté; l'avant-dernière est faible déjà; la dernière se perd dans un collapsus qui distend tous les muscles convulsés; les membres se relâchent, la tête tombe, l'animal s'abandonne comme une masse inerte: il est asphyxié, bien asphyxié; nous n'avons pas été trompés.

La cruelle expérience a duré deux minutes. L'affreuse vieille saisit l'animal, le porte en dehors de la grotte, et le jette sur le gazon, où dame nature et la seconde vieille vont faire revenir le chien, destiné à recommencer l'expérience, quand reviendra son tour de corvée.

Si on prolonge l'expérience trois minutes, le chien ne peut être rappelé à la vie. Il faut à peu près six minutes pour tuer un homme couché. Je ne sais vraiment qui a sesayé; au fait, tant d'Anglais visitent la grotte du Chien!

La couche d'acide carbonique paraît conserver une hauteur à peu près constante: 18 pouces au-dessus du sol. Des torches qui brûlent parfaitement dans les parties supérieures, s'éteignent brusquement quand, promenées de haut en bas, elles arrivent à 18 pouces de la terre. Le phénomène a lieu brusquement; la flamme ne pâlit pas par degrés, elle meurt tout à coup. Nous avons plusieurs fois répété nous-mêmes l'expérience. La limite de la couche de gaz est pourtant franchie par une certaine quantité d'acide carbonique; en effet, un homme debout ne peut rester plus de deux heures dans la grotte, quand la porte est fermée. Mais aussitôt que celle-ci est ouverte, les courants d'air qui entrent et ceux qui sortent renouvellent complétement les couches supérieures, de manière que la respiration et la combustion s'exercent normalement dans ces parages. En pénétrant dans la grotte, fermée depuis une heure et demie au moins, nous n'avons rien ressenti qui dénotât la présence de l'acide carbonique. La couche où gît ce gaz pur ne paraît éprouver à peu près aucune variation dans son épaisseur; son niveau s'est maintenu constant pendant tout notre séjour dans la grotte, c'est-à-dire l'espace de 15 à 20 minutes. En ramassant vivement, avec la main, mais surtout avec un chapeau, l'air contenu dans le petit trou dont nous avons parlé, on sent très-bien l'odeur piquante de l'acide carbonique.

Non loin de la grotte du Chien, au pied du pavillon royal, existe une autre excavation bien moins connue et pourtant tout aussi digne de l'être : c'est la grotte ammoniacale. La couche de gaz toxique est bien moins limitée que dans la grotte du Chien, circonstance qui, jointe aux propriétés plus délétères de ce gaz, ne permettent pas de séjourner longtemps. Ayant ramassé l'air des parties déclives et l'ayant livré aux organes respiratoires, nous avons été pris de deux ou trois efforts de toux : l'odeur est pénétrante, lancinante, pour ainsi dire; elle prend au nez, aux yeux, et affecte les bronches; mais ce n'est certainement pas de l'ammoniaque pur; c'est seulement un mélange ou une combinaison dans lequel entre cette substance. Une allumette enflammée, précipitée sur le sol, nous a paru ne s'éteindre que lentement.

On ne tente aucune expérience dans cette grotte, qui pourtant demande à être étudiée. Il paraît que le gaz y est toxique à un haut degré, car on n'est pas maître, comme à la grotte du Chien, de s'arrêter à point voulu, de manière à permettre de faire revivre l'animal.

Parmi les nombreuses fuites de gaz qui se font jour dans le bassin du lac d'Agnano, il en est une, fort considérable, qu'on a utilisée pour construire un établissement de bains d'étuves. Rien de plus simple au monde que cet établissement : des chambres, dont les murs sont bossués par d'informes concrétions de nitre, d'alun, de soufre; des trous en guise de baignoires, desquels s'échappent des vapeurs sulfureuses, et qui sont destinés à recevoir les malades; d'autres ouvertures plus petites, dans lesquelles on engage seulement le membre affecté; tel est à peu près tout l'aménagement intérieur. Ces bains sont réputés très-efficaces contre les affections rhumatismales. Il est regrettable qu'on y trouve à peine le nécessaire. Cette pauvreté nous a surpris, aux portes de Naples, si florissante et si prospère, ville de luxe et de confort.

Regagnons maintenant la grande route, que nous avons quittée un instant pour visiter le lac d'Agnano. Elle va du Pausilippe au cap Mysène, en contournant tout le golfe de Pouzzoles et de Baïa. Le Pausilippe et Mysène sont les extrémités avancées des deux bras que le rivage projette dans la mer, pour enfermer cette belle nappe le long de laquelle nous devons, aujourd'hui, recueillir des impressions médicales.

Avant d'atteindre Pouzzoles, on rencontre une assez chétive maison de bains, que nous n'avons pas visitée, du reste. C'est encore un soupirail des feux intérieurs, qui alimente cet établissement. Nous sommes toujours dans les Champs Phlégréens; la terre brûle sous nos pieds.

Pouzzoles, l'ancienne Puteolana, s'échelonne sur un petit promontoire que la folie de Caligula voulait prolonger jusqu'à Baïa, à l'aide d'un pont gigantesque, dont on voit encore quelques pilastres. Mais, ni ce pont, ni les beaux restes de l'amphithéâtre ne nous intéressent comme médecin. La Solfatare et le temple de Sérapis nous appellent; en nous y rendant, visitons, dans la villa Cardito, les ruines du bain orthodonique, si fameux chez les anciens, et dont les ondes salutaires reçurent le corps de tant d'illustres personnages malades et lassés, et de tant de fameux jouisseurs blasés et amollis.

La Solfatare, *fucina Vulcani* des anciens, est un vaste entonnoir dont le fond s'est comblé par les éboulements des parois et par les déjections du volcan primitif. C'est un véritable cirque, aux parois gigantesques; ses dimensions disent assez que Dieu seul a pu être son architecte. En foulant le sol, blanc et poudreux, on entend résonner sous ses pas des abîmes souterrains, de chaudes fumées sulfureuses jaillissent en maint endroit et tourbillonnent dans l'espace; l'œil, arrêté par le circuit, n'aperçoit que débris volcaniques, terres alumineuses, cristaux de soufre et de nitre, laves, ponces et scories dégradées par le temps et recouverts d'un peu d'humus dans lequel de rares et maigres buissons cherchent leur nourriture. Les parois sont roides et escarpées, déchirées de crevasses, hérissées de rocs informes. Nous sommes dans le cratère d'un volcan à demi éteint; le gouffre est bien près de nous, sous cette couche peu épaisse que la main de l'homme ne craint pas de fouiller et d'amincir encore, pour en extraire des sels et du soufre,

> Illi robur et æs triplex.
> Circa pectus erat, qui.... ...
> . . . .
> Primus nec timuit............

Ces vers d'Horace, destinés à une autre peinture, nous revenaient à la mémoire en visitant les trous pratiqués au fond du cratère même. Des intervalles des pierres volcaniques qui tapissent ces excavations, s'échappent des fumerolles blanches dont la température est fort élevée. Nous nous revêtîmes *du triple airain et du chêne*, pour aller voir de plus près le phénomène. Le guide nous régala alors d'une curieuse expérience. Dès qu'on approche un morceau d'amadou enflammé d'une fente qui ne vomit pas de vapeur, aussitôt cette bouche inactive se met à lancer des fumées. Est-ce le vide produit par la dilatation de l'air chauffé par l'amadou, qui attire ainsi, comme une véritable cheminée d'appel, les gaz intérieurs; ou bien ces gaz, dont nous ne saurions déterminer la composition, s'échapperaient-ils en permanence, sous forme de vapeurs incolores, imperceptibles, et ne deviendraient-ils visibles qu'après avoir changé de nature en se brûlant à l'amadou en ignition? Nous nous contentons de signaler ce phénomène, que nous avons vu se reproduire dans la coulée de laves encore chaude vomie par la grande éruption vésuvienne de 1840.

Aujourd'hui on n'extrait plus que de l'alun, de la Solfatare de Pouzzoles ; de récentes ordonnances ont interdit l'exploitation du soufre. En revanche, on y fait actuellement de la médecine, et quelle singulière médecine !

Je ne sais plus quel auteur de l'antiquité, je crois que c'est Pline l'Ancien, qui a jasé très-agréablement sur tout, conseillait aux phthisiques d'aller respirer l'air de la mer et les émanations sulfureuses de l'Etna et du Vésuve. La recommandation de l'amiral romain a été mise ici à exécution d'une façon bizarre. Quand une personne, nous dit le custode, est attaquée de la poitrine et abandonnée par les médecins, on la place dans ce trou rempli d'exhalaisons sulfureuses ; elle y reste trois jours, après quoi elle en sort guérie ou morte. Je voudrais bien voir les statistiques et savoir si une seule en a jamais été retirée vivante. Rien qu'en approchant du trou, l'homme à robuste poitrine sent déjà ses bronches affectées. Pauvres poitrinaires!

En allant de la Solfatare au lac d'Agnano, on trouve les étuves de San Germano, les plus fameuses et les plus fréquentées des Champs Phlégréens. Nous n'avons pas eu le temps de les visiter.

Le temple de Sérapis est sans doute, avec le magnifique temple de Neptune, à Pœstum, l'un des plus anciens de la Péninsule. Il date de l'époque grecque. On ne connaît rien de précis sur la date de sa fondation, on sait seulement qu'il a été restauré dès l'an 105 avant J.-C. Délaissé lors des troubles qui ont agité l'empire romain, il fut bientôt ensablé par les alluvions pluviales et par les galets de la mer. Aurélien le fit déblayer et ordonna la construction de fortes digues. Les grands phénomènes volcaniques de 1538 en couvrirent de nouveau les restes de cendres et de scories. Il reparut au jour en 1750 ; mais ces belles colonnes de granit ne tardèrent pas à aller orner la résidence royale de Caserte. Les assises inférieures sont encore en place ; on distingue les portiques, la cella, les péristyles, les seize chambres intérieures et les seize chambres *extra muros*, trois colonnes élancées s'élèvent majestueuses et planent sur les ruines.

C'est dans ce temple de Sérapis que s'est passé un phénomène remarquable dont il est question dans tous les traités de géologie. Lors de la formation du monte Nuovo qui, le 15 septembre 1538, s'éleva au milieu du lac Lucrin, les eaux de ce réservoir refluèrent sur le temple de Sérapis, et l'Averne se déversa de son côté, dans la grotte de la sybille. Depuis cette époque, les couloirs, les péristyles, les parties déclives du temple sont de véritables canaux qu'on traverse sur de petits ponts.

Ce qui intéresse surtout le médecin, ce sont les bains qui faisaient partie du temple. Les seize chambres extérieures leur étaient consacrés ; l'une d'elles, plus spacieuse et mieux ornée, était réservée aux prêtres. La source thermale sort au pied du temple même ; elle est abandonné aujourd'hui. Le nombre des individus qui fréquentaient ces bains devait être considérable, si on en juge par l'espace qui leur était destiné.

Dans les temps anciens, les malades ne trouvaient pas seulement quelques bons conseils parmi le fouillis de paroles ambiguës des oracles, mais les temples étaient ordinairement situés dans une position élevée et salubre, propre à rétablir la santé détruite par l'habitation des vallées basses, et à l'hygiène se joignaient souvent des moyens thérapeutiques proprement dits, tels que des bains thermaux. Cela se rencontrait surtout dans les temples consacrés aux dieux de la médecine; or Sérapis doit figurer au nombre de ceux-ci, comme l'a parfaitement établi M. Guigniaut.

Sérapis dériverait du mot sémitique *sarap*, serpent. Dans la mythologie égyptienne, le serpent fait souvent partie des attributs de Sérapis, et pare même quelquefois sa compagne Isis. Il ne serait pas impossible que les Grecs eussent transformé en Esculape le Sérapis des Égyptiens.

En quittant Pouzzoles, saluons ces vénérables ruines réticulaires : c'est, dit-on, le portique, la maison de Cicéron. Cicéron n'est-il pas cher à tout le monde, et aux médecins en particulier? Nous serions bien ingrat de ne pas dire mot de l'homme dont la plume a tracé ces mots : *Homines ad deos nullâ se propiùs appropinquunt quàm hominibus salutem dando.*

Le lac Lucrin, que nous trouvons bientôt, à quelques pas de la route, n'est plus qu'une petite lagune communiquant avec la mer.

Le 29 septembre 1838, l'île d'Ischia, située non loin du cap Mysène, tremblait sur ses fondements, et son volcan, l'Époméc, lançait des gerbes de flamme. Au même instant une montagne, le Monte-Nuovo, surgissait au milieu du lac Lucrin, dont les eaux refluèrent, avons-nous dit, sur l'emplacement du temple de Sérapis. La voilà cette montagne créée en un jour! C'est ce cône aride et triste, amas confus de cendres, de scories, dont l'aspect désolé repousse le regard et se refuse à la germination.

Quelles bonnes huîtres il y avait jadis dans le lac Lucrin! si on en croit Horace, qui certes mérite bien d'être cru en pareille matière :

« Non me Lucrina juverint conchylia. »

Aujourd'hui ces coquillages sont à peine médiocres. Des huîtres au vin blanc, il n'y a qu'un pas; du Lucrin au coteau de Falerne, il n'y a pas loin. Le Falerne est toujours un vin agréable; mais certes il ne vaudrait plus la peine d'être célébré en maint endroit par un poëte comme Horace.

Nous nous occupons beaucoup trop d'Horace. Ce joli viveur dut avoir bien des fois besoin des médecins, pour indigestion ou pour autre chose. Vous allez voir comme il était reconnaissant. Cicéron n'était pas un ingrat comme lui :

Ambubajarum collegia, PHARMACOPOLÆ
Mendici, mimæ, balatrones, hoc genus omne
Mœstum ac sollicitum, est cantoris morte Tigelli.

Dans quelle belle compagnie sont envoyés les pauvres médecins qui tenaient officine le long du Palatin! Laissons bien vite Horace. Nous sommes d'ailleurs arrivés au lac Averne.

Il ne faut pas que ce mot vous effraye. Vous ne trouverez plus cet Averne dont Virgile dit :

..... Tuta lacu nigro nemorumque tenebris,

ce réceptacle d'enfer, dont les exhalaisons asphyxiaient les oiseaux qui passaient sur le lac. Ici tout est encore changé, mais cette fois à l'avantage des temps modernes. Rien ne rappelle plus l'infernale réputation de l'Averne, rien que ces ruines sombres suspendues sur les eaux : c'était le temple de Pluton. Partout ailleurs votre œil se repose sur de fraîches collines, et l'oreille est égayée par le chant des oiseaux.

Le lac Averne occupe un ancien cratère; on prétend qu'il a 400 pieds de profondeur. Ses eaux sont douces, contrairement à celles du Lucrin. Ces deux lacs communiquent ensemble par un canal creusé, sous l'édilité d'Agrippa, par 20,000 esclaves.

La grotte de la Sibylle, par laquelle Énée fit sa descente aux enfers, est à quelques pas du rivage. Puisque nous sommes en pleine ÉNÉIDE, pourquoi ne ferions-nous pas un petit voyage, comme le fils d'Anchise? Ce n'est guère médical, me direz-vous, et il est impossible qu'une telle course soit hygiénique. Cher lecteur, ne vous en déplaise, vous en avez, comme moi, envoyé plus d'un dans l'autre monde; vous y trouverez peut-être plus de connaissances que vous ne voudrez. Je puis vous garantir, d'ailleurs, que Cerbère ne mord jamais les médecins; il se couche dolemment à leurs pieds. Vous devez prévoir aussi que l'impitoyable Caron, pour lequel nous sommes si bons fournisseurs, nous donnera le passage gratis. Quant aux Parques, elles pourraient bien nous chercher dispute: nous devançons quelquefois leurs ciseaux; mais elles doivent en avoir pris bravement leur parti, ces trois affreuses sœurs, car la concurrence ne date pas d'aujourd'hui.

On va en enfer fort commodément. La grotte s'ouvre par un long corridor souterrain, large et haut, taillé par l'homme dans la colline qui sépare le lac Averne de la ville de Cumes. On s'aperçoit encore que ce vestibule du Tartare était orné de stucs, de fresques, de mosaïques et de rocailles. On parcourt ainsi deux cents pas, sur un sol uni qui rend la marche facile; puis on tourne à droite. Ici le passage est étroit, la pente roide, la nuit noire, et les torches jettent une lueur douteuse et rougeâtre. Les guides vous prennent sur le dos : c'est qu'au fond de l'enfer on trouve, non du feu, mais de l'eau, depuis que le Monte Nuovo a exhaussé le niveau des lacs.

La partie la plus déclive de la grotte, dans laquelle nous sommes arrivés, consiste en deux chambres communiquant l'une avec l'autre par un couloir et par une sorte de fenêtre. La seconde servait de bains à la sibylle; les deux lits de repos, en pierre, existent encore. Dans la première, se rendaient les fidèles qui voulaient consulter la prêtresse; elle leur répondait de son lit de repos, par la fenêtre ou chatière, fort commodément, sans se déranger, sommeillant à demi. La tradition prétend que Néron prenait des bains avec la sibylle, et que sur le deuxième lit de repos se couchait ce cruel empereur.

Je ne pense pas qu'on sache d'où provenait l'eau destinée aux bains. Il est possible que des eaux thermales y étaient apportées, ou peut-être existait-il dans le fond de la grotte une source thermale qu'on ne peut reconnaître depuis l'envahissement par les eaux de l'Averne.

La sibylle n'arrivait pas dans la grotte par l'entrée vulgaire que nous avons prise. Un très-long souterrain conduisait du temple de Cumes à la chambre des bains. On voit encore, à son origine, une vingtaine de degrés qui annoncent un large escalier; mais les éboulements nous empêchent d'aller plus loin.

J'ai voulu goûter de l'eau des bains de la Sibylle; mal m'en a pris : je crois que c'est le Lethé lui-même. Mon imprudence m'a ôté la mémoire de tout ce que j'ai pu voir en enfer; je ne suis pas même sûr d'y être allé.

Nous nous rattraperons aux Champs Élysées, que je vous ferai voir en réalité, sans mentir.

Avant d'arriver à Baïa, la grand'route est resserrée contre la mer par une masse verticale de tuf volcanique. Des bouffées de vapeur s'échappent d'ouvertures creusées sur le flanc perpendiculaire : ce sont les étuves de Néron ou de Tritoli. Les cavités, taillées dans le roc vif, sont dues aux Romains, qui peut-être n'ont fait qu'achever l'ébauche de la nature. Sur les parois de quelques chambres rectangulaires, on voit encore les espèces de niches qui recevaient les parfums et les huiles odoriférantes. Dans l'une de ces chambres, débouche un étroit couloir tout à fait obscur : c'est le souterrain sans issue qui s'enfonce sous la colline de tuf, et aboutit à la source thermale cachée dans sa profondeur. Les vapeurs s'exhalent de la source, remplissent le couloir et sont vomies au dehors.

Le gardien, homme élancé et maigre (on va voir qu'il a ses raisons pour cela), ôte tous ses vêtements, moins un léger pantalon, allume une torche, prend quatre œufs, un par voyageur, les met dans un seau qu'il prend à la main, et nous montre le chemin de la source. « Quand je reviendrai, dit-il, les œufs seront cuits durs, et vous me verrez rouge comme un homard qui sort du chaudron. — On entre là comme chez soi, » répondis-je imprudemment en suivant le guide dans l'étuve. Deux de mes compagnons imitèrent mon exemple. Notez bien que le custode était à peu près nu, et moi, tout habillé, ganté, cravaté, gibus sur la tête, album et canne sous le bras. Mes compagnons se trouvaient également en toilette complète.

En entrant dans le couloir, nous fûmes saisis, nous manquâmes étouffer, et de l'hésitation se manifesta dans la petite troupe. Heureusement que notre excellent guide, sans rancune contre ma forfanterie, nous cria charitablement : « L'air est plus frais contre la terre; baissez-vous, excellences. » On respire en effet avec moins de gêne en se tenant fortement courbé.

Nous avançons toujours. Nous sommes inondés; notre chemise et nos habits sont mouillés à les tordre; la sueur ruisselle de nos cheveux sous notre cravate, et, sans mauvaise plaisanterie, sans exagération, le long du dos et du ventre, jusque dans nos souliers. Les vapeurs se condensent à la voûte, et tombent en larges gouttes sur notre tête et sur nos épaules; les parois du couloir sont tapissées d'un réseau de cascatelles; tout ruisselle autour de nous et sur nous. Je cherche à faire éventail de mon gibus; mais l'air est saturé, et l'eau qui me couvre le visage refuse de se convertir en vapeur.

Un de mes compagnons suffoque et parle de s'en aller. Malgré ma bonne envie d'en faire autant, je persévère; moi, le donneur d'exemple, je dois aller de l'avant jusqu'au bout, sous peine d'être cruellement plaisanté! Je fais le brave, et ma bravoure se communique à la petite compagnie.

Cependant le passage devient plus difficile, le sol plus anfractueux, le couloir plus étroit, la pente plus roide; nous tournons à droite. Ce coude est un des endroits les plus pénibles de tout le voyage souterrain; la chaleur s'y concentre; les vapeurs s'en échappent par bouffées. L'air me manque, je suffoque, je vois trouble, mes oreilles tintent, mon cerveau se congestionne, mes jambes chancellent, j'entends battre mes artères. Le moment est critique, et le lieu fort mal choisi pour se trouver mal. Je reprends le dessus; j'avance, à tâtons, en titubant, mais enfin j'avance. « Que la source est loin! » s'écrie alors un des touristes. Le fait est que je ne veux pas essayer d'estimer l'étendue du souterrain: je prendrais les mètres pour des lieues.

Quelques pas encore, et nous atteignons le but de notre pénible course. Voilà la source thermale; elle occupe un petit bassin de roc, dans la partie la plus déclive et la plus reculée du souterrain. Le custode prend de l'eau chaude dans le seau, et les œufs se mettent à cuire.....; nous aussi. Excellentissimes, dit alors notre cicérone, restons ici quelques instants, si vous voulez que les œufs soient durs.—Gardons-nous en bien, répondis-je, je les hais durs, je les adore mollets. Bravache! disais-je en moi-même, en revenant prestement sur mes pas.

Le retour fut moins pénible que l'allée; nous avions en perspective un air frais, et non plus un *crescendo* de chaleur. D'ailleurs nous abrégeâmes un peu, en prenant, à mi-route, un autre couloir.

Nous mangeâmes les quatre œufs; ils étaient, ma foi, cuits à point. Il nous fallut rester un quart d'heure dans la pièce d'entrée, pour nous sécher un peu; en sortant, la brise de mer, qui nous parut bien fraîche, acheva de nous essuyer.

Le custode eut 2 carlins par personne; mais, poursuivant mon rôle jusqu'au bout, je voulus les assaisonner d'un pourboire: Brave homme, je ne conçois pas que vous vous donniez la peine de vous déshabiller pour faire cette petite promenade d'agrément.

Être appelé excellence, et même excellentissime, n'être cuit qu'à moitié,

10

manger un œuf frais, avoir fait bravachement une prouesse de touriste anglais, s'en retirer sans fluxion de poitrine : tout cela pour 2 carlins, 17 sous ! Pourtant je ne recommençerais pas. En Algérie, je prenais un bain maure par semaine, mais c'est assez d'un bain de Néron dans toute sa vie.

Si vous voulez jeter un coup d'œil sur la place où fut Cumes, *regna cumana*, gravissez les rampes, et faites quelques centaines de pas dans l'intérieur des terres. Les ruines sont répandues sur un vaste espace, mais informes et presque sans intérêt intrinsèque. On reconnaît à peine l'amphithéâtre et les restes d'un arc-de-triomphe. Le temple où siégeait notre fameuse consœur, la sibylle de Cumes, n'a plus pierre sur pierre.

Au delà de Cumes, voilà, séparée de la mer par une étroite langue de terre, la nappe mythologique de l'Achéron, aujourd'hui Fusaro ; c'est là qu'exerçait son métier notre bon ami Caron. Ce n'est pas un fort bel endroit ; mais il est pourtant dépouillé de ses terreurs antiques.

On sait que le golfe de Baïa était le séjour de plaisance de tous les nobles et riches Romains. Une foule de splendides villas se pressaient le long du rivage ; leurs terrasses escaladaient les rampes ; leurs fondations empiétaient sur la mer. Tibère, Néron, Adrien, Antonin le Pieux, Cicéron, Salluste, Lucullus, etc., eurent des palais à Baïa. Horace chante en plusieurs passages les délices de ce golfe ; mais les philosophes se réunissent pour flétrir l'infâme débauche qui régnait dans ces riches demeures. Un grave sénateur réprimanda fortement Cicéron, par cela seul qu'il y possédait une villa. Passer une saison à Baïa, suffisait pour compromettre un homme réputé sage. Properce l'appelle la ville corrompue ; Sénèque flétrit en elle le rendez-vous de tous les vices. C'est à Baïa que les plus célèbres courtisanes venaient tendre leurs filets aux riches voluptueux. Levina, Cintia et Triphena, célébrées par Martial, Properce et Pétrone, étalaient leurs grâces perfides à Baïa.

Quand la barbarie succéda à la civilisation romaine, et pendant les âges de renaissance, Baïa conserva, parmi ses ruines, quelques palais, villas ou bains, où l'on vit accourir les princes Angevins, Durasques, Aragonais. Le château de Pierre de Tolède, véritable forteresse, est le seul monument postérieur aux temps anciens, qui subsiste aujourd'hui. Si Baïa n'était plus alors que l'ombre d'elle-même, sous le rapport de l'étendue, de la splendeur et de la population, elle n'en resta pas moins fidèle à ses mœurs dépravées d'autrefois. Pétrarque, Pontano, Boccace, qui visitèrent Baïa déchue, l'appellent le village du libertinage, la ruine des jeunes gens, la perte des vieillards.

De toutes les magnificences romaines, que reste-t-il ? des ruines sans forme et des souvenirs. Non loin des étuves de Néron, on retrouve pourtant un groupe de temples et de thermes dignes de l'attention du touriste. Le temple de Mercure se fait surtout remarquer par une fort belle coupole encore debout. Les temples de Vénus et de Diane offrent chacun leur intérêt spécial. Ils paraissent avoir fait partie de vastes Thermes ; c'était le pointt cenral de Baïa, la maison de jeu, de danse, de bain et de conversation. Mais c'était encore autre chose ; dans de mystérieux réduits creusés sous la colline, et sur l'un desquels on voit encore des bas-reliefs en stuc, se célébraient les mystères obcènes de Vénus. Près de ces chambres existe, fouillée également sous la colline, une vaste salle de bains, dans laquelle la main des modernes nous semble avoir maladroitement disposé des espèces de baignoires. Celui des trois temples qui élève isolément, sur le bord de la mer, sa haute coupole à demi-tombée, pourrait bien avoir été, non pas un sanctuaire de divinité, mais la salle d'apparat des Thermes, la Pinacothèque. C'est là une opinion que nous hasardons avec réserve.

Non-seulement Baïa n'est plus habité ; il n'est plus habitable. Des marécages s'étendent jusque sous les voûtes des temples ; les aqueducs sont rompus, les conduits oblitérés ; la putréfaction remue toute la surface et s'exerce jusque dans les profondeurs de la terre, poreuse, volcanique, riche en débris aptes à lui fournir d'abondantes matières. Les terrains plutoniens de la côte occidentale d'Italie sont naturellement insalubres ; ce n'est qu'à force de soins, d'industrie et de science, que l'homme parvient à en extirper les fièvres endémo-épidémiques. Si son travail se ralentit, la maladie reprend bientôt son empire. Où sont aujourd'hui les trente-trois cités volsques (1) qui florissaient sur le site des marais Pontins? De rares pâtres décharnés et pâles nous montrent quelques pierres sous les hautes herbes des marais. L'Agro Romano, dont Pline, Columelle et Varron nous vantent les populeux villages agricoles, est aujourd'hui un désert. Le séjour d'Ostie est mortel ; les plus belles campagnes de la riche Étrurie sont incultes et fiévreuses. Tant vaut l'homme, tant vaut le sol, dit un proverbe fort vrai. Partout, comme à Baïa, la maladie et la mort se sont hâtées de reprendre le domaine que l'homme et la civilisation leur lâchaient pied à pied. Tant de décadence est chose bien triste à considérer. Mais la volonté humaine est toujours là ; elle n'attend qu'une impulsion pour se mettre à l'œuvre et pour chasser le miasme. Le grand-duc de Toscane a déjà montré à l'Italie ce que l'on peut espérer d'efforts intelligents et soutenus. Les papes et le roi des Deux-Siciles ont également assaini certaines localités de leurs États.

Dans le village de Baccola (Bauli), qu'on trouve un peu avant d'arriver à l'ancien port de Mysène, les habitants ont presque tous ce cachet spécial qui dénote l'existence des fièvres endémo-épidémiques. Quelle différence entre leur aspect chétif et l'apparence de santé qui brille sur toutes les physionomies, le long de la côte de Sorrente et de Vico, située de l'autre côté du golfe de Naples, en allant au cap Massa ! Vous avez trop bien rendu compte du pourquoi de ces différences, très-cher, pour que je revienne ici sur ce sujet épuisé par votre plume.

Nous ne ferons que signaler la villa d'Agrippine. On visite, aux flambeaux, le

---

(1) Pline l'Ancien.

dédale souterrain dans lequel l'empereur fit mettre à mort sa mère. Nous sommes ici un peu dans le domaine de la médecine ; le meurtre de sa mère n'est-il pas le dernier acte de la monomanie de cruauté dont Néron fut affecté pendant tout son règne ?

La conservation de l'eau potable est certainement un des points capitaux de l'hygiène. Sous ce rapport, l'étude des citernes romaines nous appartient. Les plus beaux réservoirs de Constantine, si renommés pourtant, ne peuvent rivaliser avec la *piscina mirabilis*, située sur le rivage du port de Mysène. C'est une véritable cathédrale souterraine, à trois nefs, soutenue par quarante-huit pilastres. La voûte est percée de regards, par lesquels venaient faire de l'eau les marins de la célèbre flotte de 100,000 hommes, commandée par Pline l'Ancien. La *piscina mirabilis* a presque conservé toute sa fraîcheur primitive ; ses murs sont revêtus de concrétions, déposées par les eaux, qui augmentent leur solidité et rendent les parois imperméables. Aujourd'hui ce vaste édifice souterrain est à sec.

D'autres citernes, plus petites, se rencontrent aux environs de la *piscina mirabilis*. De l'autre côté du cap Mysène, on trouve la *grotta dragonaria*, autre réservoir, très-vaste, dit-on, qui paraît avoir été commencé par la nature et achevé par l'homme.

A nos pieds, sous la terrasse de la *piscina mirabilis*, bleuissent les eaux du port de Mysène, enfermé au sud par une langue de terre où quelques ruines sont baptisées maison de Salluste, au nord par la presqu'île élevée dont la pointe forme le cap Mysène. On sait que la flotte de 100,000 hommes était mouillée dans ce port, en 79 après J.-C., sous les ordres de Pline l'Ancien, cet aimable conteur auquel la médecine doit la conservation de beaucoup de documents précieux. Dès que l'amiral apprit que le Vésuve couvrait de ses déjections les malheureuses cités assises à ses pieds, il se hâta de voler à leur secours ; mais l'homme était impuissant devant ce grand courroux de la nature. On lira avec émotion, dans Pline le Jeune, le saisissant récit de la mort de son oncle, qui périt, victime de son zèle, sur le rivage de Stabia, la moderne Castellamare.

Le fond du port de Mysène s'ouvre dans la mer Morte, petite nappe autour de laquelle Virgile place les Champs-Élysées. Sur les pentes qui viennent mourir dans ces eaux dormantes, verdissent sans doute d'agréables bosquets, mais cependant on pourrait trouver, pour les âmes des héros, quelque chose de mieux, le long de la côte italique. Ce séjour n'est, du reste, bon que pour des ombres ; les vivants seraient bientôt expédiés dans l'autre monde, par les méphitiques vapeurs qu'exhale la zone marécageuse qui borde la *mare Morto*.

A quelques kilomètres du cap Mysène, s'élèvent les îles Ischia, Procida, Vivara. Ischia, qui étale ses bosquets au pied du volcan Epomée, intéresse le médecin par ses eaux minérales ; on n'y compte pas moins de quatorze sources et de quatre étuves. Elles sont si diversement minéralisées que l'homme de l'art peut y satisfaire à presque toutes les indications. Le thermomètre y marque depuis 26° ou 28° cent. jusqu'à 60°. N'ayant pas visité Ischia, nous n'y conduirons pas le lecteur; mais, pour terminer la course, il est à propos de récapituler rapidement, en nous complétant, les sources thermales disséminées le long du rivage du golfe de Baïa ; ce sont :

Subventi homini, Lipposi, Sérapis, sources acidules, salines et ferrugineuses;

Acqua della Pietra, eau ferrugineuse et alcaline, marquant 26°;

Bagnoli, ou les Étuves de Néron ;

Sans compter la grotte de la Sibylle, du Chien, la grotte ammoniacale, les étuves de San-Sermano, et quelques autres établissements du même genre, la Solfatare, etc.

Il serait sans doute poli, maintenant, de ramener à Naples le lecteur qui a eu la patience de nous suivre jusqu'au bout; mais nous pensons qu'il a assez de notre babillage, et, sans cérémonie, nous le plantons là, sur le promontoire de Mysène. Le soleil est bas sur l'horizon; ses clartés rougeâtres colorent les ruines de la maison de Salluste, et glissent, en traits de feu, sur les eaux sombres du port et de la mer Morte. Ces vapeurs douteuses ne seraient-elles pas les âmes errantes dans les Champs-Élysées? Ces bruits confus des flots sur la plage, ressemblent au lointain murmure qui devait s'exhaler de la grande flotte. Les airs sont pleins d'harmonies.... Est-ce Énée pleurant son fidèle écuyer Mysène, ou bien le dernier chant du cygne, l'improvisation de Corinne sur le promontoire? Nous ne pouvons pas laisser le lecteur en meilleure compagnie, et devant un plus magique spectacle.

XII

COUP-D'ŒIL SUR LES MUSÉES DE ROME ET DE NAPLES AU POINT DE VUE MÉDICO-ARTISTIQUE.

A M. Lacauchie, officier de santé en chef du corps d'occupation.

Cività-Vecchia, 1er octobre 1850.

Devant ces tableaux dus à des pinceaux fameux, au pied de ces statues que les temps modernes envient à l'antiquité, je me suis arrêté en extase, laissant libre cours à mes sentiments d'artiste. Plus que beaucoup même, j'ai d'abord été tout à l'admiration, car, d'une main timide, je saisis quelquefois le crayon et le pinceau, et le peu que je sais me montre la difficulté et m'apprend, par opposition, à estimer les œuvres du talent et du génie. Mais, de l'ensemble, je suis descendu peu à peu aux détails, et, dans l'analyse, un médecin peut-il oublier la spécialité de ses études anatomiques et physiologiques? Nous ne voulons cependant pas ici, profane découpeur d'amphithéâtre, disséquer pièce à pièce tous les membres de ces chefs-d'œuvre; quelques-unes de nos appréciations sont de larges reproches adressés à la manière de nos plus habiles maîtres, et même à la peinture en général.

Presque toutes les écoles font les cadavres beaucoup trop morts de *ton*, pas assez de *pose*. Développons cet énoncé.

Un cadavre est une matière inerte soumise à toutes les lois physiques et chimiques, et obéissant forcément à la pesanteur. Un cadavre ne peut conserver des poses qui impliquent le jeu des muscles, une activité, un effort quelconque; la rigidité seule, momentanément, rend les muscles inflexibles et maintient les membres dans une position qui cesse dès que la détente succède à la roideur. Un cadavre glisse, s'affaisse, se courbe, tombe, s'écroule sur lui-même, pour ainsi dire, jusqu'à ce que toutes ses parties aient satisfait à la pesanteur. Donner à un corps abandonné par la vie une physionomie quelconque, le dispose de manière à faire lire une pensée dans les dispositions harmoniques des diverses parties de cette chair morte, c'est une œuvre d'art, une fiction, mais ce n'est pas la nature. Un cadavre précipité à terre peut tomber indistinctement sur le dos, sur le ventre; ou bien encore en trois quarts, un bras reployé sous le corps le retenant en équilibre. La tête, heurtant le sol la première, subit quelquefois une torsion qui jure avec la pose du torse; les bras, s'arc-boutant contre la terre, contre une partie du corps, affectent des positions anguleuses, imprévues, bizarres. Tout cela, avouez-le, est bien loin des dispositions étudiées, concordantes entre elles, que les peintres se plaisent à donner aux cadavres. Le corps d'un guerrier tué dans la bataille n'exprime pas plus la menace que le cadavre d'Adonis la grâce; le gladiateur et la vierge martyre, le Sybarite et le Cimbre, tombent de la même façon, et leurs restes n'affectent pas de poses en rapport avec le caractère qu'ils avaient de leur vivant. La mort confond tout.

Dans nos séances d'amphithéâtre, il nous est arrivé à tous d'avoir besoin de hisser un cadavre sur la table à dissection. Je me souviens que cette masse inerte est fort lourde, à telle enseigne que, pour la monter du sol sur la table, nous prenions le cadavre à deux, l'un par les pieds, l'autre par les bras; puis nous calculions nos efforts de manière qu'un des balancements que nous lui communiquions le portât sur le marbre. Or, de même que les peintres semblent croire qu'un cadavre peut encore *poser*, de même ils paraissent convaincus qu'il peut s'aider, se soutenir, associer ses mouvements à ceux des personnes qui se mettent en devoir de le transporter.

Considérons, à ce point de vue critique, deux admirables marbres modernes : la *Mater dolorosa*, œuvre de Michel-Ange âgé de 25 ans (première chapelle, à droite en entrant, à Saint-Pierre), et la Vierge aux sept douleurs, de Montauti, groupe caché dans le demi-jour du caveau de la chapelle Corsini, à Saint-Jean-de-Latran.

Certes il m'est arrivé, quand je n'avais que peu d'instants à consacrer à Saint-Pierre, de m'arrêter devant le groupe de Michel-Ange, et d'être surpris par l'heure avant d'avoir dépassé la première chapelle. Mais, plus d'une fois, j'ai fini par me sentir fatigué de la fatigue de cette frêle femme, tenant un lourd cadavre dont le tronc, sans appui contre la terre, pèse de tout son poids sur les genoux de la Vierge.

Dans le beau marbre de Montauti, la Vierge, appuyée contre les pierres d'une muraille ruinée, pose sur une marche sa jambe fléchie; le cadavre du Christ est appuyé sur la cuisse de Marie et l'enfourche de l'aisselle. Il est clair, d'après l'inclinaison du corps, qu'il doit inévitablement glisser, à moins que le bras ne fasse effort pour le maintenir. Sur un cadavre, ce bras doit se relever et laisser le corps s'affaisser sous les pieds de la Vierge.

On admire beaucoup l'expression de la figure du Christ. A notre sens, cette remarque est tout autant un blâme qu'un éloge.

Sur la face d'un mort, reste évidemment l'expression qui résulte de la configuration même des traits; ainsi, par exemple, un front bas, envahi par les cheveux et plissé verticalement, des sourcils épais, incultes, rapprochés, ombrageant un orbite creux, une bouche méchante, etc., donnent, sur le cadavre comme sur le vivant, une expression de férocité. Mais supposons que cette physionomie répulsive s'illumine, dans les derniers moments d'une agonie chrétienne, d'une teinte de piété, de recueillement, de douceur; voilà l'expression fugitive qui ne subsistera pas ou qui s'effacera rapidement, parce qu'elle tient au mouvement musculaire que la mort relâche presque toujours, tandis que la première est liée à une configuration physique même, et persiste conséquemment jusqu'à la désagrégation des parties. Aussi trouvons-nous trop de physionomie *tenant au mouvement*, à cette tête de saint Jean, bien belle du reste, si pâle et si suavement douce, que la superbe Hérodiade, la femme aux terribles caprices, porte sur un plat doré, dans le tableau fameux du Guide, galerie Corsini. Ce défaut des peintres est bien plus marqué encore sur certaines têtes de Goliath, qui, vertes de putréfaction, conservent pourtant encore des menaces et des contractures impossibles.

Le guerrier blessé qui tombe sur l'arène arrosée de son sang, la femme que ses esprits abandonnent devant un spectacle qui l'épouvante, etc., ont quelque chose qui les rapproche du cadavre, et quelque chose qui les en éloigne. Très-souvent, dans la chute, tandis que tout le corps s'abandonne, un instinct de conservation produit un mouvement non raisonné, destiné à la protection. Le *Gaulois mourant* (vulgairement gladiateur mourant), marbre antique, au Capitole, nous semble un modèle en ce genre. Tout le corps est dans un collapsus complet; mais le guerrier a instinctivement tendu la main pour amortir le choc sur le sol. A demi couché, il semble repousser cette terre à laquelle il va bientôt appartenir.

On conçoit fort bien que l'instinct, auquel la raison ne participe pas, puisse encore se manifester quand les fonctions intellectuelles sont presque éteintes; mais la coquetterie, la vanité, ces fruits artificiels qui ne viennent point de l'arbre des déterminations instinctives, ne se comprennent guère dans ces moments extrêmes. César se drapant, pour tomber majestueusement aux pieds de la statue de Pompée, nous paraît un bien grand charlatan, et Auguste, ajustant ses cheveux et se mirant quand la mort le refroidit déjà, est certes un insigne comédien.

Le dernier acte de la vie du vainqueur de Pharsale pourrait bien, du reste, n'être qu'une invention.

Le défaut d'étude du cadavre, et partant l'impossibilité de rendre la nature avec une vérité complète, a conduit les peintres à l'exagération de coloris des chairs mortes, dans le but de suppléer au caractère qui manque à leur œuvre.

La couleur a plus de fantaisie et d'imagination que le crayon. Le trait est pur, les formes sont correctes, ou bien le dessin est mauvais; il n'y a guère deux façons de juger un carton ou un tableau. Mais dans le domaine du coloris, on manque bien souvent de type, d'étalon ; la nature, ce grand miroir auquel l'œil du peintre doit toujours revenir, n'a point l'immobilité de la couleur comme la permanence de la forme. Dans nous et hors de nous, tout conspire à ce perpétuel changement des couleurs. La nature est comme un kaléidoscope n'offrant jamais deux fois de suite le même arrangement de morceaux mobiles.

Les divagations du pinceau sont surtout flagrantes à propos des tons de chairs mortes, et comme l'étude d'un cadavre, teinté par la putréfaction, a quelque chose de trop répulsif, le point de départ est loin d'être toujours la nature. C'est assez dire que les derniers termes de ces fantaisies doivent en être prodigieusement éloignés. On voit que certains esprits hardis et forts, comme Michel-Ange, Salvator Rosa, Ribera, n'ont pas craint de méditer de temps en temps sur un cadavre décomposé ; mais ces études n'ont pas été assez longtemps suivies pour les garantir eux-mêmes de beaucoup de fautes.

Il n'est peut-être pas de couleur que la palette n'ait broyée pour les jeter ensuite sur un cadavre. Les verts, les jaunes, les bleuâtres, ont été généralement employés avec assez de bonheur. La pâleur est assez bien comprise, quoiqu'on l'ait quelquefois poussée à l'excès ; mais la peinture regorge d'énormités, d'impossibilités, quand elle manie les bistres, les bitumes, le brun rouge, les violets, le noir. Nous entrons ici, à pleine voile, dans les mers fantastiques des MILLE ET UNE NUITS, et la nature n'est jamais du voyage.

Les peintres pèchent peut-être encore moins par la fausseté du coloris que par l'ignorance à peu près complète des régions dans lesquelles la putréfaction se manifeste successivement, et de l'aspect que prend le cadavre à mesure que le temps s'écoule et que la désagrégation s'opère. Une foule de corps que la vie a abandonnés depuis quelques instants revêtent, sous le pinceau de nos plus grands maîtres, l'aspect de cadavres retirés de l'eau depuis huit à dix jours, abandonnés à l'air depuis une semaine ou deux. A l'un, prend la fantaisie de faire commencer la putréfaction par la main, par le pied ; à l'autre par la face, par le thorax ; à celui-ci par l'abdomen ; à celui-là par le dos. Si quelques-uns tombent juste, c'est aussi souvent par hasard que par connaissance de cause.

Les Écritures saintes nous apprennent que le Christ a été mis en croix vers trois heures après midi, que son dernier soupir s'est exhalé le soir, et qu'il a été descendu et enseveli dans la nuit même. Or examinez les calvaires, les piétés, les descentes de croix, et vous verrez que les trois quarts des tableaux représentent des cadavres vieux de plusieurs jours, voire même d'une semaine ou deux.

L'un des Christs morts qui nous ont paru le plus se rapprocher de la nature, pour la pose et la couleur, est celui de Michel-Ange de Carravage, au musée du Vatican. Ce tableau nous a fortement frappé. Nous avons un faible pour la peinture ferme, large, hardie, accentuée et fortement ombrée de ce maître ; c'est bien dommage qu'il ait manqué d'invention. Parmi les descentes de croix qui nous ont semblé mériter des éloges, au même point de vue, citons encore l'admirable toile de Raphaël et un grand tableau de Benvenuto Garafalo, peint avec la naïveté du Pérugin (Musée Borghèse), enfin la belle fresque de Daniel de Volterre, dans la première chapelle à gauche de l'église de la Trinité des Monts.

Le défaut que nous reprochons aux peintres qui ont représenté le Christ mort se retrouve, bien entendu, dans toutes les conditions analogues. Ainsi Van Dyck ne les a pas évités dans son Martyre des Machabées, tableau de grand mérite qui décore les appartements du pape, au Vatican. Un des fils vient d'être décapité, et son cadavre gît aux pieds du bourreau qui s'apprête à décoller un autre des sept frères héroïques. Eh bien ! ce cadavre tout frais semble vieux de quatre à cinq jours au moins. La teinte générale, pâle, mate, plombée, évite la critique; mais les extrémités sont d'un bleu verdâtre cru et foncé qui dénote clairement une putréfaction bien établie. Le corps, au reste, est tombé très-naturellement, comme une masse inerte. Au musée Borbonico, à Naples, on remarque une Piété, d'Annibal Carrache, dans laquelle les tons bleus feraient croire que le cadavre a séjourné dans l'eau six à huit jours. Dans la salle du Trésor (Chartreuse San Martino, à Naples), nous avons admiré un fort beau tableau de l'Espagnolet ; mais le cadavre est également beaucoup trop bleu, surtout à la main gauche, sur le premier plan. Au musée Colonna, à Rome, un tableau de Mola représente Caïn et Abel. Le cadavre, encore chaud, puisque le fratricide n'a pas quitté la victime, paraît abandonné depuis plusieurs jours, grâce à ces malencontreuses teintes bistrées dont nous avons blâmé déjà l'usage abusif.

L'exagération des teintes bitumineuses a été poussée à l'excès par Salvator Rosa, dans son Christ au tombeau (appartement du pape, au Vatican). Les jambes sont couleur de bronze, et par la disposition des ombres et des lumières, on dirait un véritable cylindre de métal, avec cette arête vive de lumière qui court sur les objets compacts et brillants. A côté de ce Salvator Rosa, figure un autre Christ au tombeau, de N. Poussin. Le cadavre est d'un pâle bleuâtre uniformément répandu sur toute la périphérie, qui n'est pas du tout naturel. Rien de plus rare que de trouver un cadavre vrai de tons ; aussi conservons-nous une légitime admiration, même après avoir vu les chefs-d'œuvre de Rome, pour la Leçon d'anatomie, par Muller, tableau qui figure à l'Académie nationale de médecine de Paris.

Le tableau d'Ismaël et Agar est l'un des morceaux les plus estimables de la galerie Doria. L'ange apparaît au milieu des teintes chaudes du ciel du désert ; il indique à la pauvre exilée la source qui doit rappeler à l'existence son enfant à l'agonie. Mais l'Espagnolet a fait Ismaël si bien mort, que l'eau ne pourrait plus ranimer ce corps abandonné par la vie. Le peintre a été trop loin. Vis-à-vis ce tableau, un artiste de l'école napolitaine a représenté le même sujet : Ismaël est à l'agonie, mais ce n'est pas encore un cadavre; on comprend qu'il puisse être rappelé à la vie. Ce tableau, quoique plus vrai que le premier, lui est bien inférieur comme peinture.

L'Adonis mort, de Ribéra, au musée de Corsini, peut être considéré comme un modèle de cadavre; il est tombé avec un naturel irréprochable. On comprend tous les mouvements, toutes les positions; on le voit tomber la tête contre terre, les bras heurtant le sol et se courbant là où la violence de la projection les sollicite. Le cadavre est d'une excellente étude.

Nous devons à Ét. Maderne une sainte Cécile morte, marbre qu'on admire dans l'église consacrée à cette sainte, au Transtévère, à Rome. C'est vraiment un chef-d'œuvre. L'effet produit est prodigieux, malgré l'extrême simplicité de la composition. C'est que

Rien n'est beau que le vrai, le vrai seul est aimable.

Le Bernin, artiste facile, mais des plus maniérés, eût, sans doute, pour arriver à l'effet, posé le cadavre pour la douleur résignée, la grâce, la candeur; Étienne Maderne s'est contenté de le représenter dans la position qu'il avait dans sa bière, roulé dans un linceul, lorsqu'on le retrouva je ne sais après combien de siècles. Il est étendu aux trois quarts sur la face antérieure, le visage contre terre, les bras jetés ou pliés au hasard; un linceul épais, aux larges plis, dessine le mouvement des principales formes, et ondoie avec le fleuve de cheveux qui tombe de la tête de la sainte. Telle est la simplicité de l'œuvre.

Dans la petite église de San-Severino, à Naples, se voit un Christ au tombeau, dont le cadavre est caché par un voile plus transparent. Ce marbre ne vaut pas, à beaucoup près, celui de sainte Cécile. Dans la même église, le custode montre avec satisfaction la Pudicizia, femme aux contours voluptueux, si indiscrètement dessinés, dans tous leurs moindres détails, par une gaze fine comme une toile d'araignée, diaphane comme une vapeur, que je ne sais rien au monde de plus impudique que cette pudeur, si ce n'est une fresque trouvée à Pompéi, dans la maison de Cicéron: ici la toile d'araignée est à trame si claire, qu'on semble n'avoir eu l'idée de jeter un peu de mystère que pour piquer un instant la curiosité bientôt satisfaite. Quand on cherche, même légèrement, on trouve avec plus de charme.

Le triomphe de David est un sujet affectionné des peintres. Le jeune héros porte par les cheveux la tête du géant; les femmes dansent autour de l'enfant et du trophée, et sourient devant la menace morte, encore empreinte sur la lèvre de Goliath; le roi Saül se tient près du groupe, déguisant mal son dépit contre celui dont il semble déjà prévoir la grandeur future (grand tableau du Dominiquin, musée Rospigliosi). Mais cette tête devait être bien infecte et bien horrible, si on en juge par quelques tableaux, et nous doutons fort que l'allégresse de la victoire puisse effacer dans un cœur de femme l'instinctive répulsion qu'inspire une tête que la putréfaction ronge depuis dix à douze jours. Ce ne sont plus les douces filles de Sion que je crois voir danser; je me rappelle ces affreuses matrones arabes hurlant en cadence autour des lambeaux de tête d'un malheureux soldat français. Comme on peut d'un coup de pinceau dénaturer le caractère d'une nation!

On compte, au seul musée de Rospigliosi, trois David et Goliath, du Guerchin, du Dominiquin, de Michel-Ange de Caravage. La galerie Spada possède un autre David, de ce dernier peintre. C'est une fort belle composition, mais la tête que le vainqueur vient de trancher et qui gît par terre, semble avoir sept à huit jours de détroncation. Dans les mêmes salons, on montre un tableau du Guerchin, traitant le même sujet. Le jeune héros, frêle adolescent, tient à bras tendu une tête gigantesque à laquelle ferait prêter plusieurs jours de macération la nuance générale jaunâtre mêlée de bistre. Le Guide a été plus heureux dans sa Judith du palais Spada; la tête d'Holopherne est bien une tête qui vient d'être coupée. Les peintres devraient se pénétrer de cette vérité si simple, si banale, et pourtant si souvent méconnue : une tête qui tombe, un cadavre que la vie vient de quitter, n'admettent pas les teintes de la putréfaction.

Les grands maîtres ont généralement su qu'une lésion peut amener la mort, sans avoir profondément dilacéré les téguments externes. C'est ainsi que bien peu, dans l'intention de montrer la pulpe cérébrale désorganisée, ont supposé la destruction du frontal par la pierre qui a frappé Goliath. Quelques fissures en étoile et une plaque de sang caractérisent la plaie, dans la plupart de leurs œuvres. Mais, ce qu'aucun d'eux n'a reproduit, soit sur la tête de Goliath, soit dans des circonstances analogues, c'est la décroissance des teintes de l'ecchymose, mourant en cercles excentriques bleuâtres et jaunâtres dont les dernières teintes se fondent avec les tons physiologiques de la peau. Ainsi, pour citer un seul exemple entre vingt, dans le tableau du Guerchin, galerie Spada, la lésion est représentée par une plaque d'un brun rouge foncé, couleur de sang caillé, uniforme dans toute son étendue et tranchant nettement, sans transition, sur la peau saine qui l'entoure.

Les peintres semblent avoir des notions assez précises sur les différences des hémorrhagies provenant soit d'une plaie par écrasement, par broiement, soit d'une ouverture par une section nette, par une piqûre vive. Dans le premier cas, peu d'hémorrhagie; le sang bave et se concrète en grumeaux noirâtres; dans le second, au contraire, il s'épanche en gouttes rutilantes. Ainsi, sous la couronne d'épines qui déchire le front du Christ, le pinceau doit représenter une seconde couronne, dont le sang trace les contours et les rayons. Parmi les trois *Ecce-Homo* du musée Corsini, têtes admirables dues au Guerchin, à Carlo Dolci, à Guido Reni (le Guide), et dont la plus estimée est, à juste titre, celle du Guerchin; parmi ces trois chefs-d'œuvre, la production de Charles Dolci se distingue par la manière irréprochable avec laquelle il a su rendre ces traînées vermeilles s'échappant de chaque épine, descendant en légères ondulations, et renflées, à leur extrémité déclive, en grosses gouttes nourries, prêtes à crever pour continuer le sillon sanglant.

A chaque pas, le peintre trouve dans le médecin son conseiller et son juge naturel. Sur ce cadavre, créé par le pinceau, personne ne peut prononcer sciemment comme le médecin, qui a été témoin du moment où le corps est devenu cadavre, le médecin dont l'œil ne l'a pas quitté jusqu'à l'heure où, sous son scalpel, il ne s'est plus trouvé qu'un détritus sans forme et sans nom. Si la mort lui est familière, la vie n'est pas moins son domaine: il reçoit l'enfant qui naît, le suit d'âge en âge dans ses progrès comme dans la souffrance, l'accompagne dans ses vieux jours et lui ferme les yeux. L'habitude extérieure dans ses rapports avec la santé, la maladie, les tempéraments, les passions, la jeunesse ou la vieillesse; les tons de chairs, si variables selon ces diverses conditions; les muscles, dans leurs reliefs, leurs lignes, leurs fonctions; la structure et le jeu des organes que le pinceau montre souvent à découvert, etc., sont autant d'études qui ressortissent de l'art médical, et dont le peintre ne se passe qu'aux dépens de la vérité de son œuvre.

Les chairs roses, fermes, élastiques et polies de la jeunesse, les chairs ternes, molles, flasques et ridées de l'âge avancé, nous les palpons, nous les examinons tous les jours; toutes leurs propriétés profondes nous sont connues comme la coloration de leur superficie. Le médecin est habile à saisir les nuances de ton qui appartiennent aux divers tempéraments, et, dans l'état de maladie, il cherche et trouve souvent dans la teinte de la peau un précieux élément de diagnostic. Les tons mats, ternes, pâles, jaunâtres, bleus, violacés, disent au médecin exercé qu'il a devant lui un scrofuleux, un anémique, un cancéreux, un ictère, une cachexie paludéenne, une affection qui entrave la circulation, etc., etc.

Du masque, de la forme, le médecin a été conduit à méditer sur les agents dont la manifestation a l'habitude extérieure pour théâtre; il a cherché à formuler les rapports entre le physique et le moral; il a rattaché à tel tempérament un caractère moral particulier, une passion dominante, un certain genre d'esprit et d'activité. Un homme de l'art ne supportera jamais qu'on représente avec les traits épais, les chairs fades, les formes engorgées, les cheveux clairs du lymphatique, un Alexandre le Grand, un Tamerlan, un Pyrrhus, un Annibal, un Mahomet, un Attila, etc. Il se récriera si un peintre s'avise de revêtir d'un tempérament sec et bilieux le berger Pâris, le beau Narcisse, le gourmet Lucullus, l'efféminé Sardanapale, etc. Les diverses écoles ne sont guère tombées dans ce dernier défaut; mais l'abus des cheveux blonds, des chairs roses, des formes trop remplies, dans la représentation des héros à nature forte, leur font souvent encourir le premier reproche. Les exemples seraient ici tellement nombreux que nous n'osons pas en commencer la liste.

Les tons de chairs et les lignes de la musculation, même chez nos grands maîtres, sont loin d'avoir la flexibilité nécessaire pour s'accommoder à tous les sujets. Presque toujours, chaque maître a son genre, et se restreint, comme instinctivement, dans un domaine limité, hors duquel sa couleur et sa musculation deviennent des contre-sens. Ainsi ne demandez pas un portrait de fraîche jeune fille à Ribéra ni un portrait de vieillard au Guide; laissez l'Albane peindre des femmes; abandonnez à Michel-Ange et à Salvator Rosa les natures énergiques et sauvages.

L'auteur célèbre de l'Aurore (palais Rospigliosi) est bien loin d'avoir possédé un irréprochable coloris dans ses carnations. Ses tons cobalt et outre-mer vont souvent jusqu'à la véritable cyanose. Cette exagération est surtout flagrante dans deux grands tableaux de la galerie Spada, Cléopâtre et Judith : un peintre d'anatomie pathologique n'emploierait pas d'autres teintes pour représenter un sujet dont la nature aurait oublié de boucher le trou de Botal. La Fortune, tableau renommé du même auteur, à l'Académie Saint-Luc, n'est pas non plus exempte des mêmes reproches; l'Aurore les évite en grande partie. Ces chairs azurées ne manquent pas d'un certain velouté, d'un chatoiement doux à l'œil; elles peuvent s'adapter à la peinture de ces jeunes femmes dont la peau fine, transparente, quoiqu'un peu mate, est bleuie par un fin réseau de veinules; mais hors de là, elles deviennent un vrai contre-sens. Dans l'Espérance, tête allégorique (sacristie de l'église de Saint-Pierre-ès-Liens), ces tons bleus et lymphatiques ne choquent pas la raison; dans Judith, femme de nature énergique, on commence à ne plus les comprendre. S'il s'agissait de représenter des guerriers, ces tons seraient insupportables. Le Guide, à la première époque de la maturité de son talent, a su peindre avec force le beau tableau du Crucifiement de saint André; dès que ses chairs ont passé au bleu, son talent a dû se restreindre à des portraits de femme.

Si le Guerchin a excellé dans les Madeleines, c'est en grande partie parce que les tons de chair et la musculation de ce maître s'accommodent parfaitement à ce sujet. Madeleine, accroupie dans le demi-jour fantastique de la caverne, les cheveux en désordre, rugissant plutôt que soupirant de repentir, d'une main se déchirant la poitrine et de l'autre serrant une froide tête de mort, Madeleine est évidemment une de ces femmes à passions violentes dans la pénitence comme la la volupté, une de ces femmes qui savourent la souffrance comme le plaisir. Le Guerchin, avec son coloris violâtre et bronzé, sanguin et bilieux, qu'on nous passe l'expression, avec sa peinture ferme et un peu rude, nous a représenté Madeleine telle que chacun la comprend. Parmi toutes les toiles que ce grand peintre a consacrées à la même scène, on admire surtout celle que possède le musée Bourbonien, à Naples. Le médecin ne l'estimera pas moins que l'artiste.

L'école espagnole a excellé dans les cadavres et dans les vieilles chairs vivantes. Nous ne parlerons pas de ces moines peints d'une manière si forte et si ascétique, parce qu'on n'en voit guère dans les musées de Rome, mais nous pouvons faire une étude de vieillards. Les saint Jérôme abondent dans les musées de la ville éternelle; au seul palais Doria, on en compte jusqu'a trois, si notre mémoire nous sert bien. Ce pauvre saint Jérôme a le triste privilége d'exciter tous les pinceaux à qui le fera le plus hideusement vieux, le plus affreusement décrépit; tout comme saint Sébastien, qui n'était plus jeune pourtant quand il a été percé de flèches, jouit de la faveur d'appeler sur lui le coloris et les formes qui caractérisent la jeunesse.

L'Espagnolet est le peintre qui a le mieux représenté l'excessive vieillesse; il tombe cependant quelquefois dans l'exagération et dans le faux. Il a évidemment fait de sérieuses études d'après nature; mais ensuite il a laissé son pinceau errer aventureusement. Il a trop consulté ses souvenirs et oublié de les rafraîchir par la réalité. Ainsi, dans plusieurs de ses tableaux, des sillons tracent des espaces intermusculaires là où l'anatomie ne montre aucun interstice. Ses élèves, ses imitateurs, ont presque tous exagéré le maître, sans hériter de son mérite. Nous avons vu des saint Jérôme dont les sterno-cléido-mastoïdiens sont tellement détachés du cou par de profondes vallées, et dont la flaccidité est rendue par de telles flexuosités, le coloris par un jaspé si vineux, qu'on dirait deux serpents écorchés se tordant le long du cou du vieillard. Cette critique tombe en plein sur le saint Antoine de Jacinthe Brandi, dans la galerie Doria.

Titien, Van Dyck, Rembrandt, le Guerchin, Jordaëns, ont signé des tableaux dans lesquels nous avons admiré de fidèles peintures de la vieillesse. Rembrandt exagère quelquefois; le Guerchin prodigue trop les bistres et les violâtres. L'Espagnolet lui-même a jeté sur un de ses saint Jérôme (galerie Rospigliosi) des teintes bistrées et noirâtres par plaques si larges qu'on dirait une peau badigeonnée avec le nitrate d'argent.

Les peintres ne doivent pas oublier qu'il y a trois espèces de rides chez le vieillard. Les unes, produites par la disparition du tissu cellulo-graisseux intermusculaire, sont comme des ravins profonds séparant des collines de masses charnues. Le pinceau doit ici se garder de la moindre fantaisie; l'anatomie lui trace sa route. Les autres sont le résultat de mouvements habituels, soit commandés par le jeu de la physionomie pour l'expression des sentiments, soit produits par les articulations, par toutes les exigences de la vie de relation ou de la vie végétative. Il faut de l'observation et de l'étude pour leur donner la position convenable, pour les mettre en harmonie avec le caractère qu'on prête à son sujet. Enfin il est des rides que le pinceau peut ouvrir presque partout. La peau des vieillards, devenue mince, sèche, sans élasticité, ne cède plus sous le doigt en dépressions lisses et arrondies, mais se plisse de toutes parts, comme un papier à calquer froissé dans les mains. Ce fin réseau de légers plis entre-croisés ou sensiblement parallèles, court sur presque tout le corps; mais ses linéaments deviennent bien plus visibles quand une traction, une pression, un froissement, s'exercent sur un endroit quelconque. C'est ce que le Bernin a compris dans son groupe d'Énée portant Anchise, marbre de la villa Borghèse. Le doigt d'Énée, en s'enfonçant dans le mollet de son vieux père, creuse une dépression accidentée par des rides sèches et nombreuses qui trahissent bien l'état de la peau dans un âge avancé. Ce petit détail est très-heureux. Il serait à désirer que tous les artistes connussent ainsi non-seulement la superficie, mais aussi la texture et le jeu des organes et des membranes.

Parmi les chefs-d'œuvre dont Rome s'enorgueillit avec raison, brillent au premier rang la Transfiguration, de Raphaël, et la Communion de saint Jérôme, du Dominiquin, tableaux du musée du Vatican, que le pinceau des copistes et le burin du graveur ont mille fois reproduits. Pour ne pas être tout admiration devant ces œuvres capitales, il faut, me direz-vous, avoir été vomi par le Nord avec les hordes de Vandales, il faut compter parmi les enfants incultes de la Béotie; mais nous avons heureusement pris nos précautions d'avance.

Le saint Jérôme du Dominiquin est admirable : l'auguste vieillard, arrivé au dernier terme de la décrépitude, se fait soutenir à genoux pour recevoir le viatique. On sent que si les mains qui le serrent venaient à manquer, le corps s'affaisserait. C'est à peine si le saint, un instant ranimé par l'acte solennel qu'il va accomplir, trouve la force d'élever ses yeux vers l'hostie que l'évêque tient entre ses doigts. Voici quelques petites taches. Le genou du saint a une étendue, des méplats, des bosses et des sillons qui n'ont pas leur raison d'être dans l'anatomie normale. Quoique réduit à une extrême maigreur, qui non-seulement a détruit le tissu cellulo-graisseux, mais a amené l'atrophie des muscles, de sorte que le relief des os se fait voir presque partout, saint Jérôme conserve un deltoïde si nourri et si puissant que Milon de Crotone s'en fût contenté quand le chêne étreignait ses membres débilités par l'âge. Ce muscle ample et charnu, sur un corps squelettique, est du plus criant effet.

Enfin il existe dans ce tableau une grosse erreur, disons-le, une énorme sottise, qui, lorsque l'analyse succède à l'admiration, enlève à cette scène son charme austère, et mêle des idées d'acrobate et de tours de force aux pensées graves qui devraient seules occuper et remplir l'esprit. Le poids du corps de saint Jérôme à genoux, soutenu et non porté par un assistant, tombe tout entier sur les talons, contre lesquels s'appuie le bassin. Or le bout du genou du saint repose seul sur une marche de l'autel, de sorte que le corps se trouve suspendu en l'air d'une façon tout aussi merveilleuse que dans les séances magiques de Robert Houdin.

Dans la Transfiguration, de Raphaël, l'un des personnages qui attirent le plus l'attention, c'est l'enfant démonomaniaque dont la figure grimace et dont les membres se roidissent et se tordent convulsivement. Cet enfant est représenté avec l'habitude extérieure d'un vigoureux athlète. Des membres volumineux sont fortement bossués par les contractions de muscles épais; chez lui, on voit que tout est muscles, et que l'ampleur des formes dépend de la profusion de la chair musculaire, et non pas du tissu cellulo-graisseux. Or, à 9 ou 10 ans, ce tempérament ne s'observe pas; on ne le trouve que sur l'athlète adulte. Raphaël s'est évidemment mépris : il a peint le développement musculaire permanent, au lieu de la contraction convulsive momentanée. Cette erreur est choquante dans une composition réputée irréprochable. Nous préférons de beaucoup l'enfant exorcisé de la fameuse fresque du Dominiquin, dans le couvent de Grotta-Ferrata, près de Frascati. Ce n'est plus un athlète, mais un grêle enfant, nerveux, amaigri par la maladie, pâle et souffreteux, dont le corps se roidit et dont la face se convulsionne sous un spasme passager.

Les anges bouffis, les amours roses, tous les petits enfants deviennent des monstres sous le pinceau et le ciseau des artistes; ils en font de véritables lipômes ambulants. Leurs joues ont l'air d'abcès qui vont crever; leur ventre proéminent fait prononcer le mot ascite; leurs jambes rappellent l'éléphantiasis des Arabes; leurs bras tombent par étages comme un menton obèse; leurs pieds et leurs mains ressemblent à des vessies de porc gonflées. Le croupion plumé d'une poularde du Mans passée grasse n'est pas plus informe que ces affreuses boules de saindoux qu'on appelle anges ou amours. Parmi cent exemples qui affluent dans notre souvenir, citons les anges qui soutiennent les grands bénitiers, à droite et à gauche, en entrant à Saint-Pierre. L'antiquité n'a pas toujours su éviter ces défauts. L'Hercule enfant, bronze du Capitole, n'est qu'un petit éléphantiasique, infiltré, lymphatique. On ne comprend pas que d'une pareille nature, si gorgée de sucs blancs, ait pu surgir Alcide aux douze travaux.

Les anciens ont été beaucoup plus heureux dans leurs représentations d'Hercule adulte. L'Hercule Farnèse, trouvé dans les Thermes de Caracalla et figurant aujourd'hui à Naples, est une large carcasse revêtue d'une puissante musculation, et terminé par une très-petite tête surmontant un torse colossal et d'amples épaules. C'est bien là ce t iste héros, chez lequel la vie végétative s'était développée aux dépens de l'intelligence. Ce front bas, cette physionomie où se reflètent des instincts grossiers, appartiennent certes à ce ridicule demi-dieu qui filait comme une vieille femme aux pieds d'Omphale, et qui, jouet des caprices dédaigneux d'un prince, vidait le fumier des écuries et curait les marécages insalubres.

L'Hercule Farnèse est loin d'être le seul qui représente Alcide sous de pareils traits; il peut seulement être considéré comme le modèle du genre. Au musée du Capitole, on voit un Hercule, en bronze doré, dont la tête est si petite et le cou tellement musculeux que l'extrémité cervicale ne forme presque pas saillie sur le cylindre qui la rattache aux épaules.

Parmi les grands maîtres qui ont le mieux étudié l'anatomie, nous devons tout d'abord citer Michel-Ange Buonaroti. Les marbres taillés par ce génie prodigieux, les fresques de la chapelle Sixtine et même de la chapelle Pauline, en sont des preuves incontestables. Mais les connaissances anatomiques de Michel-Ange l'ont presque toujours conduit à une affectation qui blesse les yeux d'un médecin; il met tous les muscles en mouvement, et fait saillir en même temps ceux qui concourent à la flexion, à l'extension, à la rotation, à l'adduction, à l'abduction. Il semble oublier que leur jeu alternatif, c'est-à-dire la contraction des uns, tandis que les autres se reposent, est nécessaire pour que les mouvements s'exécutent. En un mot, si l'anatomie de Michel-Ange est irréprochable, sa physiologie pèche souvent. Cette exhibition, cette véritable exposition de muscles est surtout flagrante dans ses deux statuettes d'Hercule couché, à l'Académie romaine de Saint-Marc. Le Satyre mourant, oublié dans une antichambre du palais Barberini, marbre plein de l'expression la plus douloureuse et la plus vraie, est déparé par des saillies musculaires abdominales qui sortent des limites du possible.

Devant le Moïse de Michel-Ange, à Saint-Pierre-in-Vincoli, nous avons été terrifié d'admiration. Un génie dominateur brille sur les traits vivants de cette figure de marbre; on s'incline, on se courbe devant le grand législateur, devant le grand capitaine; et quand le soleil couchant dore le marbre se détachant sur les ombres des arceaux, on croit que le héros va se lever, les rayons de feu sur la tête et les tables de la loi à la main; on assiste à la scène terrible du Sinaï, et un frisson parcourt le corps immobile du spectateur. A Saint-Pierre, après m'être complu à avoir peur quelques instants des deux célèbres lions de Canova (tombeau de Clément XIII), j'allais fourrer ma main dans leur gueule menaçante, entre leurs dents terribles; mais toujours j'ai admiré à distance le Moïse; toucher sa barbe vénérable m'eût paru une insulte téméraire, une impiété, une profanation.

De l'habitude extérieure, passons aux organes mêmes. Ici les monstruosités se multiplient, l'impossible et le ridicule semblent devenir la règle. *Risum teneatis, amici.*

Je n'ai guère reconnu la nature que dans un tableau de Salvator Rosa, au palais Corsini, représentant Prométhée attaché sur le roc et dévoré par le vautour. Des chaînes fixent la victime au rocher; sous cette étreinte, ses muscles convulsés s'épuisent en vains efforts; la bouche est béante et pousse des rugissements; les yeux se contractent avec horreur; tous les membres se crispent et tressaillent. Le vautour a enlevé à coups de bec toute la paroi antérieure du ventre, et les bords de l'affreuse plaie, déchiquetés en lambeaux, pendent comme des franges trempées dans le sang. Les entrailles palpitent pêle-mêle; le foie, tiré de l'abdomen, a glissé jusqu'entre les jambes; le vautour tient dans son bec une anse d'intestin, et semble jouer avec l'inépuisable aliment qui ne disparait de son bec que pour renaître sous sa serre. Ajoutez, comme encadrement de la scène, le paysage sauvage et la couleur fantastique de Salvator Rosa, et vous comprendrez que les hommes frémissent devant cette éternelle douleur rendue si énergiquement, et que les femmes effrayées ferment les yeux ou s'enfuient en pâlissant.

Il est évident que le rude Salvator Rosa a étudié les entrailles d'un cadavre ouvert, mais il n'a pas poussé assez loin son ébauche d'après nature, car si de l'ensemble on passe aux détails, on s'aperçoit, malgré la mauvaise position du tableau, noirci d'ailleurs par l'âge, que certains organes ne sont pas bien fidèlement rendus; l'intestin grêle, entre autres, est si mince et surtout si finement tortillé sur lui-même, qu'on le prendrait plutôt pour un intestin de poulet que pour des entrailles humaines.

On admire au Vatican le Martyre de saint Érasme de N. Poussin, tableau d'un coloris général beaucoup trop violacé. La scène représentée est hideuse. Le saint est couché sur le dos; par une courte incision, pratiquée dans la direction de la ligne blanche, le bourreau tire l'intestin, qu'on enroule un peu plus loin sur un treuil. Sa main, appuyée sur la plaie, ne laisse passer l'intestin qu'entre le pouce et l'index, comme s'il craignait que toute la masse ne s'échappât en bloc; de l'autre main, l'exécuteur fait délicatement sortir, comme s'il dévidait un peloton de ficelle, un intestin bien net, sans fronçures, sans franges mésentériques. Le grand peintre ne savait donc pas que le tube intestinal n'est pas libre dans l'abdomen, et que, sans avoir incisé le long de la partie adhérente, on ne peut ni l'extraire sans effort, ni obtenir un tube régulier.

Chacun a lu le récit lamentable de la mort de Sénèque. Néron ordonne qu'on ouvre les veines de son précepteur; Pauline veut mourir avec son vieil époux. Mais la mort est trop lente, et Sénèque demande à l'eau tiède du bain d'activer l'écoulement d'un sang paresseux. L'agonie se fait encore attendre, et Sénèque se fait transporter sur un fourneau chauffé. Si j'ai bonne mémoire, l'histoire dit que le noble vieillard ne put trouver un terme à ses souffrances qu'en se faisant verser le poison par une main amie.

Certes, nous concevons ces lenteurs de la mort, et nous comprenons que Sénèque dût longtemps savourer l'agonie (pour me servir du mot de son parent Pison, qui subit le même sort peu de jours après), si l'exécuteur a été aussi malhabile qu'on pourrait le croire d'après le tableau de Michel-Ange de Caravage, dans la galerie Corsini.

Sénèque est debout dans un bain et n'a pas de l'eau jusqu'à la ceinture; singulière manière de faire couler les piqûres des extrémités supérieures! Rester debout quand les quatre membres saignent en plusieurs endroits, nous paraît un grand tour de force. Le membre thoracique droit est en évidence, il a subi trois coups de lancette, et de l'une des incisions le sang jaillit au loin en jet volumineux. Mais c'est précisément sur les points où l'anatomie nous apprend qu'il n'y a pas de veines, que le malavisé pinceau de Michel-Ange de Caravage a tracé des piqûres. Ce tableau est d'un ridicule complet.

Les crimes capitaux de lèse-anatomie sont si nombreux que, de cette fourmilière d'énormes péchés, nous devons nous contenter d'extraire quelques échantillons seulement. Au palais Corsini, un tableau de Carlo Saraceni représente une double décapitation; la première tête vient de tomber, et le sang bave comme d'une lésion insignifiante donnant lieu à une hémorrhagie en nappe. Dans la fresque de la chapelle du Bras-Droit-de-la-Croix, à Sainte-Marie-des-Anges, le peintre n'a pas été plus heureux; la section ressemble à l'ouverture d'un sceau dont le contenu se verserait en masse par terre; tous les points coulent de la même façon; on ne découvre pas un soupçon d'artère. A Saint-Janvier-des-Pauvres, à Naples, l'artiste est tout aussi fantastique: il crée, juste au milieu du cou, une énorme artère imaginaire qui vomit un jet de sang.

Les peintres ne savent probablement pas tous que la tête tient au tronc par une masse considérable de muscles, de conduits, de membranes et par une colonne osseuse. Les bourreaux font voler les têtes avec des sabres si légers, qu'il faut les supposer tous trempés à Damas ou à Tolède. Quelquefois, invraisemblance plus grande encore, la lame n'a pas, en longueur, deux diamètres du cou ; la section, en frappant et en sciant, n'est point alors possible, à moins d'avoir un point d'appui et d'y revenir à plusieurs reprises.

Au palais Sciarra, un peintre, je ne sais plus son nom, a fait bien cruel le vieil Abraham : il tient sur une roche la tête d'Isaac, et se met en devoir de la couper avec un couteau de 3 pouces de long. On égorge ainsi les poulets, mais un père épargne au moins la souffrance de son fils.

Nous pourrions faire ici un petit cours de dissection, car, dans les musées de Rome, on ne voit pas mal d'exécuteurs détachant de larges lambeaux de peau, et mettant ainsi à nu les parties profondes ; mais ce serait trop pitoyable besogne, ces œuvres sont le plus souvent hors de critique.

Si cette pauvre anatomie est à chaque instant maltraitée, les lois physiques ne le sont pas moins. Veuillez me dire, s'il vous plaît,

« . . . . . Et Phyllida solus habeto, »

d'où viennent les ombres de la figure du blond Phœbus, qui est le soleil même, dans la fameuse fresque de l'aurore du Guide ? Profane, me direz-vous, vouliez-vous donc que le Guide fît une figure où tout fût lumière, sans aucune ombre ? Le grand maître a bien fait ; mais, dites-moi, d'après quelle loi, et

« . . . . . Eris mihi magnus Apollo. »

J'ai aussi appris, en regardant la grande gloire, derrière la chaire de Saint-Pierre, que les rayons lumineux sont rigides et tenaces comme des barreaux de fer, car des petits anges bouffis s'accrochent, se pendent à ces rayons pour se pencher curieusement sur l'abîme du vaisseau. De grâce, matérialisez la lumière en la représentant par des rayons divergents, mais arrêtez-vous là ; faites jouer les anges parmi ces rayons comme dans la vapeur, mais ne plantez pas un champ de roseaux animé par des batraciens cramponnés à chaque stipe.

On peut encore apprendre, en abaissant les yeux de la gloire sur la chaire de Saint-Pierre, que si saint Ambroise, saint Augustin, saint Athanase et saint Jean Chrysostôme ont été les quatre plus fortes têtes des pères de l'Église, ils étaient aussi les quatre plus forts bras ; car, sur le bout du doigt, ils portent une chaire de bronze qui pèse je ne sais combien, mais énormément sans aucun doute, puisqu'elle a coûté tout près de 900,000 francs. C'est là une invraisemblance qu'on aurait pu éviter. J'aime mieux les cariatides de Puget, avec leurs grands efforts pour soutenir les balcons qui les écrasent.

Sortons bien vite de Saint-Pierre, car je ne pourrais éviter une interminable jaserie. Quelles belles femmes de marbre, bien nues, ou tout au moins décolletées jusqu'à la ceinture, à partir du haut ou à partir du bas, pleurent sur les tombeaux des vieux papes ! L'une était si belle que... sortons bien vite. L'une, due au ciseau de Guillaume de Laporte, et couchée sur le sépulcre de Paul III, était si belle et si nue que Le Bernin a été obligé de cacher ses chairs trop provocatrices sous une affreuse draperie de bronze. La chronique conte que certains visiteurs avaient agi avec elle comme avec une femme de véritable chair. Mais, sortons donc, car, à propos de la reine de toutes les églises chrétiennes du monde, nous disons de bien singulières histoires.

Terminons notre journée par la visite d'une église qui fournira une ample moisson à nos observations médico-artistiques ; gravissons la colline inhabitée du Cœlius, où s'élève, solitaire, l'église de Saint-Étienne-le-Rond. C'est une vaste rotonde soutenue par soixante-quatre belles colonnes antiques de marbre et de granit, dérobées, les uns disent à un temple de Claude, les autres prétendent à un marché public. Le large développement de la muraille circulaire, peint à fresque par le Pamerancio, représente les principaux martyres avec une crudité naïve qui a perdu beaucoup de son charme, sous le pinceau impie des restaurateurs.

Je relis les notes écrites sur place ; leur sans façon me semble en harmonie avec la simplicité du pinceau de l'artiste ; aussi vais-je les donner telles que je les ai griffonnées à la hâte, assis sur une dalle moussue du portique silencieux.

« Persécution d'Afrique. Le bourreau, avant d'arracher la langue, fait, avec un grand couteau, une incision verticale qui paraît n'intéresser que la peau de la symphyse du menton. A quoi bon ce préliminaire ? Il coupe les langues et ne les arrache pas, comme on pourrait le croire en prenant ce mot à la lettre, dans les pères de l'Église. Après les avoir tranchées avec des tenailles, il en jette les bouts par terre. Il y a, tout près de lui, un gros tas de langues coupées. La foule qui a subi l'opération attend là, avec un peu de sang sur les lèvres, et n'a l'air ni souffrante ni inquiète. La foi est un excellent chloroforme. — Un autre bourreau coupe les poignets, très-net, avec un couperet qui nous semble bien faible pour cet usage. Six à huit personnes ont déjà été mutilées ; leurs pauvres bras tronqués pendent le long du corps, de la manière du monde la plus naturelle. Personne ne sourcille ; tout le monde est debout ; aucun martyr ne tombe en syncope d'hémorrhagie. La foi est donc aussi un excellent hémostatique. — Dans un autre tableau, voici sainte Marthe, martyrisée sous Claude. On lui a coupé les deux poignets, puis on a eu l'idée, à la fois cruelle et baroque, de les attacher aux deux bouts d'un cordon qu'on lui a passé au cou, de sorte que les mains pendent, comme deux ornements, sur la poitrine de la sainte. Elle les regarde assez tristement. »

« Sous Julien l'Apostat, saint Artemius est écrasé entre deux énormes blocs de pierre. Il y a du bon dans cette horrible scène. Le corps s'aplatit, s'étale, la peau se tend, craque, se crève, et les viscères bavent par les fissures ; les yeux tombent sur la figure, expulsés de l'orbite, et pendants au nerf optique, comme une cerise à sa queue; les entrailles se précipitent hors du ventre rompu; mais quelles entrailles! C'est une panse de mouton. Jamais homme n'a eu de semblables viscères. Le Pomerancio a fait du saint un ruminant, un herbivore. »

« RÈGNE DE MAXIME ET DE LICINIUS. Un saint est couché sur le dos; le bourreau le coupe en morceaux menus comme chair à pâté, comme les herbes hachées par une ménagère. Du cou aux pieds, il y a bien vingt entailles qui entament la moitié, les trois quarts, et tranchent quelquefois toute l'épaisseur des parties. Les boyaux qui sortent de l'abdomen rappellent encore la panse des herbivores. — Comptoir de boucherie, débit en détail de viande humaine, malheureuse idée, scène horrible, peinture médiocre qui excite le dégoût sans émouvoir en proportion de la terreur de l'action.

» La jeunesse et la beauté d'une foule de vierges ne trouve pas grâce. On arrache toutes les dents de sainte Apolline avec un davier en forme de lyre. Quel dommage, si la sainte était aussi belle que son portrait, par Carlo Dolci, au palais Corsini! Les deux mamelles de sainte Agathe sont à ses pieds; la section a laissé une plaie sanglante; la sainte se pâme légèrement. — Sous Alex. Sévère, le bourreau déchire le cou de sainte Cécile; elle n'en meurt pas; on la fait cuire dans un grand feu. Saint Laurent lui fait pendant, sur son gril. — Sainte Bladine, enfermée dans un filet, est livrée aux cornes de taureaux *furieux qui la font sauter en l'air comme un volant poussé par la raquette.* — Sous Dioclétien, on perce le cou de la jolie sainte Lucie. — Saint Denis porte sa tête comme une lanterne; tout le monde est fort étonné et fait des gestes de grande stupéfaction.

» Voilà un groupe de martyrs dans une chaudière de poix bouillante. Ils ont l'air bien tranquille et prient; quelques-uns sont presque contents. Pourtant dans la poix bouillante, sitôt plongés, sitôt cuits, ce nous semble.

» L'évêque Érasme est couché, on lui coule du plomb fondu dans la bouche. L'évêque Blain est cardé comme de la laine avec des peignes de fer. Saint Primus et saint Félicien sont pendus par les bras, une pierre aux pieds; on les brûle à la torche. Ils ne meurent pas assez vite, du plomb fondu leur est versé dans la bouche. Leurs reliques reposent sous l'autel. »

Mais en voilà assez. Je n'ai pas eu le courage de retoucher tant soit peu ces notes, elles me rappellent des choses trop hideuses. Quant à l'anatomie et à la physiologie, ces fresques ne peuvent avoir la prétention de mériter la critique. Beaucoup de grands maîtres ont représenté des martyres, mais jamais avec cette nudité, cette horreur crue. On ne doit guère aller à Saint-Étienne-le-Rond que pour chercher des impressions semblables à celles qu'on recueille à la Morgue.

XIII

PROMENADE MÉDICALE DANS LA VILLE DE ROME.

§ I.

Le Romain au point de vue intellectuel, moral, ethnographique, physique et médical.

A mon ami le docteur Rouis, à Blidah (Algérie).

Rome, 15 février 1851.

Nous sommes sur la tour du Capitole, en curieux, bien entendu, et non pas en triomphateurs; Rome est à nos pieds; derrière nous, au sud, la cité des Empereurs, amas de ruines vénérables, le Forum désert, silencieuse nécropole où le souvenir évoque l'ombre des vieux Romains; devant nous, au nord, la cité des Papes, massif confus de maisons coupé en deux par le Corso qui, précisément en face de notre œil, aligne ses palais dont les arêtes fuyantes convergent sur l'obélisque de la Piazza del Popolo. La masse sombre et carrée des palais et des couvents, les flèches de quelques églises de l'époque romane, les dômes hardis d'une foule de basiliques, surgissent des fouillis de maisons et donnent une physionomie tout orientale à la cité. Saint-Pierre, le plus superbe monument du monde entier, plonge dans les profondeurs bleues du ciel son immense coupole, prodigieuse comme le génie qui l'a conçue. La ville des vivants n'est guère moins silencieuse que la ville des morts : calme, triste et solennelle, elle n'exhale qu'un murmure vague; on dirait le bruit religieux d'une prière. Le désert, plus morne encore, l'entoure et l'étreint de ses bras arides; de temps en temps il franchit même les murailles et étend sa désolation sur de larges quartiers. La vie s'est concentrée au cœur de la ville; en s'éloignant de ce point, les habitants deviennent de plus en plus clair-semés; aux palais succèdent les masures, à la richesse la pauvreté, à la santé la mort; les cabanes disparaissent à leur tour, l'œil n'aperçoit plus que des *vigna*, des terrains vagues, des décombres et des ruines....., et pourtant nous sommes encore dans Rome! L'homme fort avait autrefois dompté la nature ; la nature chasse aujourd'hui l'homme abâtardi. Nous approchons des remparts; le silence est profond; n'étaient-ce les soldats qui gardent les portes et les douaniers qui veillent aux entrées, on pourrait se croire sur la voie des tombeaux à Pompéi.

Rome s'étale paisiblement comme au fond d'un nid, dans l'enceinte naturelle formée par les sept collines historiques; un torrent boueux, *flavus Tiberis*, la traverse en décrivant un coude très-prononcé. Son premier horizon est formé par des hauteurs couronnées de pins-parasols dont la silhouette foncée, se découpant sur le ciel, donne un caractère tout spécial au paysage. Par-dessus la croupe des collines et au delà des déchiquetures des arbres verts, l'œil se perd sur la surface monotone du désert romain, inondé de cette lumière à la fois vive et voilée, splendide et douce, qui répand sur la nature un coloris et un charme où le vaporeux se mêle à la chaleur, le rêve et la mélancolie à la jouissance. Ces longues lignes rougeâtres, percées à jour et surmontées de franges vertes, ce sont les aqueducs brisés, abandonnant à la brise leur chevelure de clématites et d'arbustes. A l'ouest, le bleu de la mer Tyrrhénienne se confond avec le bleu du ciel; au sud, les montagnes d'Albano, jaspées de maisons blanches à moitié ensevelies sous les bosquets, s'arrondissent à l'ombre du sommet chauve du Monte Calvo et terminent l'horizon; en allant vers l'orient, le panorama s'accidente de plus en plus : voilà la fraîche Tibur, chantée par Horace, les montagnes de la Sabine dont le pinceau du peintre suit avec amour chaque découpure, enfin le pic isolé du Soracte azuré par les reflets du ciel ou blanchi par les frimas de l'hiver.

Cet ensemble solennel et mélancolique nous a reporté involontairement aux scènes majestueuses du désert d'Anghad, que nous avons contemplées autrefois et dont les vastes horizons sont encore aujourd'hui sondés par votre œil rêveur. Peuplez de mon souvenir les déserts d'Afrique, comme je peuple du vôtre le désert de la ville éternelle!

La première chose qu'on cherche naturellement dans Rome, ce sont des Romains: je veux dire les fils de ces hommes prodigieux, forts par l'esprit et par le corps, dont l'activité n'avait pour limites que l'impossible, dont l'empire ne s'est arrêté qu'aux confins du monde connu. Cher ami, cherchons tout ce que vous voudrez, mais pas cela, de grâce.

En conscience, le plus simple coup d'œil sur l'histoire apprend que le type pur des anciens ne peut pas subsister aujourd'hui; pourquoi donc s'obstiner à le chercher, et surtout pourquoi s'étonner quand on n'en trouve pas de trace?

Toutes les hordes barbares du Nord se sont, comme d'un commun accord, ruées sur Rome; maintes fois la ville a été pillée, saccagée, remplie de deuil et de sang; un nouvel empire, aux mains de nouveaux maîtres, a succédé au vieil empire; une partie des anciens Romains a péri, et ce qui a survécu a mêlé son sang au sang du Nord. La dépopulation est arrivée à un tel point, pendant le séjour des papes à Avignon, que la ville éternelle, d'après Cancellieri, n'a plus compté que 15,000 âmes, après en avoir nourri 400,000 (1) aux temps de sa splendeur passée. Comment ce faible noyau s'est-il enflé dans la succession des temps, de manière à atteindre le chiffre actuel de 160,000 habitants? Est-ce au moins cette race bâtarde, produit du Nord et du Midi, qui, par ses propres forces et sans emprunts à l'étranger, a prospéré et s'est accrue? Non, cette race mêlée s'est agrégée encore de nouveaux éléments hétérogènes. Pendant plusieurs siècles le nombre des décès a surpassé celui des naissances, et la cité éternelle ne serait plus aujourd'hui qu'un tombeau désert, si les étrangers n'étaient venus vivifier son sang appauvri par la misère et par la maladie, et si, plus tard, une longue suite de pontifes n'avaient consolidé ce bienfait en travaillant à faire naître le bien-être et à rétablir la salubrité. Nous avons esquissé, dans notre lettre IV, un tableau sinistre de cette Rome, *vorax hominum, où l'on n'entendait que gémissements, où l'on ne voyait que deuil, où l'on cherchait les hommes ayant atteints 40 ans, où la terreur déifiait la fièvre sous forme d'une madone ; de cette Rome enfin dont les habitants fuyaient l'atmosphère fiévreuse pour se réfugier dans les montagnes voisines.* On peut donc avancer que la race primitive a été détruite tout comme les monuments qu'elle avait élevés, et que, pour se représenter l'une et les autres, il faut que l'imagination bâtisse sur quelques pierres oubliéees, et restaure de toutes pièces quelques fragments de ruines croulantes.

Une excursion dans l'ordre moral et politique nous permettrait d'établir que l'homme intellectuel a changé autant que l'homme physique; mais la démonstration nous forcerait à parcourir un terrain brûlant sur lequel nous ne voulons pas mettre le pied ; bon gré mal gré, il faut que vous acceptiez la conclusion sans me demander l'exposition ni les preuves.

Aussi bien, voici la plus agréable manière de détourner notre attention du monde politique. Examinons cette femme qui passe ; c'est une Transtévérine. Que ces rubans d'un rouge ardent posés en couronne sur sa superbe chevelure noire retenue par de longues épingles d'argent, que les couleurs ponceau, jaune vif et bleu hardi de ses vêtements chamarrés d'or, s'assortissent à merveille avec les tons chauds et fleuris de sa brillante carnation! Les traits sont réguliers, les chairs bien fournies, l'expression calme et paisible, la tête a un port majestueux. Le cou, un peu fort et un peu court, mais aux lignes pures et voluptueuses, unit la tête à des épaules charnues, larges, qui s'arrondissent avec tant de splendeur que la Transtévérine ne peut résister à la coquetterie

(1) Il est bien établi que l'enceinte de Rome n'a pas pu contenir plus de 400,000 habitants. Quand les auteurs parlent et quand nous parlons nous-même de millions (lettre IV), il faut entendre Rome et le pays romain, comprenant beaucoup de villes populeuses.

de se décolleter carrément sur le dos. La région dorsale est un peu bombée, mais ce n'est certes pas aux dépens du luxe de la face antérieure, à laquelle un dur corset donne une rigidité bien souvent menteuse (1).

Cher ami, je m'aperçois que nous ne pensons plus du tout à la politique. Mais ne nous enflammons pas si vite, car voici des correctifs. Les jambes sont courtes, mal faites; cette femme est tout buste. Voilà du moins ce qu'on dit, car je n'en sais absolument rien par expérience. Certes, elle a un port de reine, une prestance de matrone romaine, une majesté de statue antique, mais il faut se contenter de l'admirer au repos ; car — pardonnez la crudité de l'expression — elle marche comme les oies, oiseau cher aux Romains, lourdement, gauchement, en se balançant à droite et à gauche, en se traînant comme fatiguée de son propre poids. Ce que je vous dis là est fort grave, mais de la plus exacte vérité. Ma comparaison, prosaïque et désenchanteresse, est proverbiale ; je ne l'ai pas inventée. Mais comme Rome est un endroit où il y a beaucoup de couteaux, je vais immédiatement donner leur petit paquet aux dames des autres pays ; les Romaines n'auront plus à être jalouses ; elles se trouveront dans le même sac avec les Anglaises, qui ne marchent pas, mais qui poussent comme des asperges, avec les Allemandes qui posent les pieds comme les grues, enfin avec les Françaises qui, quand elles marchent mal, chose rare, frétillent comme la bergeronnette, vulgairement hoche-queue, mot que je préfère au premier quoiqu'il soit moins pastoral.

Le comte de Tournon, Ed. Carrière et cent autres se plaignent de n'avoir pas rencontré une goutte de sang romain. Le type pur ne se trouve nulle part à Rome, mais on découvre quelques étalons peu croisés chez ces montagnards, que leur pauvreté et la difficulté des terrains ont abrités contre les excursions des barbares. Dans la classe élevée de la société romaine, les mélanges ont fait disparaître le type primitif, et l'oisiveté, jointe à la forme du gouvernement, ont entièrement dénaturé les caractères intellectuels. C'est seulement au Transtévère et dans le quartier des Monts, qu'on retrouve quelques traits du type ancien parmi les lignes d'un dessin d'origine plus récente.

Chez le Transtévérin, hybride des Romains et des hommes du Nord, l'homme qui se livre aux études ethnologiques est immédiatement frappé par ce fait capital : les caractères des deux races se sont moins fusionnés, combinés ensemble, qu'accolés de manière à conserver presque chacun leur individualité sur le même sujet. Ainsi l'on trouve, chez la Transtévérine, la peau blanche et ro-

---

(1) La Transtévérine et l'Albanaise (d'Albano) ont, à peu de chose près, le même type. Ici nous avons un peu habillé notre Transtévérine en Albanaise ; le pittoresque y a gagné, car le costume de cette dernière a beaucoup plus de style et de couleur orientale ; mais la vérité n'a point souffert, au fond, de ce changement de vêtements entre deux femmes de la même famille.

sée des femmes du Nord, avec une abondance luxuriante de cheveux noirs et de poils qui ne respectent pas même la lèvre supérieure des dames. Certes, à Montpellier, à Marseille, à Toulon, le type est plus méridional qu'au Transtévère ; les formes sont moins rondes, moins engorgées, et le caractère dominant de la carnation est une teinte brune, mate, opaque qui n'est que l'exception dans le quartier romain que nous parcourons.

Nous compléterons ces études quand nous quitterons les généralités de la description, pour décrire les tempéraments. Nous devons, auparavant, dire quelques mots du Romain au point de vue moral.

Vous croyez au Romain plus de poésie qu'au Français par exemple, plus d'imagination, de passions, de fécondité, de mobilité, de sentiment artistique. Eh bien! vous vous trompez sur presque tout cela. Vous ne lui supposez ni activité, ni industrie, ni besoin de produire, ni propension à l'étude des sciences, ni esprit guerrier, et vous avez certes raison. Nous nous dispensons d'insister sur ces derniers points ; ce sont des axiomes.

La littérature de nos villes de second et même de troisième ordre est plus riche que celle de Rome d'aujourd'hui ; le théâtre s'alimente de traductions de Scribe, de nos vaudevillistes et de nos dramaturges. L'Italien ne connaît pas le comique, mais le burlesque ; il ne saisit point les finesses délicates et de bon goût, il lui faut des pasquinades ; il partage son temps entre l'enflure et le trivial. La musique, sa passion dominante, est obligée de couler toutes ses productions dans ces deux moules : grand opéra, ou farces grossières qu'on appelle *opera buffa*. Notre opéra comique proprement dit, la romance, la chansonnette lui sont à peu prés inconnus.

La langue italienne n'existe guère que dans les livres, en Toscane et un peu à Rome. On parle ici un dialecte, là un jargon. Bien peu d'hommes savent leur langue au point de pouvoir l'écrire correctement. L'activité intellectuelle des jeunes hommes se consume et se gaspille à faire de futiles sonnets pour la belle de leur pensée. On en fait généralement pendant cinq, six et sept ans, toujours pour la même beauté ; puis on se marie, et on fait une foule d'enfants entremêlés d'une foule de sonnets pour d'autres femmes.

Le pinceau tremble à Rome ; il n'en faut point parler. La sculpture a conservé quelques dignes représentants : Tenerani et Tadolini, en première ligne. On aime beaucoup les tableaux : il faut être bien pauvre pour ne pas avoir quelques bonnes copies dans son salon ; les maisons princières possèdent presque toutes un musée ou une galerie, mais bien souvent ce ne sont que des espèces de meubles de famille, des objets d'apparat et de luxe qu'on conserve pour leur valeur pécuniaire, absolument comme ces vieux diamants qui passent de l'aïeule à la mère, de la mère à la fille. Les ordonnances empêchent d'ailleurs la vente de ces tableaux à l'étranger.

Il n'en a pas toujours été ainsi : Rome et Florence ont été les capitales du monde pour les beaux arts, et ont attiré dans leur sein les grands maîtres de tous les pays. Il reste aujourd'hui à Rome d'immenses richesses artistiques enfantées par un autre siècle, des souvenirs et des ruines, un ciel poétique et inspirateur, et peut-être des facultés qui ne sont qu'endormies.

Le fond du caractère du Romain, c'est la nonchalance; il s'y complaît comme l'Arabe accroupi au seuil de sa tente se berce dans ses vagues rêveries. Il est triste, un peu morne; si nous nous amusions comme lui, nous nous ennuierions fort; quand il jouit, c'est en dedans, pour lui seul; il n'a point cette gaieté expansive des Français, dont le propre est de se communiquer aux autres, en propos enjoués, en fines plaisanteries, en critiques. Rien n'est monotone, pâle, comme la conversation des salons romains; rien n'est ennuyeux comme ces soirées, exposition de toilettes de plus ou moins bon goût, où l'on pose, où l'on se regarde, où l'on ne rit jamais; rien n'est prosaïque comme l'intérieur de la plupart des familles.

Le Romain est pauvre. Nous employons ce mot dans la plus large acception. Chaque peuple, fasciné par ce grand nom, ému par cette triste décrépitude, sent les plus vives sympathies pour lui, et voudrait lui tendre une main secourable. Mais le Romain se croit riche, plus riche que tous les autres, et ne tend la main à personne. La vanité perd Rome.

Le Romain est susceptible de se passionner; il se relève alors, grandit, se transfigure; l'homme s'est fait héros; mais la lueur brille et passe comme un éclair; il n'a ni suite d'idées, ni persévérance, ni opiniâtreté; son activité ne vit qu'un jour, puis elle s'épuise et meurt. Est-ce débilité radicale, impuissance native, ou bien oppression et sommeil narcotique dû aux pavots sous lequel on ensevelit le peuple? La même question se représente toujours. Pour magnétiser, il faut un magnétiseur, mais aussi un sujet qui y mette un peu plus de bonne volonté ou qui lutte mollement. Notre opinion, formulée en deux mots, est tombée de notre plume malgré nous.

Les Romains sont d'une taille élevée; leur port est calme, digne, mais en même temps un peu mou; la fierté énergique de l'Espagnol est toute différente. Les sculptures héroïques de Canova sont à la manière de Michel-Ange, ce que les Italiens sont aux Espagnols. Canova s'est inspiré de ce qu'il avait sous les yeux; son genre s'est continué; sa source est perpétuelle. Le genre de Michel-Ange devait mourir avec son auteur; sa source n'est pas dans le monde italien. Les traits des Romains sont réguliers, nobles, un peu empâtés, paisibles, d'une beauté immobile comme celle de la statue; ils empruntent leur beauté à la permanence de la forme et non pas à la variété mobile des expressions qui s'y peignent et s'y succèdent. A Rome, surtout dans le peuple, les belles femmes, les belles têtes abondent, mais l'expression de *joli minois* n'existe pas plus dans la langue que dans la nature.

Le type romain ne doit pas être confondu avec le type grec; il ne faut pas chercher l'angle droit olympien, ni ce nez héroïque qui semble faire suite à un large front, auquel il succède presque sans vallon intermédiaire. Le nez est généralement fort, saillant, anguleux, un peu épais. La bouche est longuement fendue, les lèvres charnues, les dents fort belles. Les yeux sont grands, très-beaux, de couleur foncée; leur expression a du charme, elle est plutôt douce, contemplative, rêveuse, voilée, que vive et passionnée. Les grands mouvements de l'âme les illuminent quelquefois d'un feu ardent et passager.

Les rachitiques ne sont pas rares à Rome, et nous avons observé une forte proportion de nains parmi la foule à taille élancée.

Vous parlerai-je de la femme romaine? Le sujet est appétissant. De peur de nous laisser trop aller, nous le restreindrons. La Romaine passe pour le type de la passion; mais la passion est un torrent qui, arrivé sur la pente de la montagne, précipite de plus en plus ses tourbillons, brise ou est brisé, et ne s'arrête que dans le calme de la plaine, c'est-à-dire dans la satiété de la possession. Or l'amour romain est précisément le contraire; son bouillonnement n'est que superficiel; on dirait que le fleuve va se précipiter impétueux, irrésistible; mais il s'arrête soudain, tout net et tout court, de l'air du monde le plus calme, le plus tranquille et certes le plus surprenant.

Les filles sont vraiment d'une chasteté romaine, mais c'est par calcul : elles spéculent sur le mariage. Une fois en puissance de mari, oh ! la scène change du tout au tout. Lisez plutôt les deux charmants volumes du président Des Brosses. On y voit des choses incroyables, entre autres cette bonne histoire arrivée chez la princesse Borghèse. La noble dame est malade et reçoit, non pas dans son lit, mais autour du lit. Un compagnon du président conte gaillardement ses amours avec une dame romaine ; on se pince les lèvres à ses côtés, on rit en dessous; pourquoi? Le mari était assis dans la ruelle du lit de la princesse; il laisse achever l'histoire et la termine en ces termes, à peu près : « Ma femme n'est pas jolie, tant s'en faut; votre seigneurie fait trop d'honneur à ses faibles attraits et se montre trop indulgente pour mon choix. Tant de courtoisie m'enchante, et j'espère que votre seigneurie voudra bien dîner demain avec nous. » Et l'on dîna. Mon histoire est finie.

Quittons le grand monde, qui, du reste, nous nous plaisons à le dire, s'est beaucoup moralisé depuis l'époque du voyage du malicieux président; jetons un coup d'œil sur la classe qui a besoin de travailler pour vivre. Travailler est si dur dans la patrie du *far niente!* Comment faire? Madame travaillera, vous devinez de quelle manière; les seigneurs de Rome, les riches anglais, les princes russes seront les chalands. Tel est le marché honteux, dégoûtant, dégradant, qui se conclut trop souvent entre mari et femme. Le fait est connu, notoire, vulgaire, incontestable.

Jusqu'à quel point est-il permis et opportun de divulguer de pareilles mœurs? Mille pardons, je ne divulgue aucun secret : je conte ce qui est conté tous les jours, à chaque heure, à chaque moment, ce qu'on lit dans maint ouvrage, ce qu'on trouve à chaque instant sous ses pas. Les comédies représentent souvent de pareilles ordures non-seulement dans les petits théâtres populaires, mais aussi sur les grandes scènes. Goldoni, le Molière de l'Italie, le miroir des mœurs intimes du monde, a quelquefois des peintures fort crues, par exemple, dans la pièce intitulée *Il cavaliere e la dama* : il fait mouvoir sous vos yeux une foule de Sigisbés, de maris trompés sciemment, de femmes qui n'ont pas même le fard de la pudeur, mais qui affichent complaisamment leur honte. Qu'on me passe le mot, c'est une véritable *chiennerie*, pis encore, car les maris échangent leurs femmes, et les femmes vont à peu près jusqu'au rôle d'entremetteuses de leurs maris!!!

Je n'ai donc rien dit de trop, rien de nouveau.

Nous avons vu jouer, dans un petit théâtre, une pièce peu morale, dans laquelle deux ménages font un chassez-croisez qui finit à la satisfaction générale. Le mari n° 1 s'aperçoit que sa femme a reçu 6 écus du mari n° 2, et le mari n° 2 découvre que le mari n° 1 a gratifié sa moitié de la même somme. On est quitte, et on se serre la main.

Le théâtre français est certes bien loin d'être moral aujourd'hui ; nous sommes le premier à le déplorer. Si nous décrivons nous-même quelquefois certains faits scabreux, c'est pour les flétrir, et parce que tout est profit et rien n'est danger dans ces peintures, quand elles ne s'adressent plus au public en général, mais à la classe restreinte et éclairée pour laquelle nous écrivons.

La tolérance française, au sujet des mœurs mises en scène sur le théâtre, ne nous semble pas de saison dans un pays dont le monde chrétien attend des exemples de vertu, de conduite, de morale et de religion. La scène a une grande influence sur l'esprit et sur le cœur du peuple : par elle on moralise ou l'on corrompt, par elle on falsifie ou l'on épure le goût. Ces vérités semblent encore moins comprises à Rome qu'à Paris.

En regard de ces moyens généraux négligés, nous osons à peine signaler la misère d'une mesure qui blesse aussi cruellement le goût et le sentiment des arts, qu'elle sert petitement la morale. A Saint-Pierre, le voyageur s'arrête toujours au pied du tombeau des Stuarts, sur lequel Canova a sculpté, en bas-relief, deux génies penchés sur le flambeau de la vie, dont la flamme s'éteint contre le sol. Ils sont si mélancoliques, si suaves, si aériens, leurs formes ont tant de pureté, d'élégance, de grâce, leur pose tant d'abandon, de moelleux, qu'on les couve, qu'on les caresse du regard, que l'œil suit tous leurs contours, que la main palpe tous leurs reliefs. Mon Dieu ! qu'ils sont beaux ! Leur sublime tristesse n'a rien de terrestre, mais reflète le ciel ; on rêve, on prie avec eux ; avec leur pensée, la pensée de l'homme se berce dans les nuages vagues du souvenir, des doux regrets, des pleurs paisibles, des aspirations divines. Eh bien ! on leur a trouvé quelque chose de charnel, et une affreuse plaque de bronze, badigeonnée de blanc, vient de dérober aux yeux une grande partie de leur torse. Il n'y avait pourtant rien à cacher, par la raison qu'un ange, un génie, n'a point de sexe, et conséquemment rien à montrer.

Il y a longtemps que le chef-d'œuvre de Della Porta, statue de femme couchée sur le tombeau de Paul III, a été à moitié enseveli sous une draperie de bronze. Nous comprenons cette pudeur dans une église; il était moral et prudent d'enlever aux appétits charnels un stimulus des plus provoquants; mais nous n'acceptons pas la même raison pour les deux génies du tombeau des Stuarts, pas plus que sur celui que la barbarie menace aussi sur le tombeau de Clément XIII.

La feuille de vigne sur les statues est toujours un triste moyen. Le marbre et le bronze ne sont jamais que du marbre et du bronze; mais aux réceptions des cardinaux, on voit bien des choses en véritable chair : les dames y sont si décolletées que les prélats doivent être incessamment tentés par le fruit défendu. Il est vrai que ces réceptions se font en très-grande cérémonie; or, selon un proverbe de boudoir, *rien n'habille comme le nu.* Oh! alors ces dames sont certes très-habillées.

Les grandes et hideuses plaies que nous avons signalées plus haut réclament promptement un baume qui en adoucisse la laideur, s'il ne peut les cicatriser. Nous disions dans une de nos lettres que, pour diminuer le paupérisme et pour répandre l'aisance sur la classe si gênée qu'on appelle cependant à Rome la classe moyenne, il fallait faire succéder à la nonchalance, à l'apathie, au défaut d'aspiration à un état plus prospère, l'activité travailleuse, le besoin de produire, l'ardeur industrielle et commerciale. Or, comme dans les classes basse et moyenne l'immoralité naît le plus souvent de la misère ou de la gêne, il est clair qu'en luttant contre celles-ci, on battra deux ennemis à la fois. Mais, nous l'avons dit, cette grande résurrection morale d'un peuple, cette transfiguration intellectuelle, ne semblent point pouvoir émaner de lui, de son propre sein. L'étincelle du feu sacré s'est éteinte sous la cendre froide et oubliée; il faut que les lumières viennent d'ailleurs, et nous pensons qu'en dehors de toute considération de l'ordre politique, l'occupation française actuelle, quoiqu'elle ne soit pas dirigée dans ce but et ne déploie conséquemment pas les moyens propres à l'atteindre, aura pourtant d'utiles résultats, en communiquant à la paresse romaine un peu de notre activité et de notre industrie. Rome et l'Italie semblent désignés par la Providence comme un champ ouvert aux incursions des autres peuples, comme une terre qui aspire et appelle les occupations étrangères. Eh bien! oui, il y a quelque chose de providentiel dans cette désignation : l'Italie a eu longtemps besoin, et Rome a besoin encore de communier avec le reste de l'Europe, de même qu'il était autrefois nécessaire aux destins de l'humanité que l'orient et l'occident changeassent leurs lumières, leurs coutumes, leurs idées.

Ces études de mœurs nous conduisent naturellement à parler de la prostitution à Rome. Nous sommes décidément entré sur le terrain des sujets scabreux et délicats. L'auteur a besoin ici de se mettre à couvert. Nous avons autrefois, à propos de l'Algérie, abordé franchement la question. Quelques hommes fort respectables ont crié à l'immoralité (je dois dire que ces cris ont été très-peu nombreux); d'autres, et c'est le plus grand nombre, ont pensé qu'un auteur avait bien le droit de dire la vérité à ce sujet comme sur tous les autres. Leur désir de connaître, leur curiosité ont été satisfaits, et ils en ont su bon gré à l'auteur. Il en est enfin, et dans ce nombre figurent des ecclésiastiques entourés de vénération pour leurs lumières et pour leur piété, qui ont aperçu notre but et qui nous en ont loué. Ce but, le voici. Nous n'esquissons pas le tableau du vice pour intéresser la curiosité et piquer l'attention, mais pour arriver à le flétrir et à chercher des remèdes au mal. Cet assentiment nous suffit, et nous continuons, malgré la critique de ceux dont la pudeur timorée n'a su ni pénétrer notre dessein ni s'élever à l'idée philosophique. Parent-Duchâtelet, M. Pointe et beaucoup d'autres ont écrit sur les mêmes choses, dans le même but. Nous ne prétendons pas ici comparer nos ébauches à leurs livres si bien étudiés, si complets; nous voulons seulement nous couvrir du même manteau qui les protége. Si nous contons des mœurs et des faits plus hideux, cela tient tout simplement au terrain que nous explorons.

Puisque nous ne pouvons songer à écrire un traité, évitons les généralités, et cherchons quelques-uns de ces faits caractéristiques qui peignent les mœurs dans leur ensemble et dans leurs détails.

Un mot sur Naples d'abord. A Naples la prostitution est tolérée, et il existe une certaine rue, nommée vulgairement Imbracciata, vaste lupanar où il se passe les choses les plus étranges. Des personnes dignes de foi nous avaient conté que les touristes ont l'habitude de traverser cette rue en voiture et de jeter quelques tornési, quelques grains (1), à une nuée de filles qui se précipitent dessus, puis, en guise de remercîment..... oserai-je le dire...., lèvent la toile du théâtre jusqu'aux combles, en pleine rue, en plein jour. Je ne voulus pas croire à ce récit que me firent à Rome un diplomate et un colonel, et quand je visitai Naples où la police, le bon ordre, la surveillance ne laissent rien à désirer, j'y crus moins encore. Je ne pensais point à tenter l'expérience, mais trois de mes compagnons de voyage poussèrent jusqu'au bout. Voici le récit de l'un d'eux :

« Le carrosse s'engage dans la fameuse rue. Un piquet de soldats veille en permanence aux issues, prêt à rétablir la tranquillité à chaque instant troublée dans ce repaire où chaque maison est une tanière de prostituées du plus bas étage. Au bruit de la voiture, des groupes de femmes nous assaillent en poussant des cris. Le cocher jette quelques grains, et aussitôt....; le diplomate et le colonel avaient bien raison; ils auraient pu ajouter que la toile se lève quelquefois gratis. Ce spectacle était dégoûtant; fouettez, dis-je au cocher, sortons de cette maudite rue. Mais le sol est inégal, anfractueux, et le carrosse ne pouvait aller qu'au très-petit trot. Nos impressions n'échappèrent pas à la gent

---

(1) Un grain vaut un peu moins d'un sou; le tornési est un demi-grain.

ignoble ; des voix rauques nous accablèrent d'injures ; ce fut la toile du fond du théâtre qui se leva, et les vociférations furent bientôt accompagnées des projectiles les plus insultants, côtes de melons, quartiers de citron, trognons de chou, etc. Nous eûmes hâte de sortir. L'aventure n'est pas brillante, mais elle est instructive. » Nous devons ajouter que le désordre est confiné dans cette seule rue ; partout ailleurs la décence est respectée.

A Rome, la prostitution n'est pas tolérée ; elle n'en existe pas moins, plus dangereuse et plus immorale ; elle s'exerce au sein de la famille, sous les yeux des parents, comme un métier avouable : la mère vous introduit chez sa fille, la sœur chez sa sœur, et le plus jeune enfant vous éclaire dans l'escalier. Une fois qu'on a admis ce principe que la chasteté n'est qu'une convention, que tout organe peut légitimement fonctionner dès qu'il est adulte, que tous les moyens que la nature a mis à notre disposition doivent contribuer à nous faire vivre, dès qu'on a admis cela, il n'y a plus rien que de très-simple dans cette conduite. Le malheur est qu'on vienne quelquefois à admettre de tels principes.

Outre la *casa particolare*, il existe à Rome d'autres formes de la prostitution ; nous voulons parler des maisons de passe. Comme les maisons de prostitution proprement dites seraient vite connues de la police, et que, d'autre part, les simples rendez-vous ne peuvent pas suffire à tous les besoins, il s'est naturellement formé un genre de lupanar mixte, où les femmes ne couchent pas, mais viennent passer un certain nombre d'heures par jour, et quelquefois prendre leur repas. Ces sortes de maisons ne sont pas nombreuses ; nous ne pensons pas qu'aucune d'elles recèle plus de sept ou huit femmes. La majorité des femmes qui se prostituent pour de l'argent consiste dans les filles libres vivant chez elles, et dans les femmes mariées. On sait qu'en France c'est de ces femmes galantes, nous voulons parler des premières, qu'émane surtout l'intoxication syphilitique. C'est dire qu'à Rome il y a beaucoup de dangers. Chacune exerce clandestinement, silencieusement, sans être astreinte à aucune visite sanitaire. Le scandale, ou les sollicitations de quelque famille influente dont le fils donne dans des écarts avec un de ces êtres déchus, sont à peu près la seule cause d'arrestation.

Cet état de choses est déplorable au double point de vue de la morale et de la santé publiques. Le remède en serait dans la tolérance de la prostitution ; mais cela est impraticable, dit-on, au siége de la chrétienté ; il y a incompatibilité entre le caractère du gouvernement et l'acceptation d'une telle mesure. Des prélats avec lesquels je parlais de la grandeur du mal, pensaient qu'il serait peut-être possible de trouver un *mezzo-termine*, qui consisterait à délivrer des cartes aux femmes convaincues de prostitution, à les inscrire à la préfecture de police, et à les forcer à venir s'y soumettre à des visites régulières, sans permettre l'établissement d'aucune maison organisée. Mais, à notre avis, du moment qu'il y a inscription à la police et visites ordonnées, la prostitution est reconnue et tolérée ; s'opposer à l'établissement de maisons régulières, ce n'est que batailler contre une forme, après avoir accepté le principe. La saine morale nous semble donc faire au gouvernement romain une loi de tolérer franchement et complétement ce mal nécessaire qu'on appelle prostitution.

Comme annexe à la question de la prostitution, nous devons dire un mot de ce vice dont nous avons déjà signalé la fréquence en Algérie, et qui était monnaie courante chez les anciens Grecs et chez les anciens Romains. Les modernes habitants de Rome n'ont, heureusement, pas recueilli l'héritage complet de leurs pères. Le nombre considérable des célibataires par suite de vœux, et leur agglomération dans les couvents entretiennent cependant ce vice sur une plus large échelle qu'en France, mais il n'est pas passé dans les mœurs comme une chose naturelle et avouable; on le cache, on en rougit, car la voix publique flétrit ces relations honteuses.

L'étude de l'esprit et du cœur, sans rentrer aussi étroitement dans le domaine médical que l'étude du corps, n'en est pas moins indispensable au médecin, fort heureusement pour nous, car s'il n'en était ainsi, on pourrait nous demander compte de l'épithète dont nous avons qualifié notre *Promenade médicale*. Le nombre des sciences accessoires ne se borne pas à la physique, à la chimie et à l'histoire naturelle. Ces raisons ne nous semblent pas mauvaises, mais, ce qui vaut mieux encore, nous allons entrer à pleines voiles dans l'hygiène et la médecine proprement dite.

Le tempérament du Romain, dit-on, tient le milieu entre le sanguin et le nerveux. Cet énoncé ne saurait nous satisfaire. L'élément sanguin qui entre dans leur constitution n'est pas franc; ce caractère douteux se manifeste dans l'état de santé comme dans l'état de maladie. La circulation n'est pas assez active, le sang pas assez riche, la réaction pas assez aiguë pour que les inflammations affectent cette marche décidée, cette physionomie nette et typique, cette rapidité dans leur cours, cette franchise dans leurs terminaisons, qu'on observe chez les peuples plus septentrionaux. Les éléments nerveux, bilieux et lymphatiques interviennent à peu près toujours, et se combinent différemment. Le climat, à son tour, vient mitiger le génie phlegmasique.

On pourrait presque ranger tous les Romains dans deux grandes classes dont voici le dessin en quelques traits.

Premier type : réunion de la blancheur rosée des chairs avec l'abondance d'un système pileux d'un noir franc, doux, soyeux, souple. La Transtévérine que nous avons vue passer se range dans cette catégorie, qui est la plus nombreuse de beaucoup. Cette classe est exposée à l'obésité ; les femmes deviennent souvent énormes. Le sang est plutôt abondant que riche en globules. Le caractère moral est bien plus souvent frappé au coin de cette paresse, de ce manque d'initiative qui appartiennent à l'homme lymphatique, que de l'activité, de la gaieté, des sentiments communicatifs, expansifs, qui sont l'apanage ordinaire de l'homme sanguin. Les inflammations sont plutôt membraneuses que parenchymateuses; les éléments catarrhe, rhumatisme, sub-irritation hypersécrétante, se mêlent à la phlegmasie. Ce tempérament est donc lymphatico-sanguin.

Second type. Il est constitué par les éléments bilieux et nerveux. Voici ses principaux caractères : taille élancée, pas de tendance à l'obésité, traits prononcés, saillants, carnation mate, brunâtre, jaunâtre, absence d'incarnat, activité du système bilieux, mobilité nerveuse, système pileux abondant, noir, rude, viscosité du sang, imminence des embarras dans la circulation et des obstructions viscérales.

Tous les médecins, indigènes ou étrangers, qui ont écrit sur Rome, s'accordent à signaler la mobilité nerveuse comme imprimant un caractère tout spécial à la pathologie du pays. M. le professeur de Matthœis (RATIO INSTITUTI CLINICI ROMANI, etc.) pense que ces nombreux maux de nerfs de toute espèce, qu'on englobe sous le nom générique de *tiratura*, depuis la simple mobilité nerveuse jusqu'à l'hystérie la plus furieuse, n'ont paru à Rome qu'au dix-huitième siècle. La question est importante, mais nous ne saurions guère l'enrichir de nouveaux documents. Ce seraient surtout les odeurs qui auraient le privilége de mettre en émoi les nerfs des Romains et des Romaines d'aujourd'hui. Autrefois les robustes enfants de Romulus ne redoutaient pas ainsi les odeurs fragrantes ; ils corrigeaient les mauvaises qualités de l'air en brûlant des parfums, des résines avec des fleurs. Galien condamne pourtant les senteurs trop pénétrantes en disant : « Validos odores cerebrum nervosque ledere. » (DE INSTRUM. ODOR., cap. V.) Ramazzini, qui n'est pas encore bien loin de nous, parle de l'action des odeurs sur les femmes hystériques : « Quanta sit odorum vis, satis norunt mulieres histericis passionibus obnoxiæ. » (DE MORB. ARTIF., cap. XXXVIII *et passim*). Mais il y a loin de ces principes, vrais chez toutes les nations, au tableau qu'on nous trace aujourd'hui des dames romaines. Les femmes aux larges épaules, à la splendide poitrine, au torse luxuriant, et qui certes n'ont rien de la petite maîtresse, et ressembleraient plutôt au boabab qu'à la sensitive, se pâmeraient à l'odeur d'une rose, suffoqueraient en sentant un jasmin, et un flacon d'eau de Cologne ferait vibrer convulsivement tous leurs nerfs comme les cordes d'une guitare. Ce serait de bien mauvais goût, quand on n'a pas le physique de l'emploi.

« Lorsque, dit M. Bérard (DE L'HYGIÈNE A ROME, p. 69), les devoirs de ma profession m'appelèrent pour la première fois auprès des nouvelles accouchées, je m'étonnai fort de leur trouver les narines bouchées par deux gros tampons de feuilles vertes de matricaire. J'appris que le danger de respirer quelque odeur malfaisante exigeait impérieusement qu'elles prissent cette singulière mesure. Depuis lors (M. Bérard est à Rome depuis quinze ans), j'ai pu constater moi-même l'action délétère des parfums, même les plus suaves, sur le système nerveux des Romaines, et je puis affirmer que, dans les précautions minutieuses, je dirai presque ridicules, qu'elles prenaient pour les éviter, rien n'est exagéré. » Soit, quoique cependant tout cela ne nous paraisse vrai qu'à moitié ; mais comment M. Bérard a-t il eu assez peu de courtoisie pour insinuer, quelques lignes plus bas, que telles personnes délicates et nerveuses que l'œillet et la rose effrayent, font leurs délices des odeurs *les plus repoussantes* comme les *effluences fétides* qui s'exhalent dans les angles malpropres et solitaires des rues et des palais?

On a certes calomnié les Romaines; les relations que nous avons eues avec la société, soit comme médecin, soit comme homme du monde, ne nous ont pas dévoilé chez elles notablement plus de mobilité nerveuse que chez les Parisiennes, et il nous a semblé — ce que nous ajoutons encore à leur louange — que la feinte court moins les boudoirs de Rome que ceux de Paris. La seule chose qui nous a frappé au point de vue des affections nerveuses, c'est la violence excessive, vraiment exceptionnelle de certaines attaques d'hystérie. Nous y avons retrouvé ce cortége effrayant de désordres nerveux, de convulsions toniques et cloniques, de furieuse agitation, de perversion affective et psychique, dont on rencontre le tableau dans quelques auteurs. Notre clientèle romaine est trop peu étendue pour que nous puissions estimer la fréquence relative de ces attaques violentes comparées aux maux de nerfs plus calmes et plus vagues.

§ II.

Immondezzaj.—Entretien de la propreté. — Pavage. — Les eaux et leur aménagement; terreur des Romains pour les bains. — Visite curieuse et critique à un prince dans ses palais; leur construction et leur architecture au point de vue médical; mœurs intimes. — Alimentation, sobriété, repas, scènes de mœurs, substances alimentaires, vins. — Chauffage; *braciere* et *scaldino*. Eclairage; les madones. — Décès, inhumations, ossuaires, églises et cimetières.

A M. le Docteur Théophile Mayer, médecin du corps d'occupation.

Depuis une bonne heure nous parcourons les rues de Rome, devisant beaucoup, critiquant pas mal, louant peu, nous occupant longuement des Romains, presque pas de leur ville. Il est temps de varier notre sujet. Affectionné maître, prenez mon bras; je change de compagnon de voyage; nous allons courir ensemble, vous m'aiderez de votre jugement, vous soutiendrez par la sûreté de votre esprit, mes aperçus quelquefois un peu vagues, à cause de leur rapidité.

On assure que les Romains sont ennemis acharnés des odeurs; ils doivent alors se trouver fort mal à l'aise dans leur ville qui, Stendal l'a dit avant nous, pue partout et horriblement le chou. Encore s'il s'agissait de nos bons gras choux bien pommés et bien blancs; mais, loin de là, le Romain a une incompréhensible prédilection pour un légume nommé brocoli, qui tient du chou-fleur, avec cette différence que la tête blanche et charnue est remplacée par un avorton rougeâtre, de sorte que les longues feuilles vertes et les tiges rameuses constituent presque tout ce qu'on peut manger. Le brocoli est le vainqueur du macaroni. A l'angle des rues, des marchandes en plein vent font bouillir toute la journée du brocoli, que les commères du voisinage viennent acheter et emportent tout fumant dans leur assiette. L'odeur qui s'exhale de ces cuisines du pauvre ressemble à celle des eaux ménagères qui charrient du chou-fleur pourri. C'est peu faire son éloge.

Les sources odorantes ne se bornent pas là à Rome. A chaque instant, nous lisons le mot *immondezzaio* écrit en grosses lettres sur les murs. Immondezzaio veut dire fumier public, dépôt d'ordures autorisé par la police. C'est là que les servantes du quartier viennent jeter tous les résidus, les débris de leur cuisine, les vieilles hardes, les chiens et les chats crevés, les balayures, etc. Si, comme dans nos villes de France, un service régulier et matinal faisait table rase avant l'heure où la population se répand dans les rues, nous n'aurions qu'à louer l'établissement des immondezzaj; mais les choses ne se passent pas de la sorte : les balayeurs qui doivent vider les immondezzaj avant le lever du soleil, en oublient toujours un grand nombre dans les endroits peu fréquentés, et les cloaques qu'ils ont débarrassés s'encombrent immédiatement de nouvelles déjections. Quelques-uns de ces fumiers publics ne se désemplissent pas d'ordures pendant plusieurs jours. Dans les rues commerçantes et populeuses, où les marchands ont un intérêt tout particulier à entretenir la propreté aux abords de leur boutique, ils viennent en aide aux balayeurs publics, et les résultats de cette entente sont des plus satisfaisants; c'est ainsi que dans le Corso, dans la via Condotti et dans quelques autres, l'œil ne découvre rien qui le choque. Chaque propriétaire n'est pas tenu à faire balayer devant chez lui ; cet office échoit à des gens salariés par la ville. Dans les rues principales, cette besogne est régulièrement faite, mais l'apparition des balayeurs publics est rare dans les ruelles transversales peu fréquentées et non commerçantes; et, d'autre part, le peuple, qui n'a pas l'instinct, le besoin de la propreté, ne supplée point spontanément à cet oubli. C'est ainsi que les rues montueuses qui se courbent sur la pente orientale du Capitole sont de véritables immondezzaj permanents; la voie publique est jonchée de paille, de débris, de fumier, véritable litière grasse et épaisse, sans cesse remuée par le pied des bestiaux et des passants, mais négligées plusieurs jours de suite par la pelle et le balai.

Au moment où nous écrivons ces lignes (14 mars 1851), on affiche sur les murs un règlement de police qui rappelle les anciennes prescriptions et en formule de nouvelles. Le nombre des immondezzaj est fixé à 135, et la place de chacun d'eux soigneusement indiquée. C'est une bonne mesure, car le public, pour sa commodité, en avait créé infiniment davantage. Les heures auxquelles on peut jeter les ordures et la nature de celles qu'on doit porter soit au Tibre, soit sur les immondezzaj, se trouvent également déterminées par ce règlement. Enfin des amendes atteindront ceux qui jetteront n'importe quel résidu par les fenêtres, la nuit ou le jour. Tout cela est fort sage, et il est à désirer que ce règlement ne grossisse pas le nombre de ces institutions si satisfaisantes sur le papier, mais si rarement mises en pratique.

Les ruines vénérables qui attirent l'étranger à Rome sont à chaque instant profanées par les immondices. Ainsi le voyageur qui visite les arcades grandioses du temple de la Paix, doit se garder d'aller curieusement toucher de l'œil et de la main les vieux débris, les fragments de marbre, les frises et les chapiteaux tombés des voûtes et accumulés sur le sol, car ils heurteront un homme accroupi ou quelque chose de pire encore.

Il n'y a, dans les longues rues de Rome, aucun de ces petits réduits où l'homme peut décemment s'exonérer. Il s'ensuit que les allées sont presque toutes, comme à Lyon, de véritables *vespasiennes*. On a crié au scandale quand on a vu les Français profiter d'un angle rentrant, d'un enfoncement quelconque dans les murs de la voie publique, pour relâcher leur sphincter vésical sollicité par la plénitude du réservoir. Mais dans les allées tout semble permis, à telle enseigne qu'on y froisse quelquefois, le soir, des couples qui auraient bien besoin de solitude et de mystère. Sauver l'apparence, quel que soit le fond, serait-il réputé suffisamment moral à Rome? Y craindrait-on plus le scandale que le vice lui-même?

Il s'en faut de beaucoup que toutes les maisons possèdent des lieux d'aisances. Le vase de nuit comble cette lacune. Les Italiens ont un tel amour pour ce meuble qu'ils s'en servent même quand il y a des fosses dans la maison. Ce détail intime devait être noté, car nous allons retrouver sur les immondezzaj ou recevoir sur notre tête ces résidus fétides. Il existe, dans la via Frattina, un établissement de cabinets inodores, à l'instar de ceux de Toulon, mais ils ne sont guère fréquentés que par les étrangers. Le Romain est généralement méthodique : un mur solitaire, les abords d'un vieux palais le voient chaque jour à la même heure accomplir le même fait.

La ville dépense une somme énorme pour ce que nous n'aurons pas l'indulgence d'appeler l'entretien de la propreté. En France, on afferme les boues et immondices, et c'est un produit net pour la municipalité. Il ne peut pas en être ainsi à Rome, parce que, dans sa banlieue, trop peu de terres cultivées réclament des engrais. Aussi les ordures sont-elles jetées dans le Tibre, dont elles contribuent à rendre les eaux sales et limoneuses. On nous a assuré que, par certains jours de sécheresse et de retrait du torrent, des îlots de fumier pointent à travers la nappe amincie.

Les rues de Rome sont pavées de cubes de pierre beaucoup moins volumineux que ceux dont on se sert à Paris. Ces pierres sont très-solides, mais fort glissantes; à chaque instant, dans le Corso, un cheval s'abat, un cavalier tombe. Le Corso, artère principale de Rome, est certainement un modèle pour la régularité du pavage et l'aménagement des eaux. Le dos d'âne est très-prononcé, et les eaux pluviales sont immédiatement englouties par les nombreuses bouches d'égout qui s'ouvrent sous les deux trottoirs. Malheureusement le Corso n'est qu'une exception, dans beaucoup d'autres rues, même fréquentées, comme la via Babuino, le pavé est inégal, les pentes mal dirigées ou à peine prononcées, et un ruisseau large, non encaissé, à renflements produits par les anfractuosités, parcourt le milieu de la voie publique. Ceux qui ont connu la rue Vivienne à Paris, les rues de la Harpe ou Saint-Jacques, quand un cloaque boueux coulait au milieu, savent tous les inconvénients qui résultent de cette disposition.

Par les pluies diluviennes d'automne et d'hiver, de pareilles rues se parsèment à chaque pas de lacs et de torrents infranchissables. Courir Rome par la pluie est chose dangereuse; non-seulement on se mouille les pieds, mais on est inondé par les gouttières. Il est assez rare que des conduits bordent les toits pour en recueillir les eaux; une longue nappe tombe en cascade sur le pavé; ou bien, quand ces conduits existent, des gargouilles vomissent des torrents presque jusqu'au milieu de la rue.

La boue n'est pas aussi épaisse à Rome qu'à Paris; il est beaucoup moins nécessaire de la ramasser et de l'enlever. Le semblant de balayage qu'on essaye après les pluies est pourtant loin d'être suffisant. La besogne est confiée à ces espèces d'ateliers nationaux dont nous avons déjà parlé (lettre IX), et qui, selon notre expression, sont censés travailler. Cette expression demeure toujours juste, mais nous sommes obligé, après avoir vu de plus près, d'avouer qu'elle est un peu dure. Ces pauvres gens sont des estropiés, des vieillards, des infirmes; ils font ce qu'ils peuvent, et bénissent la main charitable qui leur donne le pain de l'invalide.

Les desiderata de la police sanitaire de la ville disparaissent de jour en jour, grâce à l'organisation de la municipalité par le souverain pontife actuel. Aujourd'hui il existe une *congrégation sanitaire* qui veille, pour les États de l'Église en général, à tout ce qui est de son ressort, aux grandes mesures d'hygiène publique, par exemple, aux quarantaines. En outre, chaque ville a son conseil de salubrité dont les attributions sont circonscrites par les murs de la cité. A Rome, les médecins se trouvent représentés par quatre membres. L'introduction de l'élément médical est toujours un indice de progrès; c'est Pie IX qui a inauguré cette ère.

Le conseil de salubrité de Rome aura beaucoup à faire sous le rapport de l'entretien de la propreté et de l'aménagement des eaux. Ainsi les vices de nivellement, que nous avons signalés dans les étroites limites des rues, existent sur de plus vastes emplacements. Ed. Carrière dit avoir vu une stagnation aqueuse, née d'une averse, persister quelques semaines, au pied du temple de Vesta. Dans l'automne de 1850, des pluies diluviennes et le débordement du Tibre ont semé les terrains vagues, les rues, les places, de flaques nombreuses et étendues. Le Panthéon était envahi; l'eau pénétrait dans le sanctuaire. Ce sont surtout les égouts qui, parcourus par l'eau en sens opposé à celui de leur destination, vomissent dans les endroits déclives les flots du fleuve trop rempli. Le Tibre est pour Rome une grande cause d'insalubrité; ses eaux gonflées franchissent fréquemment la berge, s'épanchent sur la ville et sur la campagne et saturent jusque dans leur profondeur les terres meubles et détrempées. Ses crues montent quelquefois à un niveau fort élevé. Les eaux limoneuses, chargées de mille débris, abandonnent un dépôt gras, aussi favorable à l'engrais de la terre que préjudiciable à la santé.

Quelques papes ont rêvé des travaux considérables, ayant pour but de garantir Rome des visites des eaux jaunes du fleuve. Ils n'ont pas été exécutés; on a bâti des églises; il y en a à Rome plus que de jours dans l'année. Cependant le Tibre demeure sans digues d'encaissement; son cours est envahi par des pâtés de maisons dont il baigne les pieds, et par des débris de ponts rompus qui retiennent les eaux. Un large quai planté d'arbres serait aussi utile à la salubrité qu'à l'embellissement d'une ville dont la promenade à la mode, le Pincio, n'est, à tout bien prendre, qu'une terrasse sèche et poudreuse, malgré son aspect monumental et son admirable vue.

L'aménagement des eaux doit être l'objet de la plus vive sollicitude dans les pays à fièvres endémo-épidémiques. On n'oubliera pas que l'humidité est une des conditions indispensables à l'élaboration palustre, et qu'avec la précaution de ne permettre aux eaux de séjourner que sur les points où elles seront consommées utilement, sans stagnation, sans croupissement au contact des matières organiques, on évitera beaucoup de pyrexies à quinquina. Les anciens Romains étaient profondément pénétrés de cette vérité : des fleuves suspendus sur des arcades hardies alimentaient, dans la ville, mille viviers, bassins, fontaines, thermes, etc. Mais pas une goutte ne sourdait de ces réservoirs ni de ces conduits, pour s'épancher au hasard; tout retournait au Tibre, sans avoir quitté un instant le marbre, le bronze et la pierre. Nous reviendrons plus tard sur la haute sagesse des règlements de police relativement aux eaux. Nous n'avons abordé ce sujet ici que pour regretter que les modernes n'aient point hérité de leurs pères sous ce point de vue.

Aucune ville n'est favorisée comme Rome, sous le rapport de l'abondance et de la qualité des eaux. La vieille Rome, peuplée de 400,000 habitants, recevait plus d'un million de mètres cubes d'eau par vingt-quatre heures; la cité moderne, qui compte 160,000 âmes, reçoit 180,000 mètres cubes d'eau dans le même espace de temps; proportionnellement au nombre de ses habitants, elle est donc beaucoup moins largement abreuvée, mais sa richesse est considérable, si on la compare à celle de la plupart de nos grandes villes de France. Il faut ajouter que la position de Rome, sur des collines et dans des vallées, permet de faire jaillir successivement en plusieurs endroits les mêmes eaux, de sorte que celles-ci paraissent plus abondantes encore qu'elles ne le sont en réalité. Rome possède les fontaines les plus architecturales et les plus abondamment pourvues qui existent au monde. L'admirable fontaine de Trévi et la cascade des jardins du Vatican sont assez belles pour que le voyageur n'hésitât pas à aller les admirer au fond des montagnes, si la nature eût jeté dans quelque ravin sauvage leurs rochers et leurs larges nappes. Les deux grands jets de la place Saint-Pierre, les fontaines de Moïse, la fontaine Pauline, etc., figureraient avec honneur sur la place de la Concorde, à Paris. Nous n'avons jamais compris les dépenses inouïes que l'on a faites, à Versailles, par exemple, pour le spectacle passager d'eaux qui jouent trois ou quatre fois l'an. Il y a également de la misère dans nos fontaines de la place de la Concorde, du Palais-National, etc., qui ne sont qu'un squelette sec pendant une partie de la journée. Paris, grâce à la Seine qui le traverse, devrait posséder, comme Rome, des bouches et des cascades vomissant tout le jour des torrents ou élançant vers le ciel leurs gerbes puissantes. Il existe encore cette différence entre Paris et Rome, au point de vue des eaux, que, dans cette dernière ville, elles sont à peu près toutes potables sans filtration antérieure; quelques-unes même présentent cette pureté remarquable et cette saveur fraîche et piquante, qui caractérisent les sources dans les montagnes.

Non-seulement les fontaines abondent sur la voie publique, mais aussi dans les habitations particulières. Tous les palais, toutes les maisons grandes et moyennes, recèlent dans leur cour une fontaine ou un jet d'eau. Dans les appartements d'été des palais, la paresse italienne s'endort au murmure des eaux qui bruissent dans les bassins de marbre. Les jardins ont aussi leurs eaux vives.

Les Romains modernes, en faisant arriver de telles masses d'eau dans leur ville, semblent n'avoir voulu imiter que le luxe des anciens, sans songer que ce luxe répondait à de véritables besoins et avait pour raison d'être la satisfaction de ceux-ci. Pour les robustes descendants de Romulus, le bain était à la fois une passion et une nécessité, et la ville contenait plus de 50 thermes, dont quelques-uns pouvaient recevoir 1,800 baigneurs à la fois et couvraient des espaces qui eussent suffi à une cité; aujourd'hui on cherche, à Rome et à Naples, quelques maigres établissements dont les rares baignoires ne s'emplissent guère que pour les étrangers. Les riches familles seules possèdent quelquefois une salle de bain dans leur palais, mais elle ne leur sert qu'à certaine époque de l'année. Les *grands*, la *classe moyenne* et la populace manifestent pour l'eau une terreur des plus ridicules.

Un diplomate napolitain de mes amis, homme des plus éclairés, avait besoin de bains tièdes; je lui en prescrivis l'usage. Il ne voulut jamais y consentir; nous étions au printemps, et la coutume veut qu'on ne se baigne qu'en été. Il est vrai que, pendant les mois chauds, ce cher ami se rattrape, car il prend alors un bain chaque jour. Mais, hors l'époque sacramentelle, un bain serait une extrême imprudence à ses yeux. — Une petite comtesse romaine avec laquelle je m'entretenais des usages français relativement aux bains, me répondit résolument : Vos Françaises sont donc bien sales, puisqu'elles se lavent si souvent. Si je n'étais pas discret!.... Mais je le suis. — Dernièrement j'ai vu à mes pieds une famille entière, la mère, vieille marquise du temps passé, deux marquisettes fort jolies, ses filles, et une bonne fort égrillarde. Le spectacle m'eût fait pleurer s'il ne m'eût fait rire. On me demandait grâce pour une dame française qui habitait le même palais et que la noble famille avait prise fort en affection. La dame était dans une position intéressante et présentait des accidents contre lesquels j'avais cru devoir prescrire des bains tièdes. La vieille marquise prétendait que j'allais tuer son amie, et le médecin de la famille partageait la même terreur. Je ne fis pas comme Coriolan ; je tins bon. Les bains pacifièrent l'économie perturbée de la dame française. Croyez-vous qu'on se rendit à l'évidence ? Loin de là ; on alluma un bout de cire devant l'image de la madone, en la remerciant d'avoir sauvé la malade malgré le médecin.

Quelque temps après cette scène, un assez haut personnage, parent de la famille, succombait à une fièvre pernicieuse, pour laquelle on avait appliqué la méthode universelle usitée à Rome contre toutes les maladies : saigner et purger. Je n'en continue pas moins à être un imbécile, et le médecin de la maison un grand homme. Tels sont les préjugés à Rome.

Je ne puis terminer le chapitre consacré aux eaux, sans parler d'une très-ingénieuse manière de se passer de porteurs. Ce petit mécanisme très-ingénieux frappe tous les étrangers ; voici ce en quoi il consiste. De chaque étage, y compris le cinquième, part un long conducteur en fer qui va se fixer à une tringle de même nature, tendue horizontalement sur le puits ou sur la fontaine de la cour. Une corde, passant sur une poulie fixée en haut de la fenêtre, et terminée par un seau, suit la direction du conducteur à l'aide d'un moufle dont une poulie s'appuie sur cette corde, l'autre sur le conducteur de fer. Arrivé à la tringle horizontale, le moufle reste, le seau continue à descendre et se remplit d'eau. En remontant, le moufle refait son office jusqu'à ce que la ménagère, à tours de bras, ait fait parvenir le seau jusqu'à elle.

Il est midi et demi. C'est au milieu du jour et le soir que se font les visites. Voulez-vous que je vous présente au prince ***, au duc *** ? Choisissez. Il y a à Rome presque autant de familles princières qu'il y a eu de papes, puisque les neveux du pape étaient princes de droit. Oh ! c'était alors le bon temps ! On vit, par exemple, un simple capucin nommé Barberini arriver à la thiare et laisser à sa famille en mourant vingt-deux beaux et bons millions. Tous ces magnifiques palais, dont quelques-uns sont plus grands que le Luxembourg, ont été construits par les neveux des papes. Quel bon état c'était que d'être neveu d'un pape ! Aujourd'hui ce temps n'est plus. Avec Pie VII cessent les scandales du népotisme ; la famille de Pie IX reste aujourd'hui ce qu'elle était avant le pontificat du cardinal Mastaï Ferretti.

Les nouvelles fortunes se font dans le commerce et se continuent en se consolidant, par la banque et par le fermage des objets de consommation générale dont le gouvernement se réserve le monopole. Les T. et les G. sont fils de tout petits marchands ; le premier, quoique prince et grand dignitaire d'une foule d'ordres, continue à vendre de l'argent ; le second, quoique sa famille soit duchesse et baronne, visite encore ses fours à pain et a l'œil sur ses farines. La recette pour devenir prince, duc, marquis, comte, baron, est assez coûteuse à Rome, mais simple et facile du reste. Amassez une fortune bien ronde, en Hollande ou en Angleterre, dans les morues ou les denrées coloniales, arrivez à Rome, informez-vous par les petites affiches d'une principauté à vendre—il s'en trouve toujours — achetez le fief, et faites-vous autoriser par le gouvernement pontifical à en porter le titre: vous voilà prince.

Je ne vous parle ni des marquis ni des comtes; cette denrée répond à peine à notre bonne bourgeoisie. Cela est si vrai que de deux officiers français, ni riches ni nobles, qui ont fait leur conjungo à Rome, l'un, appartenant à un corps peu aristocratique, a pris une marquise; l'autre, sorti du cadre des sous-officiers depuis quelques mois seulement, a épousé une duchesse. En France, un officier sans fortune ne trouve guère qu'une mince bourgeoise dont la dot, fixée au minimum de 24,000 francs par les ordonnances ministérielles, n'a trop souvent d'existence que sur le papier. A Rome, il faut bien monter à la marquise pour trouver quelque chose d'un peu propre, et les princes romains qui, eux, veulent quelque chose de plus que propre, sont obligés d'aller pêcher des princesses en France, en Angleterre, en Belgique, etc. La communion du Nord et du Midi continue toujours, avec cette différence qu'au moyen âge le Nord barbare venait s'imposer à Rome civilisée, tandis qu'aujourd'hui c'est Rome qui fait des emprunts volontaires au Nord plus civilisé qu'elle.

Le pape mort, la famille commence à décliner, le palais reste inachevé. Au bout de quelques générations, messieurs les princes ne sont souvent plus que de pauvres diables habitant de très-grandes maisons, et se serrant le ventre devant des tableaux de 30,000 fr. J'en sais qui louent en garni une partie de leur palais, d'autres qui arrachent aux pauvres artistes 22 scudi comme droit d'entrée et de copie dans leur musée; mais la plupart restent fiers, en se serrant de plus en plus le ventre. Il y a très-peu de princes romains qui soient gras; ceux qui le sont, le sont beaucoup trop; tout ou rien.

Voyez cette masse imposante; c'est leur palais. Il est composé de deux, trois ou quatre façades; chaque façade compte trois ou quatre étages et chaque étage aligne de quinze à vingt fenêtres. L'Italien pense qu'un palais doit dominer superbement les maisons voisines, et, comme signe de noblesse, il surmonte encore l'édifice altier d'une sorte de donjon féodal. Cette construction est bien éloignée de nos usages; un hôtel à Paris ne doit avoir que deux étages au plus. Mais nos hôtels de Paris sont maigre chose, comme masse et comme étendue, en comparaison des palais de Rome. Les palazzi, malgré la multiplicité des fenêtres et des étages, n'ont pas le moins du monde l'air de fabriques ni de grandes casernes; leur façade en pierres de taille brunies par le temps est pleine de style, imposante, noble, grandiose et sévère. Les fenêtres, vastes et espacées, se couronnent de grands reliefs bien saillants, et la corniche du palais est presque toujours un morceau d'art fort remarquable.

La plupart des palazzi, comme ceux qui portent les noms de Chigi, Altieri,

Braschi, Farnèse, la Chancellerie, etc., etc., sont constitués par une cour intérieure entourée de quatre corps de logis. C'est la construction florentine. Le palais du quai d'Orsay, le Luxembourg, le Louvre, peuvent en donner une assez juste idée. Ce mode présente, au point de vue hygiénique, un vice qu'on ne retrouve pas dans nos hôtels à trois corps de logis seulement; il faut un immense carré de maçonnerie pour que la cour creusée dans son intérieur ne soit pas trop rétrécie, sombre, sans air, humide et triste. Dans les palais de moyenne étendue, cette cour ressemble à un puits profond, tapissé de capillaires, de mousses et de verdâtres moisissures. On n'a pas oublié que trois ou quatre hauts étages, c'est-à-dire la valeur de cinq ou six étages ordinaires, encaissent cette cour, tandis qu'au Luxembourg on ne compte qu'un seul étage au-dessus du rez-de-chaussée, si j'ai bonne mémoire. Au grand palais Farnèse même, l'un des plus beaux de Rome, au palais Farnèse, dont l'architecte s'appelle Michel-Ange, la cour est d'un triste à serrer le cœur et à faire périr d'ennui. Ce noble édifice respire partout les sombres passions; on se sent glacé sous les voûtes de ses corridors, de ses galeries, de ses appartements. Le palais de Venise est plus terrifiant encore : derrière sa façade féodale et ses machicoulis, l'imagination rêve les scènes terribles du moyen âge, l'inquisition, le poison des Borgia, les factions sanglantes des Colonna et des Orsini. Le palais Massini est tout aussi sombre, aussi répulsif. Je ne sais guère que le palais Doria qui soit gai et dilate le cœur au lieu de le serrer.

Mais n'oublions pas notre visite; elle nous fournira quelques études de mœurs et d'hygiène.

Un beau suisse est à la porte, en riche costume de tambour-major ou quelque chose d'approchant. Il nous indique le chemin, en nous appelant excellences; il paraît que nous n'avons pas trop mauvaise mine, ou bien ce grand faquin veut la pièce. Un vaste vestibule conduit à la cour, au fond de laquelle une belle fontaine, à goulot aplati, vomit une nappe mince et arrondie dans un vieux sarcophage de marbre dérobé à la voie appienne. Une grandiose cage d'escalier s'ouvre devant nous : à la Consulta, chez les Altieri, les Braschi, l'escalier est vraiment royal. Aux palais Doria, Torlonia, Ruspoli, Piombino, on foule aux pieds de larges marches de marbre blanc.

La première pièce ou salle des gardes de certains palais est un immense vaisseau occupant toute la hauteur du bâtiment. Versailles envierait aux Barberini leur magnifique salle d'entrée, dont la voûte à perte de vue a été couverte d'admirables fresques par Pierre de Cortone. Cette pièce, que nous visitons tout d'abord dans notre excursion, n'est certes pas la moins curieuse. Dans ce trépied de fer doré, on met le cierge qui reste allumé tout le temps que dure la visite faite par un cardinal à la famille. Ces parasols rouges et violets attachés au mur sont confiés aux laquais hissés derrière les carrosses des cardinaux et des princes allant en grande cérémonie; quand la voiture rencontre un prêtre portant le viatique, le cardinal ou le prince descendent, font ouvrir le parasol et accompagnent le viatique jusque chez le moribond. Je n'ai, du reste, jamais vu cette cérémonie; les cochers ne sont pas des sots. Le complément de la décoration de la grand'salle consiste en un vaste dais recouvrant les armoiries de la maison, peintes sur le mur. Malheureusement beaucoup de détails jurent avec cet ensemble grandiose : d'un côté ce sont des habits jetés sur une tringle, là un domestique qui a installé une petite boutique de tailleur, ici un autre raccommodant les savates de je ne sais qui; et partout ce monde-là vous tend la main, depuis le valet en livreé jusqu'au ministre (espèce d'intendant) en habit noir. Les pauvres gens! on les paye si peu quand on les paye!

Une portière se lève et nous donne accès dans un vaste salon très-élevé dont les voûtes et les parois, peintes à fresques, portent les noms du Guide, du Dominiquin, de Lanfranc, de l'Albane, etc.; des tableaux décorent les grandes murailles, et quelques vieux fauteuils de mauvais bois dédorés ont l'air de se chercher sans pouvoir jamais se rencontrer sur le pavé de briques mal jointes. Une seconde portière vous découvre un autre salon, également vaste, nu, désert. Il n'est pas rare de parcourir une enfilade de quatre, cinq et six salons avant d'arriver au maître de la maison, perdu et grelottant dans l'immensité de ses appartements, comme un rat dans une église. Chez nous les salons sont encombrés de guéridons, de bahuts, de consoles, de cent petits meubles qui égayent, peuplent et tiennent compagnie. Dans la plupart des palais, tout est triste, dépouillé, morne, comme les habitants de ces demeures princières. Pénétrons dans la chambre à coucher: un lit de noyer sans rideaux, une commode d'auberge, des habits jetés sur tous les meubles, véritable étalage de fripier, des objets de toilette, cent objets vulgaires qu'on devrait cacher; tel est le spectacle qui se présente. C'est que, dans les palais, on a tout sacrifié au désir d'avoir d'immenses appartements; on chercherait en vain ces cabinets, ces couloirs, ces décharges qui accumulent tant de commodités dans un petit espace.

L'ameublement des vrais Romains d'autrefois n'avait rien de confortable ni de commode; l'étendue des pièces, les peintures et les marbres comblaient tous les désirs des plus riches et des plus somptueux. Aujourd'hui rien n'est changé.

Je dois à la vérité de dire que le palais que nous avons visité appartient à l'un de ces nombreux princes déchus dont la famille sans ancêtres n'a plus pour fortune qu'un palais lésardé, un titre sans illustration, une vanité sans motifs, une éducation médiocre, une villa ruinée envahie par les ronces, et d'immenses prairies où les troupeaux de buffles piétinent dans les herbes humides et marécageuses. Quelques maisons — elles sont rares — étalent au contraire un luxe presque royal, possèdent deux ou trois palais à Rome, à Florence, etc. (Piombino, Corsini, Torlonia, Doria, etc.), vont se réchauffer au printemps sous les rayons du soleil qui dore leur villa suburbaine, et cherchent la salubrité pendant la saison de l'*aria cattiva* dans leur palais de Tivoli, de

Frascati et d'Albano. Les splendides villas Borghèse, Doria-Pamphili, Torlonia, Albani, etc., situées sous les murs de Rome, ne sont plus habitables, en effet, dès que juillet commence à amener les premières fièvres.

Ces palais forment un véritable petit monde; les Barberini ne comptent pas moins de soixante personnes attachées à leur maison. Les mœurs intérieures rappellent la féodalité; l'aîné hérite de toute la fortune; les filles et les cadets n'ont qu'une dot; les domestiques, de père en fils, restent dans la famille, dont ils font presque partie; le plus souvent tout ce petit monde est régi par un souverain absolu, revêtu quelquefois des robes d'une vieille douairière ou d'un cardinal. Chaque domestique vole en détail, l'intendant vole en gros, les hommes font des sonnets, les femmes font des enfants.... Voilà comment se passe la vie.

Les Romains ne comprennent point le confortable; l'apparat est tout pour eux. On pourrait leur appliquer le dicton : habit de velours, ventre de son. Dans la maison, c'est la parcimonie et la misère; dans la rue, les femmes, parées comme des chapelles, se font traîner en équipage. Chez elles, elles sont vêtues comme des servantes, quand elles sont vêtues Hommes, femmes, enfants de la classe moyenne, tout le monde couche tout nu dans d'immenses lits où tient une famille entière Je me souviens que la propriétaire d'une maison que j'ai habitée était si gonflée de soie et de velours, quand elle allait au spectacle, qu'elle entrait à peine dans sa loge Chez elle, elle ne portait pas de bas, presque pas de robe. Elle a été heureuse huit jours d'une paire de pantoufles fort ruinées, bâillantes, culotées, dont je lui avais fait présent sur sa demande.

En général on prend le café ou le chocolat le matin; on dîne vers une ou deux heures après midi; on croque un morceau le soir, à des heures un peu indéterminées, de huit à onze heures. Les plats qui figurent le plus souvent au dîner sont une soupe à la pâte ou aux boulettes, appelée *minestra*, assaisonnée de fromage; le macaroni remplace fréquemment ce potage, le Romain n mange par montagnes; une friture de poissons ou de la première substance venue enfermée dans la pâte; le bœuf auquel on a ajouté un morceau de volaille dans le pot-au-feu; un *umido*, sorte de ragoût de haute saveur, dans lequel le cuisinier fait parfois jurer le salé et le sucré; le sempiternel brocoli fait souvent son apparition; le rôti se montre rarement. Le pot-au-feu, ce fondement de tout repas de famille chez nous, le bouillon, ce jus digestible et nutritif, sont parodiés par les Romains de la plus déplorable façon. Il n'y a guère que les riches marquis dont la table se charge de trois ou quatre plats à dîner. La classe moyenne vit maigrement; le soir un reste du dîner, ou bien deux œufs, ou une friture, soit encore une salade et un morceau de charcuterie, composent le souper. Une tasse de thé ou un potage sont réputés suffisants dans quelques familles. Nous savons une noble maison dont un domestique en livrée va chaque soir acheter, au coin de la rue, un peu de friture, du brocoli bouilli, ou de la charcuterie : c'est le souper de tous, grands et petits, maîtres et valets. Nous le répétons : habit de velours, ventre de son. Les Milanais n'ont pas tort de dire que *les Romains traînent leurs voitures avec leurs boyaux.* Il est vrai que les Romains disent de nous *que tout notre argent passe en.* .... Je ne puis achever; les proverbes sont si crus! Il faut bien l'avouer, ce dicton est vrai : chez nous, les meilleures maisons sont celles qui donnent les meilleurs dîners; nous vivons un peu pour manger; si nous travaillons de la tête, nous ne chômons pas du ventre; les Romains ne travaillent de l'une ni de l'autre.

Il y a sobriété et sobriété. Si l'on mange peu parce qu'on a un besoin plus puissant à satisfaire, cela ne prouve pas qu'on n'aime pas à manger. Or le Romain préfère mettre tout dessus que dedans, quoiqu'il soit loin de dédaigner ce dernier exercice. L'Arabe est proverbialement sobre, mais, devant une riche *diffa* qui ne lui coûte rien, il déploie une prodigieuse activité. Or l'Italien ressemble un peu à l'Arabe, sous ce rapport comme sous plusieurs autres. Un jour nous dînions chez notre patronne, la dame aux pantoufles; elle nous fêtait de son mieux, pas trop mal en vérité, pour nous remercier d'un service médical rendu aux siens. Deux petits poulets rôtis restèrent non entamés : la dame aux pantoufles les saisit l'un après l'autre, à pleines mains, et n'en laissa que les os : ses dents et ses doigts firent tout seuls la besogne, sans couteau ni fourchette. Pendant les cinq ou six jours suivants, elle ne mangea que du brocoli.

Le fait suivant, qui nous a été conté par notre ami le docteur Beylot, est à lui seul toute une étude de mœurs, qui a bien sa valeur au point de vue qui nous occupe. La scène se passe entre le Capitole et la place Trajan, dans un petit carrefour plein d'activité, d'allants et de venants, encombré de boutiques en plein air adossées aux maisons. Une loterie fort singulière se tire dans cet endroit. Une table à deux couverts est mise dans la rue; rien n'y manque, nappe, serviettes, bouteilles, plats; seulement tout est cru : les légumes sont dans la soupière, l'huile et le beurre près des herbages et du poisson; le rôti attend le feu; enfin voilà le café en poudre et le sucre, etc. Il n'y a plus qu'à faire cuire et à s'asseoir sur les deux chaises disposées devant la table. Un groupe nombreux entoure cette loterie; les numéros sont bientôt placés; on procède au tirage, et l'heureux gagnant vide les plats et emporte le contenant pour le faire cuire chez lui. Le service est renouvelé; on va procéder à un autre tirage. La petite industrie prospère, les numéros se placent rapidement, et le bien avisé patron se frotte les mains de contentement.

Avouez-le, il n'y a que chez un peuple qui n'est point insensible aux plaisirs de la bouche, que cette tentation de l'appétit public puisse ainsi faire fortune. Certes les Romains ne sont pas gloutons comme les Anglais, les Allemands, les Russes, mais, nous le répétons, il y a sobriété et sobriété.

Comme on courait aux dîners du cardinal de Bernis, qui, selon sa propre expression, tenait *l'auberge de France dans un carrefour de l'Europe!* Tous les princes romains et même les princesses se léchaient les doigts et les lèvres en sortant de chez ce prélat, dont on appréciait encore plus la bonne cuisine que le bel esprit. Sa table était si succulente qu'on s'y oubliait jusqu'à l'indigestion, voire même jusqu'à la mort. Dans les caveaux de l'église de Saint-Louis-des-Français, reposent deux victimes de la cuisine cardinaliste. Par contre, on se dégraissait bien vite chez le cardinal Albani, le fondateur de la splendide villa de ce nom, palais de marbre rempli de précieuses statues grecques. On conte qu'un personnage de la maison, trouvant la chère trop maigre, fit venir un cuisinier français. En recevant les provisions de bouche, le Vatel, les voyant si misérables, jugea qu'elles étaient simplement destinées à la domesticité, et celle-ci s'en régala, mais le cardinal se passa de dîner. L'éminence s'en plaignit, comme de juste, et le cuisinier promit de ne plus lui imposer ce jeûne intempestif. En effet, des mets d'une succulence inaccoutumée fumèrent sur la table d'Albani ; mais quand on présenta les comptes au cardinal, il s'écria, stupéfait de leur ampleur : Si je conserve ce cuisinier, je n'achèverai pas ma galerie ! Le cuisinier partit le lendemain, la maigre chère recommença, mais la galerie fut terminée.

Aujourd'hui, il ne reste pas même les fumées des festins sardanapalesques de Bernis, mais la villa Albani étale toujours son portique splendide et ses galeries où les empereurs romains trônent sur des socs de marbre, à côté des canophores qui courbent sous les fleurs, des cariatides pliant sous le poids des corniches, et des hermès qui font revivre les traits des héros et des poëtes de l'antiquité.

Lequel a été le plus sage de Bernis ou d'Albani? Je donne la préférence à celui qui a payé ses statues avec ses boyaux.

Ce que je reproche à la cuisine italienne, romaine et surtout napolitaine, c'est d'être trop artificielle. Les viandes sont hachées et façonnées de manière qu'on ne puisse en reconnaître l'origine, ou bien on enferme toute sorte de chose dans de la pâte, ou encore on masque la saveur naturelle par une sauce de haut goût. Je n'ai jamais compris, par exemple, la sauce aux pruneaux et aux pignons, autour de la viande. Si l'on voulait juger les Romains d'après la maxime de Brillat-Savarin : Dis-moi ce que tu manges, je te dirai qui tu es, certes on jugerait mal les Romains. Les mets naturels, sains, nourrissants, simples, tels que les biftecks, les côtelettes grillées, le rôti, le rosbif, le bouilli, ne figurent presque pas sur les tables romaines.

La viande de boucherie est aromatisée, le mouton de bon goût, le bœuf bien charnu, mais le veau n'est que passable. Le buffle ne se sert que dans le quartier juif du Guetto. La volaille est abondante ; la dinde se débite à la livre comme la viande, mais elle nous a semblé moins délicate que chez nous ; nous n'avons rien vu qui pût être comparé à nos poulardes ou à nos chapons gras ; le gibier n'est ni rare ni cher; la marée arrive de Fiumiccino et de Civita-Vecchia; les légumes sont peu variés en espèces, et généralement de médiocre qualité ; rien qu'à voir ces vastes champs tout plantés de brocoli, je perds l'appétit ; les orangers abondent à Rome, mais leurs fruits sont à peine mangeables, il faut descendre jusqu'à Sorrente (golfe de Naples) pour trouver de bonnes oranges ; le melon devient beau et croît à merveille; les pommes et les poires sont bien inférieures aux nôtres.

Dans nos villes de France, le cuisinier peut, à un jour donné, étaler devant ses convives des viandes variées et des légumes de plusieurs sortes ; en effet, à l'aide d'un peu d'artifice, certaines productions devancent la saison ou prolongent leur règne après le temps fixé par la nature. A Rome, rien de semblable, quoique le climat ne se ferait presque pas prier. La volaille, le mouton, le porc, chaque légume ne se mangent que pendant un certain temps, au delà et en deçà duquel on ne saurait s'en procurer à prix d'argent.

L'Italie n'est pas privilégiée sous le rapport des vins. Le Falerne, tant chanté par Horace, ne vaut pas notre bon Grave ; le Lacrima-Christi mérite des éloges, mais, comme le Capri, il se boit à petits verres; ce n'est point un vin de table. Les vins ordinaires sont détestables, sans force, sans ton, sans bouquet, sans moelleux ; aigrelets ou sucrés, ils ressemblent, les uns à de très-petit vin de l'année, les autres presque à du jus sortant du pressoir. Quelques vins sont artificiellement sucrés, pour voiler leur acidité naturelle trop prononcée ; on chauffe les autres, avant la fermentation, dans des chaudières de cuivre, pour arriver au même but; aussi excitent-ils souvent des coliques. Ce petit vin rouge est bu dans l'année ; il ne se conserve pas. Dans les caves de Rome, il se gâte en huit ou dix jours; mais il se garde mieux dans les immenses caves creusées sous la montagne de poteries qu'on nomme Tettaccio. On est obligé de tirer sa provision de la campagne ou du Tettaccio, toutes les semaines ou tous les quinze ou vingt jours. En une nuit, le vin aigrit dans une bouteille débouchée.

Ce serait un gros péché d'être ivrogne dans un pays où le vin est si détestable. Les Romains ne pèchent pas, et ils ont une juste horreur pour nos soldats qui pèchent souvent avec cet horrible jus. Il est extrêmement rare de rencontrer un Romain battant les murailles et trébuchant dans les rues. Quand ils se grisent, ils le font décemment, cuvent leur vin à domicile et évitent le scandale dans les rues. Je ne connais pas de canaille qui ait meilleur genre que celle de Rome; les plus petites gens sont polis, réservés, convenables, ont de la tenue, presque de l'élégance, en public, dans la ville. Par contre, les mœurs intimes des seigneurs sont parfois passablement grossières, dans l'intimité de la famille, et l'on entend de nobles dames prononcer d'affreux mots que nous n'osons redire. Tout est sacrifié au dehors : habit de velours, ventre de son ; robe de soie, linge sale; toilette en voiture, guenilles à la maison; dehors courtois et chevaleresques, brutalité dans le fond, etc., etc.

Après avoir dit comment on se loge et comment on se nourrit à Rome, voyons comment on s'y habille, on s'y chauffe, on s'y éclaire, et comment on y meurt.

On s'y habille luxueusement, nous l'avons déjà dit, mais on s'y chauffe fort mal, le plus souvent point du tout. Ce n'est pas chose facile que d'aviser un petit logement avec une cheminée, et encore les appartements qui s'en trouvent munis sont-ils le plus souvent, non pas destinés à la famille, mais réservés aux étrangers qui viennent les louer. Dans les grands logements, dans les appartements de palais, il se rencontre toujours une pièce pourvue de cheminée, mais on n'y fait presque jamais de feu. L'Italien se chauffe avec le *braciere* ou le *scaldino*. Le *braciere* est tout simplement du charbon allumé dans un bassin de metal, qu'on place au milieu de la chambre. Malgré la précaution de n'apporter le *braciere* qu'après l'avoir laissé se prendre entièrement au grand air et de le couvrir à demi de cendres, il exhale cependant des gaz dangereux, qui ont tout au moins le désagrément de causer des maux de tête. Dans les bonnes maisons, ce brasier est recouvert d'un grand chapeau métallique déchiqueté à jour, qui le fait un peu ressembler à un vaste encensoir ; mais ce couvercle ne mitige pas ses dangers.

Le mode le plus usité, c'est le chauffage individuel, à l'aide du *scaldino*, pot semblable à ceux dont se servent nos marchandes en plein air. C'est un vase à anse, rempli de cendres et de charbons embrasés. Les femmes et même les dames romaines sont tellement inséparables du *scaldino* qu'on l'appelle vulgairement *marito*, mari. Pas un instant de divorce entre les époux si bien unis ; l'épouse veille, avec un soin qui rappelle les vestales, à ce que son époux ne se refroidisse jamais. Ce *marito* a presque un droit de visite aussi étendu que le mari de chair et d'os ; on le promène sur tout le corps d'une façon des plus divertissantes. Le soir, dans le salon, chaque femme tient son *marito*, tantôt aux mains, tantôt sous elle. Beaucoup d'hommes ne dédaignent pas cet exercice. Je connais un brave militaire, homme de la plus grande énergie, ancien corsaire dans les parages de la Plata, lequel, étant entré par le mariage dans une famille de marquis romain, a pris les usages du pays ; de sorte que je ne manque jamais de le trouver chez lui avec son *scaldino*. Un corsaire chauffant ses mains à la braise d'un petit pot de vieille marchande du coin !. . cela m'a toujours paru prodigieux. Quand une voisine vient se joindre à la causerie, elle apporte son *scaldino* ; si quelques femmes en manquent, on se passe mutuellement le précieux petit pot, de manière que chacune ait son tour. Dans les premiers temps, on ne manquait jamais de m'en offrir un, dans plusieurs familles que je fréquentais. Une vieille marquise surtout se sacrifiait toujours.

Le rôle du *scaldino* n'est pas confiné dans les appartements, comme l'est chez nous celui de la chaufferette. Les femmes du peuple, et même quelques vieilles femmes d'une classe plus élevée, ne se séparent pas de leur mari dans la rue ; elles le portent sur leur ventre, recouvert par les deux pans du châle. Les pauvres qui stationnent dans les rues, qui s'asseyent sous le porche des églises, ont aussi bien souvent leur *scaldino*. Je dois ajouter cependant que je n'en ai jamais vu aux militaires. Les soldats du pape ont meilleure contenance qu'on ne croit.

Les lampes en usage à Rome et dans les villes voisines sont des réservoirs à quatre ou six becs, portés sur une longue tige : c'est la forme antique pur sang. Quatre chaînettes pendent le long de la lampe, et portent tous les instruments nécessaires à l'entretien de cette lampe fumeuse mais pittoresque.

Les rues sont assez mal éclairées, à l'aide de réverbères à l'huile. On n'a pas encore introduit le gaz à Rome. La piété vient heureusement en aide à ces lumières rares et espacées : nous voulons parler de ces lampes qui brûlent devant l'image de la madone, petits autels incrustés dans la muraille, qu'on rencontre à chaque instant dans les rues de Rome. Beaucoup de maisons, presque toutes les boutiques, les cafés et autres lieux moins honnêtes, possèdent aussi leurs madones et leur petite illumination. Je soupçonne fort quelques rusés compères de ne pas allumer de lampes devant la madone, mais de mettre une madone derrière les lampes qu'ils sont obligés d'entretenir pour s'éclairer ; ce n'en n'est pas moins une œuvre méritoire, une pieuse politesse envers la Mère de Dieu, pour laquelle, du reste, le Romain a le culte le plus touchant et la vénération la plus profonde.

Notre longue promenade nous a un peu échauffé. Avant d'entrer dans quelque église, reposons-nous un instant au café, afin de ne pas nous exposer brusquement au froid des basiliques. A Rome, on entre au café comme chez soi ; on s'assied et l'on ne prend rien les trois quarts du temps. Des groupes entourent les tables vides, et s'en vont sans avoir consommé : c'est l'usage. Demandons du café, cela n'est pas ruineux : nous en serons quitte pour deux sous ; c'est aussi bon marché qu'en Algérie. Le Romain aime le café, et il a fort raison si, comme a pensé M. de Gasparin, le café empêche de se *dénourrir*.

Visitons la première église venue : toutes recèlent des richesses en marbres précieux, en tableaux de maître, en statues, bas-reliefs, tombeaux, reliques saintes et pieuses légendes. Les pierres que nous foulons sont des dalles sépulcrales, où le pied du passant use le relief des habits sacerdotaux et du froc monastique. Les parois sont tapissées d'inscriptions ; les urnes sépulcrales s'allongent le long des murailles ; les chapelles portent le nom de quelque famille princière et cachent les dépouilles mortelles de la noble maison. Il n'y a rien qui peuple une église comme les tombeaux : la foi y ranime les morts, le souvenir éveille les trépassés, et l'imagination fait surgir de la dalle tous les saints prélats, les hommes illustres ou bienfaisants qui gissent sous les arcades des basses-nefs. Mais il faudrait à cette pieuse évocation les murs sombres et les vitraux gothiques de nos vieilles cathédrales, et non pas les brillants rayons du jour se répercutant sur le damier mondain des marbres aux vives couleurs.

L'aspect de ces monuments funéraires nous amène naturellement à parler des décès et des inhumations.

Avant Pie IX, il n'y avait pas de municipalité à Rome ; aussi les règlements de police laissaient-ils entièrement à désirer. Aujourd'hui tout se réforme peu à peu, et une commission compétente élabore, pour le promulguer bientôt, un code complet de police sanitaire. A Rome, il y a partout à refaire; le point dont il s'agit n'est pas un des moins défectueux.

La constatation du décès n'est pas confiée au médecin, mais au curé, qui est toujours averti de l'événement, car pour le médecin oublieux de faire prévenir le prêtre que son client est en danger, une peine sévère est stipulée dans la loi. L'homme de l'art n'est appelé à se prononcer que dans le cas où une mort fortuite ou étrange fait concevoir quelques soupçons à l'autorité.

Après le décès, la famille quitte la maison, ou au moins se tient à l'écart pendant quelques jours. L'idée de la mort répugne aux Romains; ils craignent et fuient cette image. Ce n'est qu'aux enterrements de grand apparat que les parents suivent le corps à l'église, où il passe la nuit. Une voiture l'enlève le lendemain matin, et on le descend en terre sans cérémonie. La famille n'accompagne guère le mort de ses souvenirs; elle regrette plutôt une illustration ou une source de lucre perdues qu'une affection rompue entre deux cœurs. Par peur de l'idée de la mort, le Romain ne pense pas longtemps à celui qui s'en est allé; il est tiède dans le culte des morts, cette religion instinctive du cœur.

Les cadavres séjournent une nuit à l'église avant d'être portés au cimetière. Ils sont quelquefois assez avancés pour répandre d'offensantes odeurs. Cet inconvénient résulte en partie de la nécessité d'attendre une certaine heure pour l'enterrement. A Rome, la fortune et la noblesse du mort ne se mesurent pas seulement à la pompe de la cérémonie, mais à l'heure à laquelle elle se fait. Deux heures après l'*Angelus* est le moment aristocrate, auquel ne peuvent aspirer que les familles de distinction.

Il y a déjà longtemps qu'on a mis arrêt, en France, à l'usage d'enterrer dans les églises. Au point de vue de la salubrité, ce mode d'inhumation est en effet pernicieux. Pie IX a commencé, à Rome, à mettre un frein à l'abus; mais on comprend que la réforme ne puisse pas être immédiate, et que le règlement doive d'abord se montrer assez large à l'endroit des exceptions, car nous sommes dans le pays des priviléges.

Les couvents conservent leur ancienne habitude d'inhumer les frères dans le caveau de la communauté. A Sainte-Sabine, couvent des Dominicains, que nous avons visité dans tous ses détails, les morts sont couchés dans le caveau, l'un près de l'autre, sans bière. C'est là qu'ils pourrissent. Quand plusieurs décès ont lieu à des époques rapprochées, la déposition du nouveau cadavre près du précédent en pleine putréfaction, doit être un horrible chose. Nous lisons dans Lancisi le fait suivant (DE NOXIIS PALUDUM EFFLUVIIS, p. 152) : Le Tibre avait débordé, et, dans la terre profondément détrempée, les matières végéto-animales entraient en putréfaction, au contact de l'eau. Au couvent de Sainte-Marie, près la porta Angelica, quartier du Vatican, un religieux descend dans le caveau mortuaire de la congrégation; aucun cadavre n'y avait été descendu depuis quelque temps. Une demi-heure se passe, et on ne le voit pas revenir. Un second frère descend et ne reparaît pas. Un troisième se fait attacher à une corde; il aperçoit les deux religieux morts, il crie, et on le remonte à demi-asphyxié par les miasmes du caveau.

Le grand couvent des capucins, près la place Barberini, possède les caveaux les plus curieux à visiter. Qu'on nous permette ici de transcrire tout simplement nos notes prises sur place, elles nous semblent peindre ce tableau plus naïvement et en moins de traits.

« Dans la cour du couvent donnent d'étroites fenêtres, dont chacune éclaire un caveau à ossements. Il y a six ou huit caveaux, de plain-pied avec le pavé de la cour. Le sol est sablé et divisé en compartiments par de légères arêtes; on dirait des plates-bandes pour recevoir des fleurs; ce sont quarante fosses toujours pleines. Quand un capucin meurt, on déterre le plus ancien cadavre, pour mettre le nouveau à sa place. Les vieux ossements sont étagés contre les parois, qui disparaissent complétement sous ces dépouilles accumulées depuis deux siècles. L'ornementation en ossements est fort bien entendue : corniches, frises, chapiteaux, frontons, arcades et niches, rien n'est oublié. Dans celles-ci, des squelettes entiers, couchés ou debout, sont drapés des vêtements de l'ordre; on dirait qu'ils prient, en comptant le rosaire, en baisant la croix. Plusieurs squelettes sont encore tout couverts de ligaments, de tendons, d'aponévroses desséchées qui obturent quelquefois les ouvertures de la tête et lui donnent une expression singulière. Je n'aurais jamais cru que les jeux du hasard, en disposant de diverses façons ces membranes, pussent ainsi imprimer des physionomies si expressives aux têtes de morts. Il en est qui grimacent, d'autres qui prient, d'autres qui pleurent, beaucoup surtout qui souffrent à faire peur. Un Anglais et une très-longue Anglaise blonde visitaient ces caveaux, en même temps que nous : la grande Albionaise m'a paru plus hideuse que les morts; le plus léger signe d'émotion n'a pas un instant effleuré son visage! — Le plafond n'est pas la partie la moins curieuse; il est festonné d'arabesques en os, tout comme les appartements des princes le sont d'arabesques en couleur. C'est prodigieux ce qu'on peut faire avec les ossements. Des lustres en sacrum pendent le long de la voûte. Le vent qui soufflait à travers une vitre cassée les faisait craquer et gémir; l'impassible Anglaise ramenait nonchalamment sous son chapeau ses cheveux blonds que le même courant d'air débouclait et fouettait contre sa figure. »

A Rome, on ne dépose pas les corps dans des fosses creusées en terre, et recouvertes ensuite avec soin, de manière que les miasmes et le putrilage soient absorbés par le réservoir commun. Les cimetières romains (campi-santi) sont des espèces de cours recélant une foule de caveaux dont les ouvertures, bouchées par des opercules de pierre, marquettent le pavé. Pas un mouvement n'accidente le préau; on voit seulement sur les murs d'enceinte quelques inscriptions qui se rapportent le plus souvent à un mort jeté dans la fosse commune. Il ne faut pas chercher dans les cimetières romains ce sentiment doux et mélancolique qui naît à l'aspect de ces tombes qui parlent de mort, des saules pleureurs symboles de la douleur, et des fleurs qui, sans cesse vives et renaissantes comme le souvenir, font penser au revoir dans une autre vie. Ces cours froides et sans physionomie ne peuvent inspirer aucun sentiment. Personne ne les fréquente que le fossoyeur ; on ne vient pas pleurer sur une fosse commune. Chaque caveau est un horrible pourrissoir, dans lequel mon imagination se refuse à pénétrer parmi cette foule de cadavres avec ou sans bière, qu'on y descend pêle-mêle, et que la parcimonie ou l'ignorance oublient quelquefois de couvrir de chaux! Quand le caveau est plein, on le scelle, et les vieux ossements macèrent, je ne sais combien d'années, dans l'humidité des cadavres récents ; puis tout se dessèche ; on vide la fosse, qui ouvre alors ses flancs aux débris d'une nouvelle génération.

Nous avons été témoin, à Civita-Vecchia, d'une scène qui ne s'effacera jamais de notre mémoire. C'était à l'enterrement d'une cantinière. Quand on enleva l'opercule, une bouffée de gaz horribles nous fit tous reculer. Je m'approchai cependant ; ce que je vis est affreux à dire : c'était une montagne de bières, dont plusieurs rompues laissaient échapper les cadavres ; de l'une d'elles sortaient deux jambes rongées par une nuée de rats qui, sautant de cercueil en cercueil, ruisselaient comme des fourmis sur un tronc d'arbre. Affamés, avides, quelques-uns se précipitèrent au-devant de leur nouvelle proie, jusqu'au pourtour de l'ouverture. Le cantinier poussa un cri, se jeta sur le cercueil, en disant qu'il ne voulait pas qu'on descendît dans ce gouffre sans pitié, le corps de sa femme livré comme une vile pâture à ces rats dévorants. On entraîna le pauvre homme, et la fosse commune reçut un cadavre de plus.

A Rome, les caveaux sont vidés tous les cinq ans, je crois, et les ossements recueillis dans un ossuaire. Outre les cimetières publics, il en existait d'autres encore dans les couvents, dans les hôpitaux. C'étaient autant de foyers d'infection permanente, dont les sages mesures prescrites par Pie IX ont déjà fait fermer une partie. Le souverain pontife a l'intention de remplacer ces pourrissoirs par des cimetières semblables aux nôtres. Le culte saint des morts y gagnera autant que la salubrité.

En foulant les dalles sépulcrales de l'église, nous avons été conduit à parler de bien tristes choses. Un heureux divertissement va fort à propos changer le cours de nos idées. C'est la fête du patron de la basilique ; on chante les vêpres en grande cérémonie. L'aspect est bien un peu mondain ; les colonnes sont cannelées avec de longs galons d'or, les pilastres disparaissent sous des bandes de brocard, des draperies de soie blanche, bleue, rose, jaune, enrichies d'un liséré d'or, s'arrondissent dans les entre-colonnements et sous les arcades des nefs. Le parvis est jonché de buis ; une brillante illumination resplendit sur l'autel et le long du vaisseau. La musique est fort bonne : ténors, barytons, basses, rien n'y manque ; solo, duo, trio, quatuor, quintet, chœurs, nous avons de tout ; cavatines, grands airs, roulades, c'est au complet. Scandale ! je crois qu'on chante un opéra dans la sainte demeure de Dieu! La mise en scène ne laisse rien à désirer : les décors sont frais, l'éclairage brillant, les figurants de bonne mine, mais le recueillement n'est nulle part.

Ce tableau est tracé en touriste; l'œil médical va maintenant en scruter un petit coin. Des voix de femme partent de bouches d'homme. Ces sons douteux, chancelants, sans caractère bien dessiné, font mal à entendre, et font penser à une triste mutilation qui se pratiquait souvent autrefois. Heureusement cette cruauté ne se renouvelle pas aujourd'hui. On prétend qu'il n'existe plus parmi les chanteurs d'église que trois castrats, dont deux sont des vieillards, et le troisième un individu dont une truie a dévoré les parties génitales quand il était au berceau. Il paraît qu'autrefois la castration ne s'opérait pas par ablation, mais par atrophie des testicules, que l'on comprimait, ligaturait, sans compter la malaxation progressive par les mains. Nous ne croyons pas, quoiqu'on nous l'ait positivement assuré, que certaines gens atrophient encore ainsi les organes séminaux de leurs jeunes enfants, dans l'espoir de leur voir occuper un jour un emploi lucratif pour la famille.

La foule s'écoule de l'église ; le jour baisse. C'est l'heure où les églises de Rome prennent un caractère un peu religieux : les détails s'effacent, l'ombre assombrit les trop vives couleurs, et l'œil n'embrasse plus que les immenses contours de la nef et des arcades. Les cierges s'éteignent ; on n'aperçoit plus que de rares lumières oubliées. La nef se remplit de nouveau de pénitents, de capucins et de curieux. Oh! je hais les pénitents de toute nuance, mystérieux personnages dont on ne devine que les deux yeux à travers les trous du capuchon. Je n'ai certes pas peur d'eux, mais j'ai peur des souvenirs qu'ils me rappellent. Quand ils viennent à découvrir leur visage, je m'étonne de ne pas y lire des instincts féroces, et je ne puis me figurer que la torche qu'ils tiennent à la main ne soit pas destinée à éclairer un auto-da-fé.

Ils sortent de l'église ; la procession s'allonge ; après les laids pénitents marchent les bons capucins, la figure découverte et portant des torches. Le mort est un vieux religieux de leur ordre ; il est étendu, le visage et les pieds nus sur une litière portée à bras. Derrière marche un homme chargé de la bière encore vide (1). Une croix est fixée sur la poitrine du mort ; un long chapelet

---

(1) Hélas! non. C'est la boîte où le clergé ramasse, après la cérémonie, les cierges à peine entamés. C'est un grand bénéfice pour l'église. Les gens riches ont deux boîtes portées derrière le mort. Je n'ai pas voulu vous dire cela dans le cours de mon récit, de peur de manquer mon tableau final. A Rome, il faut glisser un peu vite dans son examen, si l'on veut être édifié. Ne voyez jamais le revers de la médaille. Chaque pénitent, chaque capucin est poursuivi par un gamin qui trottine à sa suite et tend en l'air un grand cornet de papier, dans lequel il recueille les larmes du cierge, qu'il sollicite de temps en temps à pleurer en lui imprimant de légères secousses. J'ai d'abord cru que cette cire,

pend à ses côtés. Les cahots des porteurs font rouler le cadavre et trembler le rosaire. Des chants funèbres retentissent dans la rue; ils cessent bientôt, et l'autre extrémité de la procession répond par un murmure lointain. Les façades s'illuminent un instant à la lueur rouge des cierges; la clarté pâlit, les chants s'effacent, la procession s'écoule, la rue redevient solitaire et sombre. Rentrons.

Aussi bien le hasard nous a servis; il fallait assister à ce convoi funèbre pour compléter le tableau que je vous ai tracé du dernier voyage d'un Romain.

En rentrant, prenez garde à ces masses étendues par terre, sur les trottoirs, sous les porches des églises, le long des escaliers; ce ne sont pas des chiens, mais des chrétiens, de pauvres campagnards, qui couchent en plein air, *sub Jove frigido*, comme le chasseur d'Horace.

Avant de terminer, je sens le besoin de vous dire encore deux mots. Il me semble que de la bouche de votre cicerone sont quelquefois sorties des paroles un peu amères. J'ai dit ce que je pense. Eh bien ! néanmoins et par une sorte de contradiction, je sens une attraction puissante pour la ville éternelle, un charme tout particulier m'y retient, je me dilate d'aise dans ce milieu tranquille, j'y jouis doucement, paisiblement, pleinement. Serait-ce parce que l'ensemble vaut mieux que les détails, et que, dans ma critique, j'aurais trop exclusivement considéré ceux-ci ? Je ne crois pas avoir commis cette faute. Ou bien l'abondance du blâme viendrait-elle de ce que j'aurais jugé les Romains plutôt par comparaison que d'une manière absolue? Presque tous les auteurs ont fait cette fausse route; la nation à laquelle ils appartiennent a été pour eux un critérium, un type, un étalon, et tout ce qui ne cadre pas avec leur modèle a été condamné par eux. Si je n'ai pas toujours su éviter cette erreur, je pense du moins n'y avoir jamais donné en plein. Enfin cette sympathie pour Rome naîtrait-elle de ce que la réalité s'y efface pour faire place au rêve? Y vivrait-on, y jouirait-on moins de ce qu'on voit que de ce qu'on pense en se reportant à l'époque majestueuse de l'ancienne Rome, aux siècles de foi naïve du moyen âge, aux époques passées illustrées par les beaux-arts? Ces questions sont trop graves pour nous; nous avons babillé sans cérémonie; nos prétentions ne vont pas au delà.

---

sainte et vierge, était une pieuse relique. Erreur: on la recueille pour la vendre. Dans toute autre circonstance, cette coutume serait mesquine et ridicule; ici elle nous semble pitoyable, presque impie.

XIV.

HISTOIRE MÉDICALE DE L'ANNÉE 1850, A L'ARMÉE D'OCCUPATION DE ROME ET APERÇU DE L'HISTOIRE CHIRURGICALE.

Rome, 20 mars 1851.

A MM. de l'Académie nationale de médecine de Paris.

Il y a deux manières de circonscrire son sujet quand on écrit une histoire médicale : on peut envisager l'état sanitaire par année sidérale, c'est le mode usité par l'administration, ou par année médicale, c'est le mode scientifique que nous suivrons. Dans les contrées soumises à une endémo-épidémie annuelle, le centre de l'année médicale coïncide avec l'apogée du règne pathologique; mais son commencement et sa fin n'ont pas de limites mathématiquement précises. Quand il s'agit d'affections paludéennes, la terminaison est surtout bien vague, parce que, à une époque où la cause a cessé d'agir, les rechutes de fièvre et les cachexies paludéennes continuent à encombrer en si grand nombre les hôpitaux, que le chiffre des affections sporadiques disparaît dans la foule des maladies d'origine endémo-épidémique.

Les divisions rigoureuses n'ont heureusement pas la moindre importance ici. Après avoir donné le mouvement des malades pendant toute l'année sidérale 1850, nous nous contenterons de prendre l'endémo-épidémie à son origine, de la suivre dans son développement, de l'étudier à son apogée, d'observer sa période de décroissance, enfin de faire saisir ses dernières traces dans la saison hivernale et de caractériser en quelques mots la constitution médicale qui a succédé à l'endémo-épidémie.

Tableau n° 1.

MOUVEMENT DES FIÉVREUX DANS LES HÔPITAUX DE ROME EN 1850.

	Restants le 1er du mois.	Entrés pendant le mois.	Sortis.	Morts.	Restants le 31 du mois.	Mortalité sur 100 hom. traités.
Janvier . . .	487	662	826	33	290	3,84
Février . . .	290	174	259	20	185	7,16
Mars	185	207	252	7	133	2,07
Avril	133	186	166	7	146	4,61
Mai	146	242	155	6	227	3,73
Juin.	227	224	298	5	148	1,65
Juillet. . . .	148	379	290	4	233	1,03
Août	233	1,250	651	7	825	1,08
Septembre. .	825	1,070	1,016	9	870	0,88
Octobre. . .	870	602	1,024	5	443	0,48
Novembre. .	443	289	436	6	290	1,36
Décembre. .	290	177	306	4	157	1,29
Totaux . . .	4,277	5,462	5,679	113	3,947	2,43(1)
	9,739		9,739			

Le tableau ci-dessus et les autres documents que nous possédons nous permettent d'établir les propositions suivantes :

Le nombre (proportionnel à l'effectif) des hommes présents aux hôpitaux au commencement de 1850, la gravité et la nature des affections, doivent faire rentrer ces premiers mois dans l'histoire de l'endémo-épidémie de 1849. Celle-ci avait eu une si haute gravité que les hommes traités en janvier 1850 et même au commencement de février, présentaient pour la plupart des cachexies paludéennes profondes, des anasarques, des engorgements viscéraux, des rechutes rapprochées de fièvres intermittentes, enfin des flux intestinaux. Ce n'est guère qu'au printemps, espèce de champ neutre, d'époque de transition et de repos, que les dernières traces de l'endémo-épidémie précédente se sont effacées, et que les premiers indices de celle qui allait lui succéder ont commencé à se montrer légèrement. La constitution hivernale a donc été presque absorbée, sous ce rapport numérique au moins ; les affections produites par son influence sont demeurées bien inférieures en nombre aux maladies dépendant du genre pa-

(1) Le chiffre des hommes traités chaque mois, proportionnellement auquel nous établissons la mortalité, est ainsi obtenu : restant le 1er du mois + entrés dans le mois — restants le 31 du mois.

ludéen, et cette infériorité aurait été beaucoup plus marquée encore si une foule de cachectiques n'avaient été dirigés sur la France.

Dans les localités palustres de l'Algérie, où, d'une part, les maladies du foie, les cachexies paludéennes scorbutiques et putrides, les flux intestinaux trahissent encore le poison paludéen après l'époque des pyrexies aiguës, et où, d'autre part, les affections rhumatismales et les inflammations thoraciques ne sont ni aussi vives ni aussi répandues qu'en Italie, la constitution hivernale telle qu'on l'entend en France, passe quelquefois presque entièrement inaperçue. Le médecin ne compte le temps que par les endémo-épidémies séparée par des époques intercallaires qui commencent vers le milieu de mars et finissent en juin. En Italie, où cette queue des affections endémo-épidémiques est généralement moins nettement dessinée et moins fournie, où les maladies du foie et les flux intestinaux sont plus rares, ainsi que les cachexies putride et scorbutique, où enfin les affections inflammatoires du thorax se montrent plus communes, le médecin peut diviser l'année médicale en trois saisons : 1° endémo-épidémie, des derniers jours de juin à décembre; elle peut elle-même se partager en période aiguë ou des pyrexies (fin de juin, juillet, août, septembre, vingt premiers jours d'octobre) et en période chronique ou des cachexies, ou arrière-saison endémo épidémique (fin d'octobre, novembre et décembre); 2° constitution hivernale, en janvier, février et au commencement de mars; 3° constitution printannière, du milieu de mars au 15 ou 20 juin à peu près. Telle est la marche habituelle dans le pays romain. L'endémo-épidémie de 1850 s'y est conformée ; nous avons dit que celle de 1849 s'en est départie et a suivi les lois qui régissent la pathologie des localités palustres de l'Algérie.

Les différences ne s'arrêtent pas là entre les deux endémo-épidémies de 1849 et de 1850. Ici la gravité a été bien moindre, puisque la mortalité, dans le second semestre de 1850 n'a été que de 1,02 pour 100 hommes traités, tandis qu'en 1849 elle a atteint 5.40 p. 100. Le nombre des hommes hors de service pour cause de maladie, à un jour donné de l'apogée de l'épidémie, a été un peu plus considérable en 1850 qu'en 1849, 17 p. 100 d'effectif en 1850, 14 p. 100 en 1849. L'épidémie la moins grave a donc eu un peu plus d'extension que l'épidémie la plus meurtrière. Enfin le développement de l'endémo-épidémie de 1849 a été accéléré par les circonstances exceptionnelles dans lesquelles se sont trouvées nos troupes, circonstances que nous avons fait connaître, et dont le résultat a été évidemment de rendre l'imprégnation plus facile. En 1849, la maladie fait irruption subite et anticipée dans les premiers jours de juillet; on compte 2,558 entrées dans ce mois, et la mortalité atteint d'emblée 6,5 p. 100 hommes traités, c'est-à-dire le plus haut chiffre auquel elle se soit élevée dans tout le semestre; 3,028 entrées en août; 2,681 en septembre: chiffres qui sont entre eux, pour chaque mois, comme 0,84, 1,00, 0,88. En 1850, on compte 379 entrées en juillet, 1,250 en août, 1,070 en septembre: chiffres qui sont entre eux comme 0,30, 1,00, 0,80. Juillet 1840 est donc à août, apogée de l'endémo-épidémie :: 0,84 : 1,00, et juillet 1850 n'est à août de la même année que :: 0,30 : 1,00. Il est ainsi parfaitement évident que la maladie a eu un développement anticipé en 1849. Les mêmes différences existent entre la gravité des maladies régnantes : juillet 1849 est chargé de la mortalité la plus forte du semestre, 6,5 p. 100; la mortalité de juillet 1850, qui est de 1,03 p. 100, ne vient qu'en quatrième ligne dans le semestre.

Le maximum des entrées, en 1850, a coïncidé avec les six derniers jours d'août. Ce résultat confirme cette grande loi, établie pour l'Italie comme pour l'Afrique, que l'apogée de l'endémo-épidémie existe à une époque où la chaleur décroît déjà ; à Rome, juillet est le mois le plus chaud, mais ce n'est jamais le mois le plus chargé en fièvres.

Le tableau suivant permettra d'apprécier la marche de l'épidémie d'après le nombre des entrées, calculé par périodes de cinq jours.

Tableau n° 2.

ENTRÉES DANS LES HÔPITAUX DE ROME.

Du	au		Du	au	
Du 1er juin. . .	au 5.	54	Du 15 septembre	au 20.	187
5	au 10.	84	20	au 25.	170
10	au 15.	59	25	au 1er octobre	149
15	au 20.	53	1er octobre	au 5.	125
20	au 25.	49	5	au 10.	90
25	au 1er juillet .	51	10	au 15.	86
1er juillet. .	au 5.	55	15	au 20.	74
5	au 10.	74	20	au 25.	78
10	au 15.	100	25	au 1er novemb.	81
15	au 20.	110	1er novembre	au 5.	81
20	au 25.	99	5	au 10.	56
25	au 1er août . .	128	10	au 15.	64
1er août. . .	au 5.	133	15	au 20.	59
5	au 10.	163	20	au 25.	55
10	au 15.	155	25	au 1er décemb.	44
15	au 20.	201	1er décembre	au 5.	36
20	au 25.	217	5	au 10.	53
25	au 1er septemb.	314	10	au 15.	42
1er septemb.	au 5.	236	15	au 20.	41
	au 10.	283	20	au 25.	40
10	au 15.	184	25	au 1er janv. 1851	33

Il est nécessaire de compléter ce tableau par une autre statistique indiquant, à courtes périodes, le nombre des hommes présents aux hôpitaux de Rome.

Tableau n° 3.

NOMBRE DES MALADES (FIÉVREUX, BLESSÉS, VÉNÉRIENS) PRÉSENTS DANS LES HÔPITAUX DE ROME, DE DIX EN DIX JOURS.

1 janvier 1850...	749	1 juillet......	317
10 — ...	700	10 —	347
20 — ...	656	20 —	448
1 février......	540	1 août.......	469
10 —	416	10 —........	628
20 —	388	20 —........	778
1 mars.......	381	1 septembre....	958
10 —	339	10 —	1,073
20 —	350	20 —	963
1 avril.......	316	1 octobre	904
10 —	329	10 —	759
20 —	301	20 —	602
1 mai.......	297	1 novembre....	565
10 —........	340	10 —	500
20 —........	385	20 —	496
1 juin	415	1 décembre....	359
10 —	411	10 —	308
20 —	377	20 —	256

Le nombre des hommes hospitalisés, à un jour donné, a dépassé en réalité, 1,073, parce que deux évacuations ont été faites sur Cività-Vecchia. L'une, de 100 malades, fut précisément effectuée le 10 septembre, c'est-à-dire au moment de l'encombrement le plus considérable. Pour arriver à connaître le nombre des hommes distraits du service pour cause de maladie, à Rome, dans les premiers jours de septembre, nous pouvons nous appuyer sur les bases suivantes :

Malades aux hôpitaux de Rome......	1,073
Évacués sur Civita..............	100
Malades à la chambre...........	400
Id. à Tivoli, Frascati, Albano, Viterbe...	150
Total........	1,723

Ce qui revient à dire qu'au maximum de l'épidémie, on a compté 17 malades sur 100 hommes d'effectif, en d'autres termes, près d'un malade sur 5 hommes valides.

Tableau n° 4.

DÉCÈS DES FIÉVREUX, PAR GENRE DE MALADIE DANS LES HÔPITAUX DE ROME, EN 1850.

GENRE DE MALADIE.	Janvier.	Février.	Mars.	Avril.	Mai.	Juin.	Juillet.	Août.	Septemb.	Octobre.	Novemb.	Décemb.	Totaux.
Fièvres pernicieuses	1	»	»	»	»	»	2	5	5	2	2	1	18
Id. id., avec ramollissement de la moelle épinière	»	»	»	»	»	»	»	»	1	»	»	»	1
Id. id., avec abcès du foie	»	»	»	»	»	»	»	»	»	1	»	»	1
Cachexies palud. simples, scorbut., dyssentér.	1	»	»	»	»	»	»	»	1	»	»	1	3
Hépatite, abcès du foie	1	»	»	1	»	»	»	1	»	»	»	1	4
Dyssenterie aiguë et chronique	3	»	2	»	»	1	»	»	»	»	»	»	6
Diarrhée chronique	16	11	2	»	»	»	»	»	»	»	3	»	32
Choléra sporadique	»	»	»	»	»	»	»	1	»	»	»	»	1
Total des affect. endémo-épidém.	22	11	4	1	»	1	2	7	7	3	5	3	66
Péritonite	1	»	»	»	»	»	»	»	»	»	»	»	1
Congestion cérébrale	»	»	»	1	»	»	»	»	»	»	»	»	1
Méningite tuberculeuse	»	»	»	»	»	»	1	»	»	»	»	»	1
Id. cérébro-spinale	»	3	1	2	»	1	»	»	»	»	»	»	7
Pneumonies	5	2	»	»	1	»	»	»	»	1	»	»	9
Phthisie pulmonaire	2	2	1	3	4	1	»	»	1	1	»	1	16
Pleurésie chronique	»	1	»	»	»	1	»	»	»	»	»	»	2
Affections organiques du cœur	»	»	1	»	»	»	»	»	»	»	»	»	1
Gangrène des poumons	»	»	»	»	1	»	»	»	»	»	»	»	1
Œdème de la glotte	»	»	»	»	»	1	»	»	»	»	»	»	1
Variole	1	»	»	»	»	»	»	»	»	»	»	»	1
Fièvre typhoïde	2	1	»	»	»	»	»	»	1	»	1	»	5
Total des affections sporadiques	11	9	3	6	6	4	1	»	2	2	1	1	46
Total général	33 (1)	20	7	7	6	5	3	7	9	5	6	4	112

(1) Dans notre première lettre sur l'état sanitaire en 1849, on lit 43 ou 5 p. 100, tableau n° 1. C'est une erreur, lisez 33 ou 3,8 p. 100. Dans ce même travail, tableau n° 4, mortalité, cette erreur n'a pas été commise.

Abstraction faite des trois premiers mois qui appartiennent à l'année médicale précédente, on peut ainsi classer les principales maladies, d'après le nombre des décès qu'elles ont causés :

Fièvres pernicieuses	19
Phthisie pulmonaire	11
Affections du foie	3
Diarrhée chronique	3
Méningite cérébro-spinale	3
Cachexie paludéenne	2
Fièvre typhoïde	2
Etc., etc.	

Ces chiffres sont propres à nous fournir plusieurs enseignements.

Le nombre si élevé des décès par suite de phthisie pulmonaire est un fait à noter.

Dans notre compte rendu pour l'année 1849, nous avons fait tous nos efforts pour établir les propositions suivantes : quoique le tableau de la mortalité porte la dothinentérie et les flux intestinaux avant les fièvres paludéennes, qui ne viennent qu'en troisième lieu, on n'en doit pas moins considérer celles-ci comme ayant dominé la pathologie de l'année, par leur nombre et par leur gravité ; elles doivent figurer en tête du tableau des décès ; la dothinentérie et les flux intestinaux (diarrhée non symptomatique et dyssenterie) ont causé beaucoup moins de mortalité ; si on leur a fait occuper le premier rang sur l'échelle de gravité et de fréquence, c'est par suite d'erreurs de diagnostic, ou d'oubli, de remonter aux causes premières. En effet, on a compté, parmi les dothinentéries, bon nombre de fièvres rémittentes, subcontinues, pernicieuses, à masque typhoïde ; voilà l'erreur de diagnostic qui a renflé le nombre des *fièvres typhoïdes* au détriment des *états typhoïdes* d'origine paludéenne. Beaucoup de flux intestinaux qui ont entraîné la mort n'étaient pas symptomatiques de vieilles cachexies palustres, d'engorgements viscéraux, etc. ; on a oublié leur origine, et on a classé parmi les diarrhées idiopathiques des flux qui n'étaient, à proprement parler, qu'une sorte d'épiphénomène ultime d'une autre maladie.

Ces propositions ont trouvé beaucoup d'approbation et quelques opposants. Il devait en être ainsi. De nouvelles recherches rétrospectives ont corroboré notre conviction, et l'histoire médicale de 1850 est venue déposer dans notre sens. Cette vérité ressort si clairement de nos chiffres, qu'il n'est pas nécessaire d'insister sur ce point : 19 décès par fièvre paludéenne, 2 par fièvre typhoïde, 3 par diarrhée chronique, aucun par dyssenterie.

A Rome, la mortalité, *relativement à l'effectif de la troupe ou de la population*, atteint son maximum, pendant les épidémies régulières, dans l'épidémie et l'arrière-saison ; mais, à cette époque, le nombre des individus atteints par le miasme est si considérable, et les fièvres sans gravité réelle montent à un si haut chiffre comparativement aux accès pernicieux, que *la proportion des décès aux hommes traités* est alors peu élevée. Cet antagonisme entre les décès, comptés relativement à la population ou relativement aux hommes traités, est un fait constant. Dans la saison hivernale, nous observons la contre-partie de ce qui se passe pendant l'endémo-épidémie : les décès sont nombreux relativement aux hommes traités, rares comparativement à la population. A cette époque, en effet, il y a peu d'entrées aux hôpitaux, mais les maladies sporadiques régnantes ont généralement de la gravité, et trouvent des constitutions délabrées par la fièvre et ses reliquats.

Voici la preuve de ces énoncés. En 1849, avons-nous dit, l'arrière-saison endémo-épidémique a empiété sur l'année suivante ; il faut chercher la constitution hivernale en février 1850 ; or la mortalité est, pour ce mois, de 7,16 p. 100 traités, tandis que la moyenne des six derniers mois de 1849, malgré la gravité exceptionnelle de l'endémo-épidémie, n'est guère que de 5,4 p. 100. En 1850, même observation ; l'endémo-épidémie se prolonge moins ; la constitution hivernale se dessine en janvier et février 1851, qui nous donne plus de mortalité proportionnelle que le deuxième semestre 1850. Ainsi donc, on peut établir le principe suivant : c'est pendant les endémo-épidémies (ayant leur cours habituel) que la mortalité est la plus élevée relativement à la population, la moins élevée relativement aux entrées aux hôpitaux ou aux malades ; pendant l'hiver, c'est le contraire : forte mortalité relativement aux hommes atteints, faible mortalité relativement à la population. Les mêmes principes sont applicables à la pathologie de la plupart des localités palustres de l'Algérie.

Abordons actuellement l'étiologie. C'est une étude des plus importantes au point de vue scientifique et pratique. Sous ce dernier rapport, le médecin n'a pas moins intérêt à s'éclairer que l'autorité militaire. Les résultats auxquels nous allons parvenir seront d'une netteté qui, nous osons presque l'espérer, satisfera l'un et l'autre.

Les casernements ont été beaucoup améliorés depuis l'occupation ; le génie militaire y a exécuté des travaux bien entendus ; des clôtures ont mis obstacle à ces courants d'air qui circulaient dans la cage des vastes escaliers et le long des corridors. Nous n'avons plus de casernements ouverts à presque toutes les intempéries des saisons, sous les portiques, sous les arcades, dans les cloîtres, ou dans des locaux privés de châssis aux fenêtres. Mais le couchage continue à laisser à désirer. Le soldat n'a pas de matelas, après deux ans d'occupation.

L'amélioration la plus radicale, la plus éminemment utile à introduire dans le casernement, c'est le choix du site. Ici presque tout est à faire. La médecine n'est pas consultée quand il s'agit d'établir des casernes dans les divers quartiers de la ville ; elle est seulement appelée à intervenir, à titre de voix consultative, quand l'existence du mal a été démontrée par des résultats qu'on aurait pu prévenir. Il est bien entendu que nous ne prétendons pas subordonner les exigences militaires aux indications de la médecine ; notre prétention bien légitime se borne à éclairer, avant le fait et non pas après, les autorités militaires et administratives; celles-ci n'appliqueront de nos recommandations que celles qui seront compatibles avec le maintien de la sûreté et le fonctionnement régulier des rouages administratifs.

L'expérience de la première année a servi à peu de chose; on a cependant renoncé à cette caserne qui, située en dehors de la place du Peuple, avait produit tant de mortalité parmi l'artillerie qui l'occupait. Nous avons dit, dans notre histoire médicale de 1849, qu'on aurait pu éviter ce danger, sur lequel nous avait parfaitement éclairé notre première occupation sous l'empire.

Notre propre expérience n'est pas du tout nécessaire pour nous renseigner sur la salubrité des sites; celle-ci est si bien appréciée à Rome, par le vulgaire et par les savants, qu'on pourrait facilement tracer une carte à teintes variées, où les graduations de ton indiqueraient la salubrité relative des différents quartiers et même des rues. Les observations suivantes faites sur nos troupes ne font que corroborer cette vieille expérience.

Au printemps, la proportion des hommes figurant à l'hôpital, sur 100 hommes d'effectif, est, à très-peu de chose près, la même pour divers corps occupant des quartiers éloignés les uns des autres. Mais, à mesure que l'endémo-épidémie s'avance, l'équilibre se rompt, et l'on voit chaque corps de troupe fournir d'autant plus de malades, qu'il est stationné dans un lieu plus insalubre. Ces différences ne sont certes pas des nuances, car elles s'étendent de 0,5 p. 100, représentant le nombre des hospitalisés du premier bataillon de chasseurs à pied, qui a occupé Albano et Frascati, à 19,4 p. 100, proportion fournie par le 36e de ligne, caserné sur les terrains inhabités du Viminal. En mettant de côté le premier bataillon de chasseurs à pied, qui ne doit point compter pour Rome, nous arrivons encore aux résultats suivants: en septembre, le 36e de ligne donne 19,4 p. 100, le 25e léger 3,8 p. 100, c'est-à-dire cinq fois moins.

Voici, du reste, l'emplacement des troupes durant les quatre mois de juillet, août, septembre et octobre, et la moyenne des malades qu'elles ont comptés aux hôpitaux pendant ce laps de temps. Nous devons ces chiffres, ainsi qu'une foule d'autres documents, à l'obligeance de M. Lacauchie, officier de santé en chef de l'armée.

Tableau n° 5.

MOYENNE DES MALADES A L'HÔPITAL POUR 100 HOMMES D'EFFECTIF.

Régiments.	Mois de juillet, août, septembre, octobre, en bloc.	Mois de septembre époque du maximum.
13ᵉ léger.	13,00	18,30
36ᵉ de ligne	12,10	19,40
2ᵉ bataillon de chasseurs à pied. .	7,70	11,00
11ᵉ dragons	5,90	6,20
Artillerie	4,60	6,40
22ᵉ léger.	4,00	9,60
25ᵉ léger.	4,00	3,80
32ᵉ de ligne	3,80	5,00
1ᵉʳ bataillon de chasseurs à pied.	2,10	3,10
Moyennes générales. . .	6,30	9,20

Les deux régiments qui ont le plus souffert sont le 13ᵉ léger et le 36ᵉ de ligne, dont les casernements occupaient les terrains vagues, inhabités, périphériques, qui contournent les deux tiers de la ville, du nord au sud en embrassant toute la face orientale, terrains ouverts aux émanations d'une plaine inculte et sans montuosités (1). Puis viennent le deuxième bataillon de chasseurs à pied, l'artillerie et le 11ᵉ dragons. Or les deux premiers corps étaient stationnés le long du dernier tiers du mur d'enceinte, du côté de l'ouest, le premier au Transtévère (2), le second au Borgho, au fort Saint-Ange et non loin de la place du Peuple (3). L'insalubrité de cet arc est moindre pour les raisons suivantes : le Transtévère et le Borgho sont protégés contre les émanations de l'ouest par le mont Janicule ; Saint-Pierre et le Borgho ne sont point limités par un rempart auquel succède immédiatement le désert romain ; des collines un peu boisées, qui se prolongent jusqu'au Monte-Mario, des villas peuplées de grands arbres, des vignes et des cultures couvrent et flanquent la ville de ce côté ; les bâtiments

(1) Casernement du 13ᵉ léger : Saint-Adrien, Saint-Sylvestre au Quirinal, Saint-Romuald, Saint-Marcel, Saints-Apôtres, Umiltà, Jésus, Saint-Côme et Saint-Damien, Sainte-Françoise-Romaine.—Du 36ᵉ de ligne : Sainte-Marie-des-Anges, prison des Thermes, Sainte-Praxède, Saint-Martin, Sainte-Marie dell' Olmo, Saint-Pierre in Vincoli, Néophites.

(2) 2ᵉ bataillon de chasseurs à pied : Saint-Calixte, Sainte-Marie au Transtévère, Saint-Michel et Saint-François, Saint-Chrysogone, Petit-Saint-Calixte.

(3) Artillerie : Hôpital Saint-Jacques, couvent Jésus-et-Marie, fort Saint-Ange, palais Corsini, palais Salviati, quartier Saint-Esprit.

occupés par nos troupes ne sont point égarés dans des terrains déserts, mais sont englobés dans des massifs de maisons, car sur cette face de la ville tout est habité jusqu'au pied des collines et des remparts, tandis que sur l'arc oriental d'immenses terrains vagues occupent toute la périphérie, dans l'intérieur même de l'enceinte. Sur cette bande occidentale de la ville, deux points sont surtout réputés malsains, le fort Saint-Ange et la place du Peuple; or le premier n'a eu qu'une faible garnison française, les Romains ayant conservé deux de ses trois enceintes, et nos troupes n'ont que peu à subir l'insalubrité de la place du Peuple, parce que la caserne située en dehors de la porte, local dont nous avons signalé la haute insalubrité l'année dernière, a été abandonnée, et que les casernes habitées se trouvent dans la ville même, au sein d'un quartier populeux, à une certaine distance de la place.

On se rend parfaitement compte de la position que le régiment de dragons occupe sur l'échelle de fréquence des fièvres. Il était stationné entre le 36e et la ville (1), aux confins des terrains inhabités et de la région populeuse. Il a figuré à un rang intermédiaire sous le double point de vue de la topographie et de la pathologie. L'influence de la première sur la seconde ressort à chaque pas.

Les 22e léger, 25e léger et 32e de ligne ont fourni à peu près la même proportion de malades, en considérant en bloc les quatre mois épidémiques. Ces trois corps occupaient le centre de la ville (2). Le 22e léger présente cette particularité que sa proportion de malades, semblable à celle des deux autres corps, en considérant les quatre mois, leur est de beaucoup supérieure si l'on n'envisage que le seul mois de septembre; elle monte à 9,60 p. 100, tandis que les deux autres corps n'ont eu que 5,00 et 3,80. Or cette circonstance s'expliquerait probablement par ces considérations : ce régiment était stationné sur cette espèce de promontoire tracé par le coude du Tibre, exposé aux infiltrations dès les premières crues du fleuve, promontoire dont la pointe nord-ouest se projette vers la périphérie de la ville, dans les environs du fort Saint-Ange et de l'hôpital Saint-Esprit.

Le 1er bataillon de chasseurs à pied, qui n'a eu que 2,10 p. 100, c'est-à-dire six fois moins que le 36e de ligne, n'habitait pas Rome pendant l'endémo-épidémie; il occupait Albano et Frascati.

Les résultats de ces recherches étiologiques sont parfaitement nets et précis :

---

(1) Dragons : palais Barberini, palais Albani, Capucins, Sainte-Thérèse.

(2) 22e léger : Saint-Office, caserne de Sora, Mont-Carmel, San-Salvador, Sainte-Marie-Madeleine, collége Capranica; 25e léger : Saint-Sylvestre-in-Capite, San-Lorenzo-in-Lucina, Saint-André-delle-Fratte, place Colonne, couvent du Campo-Marzo, Crociferi (un bataillon à Tivoli); 32e de ligne : collége Saint-Charles-Borroméo, chancellerie, Mont-de-Piété, Sainte-Marie-in-Campitelli, Sainte-Dorothée, Quarante-Martyrs, Saint-Paul-del-Regola.

du centre à la périphérie de la ville, l'insalubrité s'accroît; les quartiers excentriques sont d'autant plus malsains qu'ils se trouvent moins habités, moins abrités par des collines et par des cultures. Cette loi est établie depuis longtemps; nous en donnons ici une nouvelle confirmation qui acquiert peut-être une valeur toute particulière, parce que les sujets sur lesquels porte notre étude comparative ont le même régime de vie, les mêmes habitudes et les mêmes travaux, parité qu'on ne retrouve pas quand on opère sur la population civile.

En comparant l'état sanitaire des divers régiments en 1849 et en 1850, on s'aperçoit facilement que l'influence morbide a été exercée par des circonstances siégeant en dehors d'eux, c'est-à-dire que cet état a dépendu du site qu'ils occupaient. Ainsi le 66e, qui avait habité le forum romain et les environs en 1849, est le régiment qui a le plus souffert alors. Le 13e léger, qui avait présenté un état satisfaisant en 1849, stationne en 1850 au forum romain, et prend à son tour la tête de l'échelle morbide. En 1849, le 36e est envoyé à Frascati, et son état sanitaire est satisfaisant: en 1850, il occupe les terrains insalubres que nous avons indiqués, et la maladie s'abat sur lui. Le 32e, en 1849, avait été caserné dans ces derniers locaux et avait beaucoup souffert; en 1850, il occupe le centre de la ville, et jouit d'une immunité relative, etc., etc.

Non-seulement l'état sanitaire a varié dans les divers corps, selon les régions de la ville qu'ils occupaient, mais de caserne à caserne, les différences ont été notables. Ainsi les deux principales casernes des dragons sont les palais Barberini et Albani, le premier situé sur la rampe du Quirinal, qui regarde la ville, pente couverte d'habitations; le second, sur le sommet de la colline et sur le flanc peu habité qui va mourir aux pieds du Viminal désert. Il n'y a pas trois cents pas d'un palais à l'autre; les jardins Barberini et une rue seulement les séparent. On pouvait deviner *à priori* que le palais Albani, recevant les exhalaisons de la plaine et les arrêtant par sa masse imposante, doit être plus malsain que le palais Barberini qu'il abrite. L'expérience est venue confirmer cet *à priori* en 1849; mais le capitaine commandant Barberini ayant proclamé que l'état sanitaire satisfaisant de ses troupes tenait aux soins hygiéniques dont il les entourait, on fit permuter, en 1850, la garnison des deux palais; et la troupe transportée de Barberini à Albani présenta à son tour beaucoup de fièvres, tandis que les nouveaux arrivés à Barberini en souffrirent bien moins.

Le 13e léger a occupé des casernes qu'on peut diviser en deux groupes: les unes situées dans le forum désert ou aux environs; les autres dans la ville, séparées du forum par le Capitole.

Celles-ci ont moins souffert que les autres; mais cette différence a été rendue beaucoup moins appréciable par la garde des portes Saint Sébastien, Saint-Paul et de la poudrière Saint-Paul, gardes qui ont été fournies par les deux groupes. Cette cause excessivement puissante d'intoxication a jusqu'à un certain point égalisé l'état pathologique, qui fût demeuré très-différent si chacun eût occupé son site sans en franchir les limites. M. Volage, chirurgien-major du corps, a observé que les fièvres les plus nombreuses et les plus graves sévissaient sur les hommes qui avaient monté la garde la veille ou l'avant-veille. Le nombre des hommes qui tombaient malades après ces gardes s'est assez élevé pour provoquer la mesure suivante : « Les divers régiments alterneront de quatre en quatre jours pour la station des postes les plus insalubres. » Pendant les quinze jours d'application de cette mesure, le 13e envoya moins de monde à l'hôpital. Pour rendre réellement utile cette détermination, il eût fallu la prendre dès l'origine, sans attendre que le régiment fût profondément imprégné par le miasme.

Pour compléter nos recherches étiologiques, il est nécessaire de donner un aperçu de la météorologie de la saison pendant laquelle ont régné les fièvres. Nous insisterons surtout sur la température et ses vicissitudes nycthémérales, parce qu'il existe aujourd'hui quelque tendance à leur attribuer le rôle de causes déterminantes, au détriment du miasme paludéen.

Tableau n° 6.

MOIS.	Températ. moyenne (1).	Températ. maxima.	Températ. minima.	OSCILLATION THERMOMÉTRIQUE DANS LES 24 HEURES.		
				moyenne.	maxima.	minima.
Juin.	16,89	25,90	10,60	9,37	13,20	2,20
Juillet.	18,98	26,60	10,50	9,57	13,60	3,10
Août	18,70	26,50	12,20	9,58	13,20	4,80
Septembre.	15,00	22,90	6,30	8,60	11,90	5,00
Octobre.	11,32	19,20	3,90	7,95	11,20	4,60
Novembre.	9,63	15,90	2,40	6,44	9,90	2,10

Juin. Le commencement de juin est nébuleux ; quelques pluies. Le vent quitte le S.-O. ; le temps se remet. Vers le 12 ou le 13, le S.-O. reprend, les nébulosités reparaissent, le ciel se couvre ; pluie le 13. Le S.-O. souffle presque chaque jour jusqu'à la fin du mois. Du 15 au 19, ciel pur ; du 19 au 25, couvert et quelques pluies. Du 26 au 30, le temps est beau. Température moyenne, 16,89° R. ; oscillation moyenne entre le maximum et le minimum observés dans les vingt-quatre heures, 9,37° R.

Or l'endémo-épidémie n'a commencé qu'en juillet, et ce mois a signalé sa période ascendante, août et septembre sa période d'état. En septembre, on compte 1,070 entrées aux hôpitaux ; en juin, 224 seulement. Cette différence entre le règne fébrile de juin et de septembre ne peut pas s'expliquer en considérant les météores comme cause déterminante des fièvres. Septembre a été en effet

(1) Obtenue en prenant la moyenne entre la moyenne des maxima et celle des minima. Tous ces chiffres sont extraits des registres du Collége romain. Thermomètre Réaumur.

moins chaud que juin, puisque la température moyenne est représentée par 15,00° R.; moins sujet aux vicissitudes nycthémérales, puisque la moyenne de celles-ci est de 8,60 au lieu de 9,37° R.; enfin, les perturbations hygrométriques, l'humidité, les pluies se sont montrées à peu près pareilles de part et d'autre. En admettant le miasme comme cause des pyrexies à quinquina, on s'explique très-bien la marche de l'endémo-épidémie. En juin, la végétation est dans son plein, la nature végétale vivace, les herbes et les feuillages verts, les récoltes sur pied tapissent la campagne. La fabrication du miasme ne s'effectue presque pas dans les marais-types, dont la chaleur n'a pas encore mis le fond à sec, et les surfaces destinées à devenir des foyers palustres temporaires et accidentels ne sont alors que des prés et des champs salubres. Mais bientôt la saison qui s'avance et le cours du temps font périr certaines plantes et une foule d'insectes, dont les débris s'accumulent sur le sol avec les résidus inutiles des récoltes coupées par la main de l'homme. La chaleur sèche du cœur de l'été maintient jusqu'à un certain point la salubrité, en momifiant les matières végéto-animales, et en refusant aux élaborations miasmatiques un des éléments qui leur est indispensable, l'humidité; mais dès que les nuits deviennent fraîches et humides, dès que la rosée est abondante le matin, et surtout dès que les premières pluies de la fin de l'été et de l'automne humectent et détrempent le fond des marais desséchés par les ardeurs caniculaires et la grasse litière qui jonche la terre, les fièvres croissent en nombre et en gravité. Voilà pourquoi septembre est toujours plus fiévreux que juin, malgré une température plus douce, et moins de vicissitudes nycthémérales. Là réside encore la cause pour laquelle juillet, mois le plus chaud et le plus sec, et souvent août lui-même — comme nous l'avons observé à Civita-Vecchia — sont moins surchargés de pyrexies à quinquina que septembre et octobre, et ne présentent pas de fièvres pernicieuses aussi graves.

En juillet, mois le plus sec et le plus chaud, on compte seulement 379 entrées; en août, 1,250; et en septembre, 1,024. Voici l'aperçu météorologique de juillet.

Moyenne de la température, 18,98° R.; maximum, 26,60° R. Ce sont les chiffres les plus élevés de l'année. Oscillation thermométrique nycthémérale moyenne, 9,57° R.; maxima, 13,60° R.; c'est encore la plus forte de l'année. Pluie les 2 et 30 seulement. Le vent est au S. et S.-O. quatorze jours sur trente. Le ciel est presque toujours serein, quelques *cirrus* de temps en temps, *cumulus* puis *nimbus* aux approches de la forte pluie du 30. Une bande de brouillards a deux ou trois fois suivi le cours du Tibre.

En août, l'humidité croît, du 6 au 10 s'étend la période la plus humide de la saison; l'hygromètre oscille entre les deux extrêmes 9 et 52. Deux fortes tempêtes, les 16 et 22; orage sans pluie le 10. Le ciel est plus couvert qu'en juillet; du 14 au 18, il ne cesse d'être nébuleux; les jours sont bien rarement limpides du matin au soir, des cirrus ou des brumes en altèrent la sérénité. Moyenne thermométrique, 18°,70° R.; oscillation moyenne, 9,58° R., pareille à celle de juillet. La prépondérance relative du S.-O. reste à peu près ce qu'elle était dans ce dernier mois. La différence n'existe guère qu'au point de vue de l'humidité. Plus d'humidité, plus de débris organiques constituent, au point de vue de l'opinion miasmatique, des caractères différentiels qui suffisent pour expliquer l'intensité des fièvres à quinquina en août.

Le maximum des entrées, pendant toute l'endémo-épidémie, s'étend du 25 août au 1er septembre; les pluies tempêtueuses des 16 et 22 semblent avoir amené cette active fabrication miasmatique. Ces six jours, du reste, ne présentent aucune particularité météorologique à citer; ceux qui nient le miasme n'y trouveront certes pas de circonstance météorologique qui puisse leur rendre compte de l'intensité de la maladie; les variations nycthémérales sont de 5,00° R. au minimum et de 11,90° R. au maximum; la température, qui en juillet est montée à 26,60° R., n'atteint que 23,5° R. Pas de pluies; le temps, généralement clair, se couvre quelquefois de nuées et de brumes; le S.-O. ne prédomine pas; il souffle une partie des journées des 28, 29, 30, 31.

Septembre est moins chaud, mais plus humide et pluvieux que le mois précédent. Il est beau jusqu'au 3; il pleut les 4 et 5; forte tempête le 8. Jusqu'au 29 le ciel reste toujours nébuleux, si ce n'est le 15; le Tibre se coiffe de brouillards; tempête le 24; le beau temps renaît; pluie le 30. Le S.-O. a été un peu moins fréquent qu'en août. Température moyenne, 15,00° R.; moyenne de la vicissitude nycthémérale, 8,60° R.

Octobre comprend la période décroissante de l'endémo-épidémie; on compte pourtant encore 602 entrées aux hôpitaux, tandis que juillet n'en a présenté que 379 et juin 224. Ces différences sont encore inexplicables au point de vue de l'hypothèse météorologique, car octobre est bien inférieur à juin sous le rapport de la température et de l'oscillation nycthémérale. Température moyenne, 11,32° R.; oscillation moyenne, 7,95°. Le sud et le S.-O. soufflent un peu plus souvent qu'en juin. Pluie les 1, 6, 7. Le temps se tient au beau, mais non sans nuages au ciel. Du 13 au 20, il est limpide. Il se couvre ensuite. Pluie le 21; violente tempête le 24, avec pluie abondante. Il pleut encore les 25, 26, 30, 31.

Ces documents météorologiques, dont nous avons pu, grâce à l'obligeance du père Secchi, professeur d'astronomie au collége Romain, puiser tous les éléments dans les registres officiels fort bien tenus, nous semblent suffisamment détaillés pour déposer en faveur de l'opinion qui consiste à soutenir qu'un miasme est la cause productrice des pyrexies à quinquina. J'adresse à l'Académie, en même temps que cette lettre, un second mémoire destiné à combattre l'hypothèse météorologique et à étayer la doctrine du miasme (1).

---

(1) Premier mémoire, RECHERCHES SUR LES CAUSES DES FIÈVRES A QUINQUINA EN GÉNÉRAL ET EN PARTICULIER SUR LES FOYERS QUI LEUR DONNENT NAISSANCE EN

Après avoir commencé cette lettre par des considérations générales, nous avons donné les statistiques sur lesquelles s'appuie notre travail; l'étiologie nous a ensuite occupé; abordons maintenant l'histoire pathologique proprement dite de l'année 1850.

La saison intercalaire aux deux endémo-épidémies de 1849 et de 1850 s'étend du commencement de mars à juillet. Janvier et février 1850 ont encore été encombrés par les cachexies léguées par l'année précédente. En janvier, mais surtout en février, la constitution hivernale s'est mêlée à ces reliquats paludéens; il en est résulté, dans ce dernier mois, une gravité considérable dans les affections régnantes. Dans la période intercalaire, les maladies sont fugaces, peu profondes, leur marche franche, rapide, leur terminaison favorable. Cette période peut elle-même se subdiviser. Du 1er mars au 15 mai, on a observé des subinflammations, des inflammations membraneuses, bronchites, angines, flux intestinaux légers, bénins, des affections catarrhales, rhumatoïdes. Le 1er mai, on compte 297 malades en tout dans les hôpitaux militaires français de Rome; c'est le minimum de toute l'année. Vers le milieu de ce mois, aux maladies qui régnaient antérieurement ont commencé à se mêler quelques fièvres printanières franchement intermittentes, simples, ne présentant aucune espèce de complication, ni saburrale, ni bilieuse, ni gastro-intestinale, et cédant avec facilité au sulfate de quinine, sans médication adjuvante. Elles sont, d'ailleurs, peu nombreuses. L'état sanitaire est excellent. Le genre nerveux joue un certain rôle dans la scène pathologique; les congestions y prennent aussi leur part légère.

En juin, l'état sanitaire continue à laisser peu à désirer: la moyenne des hommes présents à l'hôpital, qui était de 340 en mai, monte seulement à 400. La physionomie des maladies régnantes a changé, les fièvres se mettent à envahir la pathologie; simples au commencement du mois, elles se compliquent déjà, vers le 20, d'un peu d'embarras gastrique et s'accompagnent quelquefois de réaction assez vive. C'est une tendance à l'établissement des complications qui doivent se montrer plus tard, mais ce n'est pas encore leur règne. Une velléité de rémittence se montre aussi dans quelques cas.

Les dix premiers jours de juillet n'apportent pas un changement bien notable à cet état de choses; on remarque une nuance de plus dans les états saburral et gastro-bilieux, et la rémittence intervient un peu moins rarement. Les entrées sont de cinquante-cinq seulement pendant ces dix jours. Nous n'avons pas encore atteint l'endémo-épidémie.

ALGÉRIE, mémoire présenté à l'Académie, compte rendu par M. Gaultier de Claubry, séance du 29 février 1848.

Deuxième mémoire, ORIGINE MIASMATIQUE DES FIÈVRES A QUINQUINA, présenté à l'Académie.

La période qui s'étend du 1er mai au 10 juillet environ, a été caractérisée par une ascension très-lentement croissante dans le nombre des malades ; mais, à partir de cette époque, où l'on peut placer l'explosion de l'endémo-épidémie, le chiffre des entrées a suivi une progression très-rapidement croissante, jusqu'au 1er septembre, jour vers lequel le maximum des entrées doit être placé.

La période d'augment de l'endémo-épidémie ne comprend guère que juillet ; la période d'état embrasse août et septembre ; la décroissance commence avec octobre ; elle est aussi lente que l'augment a été rapide, et sa lenteur est rendue plus évidente encore par les rechutes, les cachexies, etc.

C'est vers le milieu de juillet que les fièvres rémittentes paludéennes à forme gastro-bilieuse établirent bien positivement leur règne. Dans les premiers temps, la fièvre débutait après une période prodromique de quelques jours, ainsi caractérisée : malaise, faiblesse, brisement des jambes, céphalalgie obtuse et quelquefois vive, inappétence, soif, embarras gastro-intestinal, quelques nausées, bouche amère, langue chargée, quelques désordres dans la calorification, état qui s'accompagnait ordinairement d'accès quotidiens, plus ou moins francs et réguliers. Pendant ce temps, les fièvres intermittentes simples disparurent peu à peu et cédèrent la place aux rémittentes compliquées.

Ces dernières ont été appelées, par abréviation, fièvres rémittentes gastro-bilieuses. En les analysant, on dégage les éléments et les phénomènes qui suivent : nature paludéenne, type rémittent, saburres gastriques, état bilieux. Elles ont caractérisé l'endémo-épidémie de 1850 et l'ont frappée d'un cachet tout spécial.

Dans nos pays, pendant le cours d'une épidémie, il existe ordinairement encore un nombre assez notable de maladies sporadiques, modifiées, il est vrai, dans leur marche, leurs symptômes, etc., par le génie régnant ; à Rome, au contraire, les affections isolées ont presque entièrement disparu. Ainsi, sur un relevé de 539 malades entrés en août et septembre (MM. Molard, Mayer, Petronelli) je ne compte que 28 affections sporadiques ; en septembre, M. Molard n'en a reçu qu'une. sur 129 entrées. L'endémo-épidémie avait donc tout envahi, et parmi les maladies ressortissant du génie paludéen, les fièvres rémittentes gastro-bilieuses ont beaucoup prédominé, comme en témoignent les chiffres suivants, extraits d'un cahier de MM. Mayer et Petronelli.

Entrées en août et septembre 1850	. . . .	150
dont, 1° fièvres rémittentes gastro-bilieuses	. . . .	90
2° fièvres intermittentes simples ou avec embarras gastrique	. . . .	44
3° Maladies diverses (flux intestinaux, bronchites, embarras gastrique, etc.)	. . . .	21
	Total. . . ' . . .	155

L'histoire des fièvres rémittentes gastro-bilieuses constitue donc presque toute la relation médicale ; aussi allons-nous leur consacrer une description détaillée.

En août et septembre, époque où ces fièvres ont regné en plus grand nombre et avec le plus d'intensité, le poison paludéen était doué d'une telle énergie que la fièvre débutait brusquement, et que la maladie atteignait à peu près d'emblée presque toute son intensité. Les chirurgiens des corps ont observé que l'invasion avait fréquemment lieu après une garde montée la nuit, surtout aux portes de la ville, condition éminemment propre, comme on le sait, à favoriser l'imprégnation ; ou bien encore après une revue, après une grande manœuvre, causes occasionnelles qui débilitent, perturbent l'économie déjà imprégnée, de sorte que le sujet ne lutte plus victorieusement contre le toxique.

Voici les symptômes qui annonçaient l'invasion : ordinairement frissons légers, quelquefois intenses et prolongés ; dans certains cas, alternatives irrégulières de chaleur et de froid ; tremblement des jambes, vertiges, éblouissements, quelquefois chute et syncope, surtout quand le militaire était sous les armes, par un soleil ardent. Au frisson succédait une vive chaleur, accompagnée de céphalalgie, de malaise, d'angoisse, de tension épigastrique et de vomissements bilieux. Il est bien entendu que nous décrivons les cas les plus tranchés ; on n'observait pas toujours ce cortége complet, car, chez quelques hommes, ce frisson a même passé inaperçu.

La fièvre, une fois établie, présentait la physionomie suivante (ici nous décrivons encore les cas bien caractérisés) : fièvre ardente, pouls développé et fréquent, réaction générale vive, peau chaude et quelquefois sèche, facies vultueux, rouges, congestionné, yeux injectés ; teinte subictérique ou ictérique prononcée ; anxiété, agitation, inquiétude, quelquefois subdelirium ou même délire pendant la recrudescence vespérienne ; céphalalgie, brisement des forces, grande faiblesse des jambes, sentiment douloureux vague dans tout le corps, accompagné, dans un certain nombre de cas, de douleurs vives localisées dans le rachis, dans les lombes, aux jambes, à l'épigastre, aux hypocondres, dans les os, à la région du cœur ; bouche pâteuse, amère, langue chargée d'un enduit saburral grisâtre, ou d'une couche épaisse de couleur bilieuse ; ses bords et sa pointe peuvent être rouge, ainsi que ses papilles qui proéminent à travers l'enduit ; soif et anorexie ; les hypocondres et l'épigastre sont tendus ; le malade y rapporte toujours un sentiment de pesanteur et de gêne ; vomissements bilieux abondants et souvent selles de la même nature ; cette diarrhée, dans la suite de la maladie, est quelquefois remplacée par de la constipation ; la respiration est tantôt ample, suspireuse, tantôt courte, spasmodique, saccadée ; on a observé quelques sudaminas dans la période de détente et de sueur ; les pétéchies et les taches roses lenticulaires ne se montrent que rarement dans l'état typhoïde consécutif ; l'abdomen peut être alors tendu, météorisé, et présenter du gargouillement cœcal ; urines rares, épaisses, colorées, sédimenteuses.

Cet ensemble de symptômes aigus caractérisait la recrudescence, qui avait presque toujours lieu le soir, et qui était souvent précédée de quelques frissons, seuls ou alternant avec des bouffées de chaleur. Cette recrudescence se prolongeait 8, 12, 24, 36 et même 48 heures ; son type était quotidien, tierce, souvent peu régulier ; elle se terminait quelquefois par de la sueur, rarement abondante ; celle-ci semblait d'un bon augure, amenait la détente, l'apyrexie. Dans la matinée le malade était mieux, la céphalalgie moins douloureuse, la fièvre moins vive, le pouls plus souple, mais ce n'était qu'une simple diminution dans les symptômes, il n'y avait pas apyrexie proprement dite. Le type était donc bien rémittent ; c'est par bien rares exceptions qu'on l'a vu vraiment sub-continu. A Civita-Vecchia, au contraire, les fièvres ont souvent revêtu ce caractère, comme nous le verrons en écrivant l'histoire de l'endémo-épidémie de cette ville.

La fièvre rémittente gastro-bilieuse, accompagnée de la vive et ardente réaction que nous avons spécifiée, cédait parfaitement et avec rapidité, sans l'emploi des antiphlogistiques, au traitement quinique et évacuant. Au huitième jour, écrit M. Molard, à en croire beaucoup de mes malades, je leur eusse déjà accordé leur sortie. Nous pouvons établir en règle que les cas réguliers se jugeaient les deuxième, troisième ou quatrième jours, et que la convalescence commençait dans le cours du second septénaire. Un évacuant et une dose de quinine à 1 gramme faisaient communément céder tous les symptômes ; une seconde dose, moins élevée, achevait d'amener l'apyrexie. Cette marche a été si habituelle que, dans les cahiers de visite de M. Mayer, je trouve rarement le sulfate de quinine administré trois jours de suite.

La solution de la maladie s'accompagnait assez souvent d'une sueur abondante, critique et salutaire ; M. Molard, à Rome, et nous-même, à Civita-Vecchia, nous avons observé quelquefois un urticaire général pendant cette sueur.

La convalescence, franche et nette dans beaucoup de cas, suivait une autre marche chez d'autres sujets : les forces restaient anéanties, l'état bilieux et saburral se prolongeait, un petit mouvement fébrile subsistait, la teinte jaune ne s'effaçait que lentement, l'appétit ne reparaissait point, et quelques malades avaient des rechutes à la fin du second septénaire ou dans le troisième ; ces rechutes, du reste, ne présentaient rien de grave. Dès lors, la couleur paludéenne, l'engorgement des viscères abdominaux, l'œdème se prononçaient, et le malade restait indéfiniment dans les hôpitaux ou n'en sortait que pour y rentrer bientôt.

La fièvre rémittente, que la violence des symptômes ferait juger si grave, n'a donné que très-peu de mortalité, grâce à l'intervention immédiate de la médication quinique et évacuante.

Le portrait que nous avons esquissé peint cette fièvre lorsqu'elle était simple et régulière. Il importe maintenant de décrire en peu de mots quelques-unes de ses variétés les plus tranchées.

Dans la forme ardente, la réaction était tellement vive, qu'une large inflammation, dans nos pays du Nord, ne suscite pas une fièvre plus violente : pouls large, plein, fréquent ; peau brûlante, face congestionnée, etc. Nous concevons qu'avant l'expérience que nous a donnée l'occupation de l'Algérie, on s'armât de la lancette, devant cette grande insurrection de toutes les forces actives de l'économie. On sait aujourd'hui qu'un vomitif ou un vomi-purgatif et une ou deux doses de sulfate de quinine amènent rapidement une pacification qu'on demanderait en vain à la lancette. Dans un seul service, dont l'existence n'embrasse pas un mois, les sangsues et les saignées furent assez largement employées, sans préjudice de doses un peu faibles de quinine. Cette médication a, outre ses inconvénients immédiats, le vice capital d'amener l'état typhoïde, de précipiter le sujet dans la cachexie paludéenne, d'accélérer le développement de l'anémie, de l'anasarque.

Les saignées, même dans cette variété ardente, sont d'une indication si restreinte que M. Mayer, sage praticien d'Afrique, n'en a pas fait une seule. Pour nous, nous pratiquons la phlébotomie dans les cas très-rares où chez un sujet jeune, très-sanguin, atteint pour la première fois, en proie à une fièvre trop ardente, un organe important, comme le poumon et le cerveau, est assez fortement congestionné pour le compromettre d'une manière prochaine et grave. La saignée est alors une véritable médecine de symptômes qui s'attaque à un accident; les vomi-purgatifs et la quinine doivent être administrés contemporainement. Les sangsues aux jugulaires, aux tempes, à la nuque ont également été d'un emploi fort parcimonieux; la céphalalgie ne semble pas exiger ce remède auxiliaire; elles sont plus utiles contre la congestion cérébrale. Les applications d'oxycrat froid, ou encore d'eau sédative (Beylot), sont des moyens qu'on ne doit pas dédaigner, quand la céphalalgie est trop douloureuse.

Pour légitimer cette presque proscription des antiphlogistiques, nous donnerons, dans nos LEÇONS CLINIQUES DES HÔPITAUX DE ROME ET DE CIVITA-VECCHIA, quelques observations détaillées, qui feront voir clairement avec quelle rapidité ce cortége de phénomènes ardents s'évanouit après la médication quinique et évacuante.

La variété typhoïde réclame une attention spéciale. Le début de la fièvre rémittente est alors souvent accompagné de saignements de nez qui peuvent se répéter ensuite dans le cours de la maladie; malgré les réactions vives que la fièvre semble avoir allumées, les forces sont entièrement prostrées, l'adynamie est profonde; bientôt la bouche se sèche, les dents sont pulvérulentes, la langue se couvre de fuligo; la céphalalgie est obtuse; le malade est isolé de ce qui l'entoure, somnolent, sourd et en proie à un subdélire presque continu. On trouve quelquefois du gargouillement cœcal, avec ou sans diarrhée (car nous l'avons noté maintes fois sans flux intestinal); il n'est pas rare non plus de découvrir des taches rosées lenticulaires, voire même de véritables pétéchies. Enfin, à Civita, nous avons constaté que la poitrine était prise, et nous avons perçu du râle sibilant. Il va sans dire que, le plus souvent, la rate est augmentée de volume. Cet état typhoïde peut se dessiner immédiatement et donner d'emblée un caractère spécial à la fièvre rémittente; ou bien il se manifeste d'autres fois tardivement. Une telle affection, si on ne prenait en considération que les symptômes observés à un moment donné, abstraction faite des autres éléments de diagnostic, en imposerait facilement pour une véritable dothinentérie. En étudiant avec soin la maladie dans toutes ses phases, on s'aperçoit, lorsqu'elle est consécutive, qu'elle ne consiste qu'en une forme, un état putride accompagnant la fièvre paludéenne. Quand elle est primitive, elle débute avec une telle rapidité que nous avons vu le fuligo et la stupeur exister déjà les deuxième et troisième jours à partir de l'invasion elle-même subite et sans prodromes. Dans la dothinenterie, les phénomènes se développent au contraire graduellement. Cette fièvre rémittente à forme typhoïde cède quelquefois avec une rapidité égale à celle de son développement, ce qui nous fournit encore un élément précieux de diagnostic. Enfin, à l'époque dont nous parlons, les militaires arrivés en Italie depuis l'occupation, n'ont peut-être pas présenté cinq fièvres typhoïdes pour toute l'armée.

Dans beaucoup de cas la terminaison de la maladie n'est complète et nette que sous certains rapports, le fuligo disparait, la stupeur s'efface, l'appétit se développe, mais le malade est comme anéanti et reste 8 à 10 jours sans pouvoir quitter le lit.

La médication quinique et évacuante constitue le fond du traitement de la fièvre rémittente à masque typhoïde; des purgatifs légers doivent même être continués pendant quelques jours, ou repris après une courte période de cessation; les toniques seront utilement administrés de bonne heure, et, parmi eux, le choix nous semble devoir se porter sur la décoction de kina, le vin de cannelle composé et le café. L'acétate d'ammoniaque trouve aussi son indication quand la peau demeure sèche et que les fonctions circulatoires et perspiratoires ne prennent pas l'activité qui semble nécessaire pour la solution de la maladie. Quelques révulsifs et la potion avec camphre 0,5 et teinture d'opium 8 à 12 gouttes, nous ont réussi contre la persistance du subdélirium. Le flux intestinal, quand il existe, n'acquiert pas assez d'intensité pour mériter une attention particulière.

Forme scorbutique, ou, pour parler plus exactement, forme caractérisée par la dissolution des liquides et les hémorrhagies. Elle est beaucoup plus rare que la forme typhoïde, mais aussi bien plus grave. Nous ne nous souvenons pas l'avoir vue débuter d'emblée avec la fièvre, mais nous avons sous les yeux, à Rome, un sujet convalescent de fièvre, chez lequel un premier accès de rechute décomposa les liquides avec la rapidité d'une étincelle électrique. Teint cachectique, mat, jaunâtre, sale, pâle, langueur de toutes les fonctions, intelligence parfaitement nette jusqu'au bout; hémorrhagies incoercibles, buccales, nasales, cystiques, intestinales. Il est à remarquer que les muqueuses semblent seules servir de crible au sang, car nous ne nous souvenons pas avoir vu ni ecchymoses sous-cutanées, ni infiltrations internes, ni gencives scorbutiques; mais de pareils faits ont été observés à Maskara, ainsi que des gangrènes, par MM. Haspel et Mayer. L'autopsie permet de constater que les viscères sont pâles, exsangues; que le sang est diffluent, sans caillots, semblable à de la sérosité teinte.

Forme céphalique et nerveuse. La céphalalgie est extrêmement vive; M. Mayer l'a vue revêtir la forme névralgique sous-orbitaire, occipitale, etc., agitation, plaintes, délire aigu, quelquefois mouvements convulsifs. Le coma peut survenir dans la dernière période de cette variété de la fièvre rémittente gastro-bilieuse; mais, en général, cependant, elle est assez fugitive et cède, comme les pyrexies rémittentes simples, au traitement quinino-évacuant. Quelques antispasmodiques ne peuvent être sans doute que d'utiles adjuvants, mais l'expérience ne nous en a pas montré la grande utilité; les compresses froides ou sédatives nous ont semblé d'un certain effet. Les révulsifs et quelques sangsues aux jugulaires, rendent des services, quand le coma paraît dû à la congestion cérébrale; mais quand ce coma dépend d'un véritable collapsus *sine materia*, ce seront au contraire les toniques et les excitants qui lutteront avantageusement contre la maladie; dans ce cas M. Molard se loue beaucoup du sulfate de quinine donné dans du café, et M. Beylot de l'adjonction de l'éther au fébrifuge. Dans la fièvre comateuse nous administrons depuis longtemps (1), comme M. Beylot, la quinine et l'éther; et quand, ne pouvant nous adresser à l'estomac qui ne tolère pas ces médicaments, nous avons recours à la voie intestinale, nous formulons ordinairement ainsi : Ajoutez à un demi-lavement à peine tiède, sulfate de quinine 1 gramme, éther 1 ou 2 grammes, et, pour favoriser la tolérance, 8 à 12 gouttes de teinture d'opium.

Enfin la fièvre dont nous indiquons les diverses variétés se convertit quelquefois en cholériforme ou en algide, phénoménisation qui, malgré la spécialité de sa forme, ne semble, selon l'expression de M. Molard, que le dernier degré de la violence de la fièvre rémittente gastro-bilieuse. On peut, en effet, considérer ces pyrexies algides et cholériformes comme le résultat d'une sorte de sidération de notre économie par un poison si actif que la réaction n'est pas même possible, du moins pour le moment.

Ici nous devons insister sur un point qu'il importe de bien établir. Le génie des fièvres de 1850 a consisté en une gravité générale répandue sur toutes les fièvres rémittentes gastro-bilieuses régnantes, bien plutôt que dans le grand nombre des pernicieuses proprement dites (et j'appelle de ce nom les accès présentant des symptômes assez graves pour faire craindre une issue funeste prochaine). Beaucoup ont frisé la perniciosité, mais assez peu l'ont atteinte. En second lieu, bon nombre de fièvres réellement pernicieuses ont été dues à la conversion en une autre forme de la rémittente gastro-bilieuse, arrivée déjà à un certain degré de son développement. Le règne de celle-ci a donc eu toute la généralité possible. Nous consacrerons plus tard quelques mots aux accès pernicieux; il nous reste, auparavant, à esquisser le traitement qui a été employé dans la rémittente gastro-bilieuse. Nous avons déjà parlé des indications qui découlent de la phéno-

---

(1) Jacquot et Sonrier. Mémoire sur les fièvres comateuses qui ont régné en 1847 dans la province d'Oran, notamment a Sebdou. Gaz. méd. 1847 et 1848.

ménisation de chacune de ces diverses formes ; il ne nous reste donc qu'à indiquer le traitement commun et principal.

Il se compose de trois éléments : dès l'origine, évacuants et sulfate de quinine, et, consécutivement, toniques. Telle est la *méthode* qu'ont suivie les neuf médecins ou chirurgiens, excepté un, qui ont été chargés les uns en permanence, les autres pour un temps plus ou moins long, de services de fiévreux à Rome et à Civita-Vecchia. Ils n'ont différé que parce que nous pouvons appeler les *procédés* de la même *méthode*. Nous ferons connaître ces nuances ; ce sujet nous semble avoir un intérêt tout à fait pratique.

Le vomi-purgatif commence le traitement, quand il n'y a pas péril en la demeure, et le sulfate de quinine est administré le lendemain. Dans les cas menaçants, le tour est renversé. Voilà la pratique usuelle ; voici maintenant la mienne propre : au lieu de prescrire, dans les circonstances graves, la quinine le premier jour et l'évacuant le second, je fais prendre le sulfate de quinine au malade, à ma visite même, soit par la bouche, soit en lavement ; puis, le même jour, après deux ou trois heures, temps suffisant pour obtenir une absorption complète, je donne une potion soit avec ipéca 1 gramme et tartre stibié 1 décigramme, soit avec ipéca et calomel, 1 gramme de chaque substance. Ces préparations sont les plus usitées dans nos hôpitaux militaires de Rome, et dans ceux de l'Algérie. Aussitôt que le vomitif a épuisé son action, je reviens au sulfate de quinine. La fièvre est alors ordinairement jugée.

Quand on n'est pas pressé par la gravité du mal, il est toujours bon de commencer par l'évacuant : il produit un flux ou des vomissements bilieux abondants qui dégagent le foie, toujours regorgeant de bile dans ces sortes de fièvres. Les évacuations spontanées par suite desquelles le malade rejetait la quinine, cessent bientôt, ou bien chacune d'elles finit par être séparée de la suivante par un long intervalle, et la tolérance du fébrifuge devient alors bien plus facile ; enfin celui-ci agit plus efficacement quand la fièvre paludéenne est en partie simplifiée par la disparition ou l'amoindrissement de l'élément gastro-bilieux.

Dans les cas légers, il n'y a le plus souvent aucun inconvénient à ne donner la quinine que douze heures après le vomi-purgatif ; mais dans les cas de moyenne intensité, on sera sage en administrant le fébrifuge aussitôt que les effets de l'évacuant auront cessé de se manifester. En aucune circonstance, le médecin ne devra oublier qu'il peut être surpris inopinément par un accès pernicieux.

L'expérience acquise en Algérie et à Rome nous a prouvé que la dose de quinine qu'il convient d'administrer d'emblée est de 1 gramme dans les cas ordinaires, et de 1 gramme et demi à deux dans les cas graves. A peu près tous mes collègues de l'armée d'Italie se sont tenus à ces quantités, dans les fièvres rémittentes de 1850. Si la pyrexie a notablement cédé, on réplique le lendemain par 0,8 ; puis on administre encore, le surlendemain, 0,6, pour achever de faire tomber la fièvre. Si, au contraire, la maladie n'a pas été modifiée par la première dose à 1 gramme, on la réitère le lendemain ou même on l'augmente de 0,5. Le plus souvent M. Mayer n'a été obligé de donner que deux doses en tout. L'efficacité héroïque du sulfate de quinine a donc reçu une nouvelle et éclatante confirmation, dans ces fièvres graves et compliquées qui ont constitué presque tout le règne pathologique de 1850.

Quand le sulfate de quinine a abattu les symptômes aigus de la fièvre, il y a quelquefois indication de revenir au vomi-purgatif; lorsque l'état bilieux persiste, quand l'estomac reste embarrassé, la bouche amère et bilieuse, ou fade et saburrale, l'épigastre lourd et un peu douloureux, l'hypocondre droit tendu, quand l'appétit ne renaît pas, qu'il y a des nausées, des vomissements, des selles bilieuses. Selon les cas, on formulera l'évacuant aux mêmes doses, ce qui est notre habitude, ou à doses moitié moindres, comme nous le faisons quelquefois.

Il est inutile de dire que la diète, les boissons délayantes ou acidulées sont de rigueur dans la période aiguë de la maladie.

Nous nous sommes suffisamment étendu sur l'indication des évacuants; un mot maintenant sur leurs contre-indications. Quand il y a menace d'état algide ou cholériforme, un vomitif et même un purgatif accélèrent assez souvent les phénomènes que l'on redoute; il faut, dans ce cas, s'en abstenir avec soin. MM. Mayer et Beylot insistent surtout sur ce point thérapeutique. Ce dernier même, se rapprochant en cela de la méthode italienne, n'administre que des minoratifs, répétés deux, trois et quatre jours de suite. La crainte des accidents a même porté M. Beylot à ne pas user des évacuants dans tous les cas de fièvre rémittente bilieuse. Ses succès, malgré ces différences thérapeutiques assez notables, ont été pareils à ceux de ses confrères de l'armée d'Italie. Au lieu de ces légers évacuants réitérés, M. Mayer, également instruit par une longue pratique d'Afrique, s'abstient tout à fait s'il redoute quelque accident, ou bien administre d'emblée une potion qu'il formule ordinairement à 2 grammes d'ipéca et à pareille dose de calomel. Notre expérience personnelle nous porte à penser que, dans les fièvres éminemment bilieuses, un évacuant énergique est nécessaire et ne peut être remplacé par la lenteur de petites doses successives. Nous avons déjà donné nos formules. Le génie épidémique fait, du reste, varier beaucoup les indications: dans telle année et dans tel pays les évacuants seront à peu près toujours salutaires, et, dans d'autres circonstances, leur utilité sera limitée. Ainsi, MM. Dutroulau et Raoul, aux Antilles et sur la côte ouest de l'Afrique, sont très-sobres d'évacuants, parce que, dit M. Dutroulau, ils déterminent quelquefois l'accès qu'on a intérêt à éviter. Nous pensons conséquemment que le médecin ne doit point avoir de formule inflexible déterminée d'avance, mais modifier sa thérapeutique selon le génie régnant (1).

---

(1) A propos du rôle des vomitifs, non plus dans les fièvres rémittentes bilieuses, mais intermittentes simples ou compliquées d'état bilieux et saburral de médiocre intensité, citons le résultat de l'étude de 282 fièvres de cette na-

Il ne nous reste plus qu'à dire un mot des principales variétés de traitement, des *procédés* de la *méthode* commune, selon notre expression. Or nous en avons déjà, chemin faisant, donné quelques notions. Appelons seulement l'attention sur la pratique de M. le chirurgien-major Mignot. Il faisait appliquer des ventouses sèches le long du rachis, et six à dix ventouses scarifiées sur l'épigastre, aux hypocondres, le long des attaches du diaphragme. Un purgatif et le sulfate de quinine à la dose moyenne d'un gramme complètent ce traitement, qui a donné de bons résultats. Nous avons aussi, à Cività-Vecchia, fait un usage assez large des ventouses, sèches et scarifiées, mais seulement dans certaines formes de fièvre. Nous ne nous en louons pas moins que M. Mignot. Nous discuterons ailleurs ces indications thérapeutiques.

Dans quelques fièvres rémittentes à symptômes hépatiques prononcés, les évacuations sanguines locales ont aussi paru fort utiles à MM. Lasserre et Molard, qui prescrivaient de 15 à 25 sangsues à l'hypochondre droit.

Quand la maladie est jugée et que la convalescence se dessine, le régime doit être fortifiant. C'est là le troisième élément de la médication qui convient à ces fièvres. Mais malheureusement les entraves si étroites que le règlement jette autour de nos mains, et qu'il resserre tous les jours, nous empêchent de remplir cette indication d'une manière complète, quant aux préparations alimentaires. La pharmacie militaire nous offre plus de ressources.

Pour achever l'esquisse des fièvres rémittentes gastro-bilieuses, il faudrait consigner ici le résultat des investigations nécroscopiques ; mais nous les décrirons en parlant de l'anatomie pathologique des fièvres pernicieuses, dont voici l'histoire en deux mots.

Sur un groupe de 44 fièvres pernicieuses dont nous trouvons les formes indiquées (services de MM. Molard, Beylot, Lasserre, Jacquot, Petronelli), nous comptons :

Algides.	14
Comateuses.	11
Cholériformes	7
Gastro-céphaliques.	6
Typhoïdes	2
	40

---

ture, traitées par nous à Rome en octobre, novembre, décembre 1849 et janvier 1850. La quinine, sans vomitif, a coupé net la fièvre 49,52 fois p. 100, et la quinine avec vomitif 50,47. D'après ces chiffres, l'adjonction des évacuants augmenterait peu l'efficacité du sulfate de quinine dans ces fièvres. L'arsenic sans vomitif a coupé net la fièvre 8,33 fois p. 100 ; avec vomitifs, 16,66 p. 100, c'est-à-dire que l'efficacité de l'arsenic, si peu marquée dans les fièvres endémo-épidémiques de Rome, est doublée par l'adjonction des vomitifs.

Report.	40
Épileptiforme.	1
Délirante	1
Dyspnéique et cardialgique . . .	1
Hématurique et scorbutique. . .	1
Total.	44 (1)

Quoique le groupe sur lequel nous avons opéré soit assez restreint et ne représente qu'une partie des fièvres pernicieuses de la saison, il suffit cependant pour mettre en relief la prédominance très-marquée de certaines formes. La forme algide a été la plus fréquente, et si on lui joint la forme cholérique, qui offre beaucoup d'analogies avec elle, on arrive au chiffre 21 sur un total de 44 fièvres pernicieuses.

Nous pensons nous éloigner fort peu de la vérité en portant à 80 le nombre total des fièvres pernicieuses qui se sont présentées dans l'endémo-épidémie de 1850. 20 sujets ont succombé, c'est-à-dire 25 décès sur 100 fièvres pernicieuses.

Nous ne reviendrons pas ici sur le traitement de ces pyrexies, nous rappellerons seulement qu'il doit être double, pour ainsi dire, dans les formes dont on peut rapporter la physionomie spéciale à certaines localisations soit organiques, soit purement fonctionnelles qui alarment par leur intensité et par leur persistance. Il est bien entendu que le sulfate de quinine constitue toujours la base de la médication, puisqu'il s'attaque au fond même de la maladie et non à ses phénomènes.

M. Beylot et moi nous nous louons beaucoup de l'éther, soit administré par la bouche, soit injecté dans l'intestin. Il nous semble agir en réveillant la vitalité prête à s'éteindre dans le coma ou dans l'algidité. En novembre, on nous aporta un militaire qui, atteint d'un accès pernicieux algide, était depuis plu-

(1) On a observé quelques cas de fièvre pernicieuse à forme hépatique, avec ictère et accompagnée de divers phénomènes graves, forme que nous ferons connaître dans notre clinique. Cet article était terminé, quand la GAZ. MÉD. nous a appris que notre excellent collègue M. Garnier-Léteurrié avait lu à l'Académie un mémoire (PARALLÈLE ENTRE LA FIÈVRE JAUNE SPORADIQUE ET LES ICTÈRES GRAVES OBSERVÉS PARMI LES SOLDATS DE L'ARMÉE D'ITALIE EN 1849, DESTINÉ A DÉMONTRER LA PARFAITE IDENTITÉ DE CES MALADIES) dans lequel il arrive à reconnaître l'existence à Rome d'une *fièvre jaune spontanée et sporadique*. Pour nous tous, il s'agit tout simplement de fièvres pernicieuses empruntant une physionomie particulière à une localisation morbide dans l'appareil hépatique, avec ictère et décomposition du sang; cette affection n'a rien de plus spécial que les formes scorbutique, cholérique, etc., qui certes ne sont ni des scorbuts ni des choléra vrais.

sieurs heures sans pouls, sans chaleur et sans connaissance; nous lui fîmes administrer immédiatement un lavement avec sulfate de quinine 2 grammes et pareille quantité d'éther; huit ou dix minutes après l'injection, il manifesta le retour à la vie par des mouvements spasmodiques; un quart d'heure plus tard il commença à prononcer quelques mots.

Dans certains cas fort graves, nous avons appliqué sur l'épigastre une compresse pliée en quatre doubles et trempée dans l'eau bouillante. Ce moyen est peut-être un peu cruel et produit quelquefois une brûlure longue à guérir, mais nous l'avons vu provoquer une réaction si vive et si prompte, que nous le conseillons lorsqu'il y a péril en la demeure. La vie est menacée si prochainement dans certains accès pernicieux, qu'il est d'un intérêt majeur de la ranimer d'abord par tous les moyens possibles, sauf à remplir ensuite l'indication non moins importante, mais postérieure en date, de prévenir l'accès suivant.

Dans plusieurs circonstances, l'accès pernicieux a fait subitement irruption, après quelques jours de prodromes peu significatifs, ou dans le cours d'une fièvre intermittente des plus simples; le médecin a été positivement surpris. Dans deux cas, dont nous parlerons dans notre *clinique*, cet accès imprévu a été mortel. Ces enseignements graves, mais inévitables par le plus habile, recommandent une grande promptitude d'action, à l'époque de l'endémo-épidémie; ils disent aussi et hautement que, dans de pareilles circonstances, sous la menace incessante d'accès pernicieux imprévus, la prudence ne permet qu'un fébrifuge, celui dont une vieille expérience a démontré la vertu dans le traitement des fièvres pernicieuses.

Enfin, à propos de ces affections, nous ne pouvons passer sous silence un fait des plus dignes de fixer l'attention du médecin. Les fièvres pernicieuses se groupent surtout en grand nombre à l'époque de l'apogée de l'endémo-épidémie, mais on en observe encore quelques cas isolés en novembre, décembre et même en janvier. Il est d'observation que ces cas tardifs revêtent alors la plus haute gravité. Ainsi, à Rome, j'ai eu dans mon service, en novembre et décembre, 3 fièvres pernicieuses seulement, mais toutes trois ont été mortelles. Chez l'un de ces sujets, 4 grammes de sulfate de quinine administrés dans un premier accès algide et pendant l'apyrexie qui a séparé celui-ci du suivant, n'ont pas empêché ce dernier, qui a emporté le malade le troisième jour de son entrée à l'hôpital. Le pilote du vapeur *le Tibre* a été également tué en trois jours par la fièvre pernicieuse algide, à peu près dans les mêmes temps.

L'autopsie des sujets qui ont succombé à la fièvre rémittente gastro-bilieuse, soit qu'elle ait conservé cette forme jusqu'au bout, soit qu'elle ait revêtu consécutivement une autre phénoménisation, n'a dévoilé qu'une particularité constante, c'est la pléthore bilieuse du foie, qui se trahissait bien moins par l'abondance de cette sécrétion dans le parenchyme même que dans la vésicule biliaire, énormément distendue, très-volumineuse, laissant transsuder une bile foncée qui teignait tous les organes en contact avec elle. La face inférieure du foie, dans un espace plus ou moins étendu, quelquefois sur toute sa superficie, était également teinte en vert très-foncé. En incisant l'organe, on découvrait que cette teinte pénétrait de quelques millimètres à 1 centim. ou 1 centim. 1/2, puis cessait brusquement, à peu près sans dégradation de teinte. Quant au parenchyme, examiné dans la profondeur de l'organe, il a présenté des variations très-nombreuses et en même temps des caractères trop peu marqués et trop inconstants, dans sa couleur et dans sa consistance, pour que nous puissions rattacher une altération définie à la fièvre que nous décrivons. — L'intestin, surtout le duodénum, étaient également teints par la bile ; ce dernier organe et l'estomac en contenaient souvent une très-grande quantité ; mais c'était dans la vésicule même qu'il fallait chercher les caractères du liquide biliaire : nous l'avons fréquemment trouvé épais, rempli de grumeaux si nombreux et si volumineux que la bile, s'échappant difficilement de la vésicule incisée, coulait plutôt comme une pulpe noirâtre que sous forme d'un filet liquide. Nous avons observé la même distension de la vésicule et la même consistance de la bile chez un sujet qui a succombé à un premier accès pernicieux algide. M. Beylot pense, en se fondant sur son expérience en Algérie et dans l'Agro Romano, que cet état des voies et de la glande biliaire se retrouve à peu près dans toutes les fièvres pernicieuses, quelle que soit leur forme. La rate est le plus souvent augmentée de volume. On la trouve pourtant normale chez les individus qui ont succombé rapidement à une première atteinte. M. Lasserre a perdu un homme d'accès pernicieux accompagné de triple rupture de la rate.

En octobre, l'endémo-épidémie a commencé sa période décroissante, les entrants, qui avaient été de 1,250 en août et de 1,070 en septembre, ne sont plus qu'au nombre de 662. Les fièvres intermittentes se mêlent aux rémittentes en proportion de plus en plus considérable, et finissent par les surpasser en nombre ; l'élément gastro-bilieux s'efface aussi graduellement, mais on a pu néanmoins en saisir les traces en novembre, mois où j'ai encore reçu, dans mon service à Saint-Dominique, quelques fièvres rémittentes avec embarras saburral et état bilieux. En octobre, on observe un certain nombre de fièvres de première invasion; mais il n'en existe que des cas très-rares pendant le mois de novembre. Les services sont alors alimentés par les rechutes et par les cachexies paludéennes.

L'aspect général des services de médecine à la fin de l'endémo-épidémie a été celui que nous avons trouvé l'an passé à Rome, celui qui existe chaque automne dans les localités palustres de l'Algérie, moins les flux intestinaux et les affections du foie. Tous les hommes portaient le cachet paludéen. Mais, en 1850, les cachexies ont été moins profondes et un peu moins nombreuses qu'en 1849 ; de sorte que la bénignité comparative de l'endémo-épidémie s'est manifestée et par le peu d'élévation de la proportion des décès, et parce que les résultats de la fièvre elle-même se sont traduits par une moindre détérioration de l'économie.

Nous avons dit, dans notre compte rendu de 1849, que la cachexie paludéenne se développe à des époques bien différentes, que tantôt elle apparaît après trois à quatre rechutes, tandis que d'autres fois elle est à peine marquée après trois ou quatre mois de rechutes ou récidives rapprochées et nombreuses. Aujourd'hui nous sommes en mesure, et d'après notre expérience, et d'après celle de plusieurs collègues, de soutenir que la cachexie paludéenne peut se produire, par une absorption lente du miasme, sans donner lieu à aucun accès appréciable. Ce fait n'est pas commun, il est vrai, mais nous avons sous les yeux plusieurs militaires que trois accès en deux atteintes ont plongés dans la cachexie paludéenne.

A l'aide de la méthode suivante, nous évitons la plupart des cachexies paludéennes et nous venons à bout de celles qui sont reçues dans notre service; les rechutes sont aussi le plus souvent prévenues ou éloignées par cette médication qui n'a rien de neuf, si ce n'est peut-être sa complexité et le point où nous l'avons poussée.

Dès que la fièvre a été coupée, nous accordons immédiatement une large alimentation et nous ordonnons, pendant une huitaine de jours, la décoction de quina et quelquefois l'infusion de centaurée. Après les fièvres simples, on peut presque toujours avoir immédiatement recours à ces moyens; après les fièvres rémittentes compliquées, dont la terminaison n'est ni aussi prompte, ni aussi franche, on n'y arrive que graduellement. Un léger évacuant est quelquefois nécessaire pour faire renaître l'appétit.

Quand le sujet a déjà été modifié par l'absorption du miasme, quand son habitude extérieure trahit l'infection paludéenne, les rechutes sont imminentes, la cachexie, l'œdème, les engorgements et l'anémie menacent; c'est ici que se présente l'indication majeure, puisque nous sommes en présence des accidents qui rendent pour de longs mois le militaire incapable de remplir ses obligations. Je prescris une alimentation généreuse et du vin; je donne chaque jour une décoction de quina, un litre d'infusion de centaurée, du café et des ferrugineux. Après une période de huit à quinze jours, à l'époque du retour présumé de la fièvre, j'administre 0,6 à 0,8 de sulfate de quinine, avec un vomitif, si l'état des voies digestives en fournit l'indication.

Cette méthode a une très-grande efficacité pour prévenir le développement de la cachexie paludéenne; c'est là un résultat très-net et très-positif. Quand cette cachexie est déclarée, cette médication lutte victorieusement contre elle, quoique avec lenteur, dans la grande majorité des cas. Il nous est arrivé plus d'une fois de nous étonner qu'un régime aussi animalisé, aussi généreux, que les toniques et les ferrugineux modifiassent si lentement les constitutions modifiées par le miasme. Nous avons dû, dans certains cas, insister pendant un à deux mois; mais c'est encore un succès, puisque beaucoup de sujets qui ne sont pas soumis à cette médication tombent dans un état cachectique qui dure cinq et six mois, et va même jusqu'à les mettre dans l'impossibilité de supporter l'endémo-épidémie suivante. Il faut donc de la persévérance. Arrive un moment où le rétablissement de la santé marche avec rapidité. On dirait que, pendant un certain temps, les toniques n'agissent point en réconfortant, mais seulement en arrêtant le cours de la dissolution cachectique. Telle est la règle; mais dans un certain nombre de cas, les bénéfices de la méthode ont été plus marqués: des cachexies paludéennes des plus profondes, avec anémie, anasarque générale, ont cédé comme par enchantement. Nous ferons connaître ces faits dans notre clinique.

Quand on a affaire à des sujets plongés dans une cachexie profonde, il faut ajouter à la médication quelques boissons nitrées, des frictions abdominales avec les teintures de scille et de digitale, parfois des purgatifs légers. Le vin de cannelle composé nous a paru un utile stimulant. Le sulfate de quinine, à doses modérées, devra être prescrit tous les sept ou huit jours. La rate est quelquefois le siége de douleurs assez aiguës pour exiger quelques ventouses scarifiées. M. Mignot se loue des frictions térébenthinées le long du rachis, comme accélérant les fonctions nerveuses organiques, et partant la nutrition et la réparation.

Le second bénéfice de la méthode dont nous parlons, c'est de prévenir ou d'éloigner les rechutes. Pour arriver à ce résultat, il faut que l'alimentation, les toniques et les doses modérées de quinine tous les sept ou huit jours, soient prescrits et marchent en même temps. Les relevés pris dans nos cahiers de clinique nous ont prouvé qu'à l'aide de ces moyens, tantôt on évite tout à fait les rechutes, tantôt on rompt leur périodicité et on allonge peu à peu l'intervalle qui séparait primitivement deux rechutes. Nous avons essayé de ne pas prescrire de sulfate de quinine à certaines époques à peu près régulières, mais alors les succès ont été moindres, quoique bien évidents encore.

Les résultats que nous avons obtenus nous semblent devoir encourager l'emploi de ce traitement tonique, quinique et évacuant. Il est probable qu'il peut être rendu plus efficace encore, car notre ami le docteur Houneau nous écrit de Saint-Denis du-Sig (province d'Oran), qu'à l'aide d'un heureux emploi des toniques et des vomi-purgatifs, *il est parvenu à éviter toute rechute*, et, au moment d'adresser à l'Académie ce travail déjà terminé, nous apprenons par la presse médicale (GAZ. MÉD., 8 mars 1851) que notre ami le docteur Durand (de Lunel) a pu, à l'aide d'un traitement avec lequel le nôtre concorde, n'avoir plus que 6 rechutes pour 100, au lieu de 87.

L'arsenic, nous l'avons déjà dit, n'a point répondu, comme prophylactique, à la réputation qu'on voudrait lui faire. Si nous revenons sur ce sujet, c'est afin de donner quelques chiffres. L'arsenic, qui coupe net 13,88 fièvres 0/0, tandis que la quinine en coupe 50,00 0/0, a encore plus complétement échoué quand il s'est agi de prévenir les récidives; ainsi, pour citer quelques exemples seulement : 1° rechutes après vingt-cinq jours d'arsenic, de 0,01 à 0,03, suivis de deux jours de suspension de ce médicament; nouvelle rechute après douze jours d'arsenic, de 0,03 à 0,04, précédé d'un vomitif; la fièvre n'est pas coupée par un vomitif suivi de quatre doses d'arsenic, de 0,03 à 0,06. La médication quinique, précédée d'un vomitif, modifie immédiatement, puis coupe la fièvre; 2° rechute le dixième jour de l'administration quotidienne non interrompue de l'arsenic, précédé d'un vomitif; 3° rechute le dix-huitième jour de l'administration de l'arsenic; 4° accès pernicieux le septième jour, etc., etc. (1).

Si, dans les hôpitaux, on peut, avec des soins et de la surveillance, prévenir beaucoup de rechutes, il n'en est pas de même à la caserne, où tout cela manque à la fois. Qu'on nous permette ici une remarque entièrement pratique. La caserne et l'hôpital sont des milieux bien différents, quant aux causes occasionnelles et déterminantes, aux conditions hygiéniques de toute sorte, aux circonstances perturbatrices de l'action des remèdes; aussi obtient-on, avec la même dose de quinine, de bien meilleurs résultats dans les salles des hôpitaux qu'au quartier. Nous avons maintes fois vérifié ce fait. En Algérie, la plus grande dépense de sulfate de quinine est faite dans les corps de troupe mêmes et non pas dans les hôpitaux. Aussi n'est-ce qu'un rêve philanthropique, cette velléité de proposer de ne plus faire entrer aux hôpitaux les fébricitants, mais de leur distribuer, au guichet, une dose d'arsenic, en les renvoyant chacun dans leur caserne.

M. Beylot, dans le but d'experimenter le sulfate de quinine comme prophylactique de rechutes, a eu l'idée de donner, chaque huit jours, 0,6 de ce sel à tous les fiévreux qui ne présentaient plus d'accès. Son service était, à cette époque, assez considérable pour lui permettre d'opérer sur des nombres élevés. Voici le résultat de ses expérimentations : les jours les moins chargés de rechutes pendant le mois, sont, par ordre d'immunité, le lendemain de l'administration, le surlendemain, le jour même, et le jour le plus chargé est la veille de l'expérience. M. Beylot fera connaître lui-même les chiffres précis (2).

---

(1) Depuis l'envoi au conseil de santé des armées de notre mémoire sur l'emploi de l'arsenic contre les fièvres à quinquina, MM. Cordier en Algérie, Armand en Italie, sont venus confirmer nos résultats par les leurs. Salvagnoli, dans son savant ouvrage sur les maremmes de la Toscane, dit que, sur 16 fièvres traitées par l'acide arsénieux, 15 ont été absolument rebelles à ce médicament et ont cédé aux moyens usuels. M. Minzi, médecin de l'hôpital central des marais Pontins, a renoncé à l'arsenic après l'avoir expérimenté sur 400 fiévreux à peu près. Il proteste contre l'assertion de M. Boudin, qui considère les médecins d'Italie comme favorables à ce médicament.

(2) Qu'il nous soit permis de revenir, à propos de la cachexie paludéenne avec extravasation séreuse, sur un fait dont nous avons déjà dit quelques mots dans nos travaux sur l'Algérie et sur l'Agro-Romano. Chez les individus placés dans ces conditions, les rechutes revêtent facilement la forme comateuse; M. Malard a noté avec soin cette fréquence de la somnolence et du coma chez

On se rappelle que, l'an passé, un dépôt de convalescents a été créé à Frascati, pour recevoir les hommes que le miasme avait profondément modifiés. En 1850, grâce aux sollicitations de M. Lacauchie, officier de santé en chef, on a pu faire profiter de l'air salubre de Frascati et d'Albano les hommes menacés de cachexie ; mais la détermination a été prise trop tard (25 septembre), et d'autre part, l'autorité militaire et l'administration n'ont pas consenti aux mesures nécessaires pour assurer aux convalescents le bénéfice complet de cette mesure. Il reste encore bien des choses à dire sur le changement de climat, conseillé aux individus qui présentent les conditions sanitaires dont il est question. Si on les envoie dans une localité dont l'air est pur, vif et frais, alors qu'ils ont contracté dans la plaine des germes malfaisants qui ont infecté toute l'économie, le miasme, jusqu'alors latent ou incubé, fait souvent irruption avec violence. Les médecins d'Albano ont dit à M. Viennet, chirurgien sous-aide chargé du dépôt de convalescents, que de pareils faits n'étaient pas rares dans cette localité, et que l'air d'Albano semblait avoir la propriété d'accélérer les rechutes, dans les premiers temps, mais qu'ensuite son bénéfice ne tardait pas à se faire sentir d'une manière durable. Il faudrait donc un séjour assez prolongé pour que les dépôts de convalescents fussent réellement utiles ; il serait également nécessaire de les ouvrir de meilleure heure, et de ne pas attendre que les hommes fussent trop profondément imprégnés pour les diriger sur ces établissements.

M. Dutroulau, médecin en chef de la marine aux Antilles, est arrivé à des principes pareils à ceux que professent les médecins d'Albano. Il ressort, des nombreux rapports qu'il a dépouillés, que, notamment sur les côtes de Madagascar, les marins qui ont le plus séjourné à terre sont le plus atteints, mais que les fièvres éclatent surtout, et avec une extrême violence, après le rembarquement des marins imprégnés, tandis qu'à terre, le caractère de ces pyrexies n'est point aussi grave.

---

ces sujets, tandis que les autres malades, non infiltrés, qui venaient à rechuter, ne présentaient que rarement ces phénomènes. Dans ces cas, c'est l'augmentation de l'épanchement séreux dans les méninges qui commande la forme. Un accès n'est pas même toujours nécessaire pour que le coma survienne chez ces individus ; nous avons vu certains sujets succomber à une véritable apoplexie séreuse dont les symptômes se sont brusquement déclarés. Non-seulement les cavités méningiennes et cérébrales contenaient de la sérosité, mais souvent la pulpe était elle-même humide, molle, comme macérée. A une certaine quantité de sérosité tolérée par le malade, ou qui ne produisait qu'un peu de somnolence, s'était ajoutée, soit par sécrétion, soit par une véritable métastase, une nouvelle quantité de sérosité, sous la pression de laquelle le cerveau avait cessé ses fonctions.

L'envoi en congé de convalescence, les soins de la famille sont nécessaires aux hommes cachectiques, anémiques, infiltrés, porteurs d'engorgements viscéraux. L'an passé, le général Barraguay d'Hilliers, comme nous l'avons dit, a largement et salutairement usé de ces congés de convalescence. Eh bien! cette année, on les a au contraire entièrement supprimés, au moment où ils étaient le plus nécessaires. L'envoi au dépôt du corps ne peut suppléer aux soins de la famille. Bien plus, on refusait même de diriger sur le dépôt les militaires de la classe de 1844, fussent-ils plongés dans la cachexie la plus profonde. La formule militaire prétendait réglementer la maladie. Ces énormités se commettront toujours tant qu'on persistera dans le système de prendre les plus graves résolutions médicales, sans consulter aucun médecin.

Pour que les détails ne nuisent pas aux vues d'ensemble, nous avons suivi l'endémo-épidémie dans ses trois périodes d'augment, d'état, de décroissance, en envisageant seulement le genre paludéen dans son expression la plus générale, les fièvres à quinquina, et dans leur forme la plus commune, la fièvre rémittente gastro-bilieuse. Nous allons maintenant revenir sur nos pas, et dire quelques mots des autres formes moins générales qu'a revêtues le génie endémo-épidémique : nous voulons parler des diarrhées et surtout des dyssenteries, des affections du foie, et des accidents cholériformes.

Les diarrhées et les dyssenteries n'ont pas été plus fréquentes à Rome qu'elles ne le sont communément en France en temps ordinaires; elles n'ont pas non plus été graves, ainsi qu'on s'en assurera en jetant les yeux sur les colonnes de la mortalité pour les trois derniers trimestres de 1850. En 1849, nous avons observé un certain nombre de diarrhées idiopathiques; mais les plus dangereuses ont été ces flux intestinaux symptomatiques qui surviennent chez les cachectiques, surtout dans la période ultime de la maladie. La première espèce a été bien moins fréquente en 1850, et la seconde a également conservé la même infériorité. Nous avons dit, en effet, que les cachexies paludéennes ont été moins profondes; nous ajouterons qu'à intensité égale, elles impressionnaient bien moins vivement le tube digestif en 1850 qu'en 1849.

Les dyssenteries se sont présentées comme des faits rares, isolés; on n'en compte pas plus d'une quinzaine dans le cours de l'été et de l'automne. Elles n'ont pas eu de gravité.

Le peu de flux intestinaux que l'on a observés ont été attaqués par la médication dont l'excellence a été mise hors de doute par l'expérience des médecins militaires en Algérie : nous voulons parler des évacuants, notamment de l'ipéca uni au calomel. Pour nous, il est acquis à la science que ce traitement est le seul bon. Notre *clinique* nous fournira des faits recueillis à Cività-Vecchia et à Rome, qui nous paraissent propres à donner appui à cette vérité thérapeutique.

Dans notre compte rendu pour 1849, nous avons fait ressortir les différences qui existent entre la pathologie de l'Agro Romano et de l'Afrique septentrionale. En 1850, elles ont été plus marquées encore. Les flux intestinaux étaient si peu nombreux que M. Lasserre nous écrit avoir noté plus de bronchites que de diarrhées et de dyssenteries.

Dans l'arrière-saison endémo-épidémique, la mortalité, en Algérie et principalement dans sa province occidentale, est due surtout aux diarrhées et aux dyssenteries. Rien de pareil dans l'Agro Romano. En 1849, il y a eu un certain nombre de flux intestinaux primitifs et consécutifs; en 1850, ils ont été à peu près nuls. Les fatigues furent pour beaucoup, sans aucun doute, pour la production de ces maladies en 1849 ; on sait que l'armée campée en plein air avait travaillé aux opérations du siége, et s'était trouvée ensuite, à Rome, dans de fort mauvaises conditions hygiéniques. En 1850, il n'en a pas été de même ; nos troupes ont joui du repos de la garnison, et leur casernement a reçu de notables améliorations. On pourrait conséquemment avancer que ce sont les fatigues seules qui établissent, quant aux flux intestinaux, ces différences entre la pathologie algérienne et romaine; mais il n'en est rien. En effet, en comparant soit nos troupes en garnisons en Algérie et à Rome, à Civitá-Vecchia, à Viterbe, etc., soit les populations civiles en Afrique septentrionale et dans les villes de l'Agro Romano, on arrive à noter à peu près les mêmes différences. Seulement il reste établi que les fatigues, les privations, la mauvaise hygiène contribuent puissamment à la production des flux intestinaux.

Nous avons déjà dit que les hépatites automnales ne sont pas fréquentes à Rome comme en Algérie. Cette opposition entre la pathologie des deux pays s'est encore vérifiée en 1850. Le foie comme la rate, mais à un bien moindre degré, est le siége d'une certaine congestion dans les fièvres paludéennes ayant présenté un nombre suffisant d'accès. Cette congestion, soit active, soit passive, a été évidente dans plusieurs fièvres rémittentes gastro-bilieuses, mais l'hépatite proprement dite et les abcès n'ont guère été rencontrés que sur cinq à six sujets. Nous avons vu que l'autopsie des individus emportés par les pyrexies paludéennes, avait révélé une pléthore bilieuse bien plutôt qu'une congestion sanguine de l'organe. En Algérie, comme nous l'apprennent MM. Catteloup et Haspel, ce n'est guère qu'après un an de séjour que les affections organiques du foie se développent. A Rome et à Civitá, cette localisation du genre paludéen n'existe pas, puisque nos troupes en ont très-peu souffert dans la seconde année de l'occupation, et que la population civile n'en est pas non plus notablement affectée. Ces diverses manifestations de l'infection miasmatique n'ont rien qui doive étonner quand on compare l'Agro Romano à l'Algérie, car elles se font même sentir dans cette dernière région. En effet, les maladies du foie sont beaucoup plus fréquentes dans la province d'Oran que dans les deux autres; ici, en revanche, les pyrexies palustres proprement dites sont plus communes. M. Dutroulau, médecin en chef de la marine, pense qu'on parviendra peut-être à rattacher certaine forme de l'affection paludéenne à certaine forme des foyers générateurs signalés dans notre premier mémoire à l'Académie. C'est là une belle source de recherches.

Une des phénoménisations paludéennes les plus intéressantes à étudier, c'est la forme cholérique, qui a régné avec une certaine extension dans la dernière quinzaine de juillet et a encore présenté quelques cas au commencement d'août. On dirait que cette forme a tenté d'imprimer son cachet à l'endémo-épidémie, puisque la forme rémittente gastro-bilieuse a pris le dessus et a continué à dominer pendant toute la saison.

M. Mayer s'exprime ainsi dans son rapport pour le mois de juillet : « Une autre forme pathologiqne que nous devons rapporter à la même influence, aux mêmes conditions étiologiques et morbides, c'est la diarrhée cholériforme et le choléra sporadique, dont les cas n'ont pas laissé d'être nombreux et quelquefois de présenter un certain degré de gravité. » M. Mayer a perdu, en août, un sujet ayant présenté des symptômes tels qu'en temps d'épidémie on n'eût pas craint de diagnostiquer un choléra indien. MM. Beylot, Lasserre, Molard, Mignot, me signalent également ces accidents cholériformes, aux époques précitées. Nous nous rapprocherons beaucoup de la vérité en portant à une quarantaine le nombre des sujets qui ont présenté soit des accidents cholériformes symptomatiques de pyrexies paludéennes d'ailleurs bien caractérisées, soit le choléra sporadique proprement dit. Comme nous n'étions pas à Rome à cette époque, il nous serait difficile d'entamer ici cette question importante : Jusqu'à quel point ces accidents cholériformes doivent-ils être mis sur le compte de l'intoxication paludéenne (1), et ne serait-il pas possible d'y voir une manifestation mitigée du choléra épidémique qui régnait sur d'autres points de l'Italie? A Civitâ-Vecchia nous avons eu deux cas de choléra sporadique, dont l'un surtout eût compté, en temps d'épidémie, pour un choléra asiatique de moyenne intensité. Dans nos LEÇONS CLINIQUES, nous montrerons que ces accidents cholériformes n'étaient que le masque d'une fièvre pernicieuse, et que le spécifique les a jugés avec sa rapidité et sa sûreté ordinaires.

Nous avons terminé l'esquisse de l'endémo-épidémie ; complétons l'histoire médicale en disant quelques mots des affections sporadiques intercurrentes ; elles figurent en petit nombre, comme cela a déjà été dit.

Les dothinentéries ont été très-rares en juillet, août, septembre ; on n'en compterait pas plus d'une dizaine pour tout Rome. En octobre et novembre, on en a observé autant que pendant tout le trimestre précédent ; et, à cette époque, ce chiffre a acquis une grande importance relative, à cause de la forte diminution du nombre total des malades.

L'an passé, au contraire, les dothinentéries ont été assez fréquentes, surtout dans les premiers mois, même en déduisant de leur chiffre total les fièvres pa-

---

(1) En Algérie, dans les localités palustres, on observe tous les ans des accidents cholériformes qui n'ont rien de commun avec le choléra indien. Nous en avons nous-même été témoin.

ludéennes à masque typhoïde, qu'on a souvent confondues avec elles par une erreur de diagnostic assez difficile à éviter.

Ces oscillations dans le règne de la dothinentérie s'expliquent parfaitement. L'expérience d'Afrique nous a appris, et M. Haspel vient de le confirmer dans son bon livre, que les dothinentéries ne sont pas rares chez les militaires arrivés nouvellement de France; mais qu'après un an de séjour ces affections ont à peu près disparu. En un mot, l'immunité contre la fièvre typhoïde croît avec la longueur du séjour en Algérie.

Eh bien! la dothinentérie a suivi cette loi, à Rome, avec une remarquable précision. En 1849, nos troupes, fraîchement arrivées, souffrent des atteintes de la fièvre typhoïde; mais en 1850 celle-ci ne fait que de rares apparitions. Bien plus, MM. Mayer, Molard, Beylot et moi, nous nous sommes assurés que les trois quarts au moins des hommes atteints de dothinentérie arrivaient de France depuis quinze jours, un, deux ou trois mois. L'espèce de petite recrudescence d'octobre et de novembre s'explique très-bien par l'arrivée récente d'un très-grand nombre de recrues, destinées à compléter l'effectif des régiments. A Civita-Vecchia, où j'ai pris soigneusement l'observation de tous mes malades, je ne trouve, sur 5 dothinentéries, qu'un seul homme dont l'arrivée en Italie date de l'occupation.

Il nous semble que la loi pathologique relative à la dothinentérie dans les pays chauds ne peut pas recevoir une plus éclatante confirmation.

Parmi les autres affections sporadiques, nous découvrons peu de chose qui mérite d'être signalé.

Comme l'an passé, on a observé quelques cas isolés de méningite cérébro-spinale. Chez 7 sujets, on a pu vérifier le diagnostic par l'autopsie.

Le nombre des fièvres éruptives a été très-restreint; l'an passé elles se sont montrées plus nombreuses.

Les phthisies pulmonaires n'ont pas été rares; elles figurent pour 16 dans le tableau de la mortalité, c'est-à-dire qu'elles ont produit presque autant de décès que les fièvres pernicieuses qui ont causé la mort de 20 sujets. Pour tirer de ces chiffres quelques arguments relatifs à la question de l'antagonisme, il faudrait savoir si ces hommes arrivaient récemment de France, ou séjournaient en Italie depuis la conquête. Mais il est incontestable, et ce fait a plus de valeur, que la phthisie est loin d'être rare à Rome. Les précautions singulières qu'on prend pour empêcher la propagation de cette maladie réputée contagieuse, sont là pour le prouver.

Les affections inflammatoires de la poitrine sont des exceptions en été. La bronchite, la dyspnée, les douleurs pleurétiques ne se montrent guère que comme symptômes de certaines fièvres, encore cet épiphénomène a-t-il été rare à Rome en 1850, tandis qu'à Civitâ-Vecchia, comme nous le verrons dans un autre travail, il a au contraire accompagné un assez grand nombre de fièvres pour imprimer un cachet spécial au genre paludéen régnant.

A propos de la constitution de l'hiver, nous reviendrons sur les affections de poitrine.

Après avoir tracé l'histoire de l'endémo-épidémie de 1850, et avoir indiqué les maladies intercurrentes, résumons-nous en quelques mots, et caractérisons comparativement la constitution médicale de 1849 et de 1850.

1849.	1850.
Développement très-rapide de l'endémo-épidémie; juillet est très-chargé en entrées : 8,50 sur 100 hommes d'effectif.	Développement moins rapide; juillet est moins chargé en entrées : 3,79 pour 100.
Apogée de l'endémo-épidémie vers le milieu d'août.	Apogée dans les derniers jours d'août et dans les premiers de septembre.
Mortalité très-élevée dès l'origine : 6,50 sur 100 hommes traités, en juillet. C'est la plus forte du semestre.	La mortalité de juillet n'arrive qu'en quatrième ligne dans le semestre.
Gravité beaucoup plus grande de l'endémo-épidémie; dans le deuxième semestre, 5,40 décès sur 100 hommes traités.	Gravité moindre; dans le deuxième semestre 1851, 1,02 décès sur 100.
A l'apogée de l'épidémie, 14 hommes hors de service sur 100 valides.	A l'apogée de l'épidémie, 17 hommes hors de service sur 100 valides.
Donc l'épidémie, beaucoup plus grave, a un peu moins d'extension.	Donc l'épidémie, beaucoup moins grave, a un peu plus d'extension.
Beaucoup de fièvres pernicieuses du caractère le plus grave; fièvres rémittentes gastro-bilieuses; fièvres subcontinues nombreuses, surtout à masque typhoïde.	Moins de fièvres pernicieuses proportionnellement; presque toute la pathologie est monopolisée par la rémittente gastro-bilieuse; peu de fièvres subcontinues, peu de complication par l'état typhoïde bien prononcé.
Les fièvres paludéennes laissent tant de reliquats, que l'arrière-saison endémo-épidémique empiète sur 1851.	Les fièvres paludéennes laissent moins de reliquats; l'arrière-saison finit avec l'année 1851.

1849.	1850.
Fièvres typhoïdes (dothinentéries) en nombre très-notable.	Elles sont fort rares et sévissent presque toujours, non sur les acclimatés, mais sur les nouveaux arrivés.
Diarrhées et dyssenteries idiopathiques en nombre notable.	Beaucoup moins fréquentes.
Diarrhées symptomatiques de cachexies paludéennes, nombreuses.	Beaucoup plus rares.
Une influence de typhus nosocomial se fait sentir ; elle aggrave, complique les maladies régnantes, et se manifeste même individuellement.	Rien de semblable en 1850.

Nous avons dit, au commencement de ce travail, que l'arrière-saison endémo-épidémique de 1850, rentrant dans la loi commune à laquelle avait fait exception l'épidémie précédente, s'était circonscrite dans les mois de novembre et de décembre, sans empiéter notablement sur l'année 1851. Il nous reste maintenant à esquisser le caractère de ces deux mois; nous terminerons en montrant comment la constitution hivernale s'est établie en janvier 1851, et a duré jusqu'au milieu de mars.

A Rome, chez la population sédentaire, le génie inflammatoire règne moins qu'en France, mais plus que dans les localités chaudes et palustres de l'Algérie. Les phlegmasies ne sont pas purement et nettement inflammatoires, mais bien plutôt catarrhales, rhumatoïdes, membraneuses, rarement parenchymateuses profondes; l'élément douleurs joue un rôle important; le genre nerveux se met facilement de la partie. Les affections se montrent longues à disparaître, comme elles sont souvent lentes à s'établir; les évacuants doivent être employés concurremment avec les antiphlogistiques. La saison endémo-épidémique laisse après elle tant de reliquats, qu'ils étouffent par leur nombre les affections sporadiques de novembre, de décembre, et quelquefois des premiers jours de janvier. Les inflammations ne prennent guère le dessus que pendant ce dernier mois, et leur règne éphémère ne dure que deux à trois mois.

L'état sanitaire de nos troupes a présenté des analogies et quelques différences avec celui de la population romaine. Dans l'hiver de 1849 à 1850, le nombre des cachexies paludéennes persistantes a prolongé jusqu'en mars 1850 l'arrière-saison endémo-épidémique, malgré le haut chiffre des vieux fébricitants envoyés en convalescence en France. La constitution hivernale a bien été catarrhale et rhumatoïde, mais sur ce fond commun, ont été brodées, pour ainsi dire, quelques phlegmasies profondes, bien légitimes et bien franches, avec fièvre vive. C'est que nos soldats, incomplétement modifiés par le climat, réagissaient encore comme dans leur pays natal. Ainsi nous comptons, en janvier et février 1851, 7 décès par suite de pleuropneumonie, et plusieurs de ces affections ont été nettement inflammatoires comme en France.

Les choses se passent différemment dans cet hiver de 1850 à 1851. Les reliquats de fièvres persistent en novembre et décembre ; ces deux mois sont essentiellement marqués au coin du genre catarrhal et rhumatoïde. En 1851 s'établit la constitution hivernale avec les caractères qu'elle revêt ordinairement à Rome.

Esquissons rapidement les principaux traits de ces deux époques, savoir, d'une part, novembre et décembre 1850, et, d'autre part, janvier et février 1851.

Dans la première de ces deux périodes, les phlegmasies ont quelque chose de vague, de diffus, d'erratique ; la douleur et l'hypersécrétion ont une part presque partout ; la réaction, quoique vive dans certains cas, ne cède point franchement aux antiphlogistiques purs ; les évacuants comme médecine substitutive, et l'émétique comme hyposthénisant doivent leur venir en aide. La subaculté est fréquente, même pour deux maladies qui sont ordinairement, chez nous, aiguës et rapides dans leur développement ; nous voulons parler de la pleurésie et du rhumatisme articulaire. Les parenchymes sont rarement envahis par l'inflammation ; les muqueuses et les séreuses constituent leur siége privilégié. Les bronchites, hypersécrétantes, quelquefois dyspnéiques, sont plutôt des catarrhes aigus que des inflammations pures. Les ventouses scarifiées, l'émétique, les vésicatoires composent la médication. On les déracine assez difficilement ; elles se prolongent en mourant pendant trois semaines, un mois. L'expectoration demande quelquefois à être aidée par la scille et le kermès. Les rhumatismes articulaires et musculaires restent subaigus ; leur durée est longue ; ils parcourent tout le corps et envahissent plusieurs fois, à diverses reprises, la même articulation. Il arrive parfois que le malade se sente assez bien pour se croire guéri et se permettre la promenade, et que cette courte amélioration soit suivie d'une recrudescence plus vive que la première atteinte. Les alternatives peuvent durer d'un à trois mois. Les rhumatismes finissent, dans certaines circonstances, par s'enraciner tellement, qu'ils constituent une affection chronique dont les recrudescences irrégulières forcent le sujet à prendre le lit de temps en temps. Il est à remarquer que, même devenus chroniques, ils ne sont pas toujours tout à fait localisés, mais se transportent encore, quoique lentement, d'une articulation à l'autre, le plus souvent sans sortir du même membre. Le sang est couenneux. Une, rarement deux saignées, la poudre de Dower, de 0,5 à 1,0, le nitre à forte dose, des vésicatoires volants poursuivant le mal dans les diverses articulations, des cataplasmes, quand celles-ci ne sont envahies que pour un temps trop court : tel est le traitement qui nous a le mieux réussi. Les boissons nitrées doivent être continuées après la cessation du mal, pour éviter les rechutes toujours menaçantes. A Civitâ-Vecchia, nous avons eu, en plein été, une véritable petite épidémie de rhumatismes subaigus, dont nous dirons quelques mots en temps et lieu.

Les angines sont peu nombreuses, les coryza plus fréquents, les flux intestinaux fort rares et sans appareil inflammatoire.

Le développement des épanchements pleurétiques est des plus insidieux : le malade ne s'adresse souvent au médecin qu'à une époque où le niveau du liquide dépasse déjà le téton, et nous avons sous les yeux deux sujets chez lesquels la matité a atteint la clavicule, sans que nous ayons jamais observé de fièvre un peu notable. Arrivé à ce point, l'épanchement est des plus réfractaires à tous les moyens conseillés en pareil cas. Si la suffocation devient imminente, tout le monde est d'accord sur ce point, qu'il faut pratiquer la thoracentèse. Mais faut-il réellement attendre cette extrémité? Quand on a épuisé toute la thérapeutique sans le moindre résultat, ne doit-on pas opérer? On n'oubliera pas que l'on a, dans ces circonstances, d'autant plus de chances favorables qu'on temporise moins.

Un de nos confrères (le docteur Donzel), affecté d'un épanchement pleurétique insidieux, dont il ne s'est aperçu que trop tard, a dû la prolongation de sa vie pendant plusieurs mois à huit ponctions thoraciques, qu'il réclamait lui-même, comme une planche de salut, quand l'asphyxie le menaçait. Le calme amené par l'évacuation du liquide a été d'autant plus prolongé, et l'épanchement d'autant plus lent à se reproduire qu'on envisage les thoracentèses les plus rapprochées de la première. L'opération en elle-même a été d'une complète innocuité. L'autopsie a montré que la plèvre n'était plus qu'une couenne épaisse. Peut-être eussions-nous sauvé notre confrère en l'opérant avant cette incurable transformation.

Voici le tableau, par genre de maladies des fiévreux entrés à l'hôpital Saint-Dominique, en novembre et décembre 1850.

Tableau n° 7.

TABLEAU, PAR GENRE DE MALADIE, DES FIÉVREUX ENTRÉS A L'HÔPITAL SAINT-DOMINIQUE, EN NOVEMBRE ET DÉCEMBRE 1850.

Affections endémo-épidémiques.

Fièvres intermittentes de tout type	94
Fièvres graves et pernicieuses	3
Fièvres rémittentes	9
Cachexies paludéennes	20
Fièvre et diarrhée	10
Congestions hépatiques	3
Diarrhées	4
Dyssenteries	2
Total	145

Affections mixtes.

Fièvre avec bronchite ou point pleurétique.	13

Affections sporadiques.

Bronchites	10
Pleurésies avec ou sans épanchement.	5
Phthisie	3
Affection organique du cœur, asthme	2
Rhumatisme articulaire et musculaire.	9
Embarras gastrique	1
Angine.	1
Fièvres éruptives.	3
Fièvre typhoïde	6
Total.	40
Total général.	198

Ce tableau est la preuve des propositions que nous avons avancées ; complétons-le par quelques réflexions. 1° Les affections endémo-épidémiques, ou plutôt leurs reliquats, sont encore en si grand nombre que la colonne à eux destinée porte le chiffre 145, tandis que les maladies sporadiques ne figurent que pour 40 dans le total général des 198 entrées. 2° Si la population des hôpitaux est encore en très-grande partie formée par les affections d'origine paludéenne, le miasme ne manifeste néanmoins plus guère son activité par des pyrexies de première invasion ; on n'observe presque plus que des rechutes et des accidents consécutifs à des imprégnations antérieures. En novembre, nous avons noté, dans notre service, 3 fièvres seulement de première invasion, mais l'intoxication a encore trahi sa haute énergie par deux fièvres pernicieuses suivies de mort ; en décembre, nous avons perdu un homme de fièvre pernicieuse comateuse, mais aucune pyrexie de nouvelle invasion n'a été notée. 3° Le genre catarrhal et rhumatoïde a été évident, non-seulement par l'existence d'affections sporadiques présentant ce caractère, mais plus encore par les complications qui marchaient avec les fièvres.

Un mot, maintenant, sur la constitution médicale de janvier et février 1851 ; nous ramènerons ainsi notre histoire au point où nous l'avons prise ; nous compléterons le cercle des phases que parcourt chaque année médicale.

Voici le tableau des entrées à l'hôpital en janvier et février 1851. Un seul hôpital existait alors. Notre relevé porte donc sur toutes les entrées fournies par la garnison.

Tableau n° 8.

TABLEAU, PAR GENRE DE MALADIES, DES FIÉVREUX ENTRÉS A L'HÔPITAL MILITAIRE DE ROME, EN JANVIER ET FÉVRIER 1851.

Affections endémo-épidémiques.

Fièvres intermittentes de tout type	103
Fièvres rémittentes	2
Fièvres graves et pernicieuses	3
Fièvre et diarrhée	1
Cachexies paludéennes	23
Congestions hépatiques	1
Diarrhées	2
Dyssenteries légères	4
Total	139

Affections mixtes.

Fièvre avec bronchite ou point pleurétique	28

Affections sporadiques.

Bronchites	12
Pleurésies avec ou sans épanchement	20
Phthisie	2
Pleuropneumonies	4
Pleurodynie	1
Affections organiques du cœur	2
Angines	2
Embarras gastrique	4
Ictère	1
Péritonites aiguës spontanées	3
Hématurie	1
Congestion cérébrale	3
Méningite cérébro-spinale	2
Manie furieuse	1
Fièvres éruptives	10
Fièvre inflammatoire	10
Fièvre typhoïde	2
Rhumatismes articulaire et musculaire	10
Érysipèles	2
Total	101
Total général	268

On voit que les affections sporadiques qui, en novembre et décembre 1850, n'ont été qu'au nombre de 40, tandis que les affections endémo-épidémiques atteignaient le chiffre 145, ont, en janvier et février 1851, presque égalé les maladies endémo-épidémiques, les premières ayant été de 101, les secondes de 139. De plus, les affections que nous appelons mixtes, c'est-à-dire ces fièvres accompagnées de bronchite ou de pleurésie ont également augmenté de fréquence. La constitution hivernale a exercé une influence plus étendue encore : une grande partie des accès de fièvre s'accompagnaient, comme épiphénomène, de toux sèche qui se montrait en même temps que l'accès et ne lui survivait que d'une heure ou deux. Cette toux symptomatique ne nous a semblé exiger aucun traitement spécial.

L'absence presque complète des flux intestinaux est assurément un fait fort remarquable, surtout si on compare cet état sanitaire avec celui qui existe en Algérie à pareille époque.

Les rhumatismes musculaires et surtout articulaires conservent les mêmes caractères et la même fréquence ; ils se montrent tout aussi rebelles et sortent aussi rarement de la sub-acuité ; plusieurs s'accompagnent d'amaigrissement du membre affecté, de gêne dans les mouvements, de déformation des jointures. Les pleurésies deviennent plus communes et revêtent un caractère plus franchement inflammatoire. Elles exigent des évacuations sanguines locales répétées, et quelquefois la phlébotomie. Les inflammations sont plus profondes et gagnent les parenchymes ; nous observons 4 pleuropneumonies. Les fièvres éruptives prennent de l'extension ; ce sont presque toutes des varioloïdes, et 2 varioles confluentes. Les fièvres typhoïdes demeurent rares ; nous en comptons seulement 2. Comme l'an passé, on observe quelques cas isolés de méningite cérébro-spinale. Nous appelons l'attention sur 3 péritonites spontanées, affection fort rare. L'une a été peu aiguë ; le sujet a guéri. Les deux autres ont été suraiguës et générales : un sujet a succombé le quatrième jour, le second a guéri, grâce à 320 sangsues, à 3 phlébotomies et à des frictions mercurielles à haute dose. Le symptôme douleur a été excessif, persistant, lorsque l'inflammation avait déjà cédé ; nous l'avons fait disparaître avec peine, en donnant la teinture d'opium à 60 et 80 gouttes par jour, et en faisant onctionner l'abdomen avec une pommade dans laquelle entraient 10 grammes d'extrait de belladone. L'individu atteint de manie furieuse, avec prédominance d'idées religieuses, a succombé le quatrième jour. Les méninges commençaient à s'enflammer.

En février, nous avions encore des cachexies paludéennes profondes, avec anasarque énorme, ascite, anémie, état scorbutique, quoique les envois au dépôt du corps ou en France nous eussent débarrassé de 50 malades chaque mois. Ici se vérifie donc cet énoncé qui a trouvé place plus haut : les reliquats de l'endémo-épidémie d'une année sont si nombreux et si persistants, qu'ils encombrent encore la pathologie de l'année suivante, remplissent les hôpitaux tout l'hiver et ne s'effacent guère qu'au printemps. En février, les reliquats de l'endémo-épidémie passée égalent encore en nombre les affections sporadiques, malgré les évacuations sur France, qui s'effectuent chaque mois. Chez les individus profondément attaqués, la cachexie et les lésions organiques persistent continuellement, pendant longues années ; chaque nouvelle saison endémo-épidémique les ranime, les entretient et les perpétue. Il faut alors quitter le pays définitivement, ou pour deux ou trois ans, si l'on ne veut se laisser entraîner au tombeau par la dissolution sans cesse progressive de son économie.

Les quinze premiers jours de mars 1851 se rangent dans la même catégorie que les deux mois précédents ; nous observons, dans le cours de ce mois, 3 méningites cérébro-spinales, toutes trois mortelles ; les bronchites continuent à compliquer les rechutes de fièvre ; nous recevons une dizaine de pneumonies. A cette époque, au froid sec avaient succédé l'humidité et des pluies abondantes. Il est à remarquer qu'à Rome, c'est plutôt avec ces dernières conditions qu'avec la première, que coïncident les pneumonies.

La plupart des pneumonies que nous avons observées à Rome, par les temps humides, étaient catarrhales ou lobulaires ; il nous semble utile d'en dire un mot. Elles paraissent quelquefois succéder à une bronchite catarrhale occupant les deux côtés du thorax, et n'en être, pour ainsi dire, que la localisation et la concentration. Des bruits ronflants et des râles muqueux s'entendent dans les deux poumons ; la sibilation aiguë est un peu plus rare ; les bronches semblent trop humides pour produire ce dernier son. Quand l'affection tourne à la pneumonie lobulaire ou catarrhale, une fièvre vive s'allume, la respiration et la circulation s'embarrassent, il y a de la dyspnée, la face est vultueuse, le pouls large, plein, fréquent, ou concentré par suite de l'oppression des forces, et les crachats deviennent rapidement rouillés, safranés. L'auscultation du côté malade fait entendre des bruits ronflants, sonores et bruyants, répandus dans tout le poumon, et souvent, dans des espaces plus circonscrits, des râles muqueux gros ou fins. L'oreille ne perçoit quelquefois, à cette époque, aucun râle crépitant. C'est un point sur lequel nous insistons. Avec une attention extrême et une exploration de chaque point en particulier de la région pectorale, on découvre parfois, mêlés aux autres bruits sonores, quelques râles crépitants. Il est rare que celui-ci soit net, sec, comme cela s'observe dans nos pneumonies franchement inflammatoires de France ; il est ordinairement humide, et se rapproche du râle sous-crépitant de la bronchite capillaire, ou bien ses bulles sont mêlées à d'autres bulles de râle muqueux ; dans d'autres circonstances, enfin, c'est plutôt un bruit de taffetas qu'un véritable râle crépitant, les bulles étant rapprochées, peu distinctes l'une de l'autre, presque confondues. Dans cette pneumonie catarrhale, la dyspnée et les crachats sanglants apparaissent hâtivement ; la nature des crachats indique déjà bien positivement une pneumonie, alors que l'auscultation la plus attentive ne découvre tantôt aucune espèce de râle crépitant, tantôt un râle crépitant dénaturé. Le râle crépitant n'a donc pas, dans les pneumonies catarrhales de Rome, et ce sont les plus nombreuses, la même valeur séméiologique

que dans nos pneumonies de France. Cela n'excuse que bien peu les médecins romains, qui ne connaissent le premier mot ni de l'auscultation ni de la percussion, et ne peut certes légitimer cette parole étrange prononcée en pleine clinique médicale : que *Laënnec n'était qu'un charlatan.* Il reste à l'auscultation un vaste champ d'utile application dans la bronchite, dans la pleurésie avec et sans épanchements, dans la phthisie pulmonaire, qui certes n'est pas rare, enfin dans les maladies du cœur, affections dont le diagnostic est déplorable à Rome.

Dans trois cas de pneumonie, le souffle bronchique et même tubaire s'est manifesté trois à quatre jours avant le râle crépitant, et la pneumonie avait elle-même trahi sa présence par des crachats safranés, quelques jours avant l'apparition du souffle bronchique. Dans ces cas, il faut admettre une de ces trois suppositions : 1° que la pneumonie, d'abord centrale, n'est devenue superficielle que consécutivement; 2° que l'affection, d'abord disséminée dans quelques lobules et ne se trahissant que par des râles crépitants rares et étouffés par d'autres bruits, a envahi plus tard tout le parenchyme d'un lobe ; 3° que la pneumonie catarrhale peut exister sans râle crépitant, et que celui-ci se manifeste quand l'affection éprouve des modifications dans ses caractères. L'examen attentif de la maladie dans ses diverses périodes, la percussion, les caractères de ce râle ne nous ont pas permis de le considérer comme un râle crépitant de retour.

Ces trois pneumonies se sont accompagnées d'un état typhoïde et délirant fort grave qui a mis obstacle au large emploi des antiphlogistiques, dans l'emploi desquels, du reste, il faut toujours être réservé quand il s'agit de pneumonies catarrhales.

La pneumonie catarrhale nous a paru céder généralement, avec assez de rapidité, au double traitement antiphlogistique et émétique. Quelques cas ont été néanmoins assez longtemps réfractaires. Les crachats cessent très-vite d'être sanguinolents, mais la dyspnée et la fièvre persistent davantage. On doit insister six à sept jours sur l'émétique, qui est d'ordinaire bien supporté. Il ne faut pas non plus trop tarder de placer un vésicatoire ; ce révulsif, les boissons nitrées, l'émétique à petite dose et uni à l'opium, ou le kermès, achèvent la guérison commencée par les antiphlogistiques et l'émétique à forte dose. On devra quelquefois agir sur le tube intestinal, surtout quand il existe un état typhoïde. Il est d'autant plus nécessaire d'attaquer vivement cette pneumonie, quand elle se prolonge, qu'elle marche alors insidieusement vers l'état chronique, contre lequel nous possédons peu de ressources.

Les saignées ont été le plus souvent couenneuses au plus haut degré. Chez un de nos malades, la couenne avait 1 centimètre d'épaisseur ; nonobstant, le caillot n'était pas beaucoup rétracté. Nous n'avons jamais été obligé de dépasser 4 phlébotomies chez le même sujet. Les ventouses scarifiées ont presque toujours accompagné les évacuations générales. Dans l'administration de l'émétique, nous n'avons jamais franchi 6 décigrammes ; le sujet auquel nous avons prescrit cette dose l'a parfaitement toléré. Le plus souvent, mais pas toujours, nous aidons à la tolérance par l'adjonction de 12 gouttes de teinture d'opium.

Nous terminerons cet aperçu médical, en jetant un coup d'œil sur les probabilités de l'endémo-épidémie de 1851. La salubrité relative des diverses casernes est aujourd'hui parfaitement connue; le danger des gardes montées aux portes et surtout à certaines portes de la ville est également une vérité acquise. A l'aide de quelques boissons alcooliques supplémentaires, de prescriptions hygiéniques rigoureusement observées, de la défense de dormir hors du corps-de-garde; enfin avec le secours de manteaux de factionnaires, même en plein été, manteaux dont le port ne serait pas facultatif, mais ordonné pour la nuit ; enfin en choisissant avec discernement le local destiné au corps-de-garde, on diminuerait certainement le danger de ces postes. Il ne serait pas non plus sans utilité de faire monter alternativement la garde des portes les plus insalubres par les différents corps de la garnison ; en examinant la question de près, on ne tarde pas à se convaincre que cette mesure n'aurait pas seulement pour résultat de disséminer l'intoxication sur un plus grand nombre de régiments, ce qui ne constituerait réellement pas un grand bénéfice, mais aussi de rendre l'imprégnation moins profonde, puisque la cause morbide agirait moins souvent sur le même individu.

D'autre part, en abandonnant, autant que cela est permis au point de vue militaire, les casernes dont l'insalubrité est prouvée par l'expérience, on réduirait certainement de moitié, peut-être des deux tiers, le nombre des hommes atteints par l'endémo-épidémie. Ainsi donc, avec 500 hommes de moins à l'effectif de l'armée, on disposerait d'un pareil nombre de bayonnettes, et on serait surchargé de moins d'*impedimenta*. C'est donc un problème à la fois économique, politique et militaire, que la médecine peut résoudre ici. Eh bien ! le croirait-on, un chirurgien et médecin en chef d'armée n'a pas trouvé de place dans la commission de *logement et casernement ?* La salubrité ne serait-elle plus une des conditions les plus importantes à étudier quand il s'agit d'asseoir une habitation? Ou bien le premier venu, malgré son ignorance complète dans la matière spéciale et des connaissances générales le plus souvent insuffisantes, serait-il plus apte que l'homme de l'art à juger une question médicale ? Non, ce n'est rien de tout cela. Nous sommes une dépendance, une annexe de la haute administration militaire, et c'est elle qui nous représente, même en tant que médecins. Elle s'approprie notre expérience, notre observation, et les transmet plus ou moins dénaturées à l'autorité supérieure, en lui en réclamant souvent la récompense pour elle-même.

Parmi les améliorations qu'ont successivement introduites dans le régime hospitalier, les soins éclairés de plusieurs intendants et surtout la sollicitude incessante de M. Lacauchie, nous citerons la mise en usage d'effets d'habillements spéciaux, capotes et pantalons. Les premières sont des capotes d'infanterie hors de service ; les seconds sont confectionnés avec des manteaux de cavaliers également réformés. Chaque malade a, en outre, un bonnet de coton, des chaussettes de laine et des pantoufles. En traçant l'histoire des hôpitaux militaires de Rome, nous avons fait sentir l'utilité de ces effets.

Les hôpitaux Saint-Dominique et Saint-André étaient les seuls ouverts au commencencement de l'endémo-épidémie. Le couvent Sainte-Thérèse, déjà occupé l'année dernière, a été mis à notre disposition le 13 août. Mais le nombre des malades croissait avec une si grande rapidité que ces trois établissements se sont bientôt trouvés trop étroits. M. Lacauchie n'en dut pas moins faire les instances les plus vives, pour qu'on ouvrît Saint-Bernard, autre établissement également occupé par nous en 1849. L'état d'infimité dans lequel est reléguée la médecine militaire est tel, que l'élément administratif domine de beaucoup l'élément médical. Il n'est pas toujours facile de faire admettre cette vérité si simple et pourtant si souvent méconnue : un hôpital est un établissement destiné à traiter des malades, et non pas un local où l'on conserve des meubles et où l'on remplit des registres.

Saint-Bernard, ouvert le 6 septembre, a été fermé le 30 du même mois ; Sainte-Thérèse le 24 octobre. La réduction a été poussée plus loin encore à la fin de l'année 1850 : Saint-Dominique a été fermé et Saint-André restera le seul hôpital de Rome jusqu'à la prochaine saison endémo-épidémique. L'administration s'est trouvée ainsi singulièrement simplifiée, et l'on a réalisé une notable économie; mais dès février 1851 le nombre des malades ayant dépassé les prévisions de l'autorité administrative, non pas les nôtres, il a fallu mettre des lits dans des corridors froids, malsains, dans des chambres glaciales et mal exposées, tandis que Saint-Dominique possède une foule de cellules qui réunissent les meilleurs conditions.

Le personnel médical s'est composé de MM. Mayer, Molard, Beylot, Jacquot, Lasserre, médecins de l'armée. MM. les chirurgiens Pétronelli, Mignot, Bernet et Renard ont été provisoirement chargés du service des fiévreux.

L'année 1850 s'est ouverte sous la présidence de MM. Faure-Villard, Lacauchie et Rollin, officiers de santé en chef; puis cette triple direction s'est réunie dans les mains de M. Lacauchie, dont le pouvoir médical s'étendait sur le personnel des hôpitaux et des régiments. Au 1er janvier 1851, on a décapité notre pauvre corps toujours si maltraité, en supprimant les fonctions de son seul chef direct et normal. Adieu la centralisation scientifique, adieu le rapprochement des officiers de santé des corps et des hôpitaux, adieu les échanges d'observations qui faisaient profiter même des fautes d'autrui, adieu nos réunions hebdomadaires dans les salons de notre président, véritable petite académie dont les séances étaient si bien remplies ! L'élément administration a encore ici étouffé, absorbé, annihilé l'élément médecine.

Pour être complet, nous devons quelques mots sur le service des blessés et des vénériens. Le premier a toujours été conservé par M. le chirurgien-major Petronelli, depuis les ambulances de quartier général de Santucci, dont il était chirurgien en chef. Le second était confié à M. Renard.

Nous sommes redevable à l'obligeance de M. Petronelli, de la communication de ses rapports mensuels, desquels nous extrayons les documents qui suivent. Nous regrettons de ne pouvoir donner un tableau complet du mouvement, comme nous l'avons fait pour les fiévreux ; mais n'ayant pu dégager par mois les 111 vénériens qui ont été admis dans le service de M. Petronelli, nos chiffres détaillés porteraient sur une réunion d'affections différentes, ce qui ne remplirait pas notre but.

385 blessés sont entrés à l'hôpital dans le cours de l'année ; parmi ce nombre, on a constaté 9 décès dont voici l'indication :

1° Blessure de l'artère crurale ;

2° Carie du coude, érysipèle ;

3° Érysipèle gangréneux à la cuisse ;

4° Tubercules et carie ;

5° Pourriture d'hôpital et hémorrhagie ;

6° Fracture du crâne ;

7° Abcès par congestion, carie vertébrale ;

8° Arthrite coxo-fémorale purulente ;

9° Coup de feu dans la tête.

La pourriture d'hôpital s'est déclarée en mai dans le service des blessés placés au rez-de-chaussée de l'hôpital Saint-Dominique, composé de salles vastes et belles, mais un peu humides et mal aérées. Les malades atteints ont été immédiatement isolés, mais la maladie n'en a pas moins pris une telle extension que toutes les plaies se sont plus ou moins ressenties de l'épidémie régnante. Elle a manifesté sa première apparition sur un vésicatoire, puis elle n'a pas tardé à produire les plus grands dégâts dans des plaies déjà graves par elles-mêmes ; ainsi, un sujet a succombé aux énormes ravages de la pourriture d'hôpital qui, s'étant mise dans une plaie contuse du front, avait dénudé les os et produit des hémorrhagies fort difficiles à réprimer. Les vers qui s'étaient développés par milliers sur la plaie ont résisté au camphre, mais ont disparu rapidement par la solution de bichlorure de mercure. Une affection cérébrale a hâté la mort de ce malade. Un autre militaire a guéri après la dénudation d'une grande partie des os crâniens, dont les téguments protecteurs avaient été rongés par la pourriture d'hôpital. Un pariétal tout entier a été éliminé, excepté sa table interne, en trois ou quatre fragments, dont un porte même quelques portions de la table interne. La régénération osseuse s'est faite assez rapidement. Un sujet opéré de paraphymosis quelques jours avant l'apparition de l'épidémie, a perdu à peu près toute la verge, qui, envahie par la pourriture d'hôpital, a dû être retranchée à deux centimètres de son insertion. Chez un homme atteint de fracture de la jambe avec sortie des fragments qui avaient traversé les téguments et le pantalon, les accidents sont devenus assez graves pour nécessiter l'amputation ; des pseudo-membranes molles revêtant le moignon, ont fait craindre que la pourriture d'hôpital ne s'en emparât ; la surface n'a heureusement pas tardé à se déterger, et l'amputé a guéri.

Les soins hygiéniques ont été l'objet de la sollicitude de M. Petronelli dès que l'épidémie s'est déclarée. Les topiques auxquels il a eu recours sont le nitrate acide de mercure, l'eau vinaigrée, le quinquina. Chez un malade pour lequel une petite opération était nécessaire, M. Petronelli a espéré éviter la pourriture d'hôpital en employant la potasse préférablement au bistouri, mais l'influence de l'épidémie ne s'en est pas moins fait sentir.

Parmi les cas les plus remarquables qui se sont présentés, nous citerons les suivants :

1° Guérison, avec trois pouces de raccourcissement d'une fracture du fémur, près du col, par arme à feu (1).

2° Un militaire reçoit un coup de stylet un peu au-dessous de l'ombilic et à droite; des excréments sortent par la plaie abdominale; le malade rend plus de deux litres de sang par l'anus; la plaie est pénétrante. Applications froides sur le ventre; antiphlogistiques; le malade reste deux jours dans un état très-alarmant; guérison.

3° Un soldat du 13e léger entre à l'hôpital le 19 novembre, se plaignant depuis dix jours d'une arthrite coxo-fémorale droite, dont le développement semble spontané. Les douleurs sont atroces le 21; réaction des plus vives; sangsues; trois saignees qui toutes sont couenneuses; émétique à haute dose. Le 26, frissons, symptômes de résorption purulente; on essaye le sulfate de quinine; mort le 2 décembre. Autopsie (je copie M. Petronelli) : « Collection de pus dans l'articulation; il est crémeux, de bonne nature; la membrane synoviale est entièrement détruite; une partie du liquide a traversé la capsule iléo-

---

(1) Ce cas nous reporte à une discussion soulevée par M. Marchal (de Calvi) dans le dernier volume des MÉMOIRES DE MÉDECINE MILITAIRE, au sujet de plusieurs cas analogues cités par M. Quesnoy, qui les a recueillis pendant l'expédition de Zaatcha. M. Marchal (de Calvi) persiste néanmoins à professer, avec M. Baudens, que les fractures du fémur par un projectile de guerre nécessitent rigoureusement l'amputation. Nous avons été témoin de plusieurs faits qui ne nous permettent pas d'être aussi absolu que notre savant inspecteur M. Baudens, et que l'éloquent professeur du Val-de-Grâce.

Les résultats obtenus par M. Quesnoy tendraient même à établir, — si on pouvait tirer de peu de faits une conclusion définitive, — que la temporisation dans les fractures de la cuisse par armes de guerre, donne plus de chances de salut que l'amputation, je ne dis pas de la cuisse, mais de l'une ou l'autre portion du membre pelvien. Ainsi : 5 fractures de cuisse, temporisation ; 4 guérissent, le 5e meurt du choléra quinze jours après l'opération. 1 fracture de la cuisse, amputation, mort. 5 fractures de jambe, 3 morts par suite de l'opération, 1 mort du choléra, un seul guéri.

fémorale, les muscles obturateurs, l'aponévrose qui revêt le trou ovale, et forme dans le petit bassin une collection assez considérable. »

4° Un militaire entre atteint de hernie inguinale étranglée depuis plus de quatorze heures : le taxis a échoué à plusieurs reprises. M. Petronelli fait placer le malade dans un bain, où il reste trois heures; au sortir du bain, il est couché sur un brancard, les jambes fléchies; pendant qu'on lui pratique sur le ventre des affusions froides continues, M. Petronelli persiste dans le taxis. Cette manœuvre, qui lui a souvent très-bien réussi, a eu le même succès.

Parmi les opérations graves pratiquées à l'armée d'Italie, nous signalerons les plus importantes seulement :

Une ligature de l'artère crurale qui avait été lésée; mort (M. Petronelli).

Amputation de la jambe; guérison (*idem*).

Trépanation du sternum pour une carie de cet os (M. Philippe); mort.

Enfin, nous avons nous-même, quand nous remplissions, à Civita Vecchia, les doubles fonctions de médecin et de chirurgien en chef, amputé avec succès un bras entièrement broyé par une machine à vapeur. L'amputation a dû être faite le plus haut possible, les fêlures de l'os remontant presque jusqu'au col chirurgical, et les téguments se trouvant ecchymosés, lacérés, écrasés jusqu'aux environs de l'article. Ce marin était resté douze ou seize heures en mer, sur un bateau du commerce privé de chirurgien. Une étoupade épaisse avait arrêté l'hémorrhagie. Les os du coude et les parties molles ne formaient plus qu'une bouillie; tous les muscles de la face antérieure de l'avant-bras avaient été enlevés par le balancier de la machine. Le sujet se trouvait dans un tel état de prostration, d'hyposthénie, d'accablement, que je n'ai pas voulu recourir au chloroforme. Pendant la demi-heure qui a suivi l'opération, ce marin, couvert d'une sueur froide et visqueuse, les extrémités glacées, le pouls imperceptible, tous les téguments pâles, les battements du cœur à peine saisissables, s'est trouvé dans un état semi-syncopal fort alarmant. Je crois que la chloroformisation l'eût tué. La guérison a été rapide.

Nous arrivons au service des vénériens confié à M. Renard, chirurgien aide-major.

Nous avons signalé, en 1849, quelques particularités dans la marche de la syphilis : rapidité d'apparition des accidents consécutifs, surtout des syphilides; rareté des urétrites comparativement aux chancres; existence incontestable des bubons d'emblée; mauvais caractère qu'affectent souvent ceux-ci quand ils ont été ouverts.

En 1850, les syphilides ont continué à se montrer d'une manière prématurée; on a plusieurs fois observé des taches cuivrées nombreuses chez des sujets dont la syphilis remontait à un mois et demi ou à deux mois, et qui n'avaient jamais été atteints antérieurement par la vérole. Chez un plus grand nombre, l'interrogation a fait découvrir qu'il y avait eu intoxication à une époque plus ou moins reculée. On peut penser ici que ces syphilides ont été produites par le virus de la première vérole, et que la dernière maladie n'a agi qu'en réveillant l'activité de ce virus, pour ainsi dire; mais, dans le premier cas, il est bien clair qu'un mois et demi ou deux mois d'intoxication ont suffi pour faire naître ces taches syphilitiques. Celles-ci, selon l'observation de M. Renard, peuvent se montrer lorsqu'il existe encore des chancres. Ceux qui sont indurés ou dont la vaste surface envahit le gland et le prépuce, au dos de la verge, lui paraissent surtout favoriser l'apparition prématurée des syphilides.

Les syphilides papuleuses et tuberculeuses ont une apparition plus tardive. Chez les sujets scrofuleux, elles se sont montrées extrêmement opiniâtres.

Les exostoses sont très-rares.

L'iritis syphilitique a été fréquent en 1849; un certain nombre de militaires ont perdu un œil. En 1850, cette affection s'est beaucoup plus rarement montrée.

Les douleurs syphilitiques sont très-communes. M. Renard, de qui nous tenons ces renseignements, les traite avec succès avec l'iodure de potassium. Quand ces douleurs sont profondes, fixes et assez vives pour amener l'insomnie, huit jours suffisent, le plus souvent, pour les faire disparaître; au contraire, elles sont beaucoup plus rebelles lorsqu'elles présentent les caractères suivants : mobilité erratique, subacuité, peu de douleur.

M. Renard à Rome, et Bartharez à Civita-Vecchia, n'ouvrent les bubons qu'avec le caustique de Vienne. Notre pratique a été la même lorsque nous avons provisoirement cumulé, à Civita-Vecchia, les doubles fonctions de médecin et de chirurgien en chef. L'ouverture avec le bistouri a donné des décollements si étendus, si réfractaires à tout traitement, qu'il a fallu renoncer à ce dernier mode chirurgical. Chez les individus scrofuleux, il est maintes fois arrivé que les glandes de l'aine se sont considérablement développées et que, malgré tous les efforts, la cicatrice n'a pu s'établir dans les sillons et les culs-de-sac compris entre les glandes tuméfiées. Nous avons eu nous-même dans notre service un officier dont la plaie n'était pas encore cicatrisée après un an. Très-souvent il ne persiste qu'une fistule, mais le décollement est étendu, et la surface des glandes donne un pus séreux que les injections de n'importe quelle nature ne parviennent pas à tarir. Il faut, dans ces cas, dit M. Renard, détruire toutes les glandes tuméfiées avec le caustique de Vienne; ce chirurgien militaire n'a pas craint, dans ces circonstances, de revenir jusqu'à dix à quinze fois à l'application du caustique. Quand toutes les glandes malades ont été enlevées, la cicatrice s'établit rapidement. C'est ce qui est arrivé à l'officier dont nous avons parlé plus haut.

Les bubons ouverts ont plusieurs fois revêtu le caractère gangréneux.

Les bubons d'emblée se sont plus rarement montrés que l'année dernière.

La gravité générale de le syphilis a diminué; nous ne dépassons pas aujourd'hui le niveau habituel de gravité qui existe en France. J'ai cependant perdu, à Civita-Vecchia, un homme atteint de vérole.

L'iodure de mercure est la préparation employée. La pratique de MM. Lacauchie et Renard réprouve la cautérisation des chancres. M. Lacauchie pense même que non-seulemet il faut respecter ces émonctoires pathologiques, mais favoriser le travail de dépuration en appliquant un vésicatoire au bras du syphilitique.

La source principale de la syphilis est le fractionnement, l'isolement de petits groupes de militaires, et l'affectation d'un même local à plusieurs usages, circonstances qui rendent facile l'introduction des filles dans les quartiers. Une douzaine d'hommes s'intoxiquent facilement avec la même femme, dans une seule nuit.

Les deux principaux hôpitaux de Rome ont eu pour pharmaciens en chef MM. Gillet et Dusseuil. Ces deux officiers de santé et M. Monsel ont fait l'analyse quantitative des deux sources thermales de Viterbe, dont l'une est sulfureuse, l'autre ferrugineuse.

La proximité de Viterbe devait naturellement engager à y envoyer les hommes dont l'état réclamait l'usage des eaux thermales. Soixante-huit hommes y ont fait une saison, du 25 avril au 5 juin, sous la direction médicale de M. Beylot. On a dû se contenter de cette saison trop hâtive, pour que l'établissement pût être livré aux baigneurs à l'époque habituelle. Mais les pluies, le froid, le mauvais temps ont apporté beaucoup d'obstacles à la prise régulière des eaux. Parmi les hommes traités se trouvaient 50 rhumatisants dont 10 ont été guéris, 40 soulagés. Nous ne pouvons entrer dans aucun détail au sujet des autres affections. M. Beylot a fait un rapport détaillé au conseil de santé, sur les résultats qu'il a obtenus et qu'il considère comme médiocrement encourageants. L'analyse des eaux a été envoyée à la même adresse, et de là à l'Académie.

XV.

ÉTUDES CRITIQUES SUR L'ÉCOLE MÉDICALE DE ROME.

§ I. — MALADIES DE LA POITRINE.

A M. Michel Lévy, médecin inspecteur, membre du conseil de santé des armées et de l'Académie nationale de médecine de Paris.

Nous devrions peut-être placer en tête de ces études une diatribe dirigée contre la médecine française par le docteur Puccinotti, dans un appendice à son TRAITÉ DE MÉDECINE LÉGALE. Ce serait un contraste assez piquant que celui des injures prodiguées à nos savants et de la manière étrange dont l'art est compris par les savants de Rome. Mais nous supposons qu'on verra bien sans cela de quel côté sont *les oreilles d'âne*, et quels sont ceux qu'il convient le mieux de ranger parmi *les singes et les oisons*, ou des médecins français quand ils imitent par hasard les médecins italiens, ou des médecins italiens quand ils imitent les médecins français. Nous désirons éviter toute personnalité, plaindre les individus et ne blâmer que l'école, considérée comme enseignement, doctrine et direction. Les élèves sont sans doute excusables d'ignorer des procédés qu'on ne leur enseigne point ; mais, devenus praticiens et conséquemment leurs propres maîtres, ils doivent puiser à toutes les sources; c'est ce qu'ils ne font jamais. Je ne connais pas, dans toute la ville de Rome, un seul médecin qui pourrait donner à Puccinotti le malin plaisir de le loger dans *la cage aux singes et aux oisons*. De l'auscultation, de la percussion, pas une notion, pas un mot à Rome. Telle est la triste vérité.

Pas de critique générale; des faits, rien que des faits. Un mois de fréquentation assez assidue de l'hôpital romain de Santo-Spirito, des visites irrégulières au même établissement, notre clientèle civile, assez restreinte, il est vrai, à

Rome et à Civita ; enfin, nos relations amicales avec plusieurs médecins de ces deux localités, ont suffi pour nous fournir une ample moisson. Nous serions accablé sous les matériaux si notre champ était plus vaste.

Le 9 juillet 1851, entre dans les salles de la clinique un sujet présentant les symptômes suivants : deux jours d'invasion, début par un frisson, puis fièvre ardente accompagnée d'une douleur vive à l'hypocondre gauche et de gêne de la respiration. A son entrée le malade présente : fièvre intense, toux petite, sèche, peu fréquente, exaspérant la douleur de l'hypocondre gauche, douleur qui remonte presque jusqu'au téton, mais dont le siége est surtout au-dessous des côtes ; pouls fréquent, fort, plein ; décubitus droit ; respiration courte, gênée. Diagnostic : *splénite aiguë*. Ces symptômes vont en s'exaspérant ; la langue est sale ; les urines chargées, rougeâtres ; le pouls finit par devenir petit et faible ; agitation, inquiétude ; diarrhée ; l'intelligence reste nette pendant quelques jours, puis survient du subdélire le soir et la nuit ; saignement du nez ; le malade, presque dès son entrée à l'hôpital, ne peut plus s'exprimer qu'à l'aide de phrases courtes prononcées à voix basse ; la respiration est de plus en plus gênée ; accablement, adynamie. Dans les derniers temps, le décubitus droit est lui-même pénible, puis impossible, et le malade reste assis, courbé en avant. Splénite aiguë. Le traitement a été le suivant : 2 petites saignées, l'une au bras, l'autre au pied gauche, ce côté devant être choisi dans la splénite, de même que la saignée du côté droit est indiquée dans l'hépatite, comme le professeur a soin de l'indiquer dans ses leçons (1) ; 2 applications de 20 sangsues chacune sur l'hypocondre ; un minoratif ; puis potions avec digitale, médicament qui est donné comme hyposthénisant. Dans les derniers jours, lorsque le pouls faiblit, que les forces tombent, que les exacerbations vespériennes s'accompagnent d'un peu de délire, le professeur déclare qu'un état nerveux a succédé à un état inflammatoire. Il est opportun de prévenir qu'il existe une bonne douzaine de maladies ou d'états pathologiques qui, au point de vue de la doctrine romaine, se succèdent, se mêlent, alternent. L'eau distillée de laurier-cerise est prescrite contre cet état nerveux. — Entré le 9, le sujet succombe le 16.

Dès les premiers jours, j'avais appliqué *ma grande oreille d'âne* sur la poitrine du malade, et j'avais perçu de l'égophonie ; puis la percussion n'avait pas tardé à me montrer un épanchement qui s'élevait plus haut que le téton ; enfin, le refoulement du cœur à droite n'avait pas échappé à l'auscultation. C'est là un diagnostic d'élève de deuxième année ; rien au monde de plus facile ; cette *gymnastique*, comme l'appelle Puccinotti, est à la portée des plus simples et des plus débiles.

Autopsie : épanchement très-considérable dans la plèvre gauche, tapissée de

---

(1) Un lauréat de Saint-Esprit, avec lequel nous nous sommes trouvé en consultation quelque temps après, voulait toujours saigner du côté gauche, parce qu'il s'agissait d'une maladie du cœur et que cet organe est à gauche.

fausses membranes, surtout à la base, sur le diaphragme; la sérosité est mêlée de flocons albumineux. Le poumon est revenu sur lui-même; le cœur est refoulé à droite. Rate de dimension normale, un peu molle.

C'était tout bonnement une pleurésie! elle siégeait surtout dans la région diaphragmatique, d'où la douleur dans l'hypocondre gauche.

Voilà ce à quoi sert *une grande oreille d'âne!*

Quelque temps après, voici venir, dans un autre service professoral, un sujet atteint d'emphysème pulmonaire: voussure, sonorité anormale, gêne de la respiration, qui est grosse, un peu craquante, à bulles inégales. Saignées, saignées!... La dyspnée augmente... c'est parce que l'inflammation poursuit son cours... saignez, saignez toujours. — Un élève de cinquième année, avec un petit coup de doigt et en appliquant deux minutes *son oreille d'âne*, eût diagnostiqué un emphysème.

Les médecins romains ne distinguent la pneumonie et la pleurésie que dans les cas bien tranchés et arrivés à leur développement; la pleurodynie est elle-même confondue assez souvent avec la pleurésie, et *vice versâ*. C'est néanmoins avec étonnement que nous avons trouvé dans le compte rendu de la clinique (1), œuvre du professeur même, une *pleuritis vera* avec *expuitio sanguinea* (p. 80), et une *pleuritis biliosa* avec *sputa subcruenta* (p. 17). Cela nous donne fort à penser que ces pleurésies pouvaient bien être des pneumonies. En juillet, entre à Saint-Esprit un malade dont les crachats sont safranés; on diagnostique une pleurésie : 2 purgatifs, 2 saignées. Dans ces circonstances, l'erreur est moins pardonnable; si on méprise les procédés de l'auscultation et de la percussion, qu'on tienne au moins compte des signes sur la valeur desquels la médecine de tous les pays est édifiée depuis si longtemps. Ici nous ne pouvons nous empêcher de blâmer, tandis qu'au contraire nous avons pu nous contenter de plaindre nos confrères romains des erreurs inévitables dans lesquelles ils tombent journellement par leur ignorance de si précieux instruments de diagnostic.

M. Charlon, chargé alors du service sanitaire près les troupes françaises stationnées à Frascati, est appelé chez un malade d'une localité voisine. Le malheureux a subi déjà dix-huit saignées, le médecin parle d'une dix-neuvième et croit le sujet phthisique; il y a un peu de fièvre, de la toux, la respiration est très-embarrassée; c'est, dit-il, un reste d'inflammation qu'il faut éteindre. La percussion montre immédiatement à M. Charlon un épanchement pleurétique très-considérable et passé à l'état chronique.

A Rome, comme nous l'avons dit dans notre compte rendu de l'état sanitaire de l'armée en 1850, les épanchements pleurétiques sont souvent insidieux, apyrétiques, et atteignent un très-haut degré sans avoir suscité des phénomènes bien

---

(1) SPECIMEN DE RATIONE MEDENDI IN ROMANO CLINICO INSTITUTO, Romæ, 1850, in-4°.

inquiétants pour le malade, voire même pour le médecin. Il faut donc les découvrir et les combattre dès leur origine, chose à peu près impossible sans le secours de l'auscultation et de la percussion.

La *pleuritis spuria*, d'après les leçons cliniques de Saint-Esprit, est l'inflammation des muscles intercostaux et de leurs enveloppes. On voit des *spuria* presque partout où il existe une douleur pectorale. Cette *spuria* se convertit facilement en *pleuritis vera* par la propagation de l'inflammation à la plèvre. Pour ma part, je confesse n'avoir jamais rencontré l'inflammation des muscles intercostaux; c'est tout au moins une affection fort rare. L'école romaine voudrait-elle parler de la pleurodynie, maladie *sine materiâ*? mais, certes, la pleurodynie est, par sa nature, essentiellement différente de la pleurésie; une inflammation ne se développe pas à son contact, par continuité de tissu.

Voici un exemple remarquable de ces fantastiques conversions d'une affection pectorale dans une autre, et en même temps un curieux échantillon des erreurs dans lesquelles l'ignorance de nos procédés de diagnostic entraîne inévitablement des hommes d'ailleurs recommandables à d'autres titres et placés avec justice au nombre des savants.

Un malade entre à Saint-Esprit en juin. La douleur pectorale attire seule l'attention; l'affection est donnée par le professeur comme siégeant dans les muscles. La maladie poursuit sa marche; on prononce alors le mot de pleurésie vraie. La douleur et la fièvre cèdent aux antiphlogistiques. Le professeur déclare que le sujet est entré en franche convalescence. J'examine le malade, et je trouve sous chaque clavicule tous les signes qui trahissent une caverne, à savoir gargouillement des plus prononcés, et parfois souffle caverneux et pectoriloquie. Les symptômes suscités par une pleurésie intercurrente se sont calmés, mais la désorganisation pulmonaire poursuit son cours. Nous sommes bien loin d'une convalescence. Cependant un petit mouvement fébrile avec exacerbations vespériennes persiste, le malade maigrit, les crachats deviennent puriformes; c'est alors qu'on inscrit le diagnostic : *suppuration du poumon*. En l'absence des ressources fournies par les procédés de Laennec et d'Avenbugger, il faudrait au moins tirer tout le parti possible des signes sensibles qu'on possède. C'est ce qui n'est pas fait. Pour savoir si le crachat est purulent, on le jette dans un verre d'eau ; c'est là tout, et ce n'est certes pas assez. Il n'est question ni de la réaction avec l'ammoniaque, ni de la combustion à la flamme d'une bougie, bien moins encore du microscope.

Le malade dont il est question, entré dans les premiers jours de juin, meurt le 29 juillet. Les deux poumons sont farcis, criblés de tubercules, la plupart en pleine suppuration, surtout au sommet. Au sommet du poumon gauche, existe une caverne où l'on pourrait loger un œuf de poule. Elle est remplie de pus. On trouve encore d'autres cavernes plus ou moins vastes. Quelques points sont hépatisés, par suite d'une pneumonie qui a accéléré la mort. Le poumon droit ne présente pas de lésions aussi avancées ; on trouve cependant au sommet trois cavernes assez grandes pour contenir chacune une noisette. Le péricarde est distendu par de la sérosité ; les ganglions bronchiques sont malades.

Le professeur fait pratiquer l'autopsie : messieurs, vous le voyez, la nécroscopie vérifie le diagnostic ; c'est bien une suppuration du poumon. — Le mot tubercule n'est pas plus prononcé après la mort que du vivant du sujet.

Certes, la phthisie ou tubercularisation pulmonaire est une affection bien établie, bien limitée, une, identique, une de ces affections, en un mot, dont l'individualité est le moins contestable. En serait-on encore aujourd'hui à Rome au point où nous nous trouvions nous-mêmes avant Laennec, que dis-je, avant Bayle ? Oui, c'est là qu'ils en sont et ils s'en flattent, car ceux qui ont quitté les obscurités et le chaos du passé pour les lumières du présent, eh bien ! ceux-là sont gratifiés des épithètes *d'oisons, de singes, de mimes et de grotesques !!!* C'est dans cette *cage* qu'on relègue sans doute l'infatigable Folchi, lequel dans son TRAITÉ D'ANATOMIE PATHOLOGIQUE (1) décrit les périodes de la tubercularisation pulmonaire, et a la prétention de tirer quelque lumière des lésions cadavériques !

Dans le SPECIMEN DE RATIONE MEDENDI dont nous avons déjà parlé, on trouve des faits semblables à celui que nous avons rapporté. Il est question (p. 13) d'une suppuration du poumon ; le malade a eu des hémoptysies, l'autopsie démontre des cavernes. Plus loin (p. 88) cependant, le mot tubercules est enfin prononcé : *affectio tubercularis secundi gradus.*

Il est inutile de dire que la phthisie pulmonaire n'est jamais reconnue ou présumée à son premier degré, qu'elle est rarement diagnostiquée à sa seconde période, et qu'on la méconnait même souvent à son troisième degré. Il faut un groupe de symptômes bien caractérisés et bien complets pour mettre le médecin sur la voie du diagnostic. On ne semble même pas avoir remonté avec soin de certains phénomènes à leur cause ordinaire et présumable ; ainsi, dans le SPECIMEN DE RATIONE MEDENDI, je trouve l'histoire de deux individus de misérable constitution, qui avaient présenté des hémoptysies. En considérant les mauvaises conditions hygiéniques parmi lesquelles ils vivaient, en ayant égard à la débilité de leur économie, le professeur arrive à poser le diagnostic suivant : hémoptysie passive ; on n'a pas l'air de soupçonner que des tubercules puissent se trouver dans le poumon et provoquer le crachement de sang.

Dans la période la plus avancée, la phthisie est souvent méconnue ; nous en avons eu de nombreux exemples sous les yeux. On sait que la phthisie est considérée comme contagieuse à Rome, et l'on n'a pas oublié que les règlements sanitaires prescrivaient autrefois des purifications qui allaient jusqu'à la combustion des meubles et effets, dans toute chambre où un phthisique était

---

(1) Folchi, EXERCITATIO PATHOLOGICA, SEU MULTORUM MORBORUM HISTORIA PER ANATOMEN ILLUSTRATA. 2 vol. in-8. 1840 à 1843.

mort. Aujourd'hui on est loin de cette sévérité, mais on croit encore généralement à la contagion. Il existe à Saint-Esprit une petite salle destinée aux phthisiques ; eh bien ! nous y avons rencontré des catarrhes pulmonaires chroniques, parmi les véritables phthisies tuberculeuses ; et, d'autre part, nous avons trouvé dans les salles communes, et mêlés aux autres malades, des individus atteints de phthisie tuberculeuse. On vient de lire la relation de l'autopsie d'un des sujets qui ont présenté ce dernier cas. Dans le service d'un autre professeur, l'auscultation nous a dévoilé jusqu'à 3 tuberculisations avec cavernes bien manifestes.

En juillet, entre à l'hôpital Saint-Esprit, dans un service professoral, un individu fortement constitué, mais pâle, amaigri, débilité. Il est malade depuis le milieu de l'hiver. Chez lui, et à l'hôpital du *Ben Fratelli*, on lui a pratiqué quinze saignées, sans compter les frictions stibiées et les vésicatoires. A son entrée à Saint-Esprit, on prescrit une seizième évacuation sanguine, pour remédier à la gêne de la respiration. On n'a, bien entendu, ni percuté, ni ausculté. Je pose mon oreille sur la poitrine : il existe des râles sibilants généraux qui rendent difficile la perception des bruits sous-claviculaires ; avec du soin et un peu d'habitude, on ne tarde cependant pas à découvrir qu'à droite l'expiration est prolongée, la respiration rude, accompagnée de craquement ; à gauche on saisit le râle caverneux et les craquements humides. La bronchite intercurrente se passe, et les signes stéthoscopiques qui indiquent la phthisie deviennent plus évidents.

C'est un spectacle navrant de voir ces pauvres phthisiques saignés à blanc et plongés ainsi dans une débilité qui hâte le terme fatal, tandis qu'avec un bon régime, réparateur mais prudent, et le soin de réprimer les pleurésies et les pneumonies intercurrentes, on prolongerait leur existence de plusieurs mois, de plusieurs années même. Qui s'aviserait de le nier ? Le diagnostic de la phthisie, dans ses commencements, est d'une importance thérapeutique capitale. Or ce diagnostic échappe à peu près toujours aux médecins romains. — Je ne multiplierai pas les exemples, quoique j'en possède plusieurs autres par devers moi.

La même ignorance qui fait saigner à outrance les phthisiques les fait également envoyer sous des climats qui leur sont essentiellement contraires. Un jeune Romain habitait une chambre garnie près de mon appartement ; sa phthisie *crevait les yeux ;* j'ai rarement entendu une plus belle pectoriloquie, un gargouillement plus manifeste. Cinq médecins romains l'avaient vu. On lui conseilla l'air vif des montagnes albanaises. Il s'en trouva fort mal et vint bientôt mourir à Rome (1).

---

(1) Ce jeune homme avait, jusqu'à l'époque dont nous parlons, habité la campagne à 3 milles de la porta Pia, lieu palustre, et souffrait depuis trois ans

Il existe une foule d'affections dans lesquelles l'auscultation et la percussion sont nécessaires. Nous avons eu dans notre service, à Saint-Dominique, un individu atteint de fièvre pernicieuse à forme pectorale ; la dyspnée était extrême, la fièvre ardente, la toux incessante, enfin la respiration éveillait des douleurs dans presque toute l'étendue de la poitrine. L'auscultation ne m'indiqua qu'un peu de râles sibilants. Je ne luttai contre tous ces symptômes, si alarmants en apparence, qu'à l'aide de ventouses sèches ; mais j'administrai largement le sulfate de quinine ; les phénomènes morbides tombèrent comme par enchantement, et très-peu de jours après son entrée, le malade se levait. Eh bien ! en pareil cas, un médecin romain, épouvanté par les désordres fonctionnels si intenses siégeant dans la poitrine, eût prodigué les saignées et tué peut-être son malade. Si la nature palustre de l'affection ne lui avait pas échappé, il n'en aurait pas moins dirigé un traitement antiphlogistique énergique contre l'inflammation thoracique, car, à Rome, existe le pernicieux usage de s'en prendre d'abord aux épiphénomènes, aux complications, à la forme de la fièvre, se réservant l'attaque de l'essence même de la maladie, lorsque celle-ci est simplifiée.

Il serait trop long de citer tous les cas dans lesquels l'ignorance de nos procédés opératoires conduit à des erreurs. En voici un dernier exemple : Un homme est frappé de deux coups de poignard, un de chaque côté de la poitrine, pendant que M. Charlon faisait le service sanitaire à Albano. Il paraît que les premiers symptômes observés n'avaient pas été assez caractéristiques ou assez bien interprétés pour résoudre cette question : la plaie est-elle pénétrante des deux côtés, superficielle des deux côtés, ou pénétrante d'un côté seulement, et, dans cette dernière supposition, est-ce celle de droite ou de gauche? Les plaies se cicatrisent, le sujet meurt. Une enquête médico-légale est ordonnée ; les médecins romains ont annoncé que la plaie a été pénétrante d'un côté ; M. Charlon percute, trouve de la matité précisément du côté opposé, et soutient que ce dernier est le siége de la plaie pénétrante. L'autopsie vérifie ce diagnostic.

On n'attend pas de nous la critique de la médecine romaine, au point de vue du diagnostic des affections du cœur, qui, chez nous, malgré le secours de l'auscultation et de la percussion, est encore entouré de grandes difficultés. Passez-moi l'expression, à Rome on *n'y voit goutte* dans les neuf dixièmes des affections du cœur. Rétrécissement des orifices, insuffisance valvulaire, différentes sortes d'hypertrophie, d'atrophie, de dilatation, bruits organiques ou fonctionnels et anémiques, etc.; ce sont là tout autant d'x qui ne peuvent être dégagés qu'à l'aide de procédés que Rome ignore.

Ouvrons de nouveau le SPECIMEN DE RATIONE MEDENDI :

« Dilatatio cavitatum sinistrarum cordis. » Il n'est pas question d'ausculta-

---

de fièvres rebelles. La phthisie marcha fort bien de pair avec la cachexie paludéenne.

tion ni de percussion. Voici comment le diagnostic est assis : « Alia enim denotabant dilatationem sinistri ventriculi, ut tussis, palpitationes cordis, animi defectus, pulsus motui cordis non respondentes; alia dilatationem auriculæ sinistræ, ut respiratio difficilis, sensus suffocationis, et impossibilis in sinistro latere decubitus. » Le malade est sorti rétabli ; la vérification manque conséquemment.

Page 4, dans une autre observation intitulée : *Dilatatio cordis cum hypertrophiâ*, le professeur revient sur la valeur de ces signes, à savoir que, dans l'hypertrophie du ventricule, il n'y a pas, comme dans celle de l'oreillette, impossibilité de se coucher sur le côté gauche, mais que cette hypertrophie ventriculaire s'accompagne d'anachronisme entre les pulsations des artères et du cœur, etc. Tous ces signes sont insuffisants, inconstants; ce n'est pas trop de toutes les ressources de l'auscultation et de la percussion pour fournir les éléments d'un diagnostic précis. Dans la confusion des différents états pathologiques organiques du cœur, il y a souvent plus de dommage pour la science que pour la pratique, quoiqu'il existe cependant des cas qui commandent des traitements tout opposés. Mais le danger est grand pour le malade, quand on confond les affections organiques avec celles qui sont purement nerveuses ou qui dépendent de l'appauvrissement du sang; or ces erreurs préjudiciables ne sont que trop fréquentes à Rome.

La méthode rasorienne pour le traitement de la pneumonie, c'est-à-dire le tartré stibié à hautes doses réfractées, avec recherche de la tolérance, découverte tout italienne, est loin d'avoir été repoussée par la pratique française par cela qu'elle était d'origine étrangère. Il y a plus : cette méthode, vulgaire chez nous, est presque inusitée aujourd'hui à Rome (1). On a gardé les erreurs théoriques de Rasori et de Tomasini, leur brownisme renversé, leur dichotomie étroite et aveugle, mais on a oublié ce que la pratique pouvait présenter de véritablement utile. Dans une pneumonie, on fera 6, 8, 10, et jusqu'à 15 saignées, on administrera tout autant de minoratifs, mais on ne recourra pas au tartre stibié. Et cependant, comme nous l'avons dit dans notre HISTOIRE MÉDICALE DE 1850, les pneumonies de Rome, lobulaires, catarrhales, exigent le tartre stibié plus impérieusement que nos pneumonies franchement et purement inflammatoires. La saignée abat la fièvre, mais laisse une queue qui ne peut être déracinée que par le traitement stibié et révulsif; si on s'obstine, dans ces sortes d'affections, à vouloir faire disparaître ces reliquats par les antiphlogistiques, on jette le malade dans la prostration et dans l'anémie. Ces pneumonies catarrhales se compliquent assez souvent, dès la première saignée, d'état adynamique et typhoïde,

---

(1) Feu Folchi, l'un des médecins les plus avancés de Rome, pense que le tartre stibié n'agit dans la pneumonie que par la révulsion exercée par l'estomac irrité. Il dit avoir été malheureux dans ses essais. V. HYGIENES ET THERAPIÆ GENERALIS COMPENDIUM, Roma 1830. 1 vol. in-8.

comme nous en avons cité des cas dans le même compte rendu de l'état sanitaire en 1850. Enfin, dans les circonstances où la méthode antiphlogistique usitée à Rome ne produit pas d'emblée ces graves accidents, toujours est-il qu'elle rend les convalescences longues, pénibles, pleines de dangers, surtout quand il s'agit d'individus débilités par la haute températture et par les fièvres de la saison estivo-automnale.

Ici se termine notre tâche de critique; nous la reprendrons à propos de la doctrine romaine considérée en général et de la doctrine spéciale relative à la pyrétologie. Nous mûrissons ce dernier sujet depuis dix-huit mois. La gravité de la question demande de longues méditations préalables. A Rome, on traite les fièvres comme nous les traitions il y a vingt ans en Algérie; c'est-à-dire que nous aurons beaucoup à critiquer; mais nous trouverons cependant dans la *pratique* romaine certaines méthodes thérapeutiques qui, dégagées de ce qu'elles ont d'exclusif et de généralisation aveugle, peuvent certes être proposées à l'imitation de l'école pyrétologique algérienne actuelle.

II. — PYRÉTOLOGIE.

La pyrétologie est bien arrêtée aux écoles de Paris et de Strasbourg, en ce sens, du moins, qu'on s'accorde sur le nombre des espèces à admettre dans le cadre nosologique : ce sont les fièvres éruptives, variole, rougeole, scarlatine, suette; la fièvre éphémère et la fièvre inflammatoire; la fièvre typhoïde qui résume en elle tant d'entités diversement dénommées par les anciens; les fièvres à quinquina intermittentes, rémittentes, subcontinues, simples ou pernicieuses; des fièvres dont l'origine est étrangère, peste, fièvre jaune, choléra, typhus fever, fièvre bilieuse des pays chauds; le typhus des camps et des hôpitaux; enfin la fièvre hectique, la fièvre puerpérale, la fièvre de lait. Les efforts de ces derniers temps ont surtout convergé vers ce but : faire rentrer dans la fièvre typhoïde les nombreuses fièvres essentielles, diversement nommées par les anciens.

A Montpellier, la centralisation de la fièvre typhoïde, qu'on me passe le mot, n'a point été aussi généralement admise, et des dénominations empruntées aux siècles passés, et que Paris considère comme surannées et oubliées, sont encore aujourd'hui dans la bouche de plus d'un professeur. Affaire de doctrine, réminiscence de l'ancienne école, dira-t-on; nous avons marché pendant qu'ils restaient en arrière. A notre sens, ce reproche est infiniment trop sévère : les deux écoles de Paris et de Montpellier ne se rencontreront jamais et ne doivent pas se rencontrer. Ce que l'on croit n'être qu'une affaire de théorie est souvent fondé sur la nature même. Le règne pathologique diffère déjà notablement à Paris et à Montpellier, localités situées sous des ciels qui offrent plus de dissemblances que d'analogies. Si les deux écoles s'entendaient jamais complétement, c'est que l'une d'elles ferait abstraction des faits et nierait *la* nature.

Poursuivez votre course vers des contrées plus méridionales encore, non pas en voyageur d'un jour, mais en praticien exerçant pendant plusieurs années sur un vaste terrain, et vous verrez que le règne pathologique se modifie de plus en plus profondément. Tantôt ce sont les mêmes maladies avec des physionomies symptomatologiques et des exigences thérapeutiques plus ou moins différentes; tantôt ce sont des espèces nouvelles qui apparaissent pendant que d'autres s'évanouissent. Et notez bien que ces métamorphoses et ces apparitions nouvelles ne s'échelonnent pas seulement suivant la latitude, mais aussi suivant la longitude, comme il est facile de s'en assurer en envisageant le choléra, la peste et la fièvre jaune dont le berceau, ou au moins l'origine principale, se trouvent dans trois parties du monde.

Un médecin qui n'a jamais exercé hors de son pays peut être un grand praticien et un savant dans sa localité; mais vous compromettrez et sa réputation et la santé des hommes, si vous voulez étendre ses principes et faire appliquer rigoureusement ses méthodes sous des climats notablement différents.

Arriver de Paris en Algérie ou dans les États romains et vouloir y exercer la médecine comme dans cette ville, c'est courir à des revers; essayer de faire rentrer toutes les espèces de maladies qu'on y observe dans les cadres de sa nosologie, c'est violenter la nature.

Trois années de séjour en Algérie nous avaient mis en garde contre une telle conduite; mais cette expérience n'aurait pas encore suffi pour nous faire éviter complétement l'écueil, si les inductions tirées de principes et de faits acquis n'étaient venus à notre aide. Il eût été imprudent de décréter *à priori* le règne pathologique de Rome, en prenant une sorte de moyenne entre celui de l'Algérie et celui de la France; ce procédé conduit sans doute à des résultats généraux exacts, mais il laisse échapper de grands ordres de faits tout entiers. Nous avons vu que la pathologie romaine diffère considérablement de celle de l'Afrique septentrionale, quant aux affections du foie et de l'intestin; les considérations dans lesquelles nous entrerons au sujet des maladies appelées à Rome *fièvre nerveuse* et *fièvre gastro-reumatique*, montreront que les différences ne s'arrêtent pas là.

Jusqu'ici nous nous sommes contenté d'observer, d'étudier, de décrire; après trois ans, il nous est peut-être permis de juger. Nous avons commencé par la critique de l'école romaine, relativement aux maladies des organes thoraciques; la tâche n'était pas difficile; mais ici elle devient beaucoup plus vaste, car si, dans les pays froids, les inflammations et les localisations résument une grande partie de la pathologie, dans les pays plus chauds ce sont les fièvres qui dominent.

NOSOLOGIE PYRÉTOLOGIQUE A L'ÉCOLE DE ROME. — Déclarons-le tout d'abord et nettement : tout n'est qu'obscurité et confusion dans cette nosologie; on attend encore la main qui débrouillera ce chaos, dégagera les éléments simples de ces amalgames informes, et fera enfin sortir des êtres et des espèces de ces épaisses ténèbres. Toute la classification repose sur les symptômes, le plus souvent même sur l'examen d'un groupe incomplet de symptômes, de sorte que tantôt la même espèce morbide est éparpillée dans trois ou quatre classes, selon que ses symptômes peuvent affecter trois ou quatre physionomies, tantôt des maladies essentiellement distinctes sont réunies en une seule espèce, quand il leur arrive éventuellement de présenter des analogies dans leurs phénomènes.

Cette critique générale sera justifiée à chaque pas, si l'on veut bien nous suivre.

Ouvrons le livre classique étudié à l'école de Rome (1), et faisons remarquer que ce livre est officiel, car le règlement universitaire impose un ouvrage à suivre à chaque professeur. Il fait loi, fournit son texte au maître et nourrit les élèves; ses doctrines sont dans la bouche de presque tous les médecins de Rome, dont la pratique est également en rapport avec ses indications. Il est d'ailleurs conforme à d'autres ouvrages consultés concurremment (2). Il est

---

(1) Institutiones medicinæ praticæ quas ad usum juventutis digressit Petrus Aloysius Valentini, etc. — 10 vol. in-8°. — 1827 à 1847. — Le dernier volume, postérieur de vingt ans au premier qui traite de la pyrétologie, s'arrête, tout comme celui-là, à un demi-siècle ou à un siècle en arrière de nous. Pas un mot d'auscultation ni de percussion; les maladies du cœur vont jusqu'à Corvisart, c'est-à-dire que leur étude s'arrête à Rome là où elles commencent dans le reste du monde médical. L'encéphalite n'est pas isolée de la méningite. Il n'est pas question de la maladie spéciale appelée ramollissement cérébral. Le cancer ne semble pas un produit à part; le cancer de l'estomac est décrit avec la gastrite, dont il est un accident. La phthisie est tuberculeuse, pituiteuse, ulcéreuse, consécutive à diverses maladies, aux scrofules, à l'asthme, à la syphilis. Le croup est confondu avec l'angine striduleuse; il est fort difficile de le dégager du fouillis dans lequel il se trouve perdu. Les symptômes sont décrits comme des maladies; on voit figurer les *maladies coma, crampes, aphonie*, à côté de l'apoplexie. Pas un mot des hydropisies produites par la gêne de la circulation veineuse, ni sur les recherches micrographiques indispensables pour saisir les premiers phénomènes de l'inflammation. La cirrhose et l'albuminurie sont inconnues. On admet encore l'érysipèle du poumon, mais c'est à peine si on distigue la pneumonie de la pleurésie, etc., etc. Il n'y a guère à Rome qu'un seul médecin, le docteur Pantaleoni, qui pratique plus ou moins la percussion et l'auscultation.

(2) Entre autres à Borsieri, qui est dans les mains de beaucoup d'élèves. La pyrétologie de M. Valentini est à peu près la répétition de celle de Borsieri. Depuis que M. Valentini a quitté la chaire de pathologie interne, le professeur a un peu délaissé son livre pour celui de Pierre Franck. C'est un progrès ma-

dû à un médecin laborieux, consciencieux, très érudit, digne de toute estime, mais savant, bien savant, comme on l'était il y a cinquante ou cent ans, et dont le vaste appétit n'a jamais mordu aux productions ni aux découvertes dont se glorifie notre siècle.

Voici la classification acceptée par ce livre :

Ordo. I. Febres intermittentes.

Genus I. Febres intermittentes puræ.

Species I. Quotidiana intermittens.
II. Tertiana intermittens.
III. Quartana intermittens.

Genus II. Febres perniciosæ nervosæ seu perniciosæ.

Species I. Quotidiana perniciosa.
II. Tertiana id.
III. Quartana id.
IV. Subcontinua id.

Ordo. II. Febres continuæ.

Genus I. Febres continuæ continentes.

Species I. Synocha.
II. Nervosa.
III. Synochus.
IV. Febres hecticæ.

Genus II. Febres continuæ remittentes.

Species I. Quotidiana continua remittens seu amphimerina.
II. Tertiana continua remittens seu tritæophya.
III. Continua remittens modo quotidiana, modo tertiana.
IV. Continua remittens intermittenti juncta, seu semitertiana, seu hemitritea.

La critique d'une telle nosologie se fait à première lecture ; aussi n'allons-nous entrer dans quelques détails qu'à propos des sujets qui peuvent nous fournir des considérations intéressantes.

---

nifeste ; mais il est à regretter qu'on n'accepte guère les idées de ce dernier, quand elles heurtent trop franchement les doctrines en vigueur à Rome.

On s'étonnera sans doute de ne voir figurer ni la fièvre jaune, ni la peste, ni le choléra, ni la fièvre typhoïde, etc. C'est que ces affections ne sont pas des individualités. Qu'on garde, du reste, son étonnement pour plus tard; j'avertis qu'il en faudra une forte dépense.

Laissons de côté les intermittentes. Quant aux pernicieuses, demandons-nous s'il ne serait pas préférable de créer des espèces d'après la physionomie de ces fièvres; c'est ainsi qu'ont agi les classiques. Une fièvre intermittente pouvant varier de type dans son cours, le type ne peut constituer une espèce; c'est une simple variété.

Fièvres continues continentes : synocha. — La synocha comprend nos fièvres inflammatoire et éphémère, aussi bien que tous les états fébriles dans lesquels la réaction est franche, comme cela arrive dans les premiers jours de beaucoup de maladies, lorsque celles-ci ne se sont encore ni localisées ni spécialisées ; aussi, d'après la doctrine que nous critiquons, voit-on la synocha, surtout *quand elle est mal traitée ou qu'il y a putridité des humeurs, dégénérer en autre maladie*, en synochus entre autres; or le synochus, comme nous le verrons bientôt, est une entité complexe qui comprend plusieurs affections. On fait donc une maladie à part, la synocha, des prodromes ou de la première période de plusieurs affections, et cela parce qu'on observe des phénomènes trahissant une vive réaction! Voilà une première grosse erreur commise par cette nosologie qui s'appuie sur les symptômes seuls ; mais cela n'est encore rien comparativement à ce qui va suivre.

Nervosa. — Au mot fièvre nerveuse, nous comprenons que nous entrons à l'étranger. A Rome, on appelle de ce nom la fièvre qui affecte surtout le cerveau et le système nerveux en général. J'ai recueilli un autre caractère en conversant avec les professeurs et les internes de Santo-Spirito; il réside dans la dissonnance des symptômes, par exemple, langue humide et soif vive, langue sèche et noirâtre sans soif, etc., etc. C'est une fièvre continue continente, mais qui peut devenir subséquemment rémittente sans changer de nature. Elle est d'une extrême irrégularité : tantôt très-aiguë, elle dure peu d'heures et se termine par la mort ; d'autres fois, sa gravité est bien moindre; enfin, sa marche est lente dans d'autres circonstances. Elle peut présenter tous les symptômes possibles, diversement combinés; du moment que l'axe cérébro-spinal trahira vivement l'offense qu'il a ressentie, ce sera une fièvre nerveuse. Pendant son cours, on peut observer : céphalalgie, insomnie, aliénation mentale, sopor, syncopes, soif, vomissements, anxiété précordiale, sueurs profuses, ictère, vomissements noirs, fuligo, bubons, charbons, pétéchies, taches lenticulaires, anthrax, gangrènes, parotidites, frénésie, angine, pleurésie, hépatite, diarrhée, etc. Un de ses caractères principaux réside dans la chute et l'anéantissement profond des forces : le pouls est petit, inégal ; les urines sont le plus souvent naturelles ; les yeux hagards ou défaits ; les symptômes nerveux dominent.

Soyons prudent ; ne nions pas qu'il n'existe à Rome une affection spéciale qu'on appelle fièvre nerveuse, affection inconnue chez nous ; faisons nos réserves à ce sujet ; mais entrons pleinement et franchement dans le domaine de la critique ; voyons si, au cas où cette affection existerait, on a su la reconnaître, l'individualiser, la démêler et la différencier des maladies voisines. Or il n'en est rien, car dans ce chaos indicible qu'on appelle fièvre nerveuse, le livre classique fait rentrer toutes les espèces suivantes :

1° L'éphémère maligne sporadique, et l'éphémère maligne qui est quelquefois contagieuse. L'éphémère gangréneuse d'Hippocrate est une fièvre nerveuse.

2° La suette miliaire, par exemple celle qui a régné en 1483 en Angleterre.

3° La peste, par exemple celle qui a ravagé Marseille en 1720.

4° Le typhus bénin et le typhus grave. (La lente nerveuse d'Huxam rentre dans les typhus.)

5° La fièvre jaune.

6° La fièvre catarrhale maligne (t. I, p. 273).

7° La fièvre typhoïde. L'individualité de cette affection n'est pas plus soupçonnée que celle du typhus fever. La dothinentérie n'est en effet nommée nulle part ; mais on peut la reconnaître en rassemblant quelques lambeaux de description épars. Enfin, on nous a fait voir, au grand hôpital Santo-Spirito, des intestins d'individus ayant succombé à la fièvre nerveuse, intestins marqués de belles et bonnes plaques dothinentériques.

Est-il possible d'imaginer une pareille confusion ? Quoi ! la peste, la fièvre jaune, la suette, et nous dirons bientôt (1) qu'il faut y ajouter la fièvre pernicieuse, tout cela n'est *qu'une espèce, qu'une seule maladie !* Et l'on fait des espèces différentes des fièvres intermittentes, selon qu'elles sont quotidiennes, tierces, quartes ! Bien plus, on fait deux genres des fièvres palustres, intermittentes et rémittentes, comme nous le verrons quelques lignes plus bas ! !

Mais ce n'est pas tout. Puisque l'entité fièvre nerveuse ne repose que sur l'examen de quelques symptômes, on doit s'attendre à trouver sous ce nom des affections organiques accompagnées de symptômes nerveux assez intenses pour entourer de quelque difficulté la recherche de leur siége. C'est ce qui arrive en effet : nous avons vu des affections de poitrine cotées fièvre nerveuse. Folchi, l'un des médecins de Rome qui avaient essayé de suivre la science, Folchi, auteur d'un livre d'anatomie pathologique (2) qui lui a valu les sarcasmes de ses confrères étonnés qu'on perdît son temps à écrire sur un *inutile résidu*, sur un *caput mortuum*, Folchi fait également rentrer le typhus des camps dans la fièvre nerveuse contagieuse pétéchiale et miliaire. Les principaux désordres ana-

---

(1) Dans notre lettre sur la fièvre nerveuse.

(2) Folchi. EXERCITATIO PATHOLOGICA, SEU MULTORUM MORBORUM HISTORIA PER ANATOMEN ILLUSTRATA. — 2 vol. in-8°. Rome, 1840, t. I, p. 20.

toniques de la fièvre nerveuse résident, d'après ce laborieux auteur, dans le cerveau et dans la moelle. En lisant ses observations de fièvre nerveuse spontanée, on reconnaît quelque chose qui ressemble fort à la méningite cérébro-spinale, et la nécroscopie vient pleinement justifier cette idée : méninges gorgées de sang, sérosité gélatineuse et lactescente dans les cavités, sur et entre les méninges cérébrales et spinales ; moelle vertébrale le plus souvent indurée comme un tendon et marquée de taches d'un rouge noirâtre. Dans une de ses observations, Folchi parle d'une membrane dense gélatineuse recouvrant toute la surface du cerveau.

Nous consacrerons plus tard une lettre spéciale à la critique de la fièvre nerveuse, en mettant la question sur le terrain de la pratique.

SYNOCHUS. — Le synochus est une fièvre qui dure deux ou trois septénaires ; il est formé de la synocha et du typhus ; à son origine, il ne diffère pas de la synocha, mais il s'en éloigne plus tard lorsque le typhus s'y adjoint. Les causes sont celles de la synocha, mais plus énergiques, et celles du typhus. Le synochus est quelquefois contagieux. Il atteint surtout les jeunes gens sanguins, débute par un frisson suivi de chaleur mordante, et présente, entre autres, les symptômes suivants : pouls fréquent, grand, dur, inégal, tandis qu'il est égal dans la synocha ; respiration fréquente, difficile, suspireuse ; urines crasseuses, troubles, mais sans sédiments, si ce n'est au déclin de la maladie, où elles laissent un dépôt blanc. La marche du synochus est continue et ascensionnelle ; bientôt on voit se déclarer : céphalalgie, vigil, somnolence, léger délire, débilité profonde, jactitation, décubitus dorsal, hémorrhagies diverses, tension hypogastrique, langue sèche et noire, etc. Je ne trouve dans le tableau de la maladie l'indication d'aucune tache, d'aucune éruption sur la peau. Ces symptômes se groupent différemment et s'accompagnent de divers autres phénomènes, selon que le synochus est sanguin ou bilieux, putride ou imputride. La putridité du synochus se reconnaît surtout à l'odeur des urines, des fèces, de la sueur, etc. Le synochus est une maladie inflammatoire. Les principales indications thérapeutiques peuvent ainsi se résumer : refrigerantia, diluentia, clysmata. Pour le dire en passant, ce dernier moyen intervient dans la thérapeutique de presque toutes les fièvres. — Pas un mot d'anatomie pathologique. A propos d'autres affections, on trouve quelques lignes ; mais ici, rien.

Certes, voilà encore une maladie qui, en tant qu'individualité, ne vaut guère mieux que cette fantastique fièvre nerveuse. On y trouverait probablement quelques formes ou quelques éléments de la fièvre typhoïde, et de certaines fièvres paludéennes. La synocha qui la précède n'est certainement que les prodromes et la première période de la maladie réelle.

C'est toujours la même classification d'après les symptômes. On comprend qu'en partant d'une pareille base, les espèces se soient indéfiniment multipliées ; aussi entend-on journellement parler à Rome de fièvre gastrique, gastro-reumatiques, gastro-nerveuse, gastro-vermineuse, gastro-stercoreuse, gastro-inflammatoire, gastro-bilieuse, semitertiane, hémitritée, synoque putride, etc., etc. Autre conséquence : les symptômes n'affectant pas la même physionomie dans toutes les périodes de la même affection, et les symptômes constituant la maladie pour les Romains, il a fallu bon gré mal gré professer, quand ces mutations dans les phénomènes ont lieu, qu'une maladie se convertit en une autre, dégénère en une autre, comme on dit à Rome. En effet, il n'est question que de gastrique dégénérée en nerveuse, d'intermittente dégénérée en synochus ou en nerveuse, de gastro-reumatique dégénérée de trois ou quatre façons, etc., etc. On parle même d'affections locales, de pneumonies par exemple, qui subissent des métamorphoses étonnantes. Bref, c'est un incroyable chaos de mots et d'idées.

Fièvres continues rémittentes. — Pour nous, la rémittence est le degré intermédiaire entre l'intermittence et la continuité; entre cette dernière et la rémittence se placent la subcontinuité et la pseudo-continuité qui est moins un type qu'un masque sous lequel se cachent des fièvres de nature palustre. La rémittence est le type qu'affectent les fièvres de marais des pays chauds, pendant la saison endémo-épidémique; aussi, dans de telles conditions, le mot *rémittence* implique-t-il presque toujours le recours au quinquina. A Rome, on professe que les subcontinues, réputées des intermittentes masquées, sont attaquables par l'écorce du Pérou, mais que ce médicament est contre-indiqué, à moins qu'à titre de tonique, dans les fièvres rémittentes. Une différence aussi tranchée, une opposition aussi entière sur un sujet pratique et d'application journalière, nous a tellement surpris, que nous avons d'abord pensé qu'il pourrait bien y avoir concordance au fond et malentendu dans les mots, à cause de l'acception différente donnée à la même expression à Rome et en France. Mais il n'en est rien, la définition de la rémittence par le professeur Valentini montre bien que le même mot représente la même chose : la fièvre rémittente est celle qui, ne présentant pas d'intervalles apyrétiques, mais ayant un cours continu, est coupée d'exacerbations le plus souvent vespériennes, dont le type est quotidien, tierce, quarte, simple ou double (1). En lisant la description des espèces, on voit que ces exacerbations peuvent présenter les trois stades des intermittentes (2).

Il n'y a donc pas à tergiverser : le remède que nous regardons comme le plus souvent indispensable dans une grande classe d'affections est considéré comme inutile et nuisible par les Romains.

Ils objectent qu'ils suivent Torti et que nous nous écartons des principes de ce grand maître. Torti excluait en effet le quinquina du traitement des fièvres rémittentes. Mais l'erreur des Romains est grossière, car Torti, comme le montre la définition ci-dessous (3), appelait subcontinues les fièvres que nous nommons

(1) *Loc. cit.*, t. I, p. 266, 267, 268.

(2) *Id.*, p. 268, 271, etc.

(3) Que les rémittentes sont celles qui sont caractérisées par une marche con-

rémittentes, et entendait par rémittentes nos fièvres continues non palustres, caractérisées par une marche accidentée de recrudescences irrégulières, comme fortuites, sans types, sans stades. Nous sommes d'accord avec Torti pour le fond, et les Romains n'ont de commun avec ce maître que la consonnance d'un mot auquel Torti donnait une signification opposée.

Certes Torti a eu grand tort en faussant ainsi l'acception du mot. Cela le jette dans maint embarras; par exemple, il ne peut s'entendre avec Morton, qui dit avoir guéri des rémittentes avec le quinquina; dans ce débat, Torti finit par s'apercevoir qu'il a bien pu, par la falsification d'un mot, donner lieu à un malentendu : *Ad tollendam prius æquivocationem, quæ meâ culpâ fortasse posset abrepere, ob aliam novitatem à me inventam sub nomenclaturâ remittentis febris, advertendum est...* Suit la définition que nous avons donnée.

Borsieri, auteur fort en vogue à Rome pour la pyrétologie, entend un peu la rémittence comme Torti; il dit à la vérité que la rémittence se place entre la continuité et l'intermittence, mais il ajoute qu'elle tient de plus près à la continuité que les subcontinues.

Le principal auteur de cette fatale erreur qui pousse les Romains à établir une différence essentielle entre les rémittentes vraies et les intermittentes, c'est leur Thomasini, dont le brownisme renversé règne encore dans leur immobile école. Pour ce novateur, les fièvres rémittentes sont symptomatiques et doivent faire repousser le quinquina. On ne suit que trop ses maximes : journellement, à Rome, des sujets affectés de fièvre rémittente sont tués par un accès pernicieux inopiné, ou languissent dans une longue maladie dont l'aboutissant est une profonde cachexie palustre.

Il y a pourtant bien longtemps qu'on a reconnu les rémittentes pour des fièvres appartenant à la même classe que les intermittentes. Pour Galien, la fièvre ardente est une tierce modifiée dans son type, et Celse écrivait que les intermittentes peuvent revêtir le type rémittent et même continu. Sydenham, Morton et une foule d'hommes éminents ont professé que la rémittente peut n'être au fond qu'une intermittente. Autour de Rome, à ses portes, dans ses

---

tinue avec exacerbations obscures revenant sans ordre fixe, et par des rémissions qui n'ont pas plus de régularité (p. 249, 250). Plus loin, p. 261, que ces recrudescences irrégulières ont lieu le matin, le soir, la nuit, le jour...; que dans ces fièvres, nées du ferment des continues, la rémittence est un accident, qui, ajoute-t-il dans un autre passage (p. 584), ne procède pas de leur essence, mais de circonstances fortuites intérieures ou extérieures. Quand les exacerbations arrivent à intervalles réguliers et que les stades commencent à se dessiner, Torti appelle les fièvres proportionnées, mot que nous expliquerons plus tard, et il introduit alors le quinquina dans sa thérapeutique (Torti, THERAPEUTICE SPECIALIS AD FEBRES QUASDAM PERNICIOSAS, MUTINÆ, 1712).

murs mêmes, on proteste contre cette funeste erreur. Minzi (1) déplore la décadence de la thérapeutique des fièvres et l'oubli des principes de Torti; pour ce savant laborieux, comme pour Salvagnoli Marchetti (2), pour Dorotea (3), pour Bufalini (4), les types ne sont que des formes sujettes à subir des mutations dans le cours d'une même maladie, sans que celle-ci change de nature. Cette vérité a été érigée en axiome par les travaux de Faure, de Pallas, de Roux sur les fièvres de Morée, de MM. Maillot (5), Worms (6), etc., sur les fièvres d'Afrique. Aux bords du Gange (Twining), comme en Amérique (Stewardson, etc.), on professe les mêmes doctrines; dans Rome se circonscrit et se perpétue l'hérésie.

Passons en revue chacune des quatre espèces de fièvres continues rémittentes de l'école de Rome.

QUOTIDIANA CONTINUA REMITTENS SEU AMPHIMERINA. — Dans cette espèce, le livre classique range d'abord la fièvre quotidienne des anciens, puis la fièvre catarrhale bénigne, la fièvre reumatique, la catarrhale reumatique (7), dernier groupe ne contenant, à notre sens, que des fièvres continues présentant l'exacerbation vespérienne qu'on observe dans la fièvre typhoïde, dans une foule d'affections aiguës, voire même dans les phlegmasies localisées.

Dans l'amalgame appelé à Rome amphimérine, on peut trouver la grippe, peut-être quelques formes de la fièvre typhoïde, et la rémittente palustre quotidienne. L'auteur nous donne beau jeu quant à cette dernière, en reconnaissant les miasmes des marais comme cause de certaines amphimérines.

TERTIANA CONTINUA REMITTENS SEU TRITÆOPHYA. — C'est le causus des anciens, la fièvre ardente de la canicule. Cette fièvre est légitime ou non (spuria), dernière catégorie dans laquelle elle rentre quand elle dépasse quatorze jours.

Elle se change souvent en intermittente, et exige alors le traitement de cette dernière. Notez bien l'aveu. Elle est commune chez les chasseurs et les campagnards; déclaration qui prouve encore la nature palustre de cette affection. Elle peut s'accompagner de symptômes très-violents, et entraîner la mort les troi-

---

(1) Minzi, STUDI TEORICO-PRATICI SOVRA LA ENDEMIA PALUSTRE. Bologna, 1848. 1 vol. in-8.—SOPRA LA GENESI DELLE FEBBRI INTERMITTENTI. Roma, 1844. 1 vol. in-8.

(2) SAGGIO ILLUSTRATIVO SULLE TAVOLE DELLA STATISTICA MEDICA DELLE MAREMME TOSCANE, etc. In-4°. 1844, 1845.

(3) Traducteur et commentateur de Torti.

(4) Bufalini, FONDAMENTI DI PATOLOGIA ANALITICA.

(5) Maillot, TRAITÉ DES FIÈVRES OU IRRITATIONS CÉRÉBRO-SPINALES INTERMITTENTES.

(6) DE L'HYGIÈNE EN ALGÉRIE, etc.

(7) Borsieri ajoute la fièvre gastrique aiguë, qui peut être épidémique et contagieuse, la fièvre de lait, la catarrhale maligne des Allemands, etc.

sième ou quatrième jours; d'autre part, on a vu ces fièvres ne se juger qu'après plus de cent jours. Ses principaux symptômes sont : peau très-sèche, pouls fébrile, respiration accélérée, chaleur de l'air expiré, langue aride, noire, âpre, soif ardente, urines enflammées, rouges, bilieuses, selles liquides ou dures, céphalalgie, vigil, anxiété, délire, coma, convulsions, voix cassee, etc.

La tritæophyée n'est autre chose qu'une rémittente palustre présentant des phénomènes qui l'ont fait appeler *ardente;* mais n'en déplaise à l'école de Rome, sa rémittence peut être quotidienne aussi bien que tierce. La croyance meurtrière que les rémittentes ne sont pas des fièvres à quinquina, fait omettre le remède qui sauverait le malade ou, tout au moins, abrégerait son affection, Quand l'évidence crève les yeux, et que l'intermittence se prononce, alors seulement on finit par où l'on aurait dû commencer, on donne le spécifique. Tous les jours, dans nos hôpitaux militaires de Rome et d'Algérie, on jugule, c'est le mot, ces fièvres ardentes, dont tous les symptômes si alarmants tombent avec une promptitude qui ne nous étonne pas, parce que nous y sommes habitués; dans les mains des médecins de Rome, au contraire, la maladie se prolonge, s'accompagne d'état typhoïde, de désordres nerveux, d'adynamie, etc., et l'on prononce alors les mots : causus dégénéré en fièvre nerveuse, en synochus, etc.

CONTINUA REMITTENS MODO QUOTIDIANA MODO TERTIANA, SEU HEMITRITEA. — Dans cette espèce se confondent, pour le professeur Valentini, la fièvre puerpérale et l'affection que les Romains appellent fièvre gastrique, fièvre gastro-reumatique. Cette fièvre domine tellement la pathologie romaine dans la saison endémo-épidémique, que nous lui consacrerons un chapitre spécial. Ce n'est qu'une rémittente palustre avec phénomènes de gastricité et adjonction de cet élément, douleur rhumatique, comme on l'appelle ici, élément qui a une intensité spéciale à Rome. Mais dans quelques cas, surtout au commencement et presque jusqu'aux derniers jours de juillet, il existe à Rome des *espèces* d'embarras gastriques qui s'adjoignent l'élément rheumatique, et constituent une affection ayant une physionomie spéciale et curable sans quinquina. A ce petit groupe doit se restreindre l'appellation de fièvre gastrique ou gastro-reumatique.

Pour combattre l'hémitritée, ont donné ou donnent le quinquina : Torti, Pringle, de Haën, Bado, Restaurando, Negrisolo, Minzi, Puccinotti, etc. Aujourd'hui il n'en est plus question à Rome; aussi trouvons-nous tout naturel le pronostic fâcheux de *la gastrique nerveuse épidémique*, pronostic qui le plus souvent n'a pas d'autre cause que la non-appropriation du traitement à la maladie.

L'école de Rome fait encore rentrer notre fièvre typhoïde dans sa gastrique nerveuse; on trouvera dans l'EXERCITATIO PATHOLOGICA de Folchi des descriptions anatomiques qui ne laissent pas l'ombre d'un doute à cet égard. Nous y reviendrons du reste.

Ainsi notre fièvre typhoïde, selon qu'elle revêt telle ou telle symptomatisation dominante, est éparpillée, écartelée parmi les nerveuses, les synochi, les hémitritées. Franchement, avouez que ce n'est pas là une classification; mais le chaos scientifique du moyen âge.

Continua remittens intermittenti juncta seu semitertiana. Voici une entité formée de deux éléments opposés conjoints, d'une fièvre rémittente (1) (de nature continue pour les Romains) et d'une fièvre intermittente. Dans cette singulière affection, on remarque des accès bien dessinés chaque deux jours, et des recrudescences moins caractérisées dans les jours intermédiaires aux accès. Si je ne me trompe, cela s'appelle tout simplement chez nous une double tierce.

La semitertiana, espèce artificielle disséquée dans les palustres, est, aux yeux des Romains, une fièvre de nature continue. Cependant ici encore la vérité est trop palpable pour ne pas arracher de temps en temps de caractéristiques aveux. On cite Galien, au témoignage duquel les fièvres hémitritées ont commencé par se montrer intermittentes à Rome, et ont fini par devenir continues. Le savant professeur que nous critiquons à regret avoue que l'hémitritée est quelquefois intermittente ; que beaucoup de médecins la rangent dans cette classe, et que, dans les cas où elle revêt ce caractère, elle est curable par le quinquina, mais que cette substance irrite, offense, enflamme l'estomac quand l'hémitritée est une continue légitime. Enfin les désordres que la prolongation de cette fièvre produit dans l'économie, et qui sont, suivant M. Valentini, les hydropisies, les obstructions, ne témoignent-ils pas encore en faveur de la nature palustre de l'hémitritée?

On a compris que les critiques auxquelles nous nous sommes livré ne roulent pas sur une simple question de nosologie ; il s'agit d'un fait pratique capital : Traiterez-vous telle maladie par le quinquina ou sans son secours, c'est-à-dire guérirez-vous ou laisserez-vous mourir? La question a toute cette haute gravité.

DES ÉLÉMENTS MORBIDES. — DES FIÈVRES PROPORTIONNÉES, MIXTES OU COMPOSÉES. — THÉORIES RELATIVES AUX PERNICIEUSES ET AUX RÉMITTENTES.—IDÉE DE L'ÉCOLE DE ROME SUR LES FIÈVRES PALUSTRES ; TRAITEMENT. — Ici nous quittons l'ouvrage du savant professeur Valentini pour quelques considérations de pathologie générale, et pour achever de faire connaître la manière dont les fièvres palustres et leur traitement sont compris à Rome.

Nous venons de voir que la fièvre semitertiana est considérée comme un être complexe formé de deux éléments différents, savoir une fièvre rémittente quotidienne non palustre et une intermittente tierce. Cette convergence de plusieurs éléments pour concourir à la formation d'une seule maladie est une doctrine assez répandue dans la pyrétologie romaine : ainsi nous avons le synochus, formé de la synocha et de l'élément typhique, la gastro-nerveuse, etc., etc. Non-seulement les éléments peuvent se combiner pour concourir à une formation unique,

(1) Pour Borsieri, c'est le synochus.

mais ils se succèdent les uns aux autres chez le même sujet, qui présente ainsi successivement des maladies dégénérées les unes dans les autres, comme on dit ici, par exemple une gastrique dégénérée en nerveuse, une synocha à laquelle succède un synochus putride, etc., etc. Certes nous sommes loin d'être ennemi de la doctrine des éléments morbides, acceptée dans de justes limites; mais quand nous voyons une école ne faire consister ces éléments que dans des groupes de symptômes, dans des formes, des accidents, des épiphénomènes, nous nous retirons immédiatement, de peur qu'on nous accuse de partager de telles erreurs.

Recherchons ce que la doctrine des éléments a fourni à la pyrétologie des affections palustres. A notre sens, les pyrexies palustres peuvent se diviser en trois grandes catégories, au point de vue qui nous occupe : 1° les unes sont simples et ne s'accompagnent que des symptômes qui caractérisent normalement leurs stades; si quelques épiphénomènes différents interviennent, ils sont sans importance comme sans gravité; 2° les autres marchent avec des phénomènes insolites, souvent des plus graves, tantôt purement fonctionnels, tantôt ayant leur point de départ dans des organes attaqués matériellement : ces phénomènes ont pris naissance sous l'influence de la fièvre palustre; selon les cas, ils disparaissent avec elle ou lui survivent plus ou moins; 3° enfin il est des fièvres qui se développent parallèlement et contemporainement à une autre affection non palustre, et ayant conséquemment une origine spéciale et une individualité indépendante. Dans les fièvres de la seconde espèce, le traitement des accidents a sans doute son importance; mais elle n'est que secondaire, subordonnée, et le plus souvent les phénomènes s'évanouissent d'eux-mêmes, quand le spécifique a eu raison de la fièvre. Mais il n'en est pas de même dans les pyrexies de la troisième classe : ici il y a deux maladies; il faut deux traitements. La nécessité de cette double thérapeutique a été reconnue déjà par Torti dans ces sortes de fièvres, qu'il nomme *proportionnées*. Borsieri admet aussi des proportionnées, encore appelées mixtes ou composées. Leur existence nous paraît en effet hors de doute, et l'on a pu remarquer, dans l'histoire médicale des années 1849 et 1850, que nous n'étions pas bien loin d'admettre la combinaison des deux éléments palustre et typhique.

M. Minzi, qui est peut-être le seul continuateur de Torti, à Rome, admet également les fièvres mixtes ou composées, et attache une importance majeure à leur diagnostic; cette importance n'est pas exagéré; il est du plus haut intérêt de savoir si le quinquina suffira à lui seul, ou si un autre traitement devra être employé parallèlement. Ce diagnostic est plein de difficultés, mais le médecin de l'hôpital des Marais-Pontins croit avoir résolu le problème à l'aide des signes suivants : Si la maladie dont on cherche la nature, s'accompagne d'urines troubles, rouges, briquetées; si la pression de la main éveille de la douleur dans la colonne vertébrale; si les gencives sont bordées d'un liséré rouge, c'est une fièvre palustre simple; si, à de tels signes, se joint la blancheur des gencives, semblable à la teinte qu'on aurait obtenue par la cautérisation à l'aide du nitrate d'argent, un élément étranger s'est adjoint à l'élément palustre; enfin, dans les pyrexies non palustres, ces trois signes, qui accompagnent les fièvres de marais n'existent pas, mais on observe la bandelette nacrée dont nous venons de parler. Malheureusement ces signes n'ont ni l'importance ni la valeur que leur attribue M. Minzi.

La doctrine des omopathies du célèbre professeur Puccinotti se rattache, sous certains rapports, à l'étude des proportionnées (1). Les fièvres pernicieuses et rémittentes, comme les comprend le savant professeur de Pise, tiendraient le milieu entre les fièvres simples légitimes et les proportionnées, ces affections palustres n'étant pas compliquées d'une maladie d'origine différente et marchant parallèlement, mais d'une maladie qui, tout en se développant sous l'influence de la fièvre même, acquerrait une individualité à part, et réclamerait un traitement spécial contemporain de la médication quinique. En deux mots, Puccinotti pense que, dans ces fièvres, surtout dans les pernicieuses, ce que nous appelons les accidents se transforme toujours en une véritable affection à part. Cette transformation, nous l'admettons dans un certain nombre de cas, mais certes pas dans tous; c'est d'après ces principes que nous avons assis notre thérapeutique, bien différente, selon que l'*accident reste un parasite dont la vie est liée à celle de la fièvre-mère, ou qu'il acquiert une existence indépendante.*

Puccinotti attribue, dans un passage, les types qui s'éloignent de l'intermittence pure à une omopathie. Pour lui, les pernicieuses, les rémittentes, les subcontinues sont donc toujours complexes. Le résultat de cette manière de voir, c'est la dualité du traitement; mais l'importance attachée à la thérapeutique, de la forme ou de la complication, ne lui fait pas négliger d'administrer immédiatement le sulfate de quinine, ce en quoi il diffère de l'école romaine, au grand bénéfice du malade.

A notre avis, la vérité est facile à démêler : une véritable complication ayant son individualité à soi, demande un traitement spécial; un symptôme même, malgré sa dépendance, appelle quelques moyens thérapeutiques, s'il est alarmant; mais, dans les autres circonstances, le traitement quinique emporte la maladie mère et ses épiphénomènes. Telle est, à notre sens, la saine manière de voir, celle qui dicte la thérapeutique la plus utile.

En Algérie, nombre de praticiens sont tombés dans l'excès opposé à celui de Puccinotti; le quinquina résume toute leur thérapeutique dans les fièvres pernicieuses (2).

La doctrine des omopathies appliquée aux fièvres rémittentes est comme un

---

(1) Puccinotti, STORIA DELLE FEBBRI INTERMITTENTI DI ROMA. Cet ouvrage, œuvre capitale et très-remarquable, en est à sa sixième ou septième édition.

(2) Entre autres, M. Gourand, auteur d'un bon livre intitulé : ÉTUDES SUR LES FIÈVRES INTERMITTENTES PERNICIEUSES. Minzi professe les mêmes principes.

échelon intermédiaire entre deux autres doctrines, ainsi que nous allons le voir.

M. Maillot fait résider la rémittence, ou plutôt l'entretien d'un certain mouvement fébrile pendant le cours des fièvres intermittentes, dans une inflammation, dans une irritation. Son livre, qui tuait Broussais en Algérie, lui faisait donc cependant une dernière concession. Bufalini est également porté à penser que, dans la rémittence, c'est un élément sthénique qui empêche l'apyrexie de se prononcer franchement.

Depuis M. Maillot, les dernières racines des idées de Broussais ont été peu à peu extirpées. Aujourd'hui, en effet, la rémittence est mise à peu près uniquement sur le compte d'un degré d'empoisonnement plus intense que celui qui produit l'intermittence ; on nie trop le rôle des complications, après l'avoir démesurément exalté. Dans notre lettre consacrée à la fièvre gastro-rhumatique des Romains, nous exposerons nos opinions à ce sujet, ainsi que les faits sur lesquels nous nous appuyons. En deux mots, nous confessons que l'intensité de l'intoxication éloigne, en effet, le type de l'intermittence pour le rapprocher de la continuité ; mais nous soutenons que, dans beaucoup de cas, c'est l'adjonction d'autres éléments de nature diverse qui donne de la rémittence à une simple fièvre intermittente. Le double traitement quinique et évacuant qu'on dirige en Algérie contre les fièvres rémittentes gastriques prouve bien qu'on admet implicitement un autre élément et que l'on compte avec lui.

A Rome, on en est encore au point où nous nous trouvions en Afrique il y a vingt ans, lorsque nous primes possession de cette colonie. Le brownisme à l'envers de Rasori et de Thomasini, fait voir partout la diathèse sthénique, l'irritation, l'inflammation ; les fièvres rémittentes sont le produit de cet élément ; aussi est-il question de saignées, de sangsues, de légers purgatifs, d'adoucissants, mais non pas de quinquina. Bien plus, quand l'intermittence est si nette, si franche qu'on ne peut la nier, si l'affection s'accompagne d'épiphénomènes nés de la cause palustre même, on les met sur le compte d'un élément sthénique, on crie à l'inflammation, et, sous prétexte de dégager, de simplifier la fièvre avant de l'attaquer par son spécifique, on laisse la maladie se prolonger indéfiniment, quand elle ne se termine pas trop tôt par la mort du sujet.

Le sulfate de quinine est considéré comme un médicament tout à fait dangereux et incendiaire, tant qu'on n'a pas extirpé les dernières racines de cette diathèse sthénique (1). Aussi s'amuse-t-on pendant des semaines aux adoucissants,

---

(1) Luigi Metaxa (Annali medico-chirurgici, juin 1841, p. 16), pour transiger avec la nécessité et avec la théorie, a rangé, comme le font beaucoup d'autres en Italie, le sulfate de quinine parmi les hyposthénisants, et trouve son équivalent dans la saignée ! ! Quoi qu'il en soit de la singularité du raisonnement, toujours est-il que les deux Metaxa ont fait les plus louables efforts pour réhabiliter le quinquina à Rome ; mais on n'a pas suivi leurs traces. Les professeurs et les in-

aux laxatifs, aux antiphlogistiques. Tous les jours, dans les mains des médecins français, de Minzi, de Puccinotti, tous ces symptômes si redoutés, le délire, l'agitation, les douleurs, la fièvre ardente, s'anéantissent comme par enchantement sous l'influence du sulfate de quinine donné d'emblée, et aidé souvent d'un traitement concomitant énergique, par exemple d'un vomi-purgatif ; ces leçons sont perdues. Aussi les fièvres deviennent-elles ce qu'on pourrait appeler chroniques ; la putridité, l'état typhoïde, les désordres nerveux les compliquent alors, et les prolongent indéfiniment.

Nous avons recueilli les aveux du professeur Valentini, avouant que, dans telle fièvre continue, la maladie débute quelquefois ou se termine par une intermittence franche, et déclarant que, dans ces cas, on doit recourir au quinquina. Mais cette manifestation de l'intermittence et le succès du fébrifuge ne lui fournissent aucune induction, ne font naître aucun soupçon dans son esprit. Il était pourtant bien naturel de se dire : entre ces fièvres qui débutent ou qui finissent par une intermittence pure, et ces autres de la même espèce qui restent rémittentes pendant tout leur cours, il y a une foule de degrés dans lesquels l'intermittence domine sur la rémittence et *vice versâ* ; la maladie ne serait-elle donc pas la même au fond, malgré ces variétés infinies et ces nuances dans la forme et dans le type ?

Il est bien rare qu'au sein même des erreurs les plus enracinées et les plus répandues, quelques voix isolées ne s'élèvent pas contre les croyances générales. Nous avons vu les protestations de Minzi, franches et décidées, mais en même temps mesurées et scientifiques. Malgré les services réels qu'ont rendus les docteurs Uffreduzzi et Pagani, ils ne méritent pas les mêmes éloges. Ce dernier classe dans les *fièvres de miasme* les intermittentes, les pernicieuses, les nerveuses, les gastriques bilieuses, les putrides malignes, les ataxiques, les adynamiques, les méningo-gastriques, les gastro-entériques, les dothinentériques et les méningiques (1). Le docteur Uffreduzzi a fait un grand éclat à Rome par son

---

ternes du grand hôpital Saint-Esprit nous disaient dernièrement, terrifiés encore par ce souvenir, avoir vu des médecins militaires français faire prendre en une seule fois un gramme de sulfate de quinine, ce qui a *brûlé* les entrailles de nos malades et a produit les diarrhées et les dyssenteries qui ont fait nombre de victimes la première année de l'occupation. Malheureusement pour cette assertion, les mêmes faits se sont reproduits en 1850 et en 1851, et ces années ont été remarquables par la bénignité et presque par l'absence d'affections gastro-intestinales. Quant à la prise d'un gramme en une seule fois, elle était nécessitée par l'incapacité des infirmiers et par le défaut de surveillance. Mieux valait faire prendre une forte dose d'un seul coup que de s'exposer à ce que les trois quarts n'en fussent pas ingérés.

(1) Pagani. STORIA DI UNA GRAVE FEBBRE NERVOSA CURATA DEL Dr PAGANI SECONDO LA NUOVA DOTTRINA DI G. UFFREDUZZI. Macerata. 1851.

traitement des fièvres dites nerveuses, à l'aide de doses énormes de sulfate de quinine (1). La vieille école, habituée à n'employer dans ces graves affections que les antiphlogistiques, les purgatifs et autres moyens non spécifiques, crie à l'hérésie, à l'énormité, à la monstruosité, voire même à l'homicide; Uffreduzzi continue à publier des faits de quasi-résurrection. Mais le tort de ce dernier consiste à administrer le sulfate de quinine dans toutes les fièvres dites nerveuses, groupe hétérogène comprenant des fièvres palustres et des affections de toute autre nature. C'est ici une affaire de diagnostic, c'est-à-dire une affaire inconnue à Rome. La méthode nouvelle, comme l'appelle son auteur, est loin de mériter cette qualification; depuis longues années, nous l'employons en Algérie, mais en nous basant sur un diagnostic précis : parmi les fièvres qui s'accompagnent de grands désordres nerveux (fièvre nerveuse des Romains), nous n'attaquons avec le sulfate de quinine que celles qui sont palustres.

Notre pratique, en Algérie, a été désastreuse pendant plusieurs années; les médecins militaires le confessent hautement. La prééminence du traitement en vigueur aujourd'hui est prouvée par les résultats les plus évidents. Notre thérapeutique d'alors était pire encore que la méthode romaine, en ce sens que nous redoutions ces purgatifs incendiaires, huile jetée dans le feu du tube gastro-intestinal envahi par une phlogose qu'on voyait partout. Bien heureusement, dans le fouilli d'erreurs de Thomasini s'est trouvé un principe thérapeutique d'une utile application. Les purgatifs légers, au lieu d'être des irritants, sont des contro-stimulants, des lénitifs, des rafraichissants, des émollients. L'école actuelle a conservé ces principes; il n'est pas rare qu'on fasse prendre dix à vingt laxatifs dans le cours d'une maladie de quelques septénaires. Comme on voit presque partout la diathèse sthénique, on administre des purgatifs dans presque toutes les affections. Sur 10 maladies prises au hasard dans la pratique romaine, je ne sais si on en trouverait une seule traitée sans évacuants. A la moindre indisposition, au premier malaise, vite un purgatif. Beaucoup de personnes en prennent à titre de préservatif. Rafraichir, purger et saigner, telle est l'indication presque universelle. La thérapeutique romaine marche presque de pair, pour la simplification, avec celle de Broussais.

Autant les médecins de Rome sont prodigues de purgatifs légers (casse, tamarin, sulfate de soude ou de magnésie, petites doses d'huile de ricin), autant ils redoutent les vomitifs en général et les purgatifs un peu énergiques. Dans les fièvres rémittentes avec embarras gastrique et état bilieux, nous faisons communément disparaître ces complications en deux jours, grâce à la potion suivante : ipécacuanha, 1 gramme, et tartre stibié, 5 centigrammes, ou encore : ipéca et calomel, 1 gramme de chaque. Ces prescriptions paraissent des monstruosités à nos

(1) Par exemple, 144 grains en un jour, et 432 grains dans un septénaire. Uffreduzzi. CASI RECENTI DI FEBBRI NERVOSE; in CORRISPONDENZA SCIENT. IN ROMA. 1851.

confrères de Rome, qui, devant les mêmes maladies, procèdent timidement par des laxatifs répétés trois, quatre et cinq jours de suite, sans avoir jamais recours au vomi-purgatif énergique qui produit une substitution et une perturbation si utiles, et abrége de moitié la durée de l'affection.

P. S. Nous finirons comme nous avons commencé, par une protestation d'estime pour le professeur que la force des choses nous a porté nécessairement à critiquer; c'est précisément parce qu'il est un des plus illustres représentants de l'école, parce que son livre est classique à Rome; en un mot, c'est à cause du mérite de l'homme et de la réputation de l'œuvre, que la critique a dû le choisir entre tous les autres. En nous plaçant au point de vue romain, nous n'eussions trouvé qu'un tribut d'éloges à lui donner; mais en le considérant, lui et l'école, depuis une autre sphère, notre rôle s'est changé du tout au tout.

XVI.

DE ROME A NAPLES PAR LES MARAIS PONTINS.

A M. le docteur Maillot, inspecteur médical, membre du conseil de santé des armées.

Naples, 1er mai 1852.

Si vous voulez parcourir avec fruit le trajet de Rome à Naples, suivez les vieux us, prenez le vulgaire voiturin, lent véhicule par la portière duquel vous aurez tout le temps d'examiner le pays. Chaque jour on s'arrête deux heures pour faire reposer les chevaux, et l'on arrive assez tôt au gîte, le soir, pour jeter un coup d'œil sur le pays, pour jaser avec ses hôtes, et même pour converser quelque peu avec les médecins de l'endroit. De Rome à Naples, on met quatre journées, qui ne paraissent pas trop longues quand la compagnie est bonne et que l'on sait goûter ce que l'on voit.

La ville de Rome n'est séparée de la grande plaine pontine que par un seul accident de terrain, c'est le massif isolé des montagnes albanaises (1) ; en deçà et au delà, tout est plaine. Du rempart de Rome au pied de Cività Lavinia, où commence le fameux bassin patrie de la fièvre, on ne compte que vingt milles romains, à vol d'oiseau. La ligne fictive que nous tirons est presque suivie par la route ; elle traverse la ville d'Albano et franchit le massif montagneux à son extrémité S. O. La barrière protectrice de Rome s'est ici considérablement abaissée et rétrécie ; ce n'est plus qu'un groupe de collines.

De Rome à Albano s'alongeait autrefois une rue merveilleuse, la Via Appia, toute bordée de tombeaux, les uns modestes, la plupart fastueux, beaucoup monumentaux et gigantesques. Le vandalisme et la cupidité ont bouleversé les sé-

---

(1) Nous désignerons par ce nom tout le pâté montagneux groupé autour de Monte Cavi, pâté aux différentes parties duquel on a imposé des dénominations diverses.

pulcres afin de dépouiller de leurs ornements les cadavres et les caveaux ; aujourd'hui les vieilles tombes ressortent de terre, leurs pierres éparses se réunissent, et bientôt, grâce à Pie IX, Rome aura, comme Pompéi, sa Voie des tombeaux.

Jadis la cité des morts était animée par la foule des visiteurs et des passants ; aujourd'hui ces lieux sont plus solitaires et plus tristes qu'aux jours où la nécropole était debout : la cendre des morts a été dispersée, et les vivants fuient ces champs fiévreux et mortels. La plaine romaine, inculte et sans arbres, se pare d'elle-même d'un tapis de verdure que foulent les troupeaux à peu près sauvages de chevaux et de bœufs ; mais l'œil cherche en vain une habitation, un bosquet, un jardin. Nous n'avons pas besoin d'aller jusqu'aux marais Pontins pour trouver l'insalubrité ; elle existe aux portes de Rome et souvent dans Rome même.

Après avoir fait onze à douze milles, on arrive au pied de la barrière montagneuse. Avec la pente commencent les cultures : la vigne, les oliviers, les champs de plantes potagères ont remplacé les monotones prairies. La salubrité renaît avec l'altitude et avec la culture *arborescente* des terres, qu'on me permette cette expression. On passe sous Castel Gandolfo qui se mire dans le beau lac où se reflétait autrefois Alba Longa ; on traverse la ville d'Albano ; la route longe la riche vallée d'Aricia, autrefois couverte par les eaux, sous le nom de lac de Turnus ; le village d'Aricia se présente ensuite ; puis voilà Gensano, au bord d'un vieux cratère où dort paisiblement le lac de Némi ; enfin Civitá-Lavinia est perchée sur un monticule qui domine la plaine pontine. Pour arriver à Velletri, où nous devons coucher ce soir, il faut faire un coude à l'est.

Toutes ces localités, en exceptant cette dernière ville, qui se trouve hors de la direction, sont échelonnées à courts intervalles sur une ligne qui n'a pas plus de 7 milles d'étendue, tandis que de Rome à Castel-Gandolfo, durant un espace d'environ 10 milles, on ne rencontre pas le moindre village. Ces dispositions sont bien significatives : dans la plaine, la maladie et la mort ; sur la montagne, la salubrité et la vie. Au pied de Civitá-Lavinia, la plaine recommence, et avec elle la solitude.

Albano est une ville très-saine comparativement à la campagne romaine, mais les fièvres n'y sont cependant pas inconnues ; on y observe même quelques pernicieuses, dont l'origine, du reste, doit très-probablement être recherchée dans les voyages des Albanais à travers la campagne romaine. Qu'Albano ne soit pas tout à fait exempt de fièvres, cela se comprend à merveille : cette ville se trouve en effet située presque à l'extrémité du massif montagneux rétréci et abaissé, comme nous l'avons dit, véritable promontoire dont le pied est baigné de trois côtés par les effluves de la campagne romaine et de la plaine pontine. Albano n'est guère, approximativement, qu'à 200 mètres au-dessus de la plaine, ce qui, dans une pareille position topographique, ne lui vaudrait qu'une immunité incomplète, si la luxuriance des cultures qui entourent la ville et l'abri que lui prêtent des accidents de terrain, ne venaient contribuer à sa salubrité. Les Albanais le savent si bien que, sous l'administration française, du temps de l'empire, ils vinrent à Rome pour réclamer en masse contre le projet de couper un bois qui garantissait leur ville du souffle pernicieux du sud.

Velletri, ville d'environ 10,000 âmes, est située sur d'anciennes laves, le long de la rampe qui regarde la plaine pontine : une certaine altitude et des cultures arborescentes qui descendent jusque dans la plaine, la protégent assez contre la malaria, pour que sa population ne soit pas en décadence. Dégageons-nous de son fouillis de rues étroites et grimpantes, pour nous diriger vers le palais Lancelotti. Deux cents marches de marbre blanc vont vous conduire à une terrasse de laquelle la vue peut se promener sur tous les alentours. Pour continuer notre comparaison, nous pourrions nous croire sur une île ; au N.-E. apparaît une autre terre élevée, couronnée de neige, c'est la chaîne de la Sabine ; à ses pieds se groupent quelques îlots plus bas. Sur toutes ces terres, les habitations, les fermes, les bourgs et les villes se pressent ; sur la plaine, ou, si l'on veut, sur la mer, on aperçoit à grand'peine quelques points blancs, voiles isolées et perdues dans l'immensité. La loi qui a présidé à la répartition des habitations reçoit donc ici une application nouvelle. La plaine pontine n'a point de villages, mais, sur les rampes des Lepini qui la dominent, on compte Sermonetta, Sezze, Norma, Ninfa, Basciano, Piperno, et San Felice perché sur le haut promontoire de Circé. Cette loi s'étend plus loin encore : quand un monticule d'une suffisante altitude s'élève, même isolé, au sein de la plaine, l'homme qui a intérêt à rapprocher sa demeure du centre de ses travaux, s'empresse de hisser son nid sur cette élévation. Ainsi, dans les environs de Tivoli, les monts Albins sont précédés de quatre mamelons isolés, sur lesquels on trouve Palumbara, Monticelli, Sant'-Angelo et le couvent de San Francesco. Les mêmes circonstances se représentent dans la vallée du Sacco, dans la plaine que nous avons sous les yeux et dans la partie qui nous échappe : Monte Fortino, Paliano, Rocca-Massimi, Valmontone, Lugnano, Cora, etc., sont assis sur des hauteurs éparses ou alignées en petites chaînes.

Du palais Lancelotti, on domine la plaine pontine, resserrée entre la chaîne des monts Lepini au N.-E. et la mer au S.-O. La chaîne se rapproche de plus en plus de la mer en allant vers Terracine, et finit par atteindre le rivage au rocher pittoresque de l'antique Anxur. De notre observatoire, on aperçoit bien ce prolongement vertical du mont Caume, qui surplombe Terracine. La masse imposante du Monte Circeo, tout peuplé du souvenir d'Ulysse et de la magicienne, découpe sa silhouette sur la mer et sur la plaine, dont il est une sorte de promontoire. La plaine pontine se présente comme une surface unie d'un gris bleuâtre velouté, coupé de marbrures verdâtres qui sont des maquis et des fourrés. En allant vers la mer, ces taches se rapprochent et se réunissent ; le rivage est en effet occupé par des forêts et de vastes broussailles. Une longue ligne droite verdoyante ourlée d'un filet d'argent traverse la plaine dans toute son étendue, c'est la Via Appia, bordée d'arbres et longée par un large canal. A mesure que l'œil sonde des profondeurs plus lointaines des marais Pontins, les teintes se confondent et bleuissent, de sorte que la terre finit par ne plus présenter, comme la mer et les cieux, qu'un champ d'azur chatoyant. Un seul petit groupe d'habitations blanchit à nos pieds, c'est le malheureux village de Cisterna, situé à 8 milles de Velletri, dans la plaine pontine. Cisterna est le dernier effort de l'homme contre l'insalubrité ; nous devrions dire la dernière bravade, car nous n'appelons effort que l'emploi bien entendu de tous les moyens propres à s'assurer la salubrité, c'est-à-dire un desséchement complet dans un rayon suffisant, et une vaste ceinture de cultures arborescentes.

De Velletri à Cisterna, le village aux pâles habitants, on suit presque continuellement une pente douce. La campagne n'est pas tout à fait unie, mais ondulée par de petites crêtes le plus souvent coiffées de broussailles et de quelques arbres, et séparées les unes des autres par des vallées herbeuses.

Quelques historiens ne font commencer les marais Pontins proprement dits qu'à Tor dé Ponti, au delà de Cisterna. Il nous suffira de faire remarquer, pour établir que cette démarcation est arbitrairement tracée, que la bande de terrain comprise entre Cisterna et Tor dé Ponti, contient déjà 452 hectares de marais-type. Pour nous, nous employons communément la dénomination de plaine pontine, et nous faisons commencer celle-ci au pied des montagnes albanaises ; Cisterna est donc compris dans sa circonscription.

La plaine pontine est un segment irrégulier dont l'arc est formé par les monts albins et par la chaîne non interrompue des monts Lepini jusqu'au Cacume, et dont la corde, qui est le rivage, se dirige du N.-O. au S.-E., de Nettuno à Terracine, en rompant la droite pour projeter un angle ou promontoire qui se nomme Circeo ou San Felice. On compte 41 milles de Velletri à Terracine, et 8 à 10 milles de la montagne à la mer. Par abréviation, nous appellerons grand axe la première direction, et petit axe la seconde. La portion à laquelle on a restreint, à tort à notre sens, la dénomination de marais Pontins, se déroule depuis Tor dé Ponti sur une longueur de 24 milles. Comme cette portion a été mesurée avec soin, et que la plaine dans son ensemble n'a pas subi le même travail, il sera entendu que les évaluations en superficie s'appliqueront à la première, qui a une aire de 130,000 hectares.

Avant les temps historiques, un golfe baignait les pentes des mots Albins et Lepini ; une île, au large, portait le nom de Circé. Peu à peu ce golfe s'est rempli des terres arrachées aux montagnes et charriées par les eaux ; il a successivement passé à l'état de lagune, de marais et enfin de terre plus ou moins ferme. Les alluvions ont fini par empiéter tellement sur la mer, que, rejoignant l'île montagneuse de Circé, elles l'ont changée en promontoire. Les sondages exécutés par le baron de Prony et par Scaccia ont démontré que la couche de coquillages marins existe à des profondeurs variables, sous les terres alluviales tourbeuses et argileuses qui constituent aujourd'hui le sol. Telle est l'origine de la plaine pontine.

Le bassin dont nous parlons a une double, mais trop légère inclinaison, l'une du N. O. au S. E., de Velletri à Terracine, c'est-à-dire suivant son grand axe, l'autre des montagnes à la mer, c'est-à-dire suivant son petit axe. Malheureusement cette dernière pente ne peut être utilisée, quoique le plus simple coup d'œil démontre que c'est la ligne la plus courte pour les eaux qui naissent dans la montagne et vont à la mer. En effet, le long de la côte règne une ligne non interrompue de dunes qui constituent ainsi une contre-pente que les rivières ne sauraient franchir. En second lieu, deux bandes de terrain, de 1,265 hectares, sont plus basses que le niveau de la mer tyrrhénienne; en les faisant traverser par les rivières, les eaux de celles-ci s'étaleraient en nappe, ce qu'il faut à tout prix éviter. Aussi les travaux de tous les ingénieurs ont-ils convergé vers le même but: rectifier, creuser, encaisser les rivières et les diriger suivant le grand axe du bassin, parallèlement au rivage. Un canal unique, nommé Partatore del Badino, recueille toutes les eaux et se jette dans la mer, aux environs de Terracine. A l'aide d'une gigantesque tranchée taillée dans les dunes et d'un canal large et profond appelé Rio Martino, on avait songé autrefois à évacuer directement dans la mer, en prenant le petit axe de la plaine, les eaux d'une partie de celle-ci; mais ce grand travail ne remplit aucun rôle dans le système actuel.

Le bassin est très-riche en cours d'eau: les principaux sont l'Amaseno, l'Uffente, la Schiazza, la Ninfa, la boueuse Teppia, la Cavatella, le Mortaccino, la Stronzola, etc. Une foule de sources jaillissent en outre de presque tous les points de cette terre profondément humide. Lors des terrassements exécutés sous Pie VI, l'eau naissait pour ainsi dire sous les pieds des travailleurs. Enfin la haute vallée de Sacco, située derrière les montagnes qui encaissent les Pontins, laisse encore filtrer ses eaux dans ce bassin, à travers les stratifications de la chaîne.

Sur ce vaste terrain presque horizontal, les eaux des fleuves hésitaient, décrivaient des méandres, s'étendaient en nappe, une pente marquée ne sollicitant pas assez activement les eaux à prendre franchement une direction précise. Il a fallu remplacer par des lignes droites ces nombreux circuits: c'est dire que le cours de presque toutes les rivières a dû être rectifié. Mais cela n'a pas suffi: on a creusé des canaux destinés à recueillir les eaux éparses sur la surface, et à les soutirer, pour ainsi dire, de la terre profondément abreuvée et saturée d'humidité. Parmi ces canaux, deux remplissent un rôle capital: ils reçoivent les eaux de presque toutes les rivières du bassin et convergent vers le Portatore di Badino, seule bouche d'évacuation dans la mer. L'un, autrefois ouvert par les Romains et rétabli par Pie VI, dont il porte le nom (Linea Pia), baigne la Via Appia dans une partie de son trajet: c'est une ligne droite, de 24 milles de longueur, en comprenant le canal de navigation dans cette mesure. Il passe presque à égale distance des montagnes et de la mer, de Tor de' Ponti à Terracine, et il reçoit la Schiazza, l'Uffente, l'Amaseno, etc. Le second, appelé Fiume Sisto, court parallèlement au premier, entre celui-ci et la mer, et s'enrichit des eaux de la Ninfa, de la Teppia, etc. La Fossa della Botte et la

Schiazza canalisée sont également deux grandes tranchées parallèles aux canaux dont nous venons d'indiquer le cours.

Les travaux dont nous avons parlé sont l'œuvre de bien des générations, et ce n'est qu'après cent alternatives, les unes bonnes, la plupart mauvaises, que la plaine pontine est arrivée à son état actuel, bien défectueux encore. Les Volsques, premiers habitants de cette contrée, y possédaient vingt-trois villes, dont plusieurs, notamment la florissante Pomœtia, occupaient des sites de la plaine très-insalubres aujourd'hui, et dont les autres s'étageaient sur la bordure de montagnes. A la dispersion de ce peuple, l'insalubrité, réprimée par des soins assidus, reprit bientôt le dessus. Au milieu du cinquième siècle de l'ère romaine, le censeur Appius jeta sur toute la longueur des marais une chaussée, appelée Via Appia, qui coûta mille peines, car en maint endroit les matériaux s'enfonçaient dans le gouffre des marais profonds. Cet ouvrage prodigieux avait 40 milles de longueur. Bientôt les terres pontines furent partagées aux Romains, qui les réclamaient instamment, et Cethegus, au sixième siècle de Rome, essaya un desséchement. Des postes habités, sur l'importance desquels on ne saurait se prononcer, Tres Pontinus, Tres Tabernæ, Ad Medias, s'échelonnèrent le long de la voie Appienne. Mais les guerres civiles et étrangères font de nouveau négliger ce pays, dont la demi-salubrité ne se maintenait que par la permanence des soins et par l'entretien des travaux. Les premiers Césars, Auguste, Trajan, Nerva, etc., dirigent de nouveau leur sollicitude sur ces malheureuses contrées : la voie Appienne, qui cédait, est renforcée et chargée de ces larges dalles dont les Romains pavaient leurs routes ; le grand canal est nettoyé, agrandi, et de splendides villas étalent leurs portiques et leurs bosquets sur la pente des montagnes, et même quelques-unes au bord de la mer. La plaine n'était néanmoins pas saine à cette époque, témoin ce vers de Martial :

« *Et quos pestifera Pontini uligine campi.* »

La chute de l'empire romain amène un abandon complet des marais Pontins. Il était réservé à un grand roi, d'une nation que les Romains appelaient dédaigneusement barbare, de reprendre sérieusement les travaux abandonnés depuis si longtemps. Les malheurs du moyen âge ont pour résultat un nouveau délaissement ; puis enfin les papes prennent à cœur d'anéantir l'hydre des Pontins, le monstre aux têtes sans cesse renaissantes : Boniface VIII, Calixte III, Léon X, Sixte V, Clément XIII et surtout Pie VI, lui portent des coups plus ou moins heureux. Ce dernier, aidé de l'ingénieur Rapini, crut un instant avoir remporté une victoire complète ; mais l'administration française, pendant l'occupation impériale, trouva encore bien des têtes à couper. Aujourd'hui le monstre affaibli a néanmoins trop de vie ; on ne s'expose pas à sa colère dans la plaine déserte, car on sait qu'on y serait infailliblement dévoré.

Jetons maintenant un coup d'œil sur la plaine pontine, telle que l'ont faite tous ces travaux successifs. D'après les calculs du baron de Prony (1), les nappes d'eau et les marais y occupent encore 30,329 hectares, sur une aire totale de 130,261, c'est-à-dire plus d'un cinquième. Les principaux marécages s'allongent en chapelet le long de la mer, derrière les dunes, sous les noms de lacs de Paola, de Caprolaco, de Monaci, et de Pagliano. Aux approches de Terracine, on trouve plusieurs marais-types, entre autres la Piscina della Calambria et le Pontano del Inferno. Nous avons déjà dit que la seule portion de la plaine comprise entre Cisterna et ce qu'on veut bien appeler commencement des marais Pontins, contient à elle seule 452 hectares de marais. Enfin, épars dans la plaine, depuis la montagne jusqu'au rivage, ou cachés sous les maquis et à l'ombre des forêts vierges, on trouve encore une foule de marécages. Mais si on cesse de se placer au point de vue trop exclusif du marais-type, et qu'on envisage, ainsi que nous en avons ailleurs démontré la nécessité (2), les autres surfaces palustres qui, tout en ne présentant pas la même physionomie, n'en sont pas moins des foyers fébrigènes très-actifs ; oh ! alors la proportion change considérablement : ce n'est plus un cinquième, mais les deux tiers de la plaine qu'on doit considérer comme un laboratoire d'effluves. Nous espérons que cette vérité ressortira de la description suivante.

Les terres alluviales de la plus grande partie de la plaine sont abreuvées d'humidité comme une éponge remplie d'eau ; celle-ci pénètre dans leurs profondeurs les plus intimes et s'élève jusqu'à leur surface, à cause de la faiblesse de la pente et de l'insignifiance de l'altitude. Foro-Appio, situé à 18 milles de l'embouchure du Portatore dans la mer, n'est qu'à 6 mètres 700 millimètres au-dessus du niveau des eaux tyrrhéniennes.

Les terrains de la plaine pontine peuvent se diviser en cinq catégories : les uns, bien desséchés, sont propres à être ensemencés en céréales ; d'autres, dont le dessèchement n'est pas aussi complet, peuvent produire du maïs ; ceux qui restent toujours humides sont condamnés à ne servir qu'à la pâture ; de grands espaces, le long de la mer, sont couverts de forêts et d'humides maquis ; enfin viennent les marais-types et les surfaces aqueuses. Pour avoir une idée des résultats de ce qu'on décore trop souvent du titre ambitieux de dessèchement, qu'on jette un coup d'œil sur les chiffres officiels qui suivent. Pie VI a desséché, dit-on, 18,651 hectares ; or, sur ces 18,651 hectares, 3,414 sont seulement aptes à la culture du froment, 2,585 à la production du maïs, 8,057 ne peuvent servir que de pâturages ; 4,194 hectares sont occupés par des maquis et par des marais ; enfin 401 hectares sont constitués par des canaux, routes, constructions, chaussées, etc. Imitons donc l'auteur d'un savant ouvrage sur

(1) Baron de Prony, DESCRIP. HYDROGR. ET HISTOR. DES MARAIS PONTINS. Paris, 1823. In-4° et atlas.

(2) Félix Jacquot, RECHERCHES SUR LES CAUSES DES FIÈVRES A QUINQUINA Premier mémoire adressé à l'Académie. (GAZ. MÉD. DE PARIS, 1848.)

les marais Pontins (1); parlons de *bonification*, mais non pas de *dessèchement*.

Il ne faut pas s'en laisser imposer par la surface herbeuse qu'on a sous les yeux. Dans les maremmes toscanes, de Livourne à Pise, le chemin de fer traverse des campagnes verdoyantes; mais, quand l'œil pénètre sous ce tapis de plantes, il aperçoit bientôt que chaque touffe est comme un îlot entouré d'une eau peu profonde, et par cela même très-dangereuse (26 mars 1852). De grands espaces des marais Pontins présentent la même physionomie, et d'autres, non moins étendus, s'en rapprochent beaucoup, ainsi qu'en témoignent ces notes que nous écrivions à Tor dé Ponti, le 17 avril 1852. A cette date on avait la sécheresse depuis un mois.

« La teinte verte des prés est jaspée d'une foule de points bruns, qui ne sont autre chose que des gazons arrachés et retournés par le pied des animaux. L'humidité qui pénètre la terre est en effet si abondante, que le sol détrempé reste constamment meuble et sans consistance, de sorte que le pied des chevaux, des bœufs et des buffles, quand ils s'abattent et prennent la course, arrachent les gazons et les sèment sur la prairie. Partout où il y a une dépression, ne fût-elle que d'un à deux décimètres seulement, partout où l'on rencontre un petit fossé, voire même un sillon creusé par les roues dans le sol mou, aussitôt l'eau afflue et forme un diminutif de marais. Nous ne saurions donc trop le redire : cette terre est une éponge remplie d'eau.

» En avançant vers Foro-Appio et au delà, le caractère marécageux nous a semblé moins manifeste, au moins au bord de la route : l'eau n'apparaît plus autant à la superficie, mais sa présence, à une faible profondeur, se trahit encore par de nombreux îlots de plantes aquatiques, parmi lesquelles domine un iris à fleurs jaunes, îlots faisant saillie sur le gazon formé par des plantes plus courtes et de meilleure qualité. »

Une large bande de la plaine pontine, celle qui touche la montagne et occupe la moitié de la surface, est entièrement dépouillée de grands végétaux; la vue se perd dans les horizons monotones de campagnes unies. Des cloisons à claire-voie, comme celle de l'Agro-Romano, partagent ces vastes espaces en grands compartiments, peuplés de troupeaux de chevaux à peu près sauvages, de bœufs et de buffles, qui, été comme hiver, vivent en plein air, sans aucun abri. La bande maritime est, au contraire, envahie par la végétation désordonnée de maquis inextricables, et sur le rivage, par exemple autour du lac de Pagliano, par de véritables forêts vierges, où les arbres et les plantes naissent, croissent et meurent à l'aventure, parmi les mares croupissantes, ou dans les humides tourbières engraissées par les détritus accumulés. Les loups et les sangliers disputent seuls ces solitudes aux troupeaux de bœufs, de buffles, de chevaux et de porcs, tout aussi sauvages qu'eux. Dans ces tristes lieux, où l'on voit pointer de

(1) Monseigneur Nicolaï, DEI BONIFICAMENTI DELLE TERRE PONTINE. In-4° avec plans. Rome.

loin en loin un misérable toit, et passer, comme des spectres, de pâles bergers, Lucullus eut autrefois une splendide villa !!

Ces forêts, bien aménagées et améliorées, seraient d'un revenu considérable. Quant à la partie non boisée de la plaine, son principal revenu consiste dans l'élevage des bestiaux, dans la récolte du froment, du maïs et des fèves. Les travaux ordonnés par Pie VI ont non-seulement diminué l'insalubrité, mais ont augmenté les produits agricoles et fait hausser le prix des terres.

La Via Appia est solidement empierrée, très-large, et bordée de chaque côté d'une double rangée de fort beaux arbres. Le grand canal romain, sur lequel Horace fit son lent et monotone voyage, a 12 mètres d'une berge à l'autre au plafond, et celui-ci se trouve à 2 mètres, en général, au-dessous du sol. Il suit la face sud-ouest de la chaussée, dans l'espace de 24 milles. Les eaux restent presque partout limpides et la pente est suffisante. Mais sur le flanc nord-est de la Via Appia règne quelque chose que je ne puis en conscience appeler un petit canal, car c'est un infect marécage, renflé d'espace en espace, et enterré sous un chaos de plantes aquatiques. Un pareil état réclamerait des remèdes prompts; mais, dans les circonstances présentes, la haute sollicitude du souverain pontife, pour tout ce qui est relatif au bien public, a dû s'appliquer à réparer des maux accomplis avant de songer à des améliorations ou à des créations.

En suivant la voie Appienne, on rencontre successivement Tor dé Ponti, couvent et auberge, Foro-Appio, mauvaise taverne, et casin des Braschi, Mesa où Pie VI avait fait construire des bâtiments d'exploitation; puis, à Ponte-Maggiore, on trouve le Foce di Badino, confluent de deux cours d'eau descendant de la montagne, de la longue portion du grand canal venant de Cisterna et de sa courte portion appelée Canal de navigation, et qui arrive de Terracine, enfin des marécages en chapelet qui bordent la berge du côté opposé au grand canal. Toutes ces eaux, reçues dans une artère commune, le Portatore di Badino, gagnent la mer tyrrhénienne. En quittant Foce di Badino, on n'a plus long chemin pour arriver à Terracine, petite ville illustrée par Théodoric et par Pie VI, qui y bâtirent chacun un palais, et dont les habitants frémissent encore au souvenir de Fra Diavolo, dont la bande hantait les ruines du château du roi des Visigoths.

Avant de quitter Terracine pour les États napolitains, jetons encore un coup d'œil en arrière, pour répondre aux principales questions qu'on s'adresse naturellement à propos du pays que nous venons de parcourir.

Comment se fait-il que les marais Pontins desséchés soient encore malsains? Nous avons démontré qu'il y avait bonification, mais en aucune façon dessèchement. Une terre qui compte un cinquième de sa surface en nappes d'eau et marécages, d'après les évaluations officielles, et dont les trois quarts peut-être sont constitués par des surfaces palustres, cette terre est fatalement malsaine. D'autre part, nous avons établi qu'il y a diminution de l'insalubrité, puisque ces localités, dont la population périclitait, sont aujourd'hui en progrès, les naissances l'emportant sur les décès. Reste une dernière question : l'homme a-t-il fait tout ce qu'il pouvait pour arriver à l'assainissement plus ou moins complet? Évidemment non : là où florissait la puissante nation des Volsques, une autre nation pourrait vivre encore, en se plaçant dans des conditions pareilles à celles qui existaient autrefois. Ajoutons que, dans la succession des années, la nature vient au secours de l'homme, les bas fonds se comblant peu à peu grâce à la déposition des matériaux arrachés aux montagnes par les eaux pluviales et fluviatiles. Quels sont donc enfin les moyens qui restent à employer pour achever l'œuvre commencée? Ils sont de plusieurs ordres : les uns consistent dans l'aménagement des eaux et dans le desséchement complet des surfaces palustres : ce sont les moyens usuels, vulgaires, qu'on a le tort de considérer comme suffisant à eux seuls, tandis qu'il existe un autre ordre de travaux qui doivent trouver leur place dans le grand œuvre d'assainissement des marais pontins. Ce territoire immense, divisé en trente propriétés seulement et abandonné à la *grande culture*, devrait être morcelé et bonifié par la *petite culture arborescente*. En entrant dans la Terre de Labour, dans l'heureuse Campanie, nous allons voir quels résultats ont produits ce morcellement et cette *petite culture*. L'expérience va ainsi mettre hors de doute l'efficacité du remède.

En quittant Terracine, la route est resserrée entre la mer et les pentes rocheuses des monts. Passons sous cette grande porte, bâtie près d'un vieux tombeau ; nous voici dans le royaume des Deux-Siciles. Aux marais Pontins fait immédiatement suite la plaine de Fondi, séparée des premiers par le prolongement du mont Cacume, aux grands rocs décharnés, comme du temps d'Horace :

« *Impositum saxis latè cadentibus Anxur.* »

Cette plaine, orientée comme les marais Pontins, est également encaissée en demi-cercle par des montagnes, et la corde du segment est aussi formée par le rivage de la mer. Elle est basse, humide, presque sans pente; le sinueux lac de Fondi, grand marécage-type, croupit dans ce bassin. Situé dans une dépression peu sensible, il se rétrécit chaque été à mesure que le soleil ardent et la terre avide pompent et absorbent les eaux. Les bords sont envahis par une végétation aquatique extrêmement puissante, parmi laquelle dominent les roseaux. Quant au rivage de la mer, il nous a paru bas et palustre. Certes voilà un bassin qui réunit des conditions d'insalubrité pareilles à celles de la plaine pontine. Eh bien! la *petite culture*, inconnue, comme nous l'avons dit, dans la campagne de Rome, ainsi que dans les Pontins, parce qu'elle exige le morcellement des propriétés, des soins assidus et la présence, sinon permanente, au moins fréquente de l'homme sur les lieux mêmes, cette culture est florissante dans la plaine de Fondi. Le territoire, surtout en approchant de cette ville, est cultivé avec le plus grand soin, et la main de l'homme ne craint pas de pousser les plantations jusque sur les rives fangeuses du marais. Les végétaux alimentaires et les arbres fruitiers ne cessent que là où la bordure de plantes aquatiques leur dispute trop vigoureusement la place. La campagne est plantée d'oliviers, de figuiers, d'arbres à noyaux ; des haies vives séparent le petit domaine de chacun ; des touffes de *cactus opuntia* se groupent çà et là, près des jardins d'orangers et de citronniers. Mais la culture la plus répandue est celle de la vigne : des ceps gigantesques grimpent sur de hauts peupliers d'Italie à peine élagués, et jettent d'arbre en arbre leurs arcades feuillées. Sous cet abri, la terre se pare de céréales et de légumes ; de sorte que le même champ donne simultanément un triple produit, sans compter la possibilité de faire une double, voire même une triple récolte de plantes potagères. On ne rencontre pas, comme au nord et au centre de la France, de vastes champs sans ombrages, semés de plantes basses; partout, sur ces semis, flottent des vignes, suspendues aux branches des peupliers d'Italie. Ce genre de culture, qu'on trouve florissant dans toute la Campanie, mais surtout de Capoue et de Caserte à Naples, donne à la campagne une physionomie tout à à fait particulière : c'est un bosquet, un jardin perpétuel.

Si cette description n'était que pittoresque, ce serait chose fort oiseuse ici ; mais tel n'a pas été notre but. Le médecin comprend de suite qu'une pareille culture ait opéré des résultats qu'on eût vainement demandés au simple ensemencement des terres. Les marais, resserrés, étranglés par ces fouillis de verdure et d'arbres, exhalent leurs effluves dans les hauteurs de l'atmosphère ; mais ces miasmes ne peuvent ni facilement ni directement se répandre en nappe sur les circonscriptions voisines. Les surfaces palustres sont réduites aux marais-type, la cherté des terrains et le grand soin des cultures ayant amené le desséchement de tous les points suspects, afin de les livrer à l'exploitation. Nous ajouterons que l'humidité du terrain est fructueusement consommée, en fournissant un des éléments nécessaires à cette puissante végétation. Ainsi, dans une contrée constituée comme celle dont nous parlons, chaque circonscription a, pour ainsi dire, son atmosphère propre, et se trouve beaucoup moins influencée que la rase campagne, par les émanations qui s'exhalent à une certaine distance.

Le bénéfice d'un tel état de choses est des plus évidents : l'insalubrité de ces plaines basses et marécageuses a été considérablement diminuée, de sorte que l'homme vit aujourd'hui sans grave danger dans des lieux qui lui fussent demeurés funestes si ses travaux n'en eussent préalablement changé la face. Il a fallu sans doute, dans les premiers temps, payer son tribut, et la lutte n'a pas été tout d'abord à l'avantage de l'homme, alors que les terres étaient nouvellement remuées et que les arbres n'avaient pas encore atteint leur développement ; mais peu à peu l'activité et les travaux de l'agriculteur ont rétréci le domaine de la mort et agrandi celui de la salubrité et de la production.

La plaine de Fondi est salubre comparativement à la campagne de Rome et aux marais Pontins, mais non pas d'une manière absolue, comme on l'a sans doute présagé. Les habitations se groupent plutôt sur les hauteurs et sur les pentes que dans la plaine, c'est-à-dire qu'on cherche à mitiger les mauvaises influences par l'altitude. Monticello dé Fonti, sur la colline, est plus sain que

Fondi, bâtie dans la plaine. Cette petite ville, peuplée de 5,000 âmes, toute protégée qu'elle est par des cultures arborescentes très-fourrées, est néanmoins assez maltraitée par la fièvre ; mais l'espèce humaine n'y subit pas cependant cette détérioration ni cette décroissance, triste apanage des localités essentiellement palustres. Nous n'avons lu sur le facies de ses habitants ni ces cachexies paludéennes acquises, ni cette dégnération héréditaire de l'espèce, qui condamnent à une caducité précoce et à une mort prématurée. Pour faire rentrer définitivement cette contrée dans le domaine de l'*aria fina*, que reste-t-il à faire? Le desséchement du lac de Fondi, ou son changement en un bassin où les eaux conserveraient un constant niveau. Un des deux ordres de travaux nécessaires pour l'assainissement complet faisant ici défaut, le résultat ne peut être entier.

L'utilité des cultures arborescentes est démontrée par l'amélioration sanitaire qui s'en est suivie dans les plaines campaniennes ; son insuffisance ressort des considérations qui précèdent. Les desséchements sont également à la fois insuffisants à eux seuls, mais nécessaires ; nous l'avons prouvé à propos de la plaine Pontine, où un demi-dessèchement, sans l'introduction de la petite culture arborescente, n'a produit que des résultats mesquins. Dans la campagne romaine le fait est plus évident encore : le desséchement est poussé fort loin, mais la culture dont nous parlons n'existe pas ; aussi la salubrité n'est elle pas rétablie. Là, au contraire, où l'on a fait marcher parallèlement les deux ordres d'amélioration, le succés a couronné l'œuvre : témoin le lac marécageux et malsain de Turnus, changé aujourd'hui en un vallon paré de belles cultures et baigné par un air salubre.

A Rome, des princes amis du peuple ont consacré des sommes considérables au desséchement de vastes contrées ; mais l'accumulation de pays entiers dans les mêmes mains, et très-probablement aussi le caractère des habitants, se sont opposés au complétement de l'œuvre par la petite culture et par l'établissement de colons sur les lieux mêmes, préalablement disposés et plantés. Le Napolitain, au contraire, a répondu aux avances de ses souverains par son travail, son courage, son activité et sa persévérance.

La plaine de Fondi est séparée de Mola di Gaëta par une chaine de montagnes qu'il nous faut franchir. Tout à l'heure l'homme luttait par son activité contre un sol insalubre ; ici il a vaincu par son travail la stérilité du roc. La terre s'est étagée en terrasses qui grimpent jusque sur les sommets les plus escarpés, et se couvrent d'oliviers partout où les racines peuvent trouver quelque nourriture. Au pied de la montagne, la route taillée sur le flanc vertical du ravin, passe sous les murs d'Itri, petite ville bâtie sur un monticule coiffé d'un vieux château festonné de machicoulis.

Nous n'entrerons pas à Mola sans avoir salué le tombeau de Cicéron, mis à mort par ordre d'Antoine, aux environs de la villa que le grand orateur possédait dans ces environs ; et nous n'en sortirons pas sans avoir cueilli sur les bords élyséens du golfe, un de ces beaux fruits des Hespérides qui disputent la palme à ceux de Sorrente et de Palerme.

Une belle plaine commence bientôt après Mola di Gaëta, et ne se termine qu'aux monts Auranco et Massico, entre lesquels on passe pour atteindre un autre bassin. Elle est traversée par le fleuve Garigliano, qu'on franchit sur un pont de fer, le premier, et je crois le seul qui ait été établi dans la basse Italie. De nombreux groupes d'habitations se pressent sur la montagne, mais nous ne rencontrons pas un seul village dans cette plaine riche et bien cultivée. C'est que des conditions palustres se rencontrent sur plusieurs points. Jadis existaient dans ces parages la ville de Minturne, dont on voit encore les aqueducs, et les marais dans lesquels Marius se cacha pour échapper aux fureurs de Sylla.

La délicieuse vallée qui se creuse entre les monts Auranco et Massico aboutit au petit poste de Santa Agata, où l'on se repose, après la troisième journée de voyage, dans une auberge de peu de ressources. De Santa Agata à Naples se déroulent, sans interruption et sans barrières montagneuses, les fertiles plaines de Carniola, de Capoue et d'Aversa. Jusqu'à la ville de Capoue, l'homme semble encore fuir la plaine; mais de là jusqu'à Naples, les habitations foisonnent partout. Le dessèchement et la végétation luxuriante des cultures ont produit une salubrité complète. Les plages qui s'étendent de Capoue à la mer, sont, au contraire, basses, humides, peu habitées; le Volturno, qui baigne de ses eaux lentes les murs de la ville, serpente dans une plaine dont l'inclinaison n'est pas assez prononcée. Au nord et au sud de ce fleuve, coulent les rivières appelées Savone et Patria qui, peu de temps avant de se jeter dans la mer, s'étalent en marécages. Toute la côte, de Baïa jusqu'au golfe de Gaëte, est malsaine et palustre; on énumère, du sud au nord, les lacs marécageux de Mare-Morto, Fusaro, Licola, Patria, enfin un autre à la hauteur de Sezza. Ce long espace insalubre est compris entre des plages favorisées par *l'aria fina*, à savoir, le golfe de Gaëte au nord, et au sud l'arc du golfe de Naples qui s'étend de la pointe de Pausilippe à Massa, et auquel fait suite le golfe non moins salubre de Salerne.

Capoue, malgré l'apparence guerrière que lui prêtent ses remparts bâtis par Vauban, doit encore être une molle et paresseuse cité. Son atmosphère humide, lourde et chaude, n'a en effet aucune des propriétés excitantes et toniques nécessaires pour donner de l'énergie et de l'activité au jeu des fonctions ni à l'élaboration de la pensée.

Je laisserais volontiers le lecteur à Capoue, au sein des délices annibalesques; mais, en conscience, ce serait me donner un démenti, à moi qui ai représenté l'activité napolitaine bravant le danger et poussant courageusement ses plantations jusque sur le bord des marécages. A Naples, nous allons retrouver la nation dans toute son activité travailleuse.

Où donc est le lazzarone, cet être poétique qui n'a pour abri que la voûte du ciel ou le portique des églises, ce lézard qui s'étend au soleil des quais pendant l'hiver, et s'endort à l'ombre de monuments dans la saison d'été ; cet heureux de la terre qui ne pense jamais au lendemain et ne sort de son sommeil de boa qui digère, que pour ouvrir une oreille aux déclamations de l'improvisateur des rues ? Le lazzarone est un être apocryphe, une fiction, tout comme le sphynx, le dragon et le vampire. Dans la magnifique, industrieuse et bruyante capitale, la population s'agite, cherche, travaille tout autant qu'à Paris. Voyez sur les places, sur le port, dans les rues : on se heurte, on se coudoie, tout le monde est affairé, mais pas un lazzarone ; les chiens seuls dorment dans l'angle des maisons sans s'inquiéter du lendemain. Naples est une cité féerique où l'on s'extasie à la fois devant l'œuvre de l'homme et devant l'œuvre de la nature, et qu'on ne quitte jamais qu'à regret en répétant : *Veder Napoli e poi morir.*

XVII.

DES SÉPULTURES CHEZ LES ANCIENS ROMAINS, AU POINT DE VUE DE L'HYGIÈNE ET DE LA MÉDECINE (1).

Décès, embaumement, funérailles, combustion, *puticuli*, tombeaux, *columbaria*, catacombes.

A M. Dubois (d'Amiens), secrétaire perpétuel de l'Académie impériale de médecine de Paris.

Rome, 1er décembre 1852.

Le soin des funérailles n'a pas été imposé aux anciens par les exigences de l'hygiène, mais par les croyances religieuses. Celles-ci, du reste, ne sont souvent que des préceptes hygiéniques, dont les fondateurs des religions, plus éclairés

---

(1) Rien n'est hasardé dans cet article; le plus mince détail est puisé à la source authentique des auteurs de l'antiquité. Nous laissons des lacunes, plutôt que de les remplir par des suppositions, même très-probables. Nous supprimerons les citations sèches, qui engendrent bientôt l'ennui, pour ne laisser de place qu'à des vers épars, propres à fleurir un sujet aride. — Les compilateurs que nous avons consultés, en outre des textes mêmes, sont : Nibby, ROMA NELL' ANNO 1838; Roma, 1839, 2 vol. in-8°; — Desobry, ROME SOUS AUGUSTE, Paris, 1835, 4 vol. in-8°; — Guasco, RITUI FUNEBRI DI ROMA PAGANA, in-4°, Lucca, 1758; — Nieupoort, RITUUM QUI OLIM APUD ROMANOS OBTINUERUNT, SUCCINCTA EXPLICATIO, etc.; Venetis, 1802, in-8°; — Fr. Gorio, MONUMENTUM SIVE COLUMBARIUM LIBERTORUM ET SERVORUM LIVIÆ AUGUSTÆ ; Florentiæ, 1728, in-4°; — les ouvrages de Gruter et de Fabrettus sur les inscriptions tumulaires, etc., etc. — Enfin, pendant notre séjour de quatre années en Italie, nous avons exploré avec soin les tombeaux, sépulcres, etc., de Rome, Naples, Pompéi, etc. — Consulter, pour les catacombes, les ouvrages de Raoul Rochette, de l'abbé Gerbais et du père Marchi, etc.

que leurs contemporains, ont voulu rendre l'exécution p'us assurée, en les promulguant sous forme de lois divines.

L'âme qui s'exhalait d'un corps sans sépulture errait cent ans sur les sombres rives du Styx :

Centum errant annos, volitantque hæc littora circum.
(Virg., Enéide.)

On conçoit qu'en partant de pareils principes, la mort par le naufrage devait être redoutée entre toutes. Pour racheter de cet exil de cent ans un parent mort sans sépulture, les siens lui faisaient ériger un cénotaphe, tombeau sans cadavre. Les passants qui rencontraient des restes humains abandonnés devaient jeter dessus quelques pierres : d'où résultait bientôt un monceau qui ressemblait fort sans doute aux redjem (1), que les Arabes modernes élèvent dans un but à peu près semblable. Dans l'ancienne Rome, ceux qui manquaient à cette pieuse obligation étaient tenus d'expier leur faute en sacrifiant une truie à Cérès.

En Égypte, où la conservation des cadavres, non-seulement de l'homme, mais aussi des animaux, était l'objet d'un art poussé à une si grande perfection, où des rois consommaient tout leur règne à se construire une dernière demeure, faisant travailler un peuple entier à ces œuvres gigantesques, et, à bout de ressources, allant jusqu'à prostituer leurs filles pour se créer de nouveaux moyens ; en Égypte, où l'on compte encore, après les ravages des siècles et des hommes, des myriades de momies entassées dans les sombres détours des hypogées, il fallait que les croyances religieuses imposassent des obligations plus rigoureuses encore que le paganisme grec et romain. En effet, la vie de l'âme était limitée par la durée du corps; aussi cherchait-on à préserver celui-ci de la dissolution à l'aide de l'embaumement, et de la profanation par l'entassement de ces montagnes pyramidales dont la masse nous étonne, ou par le mystère de ces nécropoles, desquelles la main profane de l'industrie tire aujourd'hui les momies pour en faire des couleurs ou pour en orner nos musées.

L'introduction des cultes de Myrrha et d'Isis à Rome semble avoir, à une certaine époque, infiltré quelque chose de ces idées, et fait abandonner, pour un certain temps, l'incinération en faveur de l'inhumation du cadavre intact. Nous verrons bientôt que ces deux modes de sépulture ont, successivement et à plusieurs reprises, joui de la faveur ou enduré la désuétude. Mais auparavant, suivons le cadavre depuis le moment où la vie a fui jusqu'à celui où le sépulcre se referme, et recherchons, parmi les antiques usages, ceux qui peuvent nous intéresser comme médecin.

Nous supposons que la mort a visité une riche maison ; nous parlerons plus tard des simples funérailles du peuple. Les assistants, les plus proches parents

---

(1) F. Jacquot, Expédition du général Cavaignac dans le Sahara algérien, 1 vol. gr. in-8° avec planches, p 40. Paris, 1849.

d'ordinaire, ferment les yeux au mort, pour les rouvrir lorsque le cadavre sera mis sur le bûcher. Le fils colle sa bouche aux lèvres de son père pour recueillir son dernier soupir, puis le défunt est appelé plusieurs fois à voix haute; enfin le cadavre, couché par terre, est lavé à l'eau chaude, pratiques qui semblent avoir pour but de s'assurer si l'âme a bien réellement quitté sa demeure mortelle. Le décès n'est pas constaté par un médecin; la déclaration en est faite au temple de Vénus *libitina*, d'où l'on mande les *libitinarii*. Ces derniers, munis de tout ce qui est nécessaire à leurs opérations, se rendent à la maison mortuaire, et le cadavre est remis entre leurs mains. Il est d'abord lavé avec beaucoup de soin, puis commencent les onctions méthodiques et prolongées avec divers aromates, huiles et onguents, dont les substances actives sont la cannelle, l'amôme, le lis, les glands, le cinnamôme, le narcisse, le nard, la myrrhe, l'aloès, etc. Toutes les ouvertures naturelles, la bouche, les narines, etc., sont ensuite obturées pour empêcher l'exhalaison des mauvaises odeurs. Vient enfin le *pollinctor*, qui farde les joues du cadavre pour déguiser la pâleur de la mort. Cette espèce d'embaumement terminée, le cadavre, enveloppé de linges blancs, est drapé dans la toge, revêtu de ses insignes, ceint d'une couronne, et exposé, visage et pieds découverts, sur un lit dressé, jusqu'au huitième jour, dans le vestibule de la maison. Des tentures noires et des cyprès annoncent que le deuil attriste cette demeure.

Des considérations hygiéniques et médicales se présentent immédiatement ici. Et d'abord, on se demande s'il est bien possible qu'un cadavre resté exposé sept ou huit jours, sans graves inconvénients, dans un pays dont la température est si élevée. Quelques antiquaires, en s'appuyant sur Acron (1), ont prétendu que les funérailles se faisaient le troisième jour; mais Dacier les a victorieusement réfutés. Les textes, entre autres Servius (2), sont aussi explicites que possible. Desobry, Guasco, Nieupoort, Nibby, etc., regardent comme incontestable cette célébration des funérailles le huitième jour. A l'armée seulement, ou encore pour les enfants et pour la gent pauvre, ce terme était devancé; Cicéron parle d'un enfant brûlé le lendemain du décès. Le fait accepté, recherchons si les manœuvres des *libitinarii* et des *pollinctores* avaient assez d'efficacité pour retarder la putréfaction pendant ce laps de temps. Il le faut bien croire, car il est à présumer que la police sanitaire n'eût pas toléré l'exposition de cadavres fétides dans l'*atrium* des maisons, et l'on s'expliquerait difficilement la pieuse coutume des baisers donnés par la famille au cadavre, au moment de le mettre sur le bûcher, c'est-à-dire huit jours après le décès, si ces baisers eussent dû rencontrer des lèvres vertes et molles de putréfaction. Il le faut bien croire, disons-nous; mais nous ajouterons que les manœuvres et les opérations sur lesquelles nous trou-

---

(1) Acron, In horat., epod. 17, V, 48.

(2) Servius, d OF[illegible]eid, VI, 218.

vons à peine quelques détails épars dans les auteurs, nous paraissent suffire à grand'peine pour un embaumement provisoire capable d'enrayer pendant huit jours la dissolution organique, dans une contrée aussi chaude que Rome. Ces manœuvres et ces procédés, nous les avons indiqués déjà. Les onctions avec divers aromates et des huiles chargées de principes volatils, ne pouvaient protéger que les parties superficielles, pour un petit nombre de jours. Parmi les substances énumérées par les auteurs, je n'en trouve aucune douée de puissantes vertus astringentes, et conséquemment tannantes et conservatrices. Il est probable que la putréfaction s'emparait à peu près avec la rapidité ordinaire des parenchymes gorgés de sucs, et que l'exhalaison de l'odeur était empêchée par les tampons que les *libitinarii* enfonçaient dans toutes les ouvertures. Dans aucun auteur je n'ai lu ni qu'ils vidassent les cavités splanchniques, ni qu'ils remplaçassent par quelques substances embaumantes les parenchymes absents. C'est seulement au moment de brûler le cadavre qu'on lui coulait dans la bouche une certaine composition destinée, comme nous le verrons bientôt, à le rendre plus facilement combustible.

Parmi les procédés d'embaumement provisoire, il ne faut pas oublier celui qui consistait à envelopper le corps dans des linges blancs, expressions vagues qui nous laissent la latitude de penser à quelque chose de pareil, quoiqu'en diminutif, à l'enveloppement si soigné et si méthodique des momies égyptiennes. Chacun a vu dans les musées ces bandes enroulées autour du corps et des membres, sur lesquels elles décrivent tant de tours qu'elles finissent par former une carcasse épaisse de plusieurs centimètres. L'emmaillottement ne laissant à découvert que la figure et les pieds, l'occlusion de toutes les ouvertures, les onctions générales et la peinture de la face, pouvaient suffire à la rigueur pour masquer les ravages de la putréfaction et pour empêcher, pendant quelques jours, les blessantes exhalaisons.

L'embaumement temporaire était fort dispendieux, et le prompt enlèvement des pauvres le troisième jour, avait pour cause principale l'impossibilité de conserver plus longtemps le cadavre, faute des opérations coûteuses des *libitinarii*.

A une époque où le médecin n'intervenait pas dans la constatation du décès, cette période de huit jours eût été une excellente garantie contre l'ensevelissement ou l'ustion d'un vivant cru mort, si l'occlusion de la bouche et des narines n'eût mis obstacle au rétablissement de la respiration. Le lavage à l'eau chaude et les onctions des libitinaires avaient plus d'efficacité pour rappeler la vie, avant l'embaumement temporaire.

Le huitième jour, destiné aux funérailles, était annoncé en ces termes aux parents, aux amis, aux clients et à la population avide de tout genre de spectacle : *Exequias* (suivait le nom) *quibus ire commodum est, jam tempus est ; ollus effertur*. Le corps était alors chargé sur une litière que portaient les parents. C'étaient les premières corporations qui remplissaient cet office aux funérailles des chefs de l'État; ainsi le cadavre du dictateur J. César fut porté par les magistrats, celui d'Auguste par les sénateurs, et l'urne de Sévère par les consuls. Le *designator*, chef des pompes funèbres, précédait l'immense convoi, où l'on voyait figurer les licteurs vêtus de noir, les affranchis coiffés du bonnet de liberté, les parents et les amis en habits de deuil et dépouillés de leurs insignes comme marque d'affliction, des danseurs exécutant une danse appelée *sicinne*, des musiciens et des chœurs jouant des airs nommés *næniæ*, coupés de déclamation et de récitatif; enfin des *præficæ*, pleureuses, s'arrachant les cheveux et mêlant à leurs larmes payées le sang que leurs ongles faisaient jaillir, ridicule comédie dont Horace se moque dans une ode à Mécènes :

> Absint inani funere næniæ,
> Luctusque turpes, et quærimoniæ, etc.

Autour de la litière du mort, on portait les insignes des dignités dont il avait été revêtu, les trophées conquis par lui à la guerre, les images de ses ancêtres, etc., etc. Le cortége se rangeait sur le *forum*, et un proche, le plus souvent le fils du défunt, montait aux *rostres* et prononçait l'oraison funèbre; puis on se rendait au bûcher ou à la sépulture de la famille. A ces funérailles se développaient souvent une pompe et un luxe inouïs; ainsi aux obsèques du dictateur Sylla, dont le cadavre était porté sur une litière d'or, figuraient 2,000 couronnes d'or, envoyées par les villes d'Italie, et un nombre infini de splendides trophées conquis par le rival heureux de Marius.

Dans les premiers temps de Rome, il était loisible aux familles d'enterrer les leurs dans la maison même; cette latitude engendra des abus et des inconvénients que les ordonnances durent bientôt réprimer; aussi lit-on dans la loi des XII tables : *Hominem mortuum in urbe neve sepelito neve urito.* Le privilége de la sépulture intra-muros ne fut conservé que pour les vestales, pour les chefs de l'État, et pour les citoyens héroïques auxquels le peuple décernait des funérailles et érigeait un tombeau aux dépens du trésor public ou à l'aide d'une souscription volontaire. On voit que l'ancienne Rome a pris de bonne heure cette importante mesure d'hygiène publique ayant pour but d'empêcher l'entassement des morts avec les vivants, mesure si négligée chez nous au moyen âge, et dont Rome moderne avait peu souci avant que le règne de Pie IX ne vînt rappeler à une plus saine pratique. Quant à la partie du texte qui prohibe l'ustion dans la ville, elle est autant dictée par la sûreté publique que par l'hygiène. Certes la combustion d'un cadavre en place publique devait être une source de fétides dégagements, mais le plus grand danger consistait dans la possibilité de la propagation de l'incendie. Aux séditieuses funérailles de Claudius, tué par Milon, le feu prit, en effet, à la *Curia ostilia*, et se communiqua à la basilique *Porcia*. En l'an de Rome 716, les consuls Claudius et Narbonus firent décréter que le bûcher devait, non-seulement être élevé hors de la ville, mais que deux milles au moins le sépareraient désormais des murs d'enceinte.

Reprenons le cortège que nous avons laissé au Forum, entourant la tribune aux harangues. Le panégyrique est terminé, et la foule se dirige vers le bûcher. Celui-ci, appelé *pyra*, était élevé en pleine campagne ou dans l'*ustrina*, sorte de petite enceinte de pierre en forme de foyer, attenante à la sépulture de la famille, et dont on peut se faire une juste idée au tombeau de Porcius, sur la voie des tombeaux de Pompéi. Le bûcher était construit en forme d'autel élevé, et des bois de facile combustion, des résineux, par exemple, servaient à sa confection. Des guirlandes le paraient, et des cyprès se dressaient autour de lui. On rouvrait les yeux du mort, puis, avant de le placer sur le bûcher, on lui jetait de l'huile odorante, les parents lui en aspergeaient la face, et le bûcher était lui-même prodigalement arrosé de liqueurs précieuses. Nous avons dit qu'on versait également dans la bouche du cadavre une composition destinée à fournir au feu un aliment plus facile. Cette composition, appelée *murrhata*, semble avoir été un liquide dans la composition duquel figurait la myrrhe. Le luxe des bûchers devint si exorbitant à Rome, que le législateur crut urgent de fixer la quantité de liqueurs qu'on pouvait répandre, et défendit de façonner les bûches destinées à la *pyra* : *Rogum ascia ne polito*. Le sage Numa, pour éviter les inutiles prodigalités du bûcher, avait encouragé l'ensevelissement sans ustion, et ordonné qu'on procédât ainsi à ses funérailles. Le second roi de Rome a également laissé une loi posthume interdisant d'arroser de vin le bûcher : *Vino rogum ne respergito*. Quand le luxe prit ces colossales proportions qui caractérisent l'époque impériale, pas n'est besoin de dire que ces prescriptions tombèrent en désuétude.

Les parents du défunt mettaient le feu à la *pyra*, en détournant la tête. Le bûcher enflammé prenait alors le nom de *rogum*, d'après Servius. C'est quand la fournaise petillait qu'on sacrifiait le plus follement à la prodigalité : on y jetait des habits précieux, l'or et la pourpre, les armes, les insignes, les trophées du défunt, et les femmes y joignaient les tresses de leurs cheveux coupés en signe de deuil. Ces présents aux dieux mânes s'appelaient *munera*. La loi fut encore obligée d'intervenir pour mettre un frein à ces dispendieux sacrifices ; elle défendit, par exemple, de livrer aux flammes plus de trois robes de deuil, et de rendre plus d'une fois les honneurs funèbres au même individu. Le besoin de représentation était en effet devenu si impérieux qu'on répétait plusieurs fois les funérailles pour diverses parties du corps séparées au préalable du cadavre, pratique qu'il ne faut pas confondre avec la section d'un doigt que l'on faisait communément pour sacrifier la partie détachée aux dieux mânes.

Quand le bûcher était à demi consumé, *bustus ou bustuarium*, commençaient les offrandes sanglantes. Pour apaiser les mânes, divinités qui à la fois aiment le sang et agréent les paisibles libations de lait, on immolait les animaux favoris du défunt ; ainsi Pline parle d'un père faisant périr sur le bûcher de son enfant *mannulos multos, canes majores minoresque, luscinias, psit-*

tacos, merulas. Plus tard, ce fut le sang humain qui fut appelé à apaiser ces terribles dieux mânes, le sang des prisonniers, des esclaves et des gladiateurs appelés *bustuarii.* Un adieu touchant terminait ces scènes barbares ; le plus proche parent congédiait la foule par ces belles paroles : *Æternum vale; nos te, ordine quo natura jusserit, cuncti sequemur.*

Les assistants se purifiaient en passant sur le *bustuarium* presque éteint, puis retournaient à la maison mortuaire. Celle-ci était également purifiée en la balayant avec de la verveine. Les parents et les intimes se plongeaient dans le bain et se rendaient au *triclinium* pour prendre le repas funèbre. Ainsi se terminait le huitième jour.

Le lendemain, les parents et les amis retournaient au bûcher pour recueillir les cendres. On les lavait dans du vin, puis, après y avoir mêlé des fleurs et des parfums, on les renfermait dans l'urne funéraire, *urna cineraria, sepulcralis, ossuaria.* Nous avons puisé des cendres dans plusieurs cippes et dans des *ollæ :* c'est une cendre douce et soyeuse, d'un gris noirâtre, parsemée de petites particules blanches et mêlée de fragments osseux plus ou moins considérables, parmi lesquels on reconnaît surtout des lames et des apophyses vertébrales.

Un peu après Auguste, on commença à se servir communément de linceuls d'amiante qui, sans gêner la combustion, empêchaient la cendre révérée du cadavre de se mêler aux immondes débris du bûcher. Au musée bourbonien de Naples, nous avons vu une toile d'amiante soigneusement tissée, qui, lorsqu'elle fut trouvée dans un vieux tombeau de la Pouille, contenait encore les cendres du cadavre. Une autre toile, plus grossière, existe également à la bibliothèque vaticane de Rome.

Nous ne nous expliquons pas comment on pouvait recueillir les cendres, quand on ne se servait pas de la toile isolante d'amiante, c'est-à-dire pendant toute l'époque romaine antérieure à Auguste et sous le règne de cet empereur. Le cadavre, posé sur un bûcher élevé, devait mêler sa cendre à celle du bois, et les différents objets qu'on jetait dans les flammes, aussi bien que les animaux immolés, augmentaient encore la confusion. Nieupoort admet, en s'appuyant sur certains passages obscurs, que le corps n'était point placé sur le bûcher, mais posé dans un trou ménagé au centre de celui-ci, et qu'il était ainsi consumé par les flammes qui le recouvraient comme d'une voûte de feu. Il ajoute qu'à l'aide de grandes tringles, on empêchait les bûches environnantes de couvrir le corps de leurs débris fumants. Nos propres recherches établissent péremptoirement qu'on plaçait le cadavre sur un lit de fer posé sur le bûcher, et ce mode est mis hors de doute par la découverte d'un de ces lits, qui figure dans l'intéressante galerie du marquis Campana, à Rome. C'est un gril rectangulaire de la longueur d'un homme, formé d'étroites et minces bandes de fer qui se croisent en laissant entre elles des jours lozangiques. Une sorte d'oreiller de même métal recevait la tête. Mais, quoi qu'il en soit, ces précautions devaient être insuffisantes, et nous pensons que, sous peine de recueillir un ramassis hétérogène, on devait se contenter de récolter quelque peu de cendre grasse et onctueuse et des fragments d'os, c'est-à-dire les parties dont la provenance était la plus évidente. Les archéologues n'ont pas, que je sache, agité la question de cette récolte partielle ou totale. Notre opinion, qui penche pour la première supposition, est corroborée par la remarque suivante, qui nous appartient : nous avons lu en plusieurs endroits sur les *tituli* de *loculi* contenant deux *ollæ*, ou même à propos d'une seule *olla* : *Sibi suisque libertis et libertabus, posterisque eorum*. On ne peut raisonnablement admettre qu'une ou deux *ollæ* de la capacité de quatre litres environ chacune, ait pu devenir le réceptacle des cendres de toute une maison, les affranchis compris, et il faut bien supposer que, dans certains sépulcres, chaque corps était représenté par une quantité assez minime de résidu incinéré. Nous verrons bientôt, à propos des *columbaria* découverts près de la porte *Capæna*, que le plus récent, postérieur à Auguste, tandis que les autres sont contemporains de cet empereur, contient des *ollæ* de famille, cinq ou dix fois plus amples que celles des *columbaria* plus anciens, ce qui tend encore à établir que la récolte était partielle avant l'usage de l'amiante, et qu'elle devint ensuite plus complète.

Les pauvres n'étaient pas inhumés avec le dispendieux cérémonial que nous venons de décrire. Il a été dit déjà que, faute des manœuvres conservatrices trop coûteuses des libitinaires, on les enterrait le troisième jour. On jetait dans une bière banale, appelée *arca* ou *sandapila*, le cadavre enveloppé dans une grossière robe brune, dont on le dépouillait ensuite pour la faire servir à un autre. Quatre vespillons portaient ce corbillard, le soir, et le cadavre était précipité dans les *puticuli*.

> Quatuor inscripti portabunt vile cadaver.
>
> MARTIAL.

Je trouve dans ce même satirique, au sujet des vespillons, croque-morts de bas étage de ces temps-là, quelques vers qui sembleraient peu honorables pour la profession médicale. Il s'agit d'un médecin qui se fit vespillon, et qui exerçait même simultanément les deux fonctions :

> Nuper erat medicus, nunc est vespillo Diaulus.
> Quod vespillò facit, fecerat et medicus.

Et ailleurs :

> Chirurgus fuerat, nunc est vespillo Diaulus.

Ce passage établirait-il que la profession médicale était alors assez intime pour qu'il n'y eût qu'un pas entre elle et les viles fonctions de vespillon ? Non : il prouverait plutôt que ce fut là une grande dérogation, une insigne anomalie, puisqu'elle a mérité l'attention du satirique. On ne signale pas les faits usuels, mais les faits exceptionnels.

Les *puticuli* ou *puticulæ*, sur lesquels Raoul Rochette a savamment discuté dans son livre sur les catacombes de Rome, et qui nous intéressent tant au point de vue de l'hygiène publique, étaient aussi appelés *culinæ*, *polyandriæ*. Il paraîtrait que ce n'était autre chose que les renflements profonds qu'on trouve le long des couloirs des catacombes, cryptes communiquant avec l'air extérieur par un puits dans lequel on précipitait pêle-mêle les cadavres des pauvres gens. Varron et Horace nous apprennent qu'ils existaient surtout aux environs de l'Esquilin, aux portes du jardin de Mécènes :

> Hoc miseræ plebi stabat commune sepulcrum.
>
> HORACE.

> Puticulæ quod putescebant ibi cadavera projecta, quis locus publicus extra Esquilias.
>
> VARRON.

Horace représente les cadavres pourrissant dans les puits et les ossements jonchant le sol, hideux spectacle dont son noble protecteur délivra l'Esquilin, moins sans doute dans l'intérêt de la santé publique que pour la salubrité de ses jardins, et afin de ne pas être attristé en se rendant dans ses domaines :

> Huc prius angustis ejecta cadavera cellis
> Conservus vili portanda locabat in arca.
> Nunc licet Æsquiliiis habitare salubribus, atque
> Aggere in aprico spatiari : quo modo tristes
> Albis informem spectabant ossibus agrum.
>
> HORACE, sat. 8.

Quoi qu'il en soit, toujours est-il que si les sépultures des riches remplissaient, comme nous le verrons bientôt, les conditions désirables au point de vue de l'hygiène publique, il n'en était pas de même des *pourrissoirs* plébéiens, pour employer une expression conforme au tableau tracé par Horace et par Varron.

Quelquefois les pauvres avaient les honneurs du *rogus*, mais alors on les entassait sur un bûcher peu élevé et sans ornements. Comme les cadavres n'étaient pas oints de ces huiles parfumées qui rendent la combustion plus facile et que leur bouche n'avait pas reçu la *murrhata*, on mettait sur le bûcher un corps de femme au moins pour dix hommes, les vespillons ayant remarqué que les cadavres de femmes *renfermaient plus de calorique*, et aidaient ainsi à la combustion du monceau entassé sur le pauvre bûcher. Cette observation est assez curieuse pour que nous citions les sources : Macrob., SATURN. VIII, 7, et Plut., SYMPOS., III, 4. Nous nous demandons si les Romaines d'alors n'auraient pas été, comme celles d'aujourd'hui, sujettes à une obésité précoce et quelquefois monstrueuse, et s'il ne faudrait pas rechercher dans l'abondance du tissu graisseux sur les cadavres de femme, la cause de la singulière coutume dont nous parlons.

Il a été jusqu'ici longuement question de l'incinération des cadavres, mais peu de l'ensevelissement du corps en entier ; ces deux modes ont pourtant été successivement en vigueur à Rome, et il nous reste conséquemment une seconde face de la question à considérer.

Pline dit très-explicitement que les Romains des premiers âges ne brûlaient pas les cadavres : *Ipsum cremare apud Romanos non fuit veteris instituti; terra condebantur.* Puis le même auteur rapporte une loi posthume de Núma : *Vino rogum ne repergito,* et nous apprend que ce sage monarque ordonna que son corps fût enseveli et non livré aux flammes : d'ou il résulte bien évidemment, d'après l'encyclopédiste lui-même, qu'on brûlait déjà du temps du second roi de Rome. D'autres documents viennent déposer dans le même sens, entre autres la découverte d'urnes cinéraires dans les sépultures des familles si antiques des Furii et des Turpilii, trouvées au pied de la colline Tusculane.

A Rome, les deux modes de sépulture semblent avoir toujours été employés contemporainement, mais avec prépondérance plus ou moins étendue de l'un et désuétude plus ou moins marquée de l'autre. L'incinération prévalut peu à peu, à partir du moment où les Romains s'engagèrent dans des guerres italiques de plus en plus lointaines, à cause de la facilité de rapporter dans la patrie l'urne contenant les cendres. Les guerres civiles contribuèrent aussi à propager l'usage du bûcher, l'*olla* pouvant facilement être cachée et soustraite ainsi aux profanations du parti vainqueur, tandis qu'un corps contenu dans un lourd sarcophage n'offrait pas les mêmes sûretés. Quelques familles, cependant, au temps où l'incinération était presque universelle, conservèrent la coutume de l'ensevelissement, entre autres la noble famille Cornelia, dont les trois branches étaient les Scipions, les Lentulus et les Sylla. La vérité de cette assertion de Pline et de Cicéron a été vérifiée en 1780 par la découverte du sépulcre des Scipions, où l'on a trouvé les cadavres entiers. Sylla est le premier personnage de la souche cornélienne qui ordonna que son corps fût brûlé. Le dictateur voulait ainsi se soustraire aux représailles des partisans de Marius, dont il avait profané la dépouille mortelle.

Au deuxième siècle de l'ère chrétienne, on revint graduellement à l'ensevelissement, comme l'indique le nombre si considérable des sarcophages à cette époque; les musées de Rome en regorgent. Dans les cours des palais et dans les villas (villa Ludovisi, etc.), ils servent de bassins ou de vases à fleurs. Leur époque n'est pas indiquée par le millésime, car les Romains n'en mettaient jamais ; mais le caractère et le style de la sculpture sont un guide auquel on peut sûrement se fier.

Cette diversité dans le mode de sépulture a pour conséquence nécessaire la diversité des tombeaux. Ceux-ci peuvent être divisés en trois classes : tombeaux à cendres, à cadavres, tombeaux mixtes. Une autre distinction, qui intéresse également le médecin hygiéniste, repose sur la quantité d'individus enfermés dans le même sépulcre : 1° les fosses communes, ou *puticuli*, où les cadavres étaient entassés pêle-mêle ; 2° les cimetières, dans lesquels les familles ou les individus avaient une place bien distincte et bien séparée des autres, par exemple les *columbaria* et les catacombes chrétiennes; 3° les monuments destinés à une seule famille, comme les mausolées d'Auguste, d'Adrien, les tombeaux des Scipions, de la famille Plautia, etc., dont on voit encore aujourd'hui les restes; 4° enfin les tombeaux érigés à un seul individu : exemple, les sépulcres de Bibulus, de Caïus Cestius, de Cecilia Metella, etc., qui, après tant de siècles et malgré les barbares, sont encore actuellement debout.

Quant à la forme, tous les tombeaux antiques de Rome peuvent se grouper autour de quatre types, savoir, la forme ronde (Cecilia Metella, Plautia, Adrien, Auguste), la forme pyramidale (Caïus Cestius), la forme quadrilatère (Aterius, Bibulus), enfin la forme de chapelles ou de petits temples. Ils sont élevés au-dessus du sol, ce qui est la règle très-générale; ou souterrains à l'exemple des hypogées d'Égypte ou d'Étrurie, tels sont le sépulcre des Scipions, les catacombes et les *puticuli*; ou bien encore ils se trouvent moitié au-dessus et moitié au-dessous du sol; enfin un tumulus artificiel couvre quelquefois le tombeau, comme au mausolée d'Auguste.

En Égypte, la double précaution de l'embaumement et des hypogées empêchait toute émanation cadavérique. On sait qu'à ces sages coutumes de l'antiquité a succédé l'entassement des cadavres presque à fleur de terre, près des habitations et jusque sous les appartements même, pernicieux usage dans cette contrée torride dont le Nil détrempe profondément le sol chaque année; et l'on n'a pas oublié qu'un esprit brillant et judicieux a cru trouver dans ces conditions la cause de la peste, dont l'Égypte est le principal foyer d'irradiation.

Les Étrusques, prédécesseurs des Romains dans l'Italie moyenne, les Étrusques dont l'art offre, dans sa première période, tant d'analogie avec l'art égyptien, ensevelissaient également dans des hypogées. Nous avons visité, à quelques lieues de Cività-Vecchia, à Cornetto, l'ancienne Tarquinies, une colline toute criblée de caves sépulcrales, dont quelques-unes, notamment les tombes dites du Typhon, du Triclinium et du voyage de l'âme, conservent, après deux ou trois mille ans, des peintures toutes fraîches encore. Les cadavres entiers sont enfermés dans des sarcophages de tuf sonore, sur lesquels sont quelquefois couchées des statues, et rangés ces magnifiques vases étrusques dont on admire la légèreté et l'inimitable vernis. Dans la cave du voyage de l'âme, vaste hypogée soutenue par quatre piliers, et qui semble avoir été un cimetière pour le public, les corps étaient enterrés sous terre, chacun dans une fosse séparée; mais la plupart de ces cryptes étaient des tombeaux individuels ou plus souvent encore des sépultures de famille. A Cervetri, l'ancienne Cereres, on trouve deux étages souterrains de caveaux; les plus profonds passent pour presque contemporains de la guerre de Troie. On pénétrait dans tous ces tombeaux par une porte étroite à laquelle conduisait un escalier droit. Les Romains se sont quelquefois servis de ces hypogées pour ensevelir leurs morts, témoin une inscription latine et des peintures postérieures à l'art étrusque, trouvées dans la nécropole de Cornetto.

Les anciens habitants de Rome ne semblent pas avoir senti la nécessité d'éloigner le plus possible les cadavres de la demeure des vivants, en confiant les dépouilles à des cryptes souterraines. Les carrières de Pouzzolane, dont le réseau s'entrelace sous la ville de Rome, s'offrait naturellement comme lieu de sépulture, mais les maîtres du monde se sont contentés d'en utiliser quelques parties sous le nom de *puticuli;* ce sont les chrétiens persécutés qui en ont fait l'asile des morts, comme nous le verrons bientôt. Mais les Romains, les plus grands entasseurs de pierre après le peuple de Pharaon, semblent avoir recherché la difficulté : ne voulant creuser leurs tombeaux ni sous le roc ni sous la terre, ils ont forcé le roc et la terre à s'entasser sur leurs tombeaux. La courte description de quelques-uns des plus fameux montrera facilement que de véritables montagnes ou des rochers s'élevaient sur les sépulcres et les isolaient autant que s'ils eussent été confiés aux entrailles de notre mère commune.

A quelques milles de Rome, sur la voie Appienne, surgit le grandiose tombeau élevé à Cecilia Metella, femme du riche Crassus, vers l'an 700 de Rome. C'est une tour ronde de 100 pieds de diamètre, revêtue de gros blocs de travertin encore admirablement joints, et couronnée par une superbe frise en marbre blanc représentant des festons et des bucrânes ; elle repose sur un soubassement carré, et sa hauteur totale est de 60 pieds. La chambre sépulcrale ne mesure que 30 pieds de diamètre, et les parois ont conséquemment tout autant et même plus d'épaisseur. A cette chambre, terminée jadis en voûte conique, aujourd'hui éboulée, on arrive par un étroit couloir qui a près de 40 pieds de longueur, et qui se fermait par une double porte, dont l'une extérieure, et l'autre située à 27 pieds de l'entrée. La solidité de ce tombeau est telle que, surmonté de créneaux au moyen âge, elle a servi de tour féodale, citadelle d'un manoir occupé successivement par les Gaetani, les Savelli, les Colonna, les Orsini, et que défendue en 1312 par Jean de Sabello, elle soutint un siége en règle contre l'empereur Henri, auquel elle ne se rendit que faute de vivres. Si cette imposante masse de pierre n'avait pas été concédée comme carrière d'exploitation en 1588, elle serait encore intacte aujourd'hui après plus de dix-huit cents ans, les injures des saisons glissant sans l'entamer sur ce grand rocher séculaire ; mais les démolisseurs en ont jeté à bas une tranche, entamant un flanc et une partie du sommet.

Le tombeau de la famille Plautia, à l'entrée du pont de Lucano, en allant à Tivoli, a également servi de forteresse au moyen âge.

Le monument de Caïus Certius, aujourd'hui enchassé dans les murs de Rome, appelle l'attention au même titre que celui de Cecilia Metella, c'est-à-dire comme construction d'une véritable crypte dont les épaisses parois étouffaient toutes les émanations. C'est une pyramide quadrilatère, toute revêtue de marbre blanc ; elle a 125 pieds romains de hauteur verticale, et chaque côté de la base en mesure 100 au niveau de la base du soubassement de travertin sur lequel elle repose. La chambre sépulcrale, dont on ignore l'entrée antique, n'a que

20 pieds de long sur 12 de large et 15 de hauteur. Ce grand monument, qui surpasse en élévation le quart de la pyramide de Chéops, fut bâti en trois cent trente jours, selon les désirs de Caius Cestius, l'un des septemvirs des Épulons, en l'an 719 de Rome.

Les deux mausolées les plus fameux de Rome étaient celui d'Adrien et celui d'Auguste. Celui-ci, vaste rotonde, égale au dôme du Panthéon ou à celui de Saint-Pierre, entourée de quatorze chambres sépulcrales, était une véritable hypogée, un tumulus, grâce à la montagne de terre sous laquelle on l'avait enfoui. Des arbres croissaient sur cette hauteur artificielle, qui servait de promenade et se terminait par la statue équestre de l'empereur. Le soubassement de ce tombeau avait 225 pieds sur chacune de ses faces. Manoir féodal au moyen âge, le mausolée d'Auguste sert aujourd'hui de cirque et d'amphithéâtre à l'usage des écuyers et des saltimbanques.

Mais le monument qui donne la plus vaste idée de la solidité et du grandiose de ce genre de construction, c'est sans contredit le mausolée d'Adrien, appelé aujourd'hui môle ou fort Saint-Ange. A Nerva, dernier empereur qui avait trouvé place au mausolée d'Auguste, succéda Trajan, qui fut enseveli sous la colonne qui porte son nom. Adrien construisit une nouvelle nécropole impériale, immense tour ronde dont le soubassement carré a 275 pieds de face, et qui elle-même aujourd'hui, malgré les arrachements barbares qui l'ont dégradée, a encore 200 pieds de diamètre. Elle était entièrement revêtue de plaques de marbre et ornée de pilastres surmontés d'un riche entablement. Des groupes équestres et des centaines de statues garnissaient la tour et le soubassement. Un char pouvait monter jusqu'au sommet par une rampe peu rapide en spirale qui s'enroulait dans l'épaisseur massive du monument; cette rampe aboutissait vers le centre du pâté, à une petite chambre sépulcrale dans laquelle on a trouvé la magnifique et gigantesque urne de porphyre, dont le couvercle sert aujourd'hui de fonts baptismaux à Saint-Pierre. Pour le dire en passant, la main impie du fanatisme a souillé les urnes les plus sacrées pour en disperser la poussière au vent. Ainsi, lorsque l'on découvrit, en 1780, le sépulcre des Scipions, les ossements de cette vieille race de héros furent dispersés sur la terre, et ces nobles dépouilles fussent restées mêlées aux débris immondes des brutes, si une main pieuse ne les eût recueillies et transportées loin de Rome. Trop vraie parole de Scipion mourant dans l'exil : Ingrate patrie, tu n'auras pas mes os, puisque, après vingt siècles, sa patrie semble encore répudier les glorieux restes de cette race héroïque !

Pour donner une juste idée de la solidité et de la masse du mausolée d'Adrien, nous ajouterons que cet indestructible rocher sert, depuis des siècles, de citadelle à Rome. C'était l'inexpugnable repaire d'où de nobles brigands s'abattaient sur le peuple et faisaient la guerre aux papes. C'est là que la trop fameuse Marosie usa trois maris au métier difficile de rechercher la souveraineté de Rome ; c'est là encore que plusieurs papes, enlevés par leurs rebelles feudataires, gémirent emprisonnés ou périrent par la faim, la corde ou le poison. Je ne sais combien de siéges soutint cette citadelle romaine, depuis celui où les gens de Bélisaire, à court de munitions, écrasèrent les Goths en précipitant sur eux les statues de marbre dont les arts déplorent aujourd'hui la perte. Contre ses murs bien des efforts échouèrent, voire même ceux de l'empereur Frédéric, en 1167. Le peuple, las enfin d'être pillé et exploité par les nobles, et voulant détruire leurs repaires, décréta, au commencement du XIVe siècle, sa démolition, qui avait été déjà tentée en vain en 1191; mais le vieux rocher d'Adrien résista, son écorce seule fut écorchée.

On va bientôt voir, quand nous aurons parlé de la voie Appienne, que ces descriptions ne sont pas oiseuses au point de vue de l'hygiène publique.

Sans doute un certain nombre de tombeaux se trouvait dans l'enceinte de la ville, malgré les lois, à cause des exceptions admises, et bien plus encore par suite de l'extension successive de la muraille d'enceinte; mais la plupart garnissaient les voies romaines, à partir des portes, notamment les voies Appienne, Latine, Flaminienne, etc. La *via Appia*, sur une longueur de 12 milles, de Rome à Albano, était une véritable rue de morts, où les tombeaux, pressés les uns contre les autres, se succédaient sans interruption des deux côtés. Nibby a compté 200 tombeaux hors de terre, dans ce trajet; les fouilles ordonnées par Pie IX démontrent qu'il y en a plusieurs milliers. Dans tous ces tombeaux, dont un grand nombre fastueux, on reconnait toujours les mêmes principes: d'épaisses murailles et des clôtures hermétiques isolent complétement les cadavres et donnent les bénéfices de l'ensevelissement souterrain. De solides sarcophages de tuf, de travertin ou de marbre reçoivent les cadavres et se referment soigneusement sur eux, et ces sarcophages sont eux-mêmes recélés par des chambres sépulérales ménagées dans la maçonnerie massive. Il y a plus: quelques sépulcres n'ont pas de caveau central, et l'urne funéraire figure comme une pierre perdue dans la masse des autres matériaux; tel est le tombeau du boulanger Eurysacès, à la porte Majeure.

Le long de la voie Appienne, si intéressante aujourd'hui surtout, on remarque un certain nombre de grands *tumuli* artificiels, entre autres deux, fort considérables, situés en face l'un de l'autre. Le visiteur s'arrête ordinairement à la *casa tonda*, immense tombeau en forme de tour ronde, sur la plate-forme de laquelle on a bâti une maison d'exploitation et planté un verger de vingt oliviers! Les portes des sépulcres ne s'ouvraient jamais sur les voies, mais du côté des champs; sur la route, une inscription indiquait les noms et les qualités des individus inhumés, et, selon la belle expression de Varron, rappelait aux passants qu'ils payeraient un jour leur tribut à la mort: *Et ideo secundum viam, quo prætereuntis admoneant et se fuisse et illos esse mortales.*

Ces détails n'ont pas besoin de commentaires; il en ressort bien évidemment que, grâce aux principes qui présidaient à la construction des sépultures dans l'ancienne Rome, aucun inconvénient pour la salubrité publique ne pourait résulter de l'existence de tombeaux sans substructions, dans l'intérieur de la ville et à ses portes le long des voies.

Le mode de sépulture qui nous paraît digne, entre tous, de mériter l'attention du médecin et de l'économiste, c'est le *columbarium*. On appelle ainsi des caveaux dont les murailles sont creusées, comme un colombier, de niches ordinairement demi-circulaires destinées à recevoir les urnes cinéraires. Sur la voie des tombeaux, à Pompeï, on nous a montré un petit *columbarium* appelé Tombeau des Gladiateurs ; le sépulcre de Virgile, sur la grotte de Pausilippe, à Naples, n'est autre chose qu'un *columbarium;* nous avons aussi rencontré de pareilles sépultures sous la colline de Bauli, près du cap Mysène, le long de la rampe où Virgile place les Champs-Élysées ; mais c'est Rome qui possède les *columbaria* les plus vastes et les mieux conservés. Le plus remarquable était celui qui a été découvert, en 1721, sur la voie Appienne, et dont Gorius nous a laissé une description complète. Il contenait, dans ses niches demi-circulaires, les cendres de 1,500 individus ; il était destiné aux gens de la maison de Livie, femme de l'empereur Octavien Auguste. On n'a pas respecté ce monument si digne d'intérêt, dont on ignore même aujourd'hui la place précise, mais dont beaucoup d'inscriptions sont conservées au Vatican. Le marquis de Campana, protecteur et savant ami des arts et de l'antiquité, ayant découvert en 1830, près de l'ancienne porte Latine, un *columbarium* intact, orné encore de fresques gracieuses et fraiches, garni de cippes, d'urnes, de sarcophages, embelli par des chapelles et des bas-reliefs en stuc, se fit un devoir de conserver chaque chose à sa place ; de sorte qu'aujourd'hui on peut, pour ainsi dire, surprendre les habitudes romaines sur le fait. Ce monument, connu sous le nom de *Columbarium de Pomponius Hylas*, semble avoir été destiné à recevoir un petit nombre de personnes de distinction.

Non loin de là, existent deux autres grands *columbaria*, véritables cimetières, qui méritent toute notre attention. Ce sont de vastes caveaux qui occupent chacun un espace de 25 pieds en longueur comme en largeur, et dont l'élévation en atteint 35 ou 40. Chaque paroi est percée de 9 étages de niches, *loculi*, en forme de gueules de four, construites en voûtes à l'aide de petites pierres de travertin taillées avec le plus grand soin, et recouvertes de stucs et de peintures. Dans chaque niche on voit l'ouverture de 2 vases de terre, *ollæ*, maçonnés jusqu'à la gueule dans l'épaisseur de la cloison qui sépare les étages. Ces *ollæ*, de la capacité de 3 à 4 litres, sont les urnes cinéraires. On en compte, y compris celles qui sont engagées dans des sortes de plates-bandes, le long des murs, 1,200 dans un columbarium et 1,500 dans l'autre. Dans ces niches étaient rangés des vases de toute forme destinés aux libations et à recevoir les mets offerts aux dieux mânes. En regard de chaque *olla*, une inscription, *titulus*, rappelle le nom du défunt, ses titres, ses qualités, et bien souvent les regrets de ceux qui lui survivaient. On y retrouve presque les mêmes phrases que dans nos cimetières modernes ; le cœur a eu le même langage à toutes les époques du monde et la voix de la douleur est toujours la même : *filio pientissimo; dulcissimæ conjugi; matri carissimæ; patrono indulgentissimo; conjugi benemerenti; sit tibi terra levis; hic est et non est; amorem habuit; ne tangito, o mortalis, reverere manes deos*, etc., etc. Parmi ces inscriptions touchantes nous en avons remarqué une, souvent répétée, qui nous a paru impertinente, c'est le regret des veuves à leurs maris, *indulgentissimi!*

Un très-petit nombre de niches, plus vastes et mieux ornées, contiennent un cippe de marbre ou un vase cinéraire de matière précieuse, ou encore un buste, un bas-relief ; ce sont les sépultures des gens plus riches qui voulaient se distinguer du commun, ou des personnages auxquels leur mérite faisait décerner ces honneurs posthumes.

Les *comlumbaria* anciens étaient destinés soit à une famille, soit aux gens d'une grande maison, ou bien, cimetière pour le public, recevaient les cendres de ceux qui achetaient une place, enfin, comme à Naples aujourd'hui, aux sociétaires d'une confrérie. Des deux *columbaria* que nous venons de décrire, l'un a toujours servi aux gens de l'impératrice Livie, et l'autre, fondé pour la maison de Pompée le Grand, reçut plus tard la même destination que le premier. Dans les cimetières construits dans un but de spéculation, les familles achetaient une ou plusieurs urnes, ainsi qu'on peut le lire sur les *tituli*, indiquant l'acquisition d'un nombre déterminé d'*ollæ*. Ces inscriptions spécifient que la sépulture était individuelle, *sibi*, ou destinée également à la famille, *sibi et suis*, et même qu'elle devait servir aux affranchis et à leur postérité, *sibi et suis, libertis libertabusque et posteris eorum*. Certaines lettres signifient que le monument et l'*olla* ne devaient passe transmettre en propriété aux descendants N. H. S. *Non heredes sequitur*, ou bien qu'au contraire il devait revenir aux héritiers. H. M. H. S. *Hoc monumentum heredes sequitur*. Enfin d'autres initiales apprennent que le défunt avait pensé, de son vivant, à se ménager une dernière demeure, V. S. P. *Vivus sibi posuit*.

Au moment où nous écrivons, un autre *columbarium* vient d'être découvert et déblayé, près des deux dont nous nous sommes occupé. Il semble être d'un ordre plus relevé et d'une date postérieure aux deux autres, puisqu'il commence à recevoir la cendre des morts, sous le règne de Tibère, époque de la clôture des deux précédents. Ses murailles ne sont plus creusées par des niches uniformes, mais recèlent des *loculi* de configuration et de capacité très-diverses. La plupart sont de véritables sépultures de famille, fermées quelquefois par une petite porte en marbre blanc taillé à jour, et contenant soit une *olla* gigantesque, soit plusieurs *ollæ* de moindre dimension. Un ambassadeur étranger, mort à Rome pendant sa mission, a reçu la sépulture dans ce *columbarium*. Nous l'avons déjà dit, les dimensions si considérables données à cette époques aux *ollæ*, ou encore leur multiplication pour une même famille, fait comparé à l'exiguïté des urnes du temps d'Auguste et à l'affectation d'une seule ou d'un petit nombre à une famille, y compris sa descendance, ont pour nous une évidente signification.

Jusqu'au temps d'Auguste, l'enveloppement du cadavre dans l'amiante n'était que très-peu ou pas usité; aussi recueillait-on seulement quelques parcelles de cendres, qu'une *olla* exiguë suffisait à contenir; mais, postérieurement à cet empereur, on put isoler et récolter toute la cendre, aussi fallut-il agrandir la capacité ou multiplier le nombre des *ollæ*.

L'autorité s'est inquiétée à bon droit, dans nos grandes villes, notamment à Paris, des vastes espaces que la dernière demeure des morts ravit à l'exploitation des vivants; de là, ces obstacles opposés à l'obtention des concessions à perpétuité, et les règlements relatifs au relèvement des cadavres à certaines époques. Mais, d'autre part, la piété filiale dans toutes les classes, et, dans la caste élevée, l'esprit de race, si noble et si utile quand il est bien entendu, se sont émus en pensant que les vieux ossements de leurs pères seraient un jour ravis à leur culte et confondraient leurs débris avec la commune poussière. Le mot *tombe de mes aïeux*, autrefois si rempli d'émotions, d'encouragement pour les bons, de reproches pour les pervers, n'a plus de sens aujourd'hui, grâce aux progrès de l'esprit et à la décadence des sentiments, et les ordonnances semblent avoir pris à tâche d'accélérer la dissolution en formulant des prescriptions qui sont loin d'en retarder la marche.

Nous avons vu que, dans l'ancienne Rome, la génération vivante visitait à chaque instant la génération passée, le long de la voie publique; mais cette profusion de tombeaux sur le sol le plus utile allait jusqu'à l'abus, et le législateur moderne se serait à juste titre inquiété de la perpétuation d'un tel usage. Les *columbaria*, au contraire, nous semblent réaliser la conservation individuelle de la dépouille des morts sans empiétement notable sur le domaine de l'activité humaine, et sans la moindre influence nuisible sur la salubrité publique.

De temps en temps, notamment aux Férales, aux Lémurales, ces petites nécropoles, mornes et religieuses, mais sans terreur et sans dégoût, étaient animées par les parents qui, ne voulant pas que la mort rompît les liens de la famille, venaient faire des libations, semaient la tombe de fèves, offraient le repas funèbre aux mânes, et jonchaient de fleurs l'urne chérie et le sol d'alentour :

> . . . . . *Manibus date lilia plenis,*
> *Purpureos spargam flores.* . . . .
> (Virgile, Enéide.)

> *Floribus innumeris et olenti spargere tymbra.*
> (Stace.)

Douce offrande qui faisait disparaître l'urne de la mort sous le tapis d'un printemps perpétuel comme le regret et le souvenir :

> *Spirantesque crocos, et in urnâ perpetuum ver.*
> (Juvénal.)

Nous aurons une idée assez complète, quoique succincte, des sépultures de l'ancienne Rome, quand nous aurons dit un mot de la grande nécropole appelée catacombes, inextricable labyrinthe qui s'enlace sous la ville entière et dans ses environs.

Les catacombes, *arenariæ*, n'ont été autre chose, dans l'origine, que des carrières ouvertes pour l'extraction de la pouzzolane, *arena*, dont les veines ou filons sont suivis par les corridors souterrains. Nombre des premiers chrétiens, qui appartenaient pour la plupart à la classe ouvrière, y ont travaillé eux-mêmes, comme l'indiquent des inscriptions, où ils se qualifient de *fossores*, *fossorii*. Un empereur condamna en masse les chrétiens à ces durs labeurs, *ad arenam fodiendam*. Familiarisés avec ce labyrinthe, ils y célébrèrent les mystères de la religion naissante et y ensevelirent leurs morts, qu'ils ne voulaient pas voir confondus avec les cadavres des païens. Pour remplir leur nouvelle destination, les catacombes durent subir des changements et des augmentations consistant surtout en couloirs nouveaux, *cryptæ novæ*, en évasement ou chambres pouvant servir de chapelles ou de lieu de réunion, enfin en ciels ouverts ménagés dans les endroits déserts de la campagne. Le nombre des adorateurs du Christ allant toujours en croissant, il fallut multiplier en proportion les nouvelles voies souterraines, qui prirent une telle extension, qu'à Sainte-Agnès extra-muros, par exemple, elles surpassent beaucoup en développement les carrières primitives. Là, un simple coup d'œil suffit pour faire distinguer les catacombes païennes des catacombes chrétiennes ; les premières sont irrégulières, tortueuses, et on leur a donné, pour extraire le plus possible de pouzzolane, des dimensions aussi grandes que le permettait la consistance du terrain. Immédiatement au-dessous de la portion des carrières que nous avons visitées à Sainte-Agnès, se trouvent les catacombes chrétiennes, formant un étage plus profond ; les deux labyrinthes superposés sont mis en communication par des escaliers et par des puits s'abouchant dans l'un et dans l'autre. Mais la nécropole chrétienne a des caractères qui ne permettent pas de douter qu'elle n'ait été expressément creusée pour sa destination.

Les corridors qui la constituent forment des allées ordinairement droites, se croisant avec d'autres couloirs également rectilignes. On leur a donné juste les dimensions nécessaires pour servir à la sépulture, sans s'inquiéter de la recherche de la pouzzolane. A Sainte-Agnès ils n'ont d'ordinaire que la largeur et l'élévation nécessaires pour laisser passer commodément un homme ; d'autres fois pourtant, mais par exception, ils acquièrent un peu plus d'amplitude, en hauteur surtout. Ils présentent les mêmes caractères aux catacombes de Saint-Sébastien, appelées aussi cimetière de Saint-Calixte. Ces réseaux d'étroits corridors forment un seul ou plusieurs étages superposés. Leurs parois verticales sont criblées de niches sépulcrales disposées suivant trois ou quatre lignes ou rangées, à peu près comme un casier à trois ou quatre étages. Dans les *arenariæ* ou véritables carrières qu'on nous a montrées à Sainte-Agnès, les parois sont arquées, inégales, sans tombeaux, et la section perpendiculaire à la longueur donnerait une surface cinq à six fois aussi étendue que la même coupe pratiquée sur les catacombes chrétiennes. Telle est la multitude de ces cases à cadavres que, d'après des calculs approximatifs, plusieurs centaines de mille, on dit même des millions de chrétiens, auraient été ensevelis dans ce labyrinthe dont les nombreuses branches, mises au bout les unes des autres, formeraient, il est vrai, des centaines de kilomètres. Les niches, fouillées dans la pâte consistante d'un tuf arénacé, ont presque toujours la dimension d'un cadavre, mais quelques-unes sont si exiguës qu'elles n'ont jamais reçu que des débris de corps d'adultes ou des cadavres d'enfants. Quelques autres, au contraire, comme l'indiquent ces mots de basse latinité : *bisomus*, *trisomus*, ont recueilli plusieurs morts. Ces niches sépulcrales étaient fermées par des briques placées de champ, jointes et recouvertes par un solide mortier, ou bien encore par une table de pierre, voire même de marbre blanc. Une petite ampoule contenant autrefois du sang, aujourd'hui de la poussière, et fixée dans le mortier, vers la tête, ou d'autres symboles, par exemple une palme, indiquent que les saintes reliques d'un martyr reposent dans les tombeaux que ces signes distinguent. Quand, à la lueur des flambeaux, on parcourt ces lugubres replis, si bien faits pour être la dernière demeure des hommes, on voit encore blanchir au fond de leur bière entr'ouverte et à peine éclairée, de vieux ossements qui tombent en poussière quand on veut les saisir ; et le *reverteris in pulverem* revient à la mémoire au milieu de circonstances qui en augmentent singulièrement la terreur et la solennité.

De temps en temps des portes donnent entrée dans des caveaux, *cubiculæ*, destinés aux assemblées, au catéchisme, ou à la célébration des mystères sacrés. Ces chambres sont en général peu spacieuses ; parmi les douze ou quinze que nous avons visitées dans les catacombes de Sainte-Agnès et de Saint-Sébastien, nous n'en avons pas trouvé qui pussent contenir plus de vingt-cinq à trente personnes ; mais on dit qu'il en existe ailleurs d'un peu plus vastes, ou encore qu'on les trouve réunies en groupes dont la contenance totale peut aller à cent personnes environ.

La messe se célébrait, dans ces chapelles, sur le tombeau des martyrs, qui alors ne consistent plus dans une excavation en forme de bière, mais dans une sorte de sarcophage placé sous une arcade taillée dans le vif des parois. Des stucs tapissant les murs et la voûte, et recouverts de fresques qui manquent souvent d'art, mais non de sentiment, un ou deux fauteuils de pierre pour les prêtres, des bancs grossièrement taillés pour les fidèles, quelques lampes suspendues au plafond ou placées dans des niches, composent la simple ornementation et l'ameublement de ces églises primitives. Quelquefois aussi, dans ces sombres profondeurs, on rencontre une source ou un puits destinés au baptême des catéchumènes, et dont l'eau pure et vierge n'a jamais été troublée par aucun usage profane, depuis ces époques lointaines de foi et de mystère.

Ces *cubiculæ*, taillées architecturalement, n'ont le plus souvent aucun ciel ouvert; mais cependant quelquefois un puits les fait communiquer avec l'air extérieur. Des profondeurs de la terre, le chrétien persécuté pouvait apercevoir, comme une espérance, un lambeau du ciel, à travers les ronces et les clématites qui pendent encore aujourd'hui en festons dans l'antique sanctuaire, et plus d'un passant surpris dut s'arrêter au bord du soupirail d'où s'exhalaient des chants mystérieux.

Maintenant que les principaux caractères de la nécropole chrétienne nous sont connus, reprenons notre rôle de médecin et recherchons si, en nous plaçant à ce point de vue, nous ne pourrions pas interpréter quelques faits obscurs du passé.

On sait que les catacombes servaient de refuge aux chrétiens aux époques de persécution; mais la multitude y cherchait-elle asile pour un temps plus ou moins prolongé, ou les groupes les plus menacés s'y cachaient-ils quelques heures ou un jour seulement? C'est à cette dernière supposition qu'il faut évidemment s'arrêter. Ces étroits couloirs ne sont que des lieux de passage, et non point de rassemblement ni de séjour; on n'y marche guère qu'un à un : c'est à peine si deux personnes peuvent s'y croiser. Quant aux *cubiculæ*, nous avons vu quelle est leur exiguïté; les mystères s'y célébraient pour des groupes, et non pas pour une population. Trois autres circonstances devaient aussi s'opposer au séjour d'un nombre élevé de chrétiens.

C'est d'abord la prompte viciation de l'air non renouvelé de ce labyrinthe. Lorsque, dans notre exploration des catacombes de Sainte-Agnès, nous nous trouvions tous six, munis de petites bougies, dans une chapelle, nous sentions bientôt notre respiration gênée. Or les ciel-ouverts, moins rares alors qu'aujourd'hui, n'ont cependant jamais été nombreux, comme il est facile de s'en assurer par l'intégrité des voûtes, et leur efficacité était d'ailleurs d'autant moins grande qu'ils s'ouvraient dans ces étages profonds et ignorés dans lesquels les chrétiens eussent demandé probablement un asile plus secret dans les temps de persécution.

Parmi les ciel-ouverts des catacombes de Sainte-Agnès, il en reste un dont le percement avait sans doute été impérieusement exigé par l'accumulation des fidèles sur ce point. A partir de la superficie du sol, il s'évase en forme de silos ou d'entonnoir renversé, et sert comme de grande antichambre intermédiaire à deux chapelles, dans lesquelles on pénètre par de petites portes. Ces sanctuaires, l'un destiné aux hommes, l'autre aux femmes, pouvaient contenir chacun vingt-cinq personnes environ.

En second lieu, pensez-vous que le mode d'occlusion des niches sépulcrales était si hermétique que des fissures et des filtrations ne livrassent passage ni aux exhalaisons ni aux détritus de ces milliers de cadavres incrustés dans toutes ces parois, tellement criblées qu'elles ressemblent à un rayon de miel? Non sans doute. Ajoutons enfin que les persécutions arrivant par bourrasques, les inhumations se faisaient par centaines, sinon par milliers; de sorte qu'une partie des catacombes devenait sans doute inhabitable dans ces jours mauvais, où ce refuge était précisément le plus nécessaire.

En troisième lieu, le manque de ressources alimentaires eût accéléré l'agonie des fidèles, dans ces noirs souterrains où ils eussent trouvé une mort presque aussi certaine et bien moins glorieuse que celle du martyr confessant son Dieu, à la face du ciel et de la multitude accourue aux jeux sanglants de l'amphithéâtre.

Il résulte de ce qui précède que les catacombes chrétiennes sont essentiellement une nécropole, et que la foule des disciples du Christ n'a pu leur demander asile pendant un nombre de jours suffisant pour laisser passer la persécution. Les carrières, proprement dites, eussent pu, à la rigueur, cacher quelque temps un certain nombre de chrétiens, mais elles étaient trop connues des païens pour offrir un refuge sans danger. Le labyrinthe souterrain a servi probablement de voies secrètes pour sortir de la ville, ou pour s'échapper d'un lieu menacé ou cerné, et se répandre de là dans la campagne. Des groupes d'individus, objets d'une persécution particulière, ont également pu leur demander une plus longue retraite. Enfin, l'initiation et l'instruction des catéchumènes avait sans doute souvent lieu dans les catacombes, et on y disait l'office pour un nombre restreint d'individus, quand la surveillance était trop active contre le culte extérieur; mais la foule des chrétiens a eu besoin de plus vastes lieux pour ses réunions et pour la célébration des mystères sacrés.

Les catacombes de Naples ont un tout autre caractère que celles de Rome. Ce n'est plus un dédale de ruelles étroites, mais de larges et hautes allées, et parfois, par exemple à Saint-Janvier-des-Pauvres, de véritables cathédrales souterraines, avec leurs pilastres et leurs vastes nefs. On prétend que 40,000 hommes pourraient séjourner dans ces immenses carrières de tuf. Quoi qu'il en soit, nous concevrions que les chrétiens y eussent pu trouver un refuge en masse et pour un certain temps, tandis que cette supposition n'est point admissible pour les catacombes romaines. Les excavations napolitaines ont aussi servi de nécropole, et l'on y trouve encore de grandes niches contenant les ossements entassés de nombreux cadavres, mais il y a loin de là à la profusion des sépultures dans les cryptes de Rome; aussi, les premières, plus curieuses que celles-ci comme local, n'offrent pas le même intérêt comme souvenirs chrétiens, et ne remplissent point l'âme de celui qui les parcourt, de ces sentiments solennels et religieux qui font déborder le cœur dans la nécropole chrétienne de la ville éternelle.

XVIII.

LES MÉDECINS SOUS LES PREMIERS EMPEREURS ROMAINS, ET NOTAMMENT A LA COUR D'AUGUSTE.

A M. Lemaire, chef du bureau des hôpitaux au ministère de la guerre.

Rome, 20 février 1853.

Nombre d'écrivains, feuilletant les auteurs de l'antiquité, en ont exhumé tout ce qui a rapport à la médecine et aux médecins de ce temps-là. Ne voulant pas les répéter, nous n'avons nulle envie de tracer ici un portrait complet ; nous nous bornerons à jeter sur le papier quelques traits épars, dont la plupart sont encore inédits. Pour compléter les documents connus, nous irons fouiller un terrain vierge encore : c'est sur les inscriptions lapidaires et sur les pierres sépulcrales que nous chercherons à lire le passé.

Comme les siècles civilisés se ressemblent à travers les temps, sous certains rapports du moins ! De Caton l'Ancien à Molière, on a lancé des sarcasmes contre les médecins, et toujours, néanmoins, chacun leur a donné son obole en échange de leur science. L'austère Caton avait coutume de répéter à son fils : « Les Grecs veulent nous exterminer tous avec leurs médecins ; je t'interdis les médecins. » Senèque accusait les médecins d'aggraver et de prolonger les maladies, afin de les soigner plus longtemps et plus lucrativement. Pline les traite de fieffés charlatans et prétend, dans sa vanité patricienne, que la dignité romaine dédaigne de s'abaisser à l'art de guérir, et en laisse l'exercice aux étrangers. Tibère soutient, qu'à moins d'être un sot, tout homme arrivé à 30 ans doit savoir se soigner, sans recourir à un médecin. Pline rapporte l'épitaphe accusatrice d'un individu qui se plaint d'avoir succombé sous le nombre des médecins : *Turbâ se medicorum periisse.*

Tout cela était bel et bon à dire au *triclinium*, après un copieux souper, ou dans l'*Exedra* de Lesbie ; mais chacun, grave ou débauché, n'en avait pas moins recours aux médecins, qui croissaient toujours en nombre, en considération, en honneurs et en richesses.

Le grave Caton, si rabâcheur avec son *delendaque Carthago*, avait donc une double marotte ! Il avait juré à la fois extermination de la cité africaine et de la médecine alors naissante à Rome. On ne trouve plus que les ruines de la première ; mais la seconde, si elle n'a la fin de la tour de Babel, s'élèvera toujours de plus en plus haut.

Pline, amiral et grand babillard, est bien chatouilleux sur l'honneur romain ! Comme les gens qui parlent et écrivent beaucoup, il écrit quelquefois à tort et à travers. On se souvient peut-être que nous l'avons mis en contradiction avec lui-même dans notre lettre sur les sépultures. Ici il est en contradiction avec les faits.

On sait qu'*Archagatas*, né dans le Péloponèse, fut le premier médecin qui s'établit à Rome, en l'an 535 de l'ère de Romulus ; qu'on lui accorda le droit de cité, et qu'on lui donna un établissement aux frais du trésor. Pendant quelque temps, les médecins furent tous des Grecs, mais ils tirent bientôt des élèves parmi les Romains. Seulement ceux-ci allaient, les uns achever, les autres commencer et compléter leur instruction médicale en Grèce. N'inspirait point de confiance qui n'avait point été étudier de l'autre côté de l'Adriatique. Sous Auguste, bon nombre de Romains exerçaient déjà la médecine, or, de la mort de ce premier empereur à celle de Pline, qui périt par la grande irruption du Vésuve en 79 après Jésus-Christ, il y a 63 années, pendant lesquelles la propagande avait dû se continuer. Si Pline eût parlé de la dignité sénatoriale, et non de la dignité romaine en général, on eût pu compter avec son opinion. César avait donné aux médecins le droit de cité ; Auguste, pendant une famine, avait expulsé de Rome tous les étrangers, excepté les médecins ; mais la munificence impériale ne s'arrêta pas là, car le vainqueur d'Antoine leur accorda l'anneau d'or, ce qui veut dire qu'il les fit chevaliers. Pline est donc un raconteur, car les plébéiens romains, au lieu de déroger en s'occupant de médecine, y eussent gagné de passer dans une caste plus élevée ; les chevaliers, en se faisant médecins, eussent trouvé leurs pairs ; restent donc les seuls patriciens, que nous abandonnons volontiers au narrateur.

La médecine passe pour avoir été libre à Rome : se disait médecin et pratiquait qui voulait. Cela n'a pu être que passager, car, du temps d'Auguste, par exemple, que de plébéiens ne se fussent pas dits disciples d'Esculape pour monter d'un cran dans la hiérarchie sociale ! On sait que Sylla, plus de trente ans avant Auguste, punissait d'exil et même de mort les accidents imputables à l'impéritie des médecins. Cette loi paraît ne pas avoir duré ; elle était, en effet, peu sage et peu prévoyante : il faut prévenir, et non punir pour des fautes accomplies. Il semblerait, d'après les autorités anciennes (Ulpien, cité par le Digeste), que les décurions et les propriétaires agréaient les médecins, après s'être enquis de leur capacité. N'exerçait donc point qui voulait.

Il nous reste un critique, l'horrible Tibère, le monstre de Caprée. Que ne s'est-il brisé la tête la première fois qu'il descendit la roide montagne sur laquelle est perché son château, pour aller se plonger dans la mer azurée qui borde son île! Le mot de Tibère est peut-être une sorte de réaction amenée par la foule onéreuse de médecins qu'engraissait son prédécesseur Octave Auguste.

Pline accusait, avons-nous dit, les médecins d'être de fieffés charlatans. C'est le cas de répéter que les siècles se ressemblent, car, certes, il devait y en avoir alors comme aujourd'hui, et comme il y en aura toujours.

Les médecins se trouvaient encore, comme de nos jours, de pair et compagnie avec les orateurs, les avocats et autres hableurs, qui ne leur cédaient pas en charlatanisme, témoin celui qui, les jours où il plaidait, louait une bague en sardoine, afin de paraître un homme opulent qu'on ne peut que grassement payer, et témoin aussi le passage où Quintilien leur reproche de piller leurs clients, *piraticus mos*. Il faut bien le dire, les médecins consultants d'alors avaient des altercations point du tout parlementaires, et quelquefois, sur le lit d'un moribond, on allait bien plus loin encore!!! Bah! par exercice gymnastique, la chose étant en grand honneur à Rome! MM. les avocats ne se traitaient certainement pas mieux entre eux : témoin le prince des orateurs romains, qui, lorsqu'il le voulait, savait mieux dorer la pilule que le plus habile pharmacopole, et qui pourtant, dans ses discours, va jusqu'à appeler son adversaire *le plus vil non-seulement des hommes, mais aussi des animaux terrestres*. De là au coup poing il n'y aurait qu'un pas, si les avocats étaient aussi forts sur le faire que sur le dire.

En consultant l'histoire, on est bien obligé de reconnaître que le charlatanisme semble avoir été fort de mode chez les médecins : beaucoup de ceux qui ont fait époque et fortune, sont arrivés à ce but en flattant les goûts régnants et en décriant leurs devanciers, au système desquels ils en substituaient un autre tout opposé. Asclépiade, du temps de Pompée, arrêtant un cercueil qu'on portait et déclarant que l'individu n'était pas mort, artifice préparé d'avance sans aucun doute; Asclépiade criant partout qu'il consentait à passer pour un sot s'il était jamais malade, fanfaronnade dans laquelle les événements lui furent favorables; Asclépiade enfin, avec ses moyens faciles, commodes, voluptueux même, par exemple ses bains chauds suspendus et balancés, ne vous paraît-il pas un insigne charlatan? Autre temps, autres mœurs, dira-t-on; ces manières d'être étaient peut-être alors monnaie courante. Cela n'est pas probable, car, dans ce cas, on n'eût point songé à qualifier injurieusement des faits normaux et considérés comme non répréhensibles. Il me semble fort que si ce petit Hippocrate refusa de se rendre à la cour de Mithridate, c'est qu'on était mieux à Rome que dans le royaume du Pont. A sa louange on doit dire qu'il composa pour Mithridate, roi un peu médecin, des traités qu'il écrivit peut-être par reconnaissance. *Antonius Musa*, disciple d'Asclépiade, voulut attirer les clients en préconisant des moyens opposés à ceux qu'employait son maître, les bains froids, toujours froids, au lieu des bains chauds, toujours chauds. Par ce système, il sauva Auguste d'une grave maladie; mais Dion prétend qu'il tua *Marcellus*. *Chamis*, tout jeune médecin, arrivé de Marseille, fit également fortune à Rome en allant à l'encontre de ses devanciers.

Sous Auguste, les médecins se multiplièrent énormément; c'était, en effet, une profession fort appétissante, puisqu'elle donnait la dignité chevaleresque, comme nous l'avons vu, et de beaux et bons millions, comme nous le verrons bientôt. A cette époque déjà, toutes les familles riches avaient leurs médecins habitant la maison; si les uns portaient l'anneau d'or, on en rencontrait d'autres parmi les esclaves. La cour d'Auguste donnait le ton; les médecins étaient décidément à la mode.

C'est ici que, pour établir cette proposition, nous allons commencer l'ingrat métier de déchiffreur de vieilles inscriptions brisées par le temps et usées par les mousses et les intempéries des météores.

On dit généralement que le premier archiâtre date de Néron. Or voici une curieuse inscription, publiée d'abord par Mercurialis (1), commentée plus tard par Gruter (2), et enfin par Gorius (3), pierre trouvée près San-Sebastiano, hors des murs de Rome, et qui, d'après le dernier auteur par nous cité, pourrait bien provenir d'un columbarium de la maison de Livie, et faire ainsi remonter l'archiâtrie à Auguste.

M . LIVIO . CELSO . TABVLARIO
SCHOLAE . MEDICORVM
M . LIVIVS . EVTICHVS
ARCHIATROS . OLL . D . II
IN . FR . PED . IIII

Cette inscription nous fait également connaître l'existence d'une école de médecine, qu'on sait avoir été établie sur l'Esquilin. Si cette pierre a l'antiquité que *Gorius* serait porté à lui attribuer, il en résulterait qu'une école de médecine existait du temps d'Auguste, époque où précisément les Romains eux-mêmes commencèrent à se livrer à cette étude. Il serait, du reste, fort étonnant que cet empereur, sous lequel les lettres, les arts et les sciences fleurirent à un si haut degré, n'eût pas institué d'école de médecine, lui qui protégeait si hautement cette science et admettait à sa cour tant de disciples d'Esculape.

Le personnel médical de la maison d'Auguste et de Livie était fort nom-

---

(1) Mercurialis, DE ARTE GYMNASTICA, lib. I, cap. 7.

(2) Gruterius, INSCRIP. ANTIQ., DCXXII, 4.

(3) Fr. Gorius, MONUMENTUM SIVE COLUMBARIUM LIBERTORUM ET SERVORUM LIVIÆ AUGUSTÆ, etc., p. 122.

breux (1); il avait son organisation, sa hiérarchie, des subordonnés et des chefs. Ceux-ci avaient le titre de décurions, ou étaient qualifiés par ces mots : *supra medicos*, ou encore *superpositus medicorum*, comme en témoignent les pierres suivantes, trouvées dans le columbarium de la maison d'Auguste et de Livie (Gorius) :

M . LI
BOETH
DEC
MEDICO

Le reste de la pierre est brisé. Le texte se rétablit ainsi : MARCUS LIVIUS BOETHUS DECURIO MEDICORUM.

Voici l'autre inscription :

M. LIVIVS
LIVIAE . L. ORESTES
SVPRA . MED

Gruter parle (INSCRIPTION DLXXX, 7) d'un autre *superposé* aux médecins de la cour d'Auguste : T. FLAVIUS PŒDEROS ALCHIMIANUS AUGUSTI LIBERTUS SUPERPOSITUS MEDICORUM.

A un médecin militaire, habitué à obéir humblement à des gens qui ne connaissent rien à son art, l'idée vient immédiatement de se demander si ces décurions et ces superposés n'auraient pas été des sortes d'intendants comme les nôtres, n'étant pas de la robe et commandant à la robe. Heureusement rien n'en était. *Pœderos*, qualifié *alchimianus*, était évidemment un médecin, ou quelque chose de bien approchant. Quant à *Boethus*, le doute n'est pas permis, car, avant de trouver sa dernière demeure dans une *olla* de ce *columbarium*, il avait généreusement donné un *loculus* à *Speratus* et à *Iole*, et le *titulus* de cette pierre indique que le donateur était médecin :

M. LIVIVS
BOETHVS
MEDICVS . DAT
M . LIVIO . SPERATO . ET

IOLE . L.
SVAE

Dans ce même columbarium, on a trouvé les deux pierres suivantes, nous transmettant les noms d'autres médecins de la cour d'Octavien Auguste et de l'impératrice Livie : TYRANNUS LIVIÆ MEDICUS ; — PROCULUS L. AUG. L. HILARUS C. MEDICUS CHIRURGUS. Gruter a publié l'inscription d'un autre médecin-oculiste appartenant à la maison impériale : TI. JULIUS AUG. ET AUGUSTÆ L. CUTISONUS MEDICUS OCULARIUS. H. S. E. Si nous avons bien fait cette petite addition, cela

(1) Dans Guther (DE OFFICIIS DOMUS AUGUSTÆ, Paris, 1708) on ne trouve pas un mot sur les médecins de la cour impériale.

nous donne, pour la cour d'Auguste, six médecins dont les noms sont parvenus jusqu'à nous. Nous devons ajouter, parmi bien d'autres, le plus célèbre d'entre eux, *Antonius Musa*, et cet *Eudemius* que Tacite dit médecin et ami de Livie. Mais quand on songe au titre de décurion, de *supra medicos*, *superpositus medicorum*, donnés à des médecins, quand on pense que ces inscriptions nous sont parvenues à travers les siècles et malgré les ravages des barbares du Nord, sans compter les profanations des modernes, qui emploient trop souvent de précieuses inscriptions comme moellons à bâtir, quand on réfléchit à tout cela, on trouve ces documents bien suffisants pour établir que le personnel médical de la cour d'Auguste était fort nombreux et régulièrement organisé.

Comme preuve, rien n'est plus authentique que les inscriptions ; ce sont des originaux, et non des manuscrits plus ou moins altérés par les copies successives. Aussi est-il fort intéressant de chercher sur ces vieilles pierres historiques quelles étaient les différentes dénominations données aux médecins, selon qu'ils se livraient à telle ou telle spécialité. Nous avons vu le *medicus*, sans aucune autre appellation, le *medicus chirurgus*, le *medicus ocularius*, l'*alchimianus* ; sur une pierre incrustée aujourd'hui dans le portail de l'église Sainte-Marie-de-la-Minerve, à Assisi, on lit le nom d'un *medicus clinicus chirurgicus ocularius* :

P. DECIMIVS . P. L. EROS
MERVLA . MEDICVS
CLINICVS . CHIRVRGVS
OCVLARIVS . VI . VIR
HIC . PRO . LIBERTATE . DEDIT . HS . IƆƆƆ .

Enfin, on sait qu'il y avait des chirurgiens herniaires et des dentistes. Nous dirons un mot des *coloratores*.

On n'a pas découvert l'inscription d'*Antonius Musa*. Au rapport de *Gorius*, qui ne l'a point vue, mais qui a recueilli ce bruit, on aurait trouvé dans la partie supérieure, la plus noble, du columbarium dont nous avons parlé, une pierre avec le nom d'ANTONIUS MUSA DISCREPTUS A POPULO ; mais nous sommes porté à croire qu'un si haut personnage, qui avait une statue d'airain dans le temple d'Esculape, fut enseveli sur la *via Appia*, ou sur toute autre voie consulaire, sous l'abri d'un monument digne de sa fortune et de sa réputation.

On a disserté sur les médecins femelles dans l'ancienne Rome. Leur existence a paru prouvée à quelques savants par le mot *medica*, mais d'autres archéologues nous semblent avoir établi que cette expression ne voulait pas dire que les femmes auxquelles elle s'applique, pratiquassent la médecine en général ; ce mot signifierait simplement *obstetrix*, accoucheuse. L'*obstetrix* de l'impératrice Livie était *Antonia Thallusa*, comme nous l'apprend l'inscription suivante, rapportée par Gruter (INSCR. DCXXXVI, 5) :

ANTONIAE : AVG. L
THALLVSAE
OBSTETRIC

On doit supposer qu'à la cour de Livie, dans une organisation médicale aussi complète, on n'avait pas oublié le *valetudinarium*, infirmerie destinée, selon toute probabilité, à recevoir les gens de la maison, quand ils tombaient malades. Nous trouvons, en effet, à Florence deux pierres faisant mention de préposés au *valetudinarium* : HELPIS LIVIÆ AD VALETUDINAR. — et PHILARGURUS..... AD VALETUD. La première est relative à une infirmerie de la maison de Livie, la seconde à un infirmier dont le patron est inconnu, son nom, remplacé par des points dans notre citation, ayant été écorné par le temps.

Les bains, qui commencèrent à être en grande faveur sous Auguste, époque où l'édile Agrippa ouvrit pour la première fois des thermes au public, devaient également être, à la cour de Livie, l'objet d'un soin particulier. On a trouvé, dans le columbarium de ses gens, les inscriptions suivantes, qui nous transmettent le souvenir d'un baigneur et le nom d'un employé, chargé probablement de veiller sur l'aménagement et sur l'emploi des eaux : LIVIÆ AUGUSTÆ L. THERMUTARIO (le nom manque sur cette pierre brisée); — SECUNDIO LIVIÆ AUG. AQUARIUS DAT OLLA ADVENÆ CONJUGI PIÆ.

Voici une autre inscription qui mérite commentaire :

ANTEROS
LIVIAE
COLORATOR

S'agit-il encore ici d'un médecin, ou bien d'un peintre, ou bien de l'enlumineur des joues impériales de Livie? La question parait étrange au premier abord. On se demande quels rapports il peut y avoir entre un peintre en bâtiments et un docte disciple d'Esculape. Mais il parait qu'on appelait autrefois *medici coloratores* ceux qui, par des moyens surtout hygiéniques, aidés quelquefois de médicaments, et consistant surtout dans l'exercice, l'habitation à la campagne, l'insolation, rendaient au corps sa force, aux chairs leur fermeté et leur frais *coloris*, *colorem*, d'où *coloratores*.

La cosmétique touche de bien près à la médecine et à l'hygiène, quand il ne lui arrive pas d'aller tout à fait à leur encontre. La galante Livie n'a pas dû oublier ce que cet art était susceptible d'ajouter de charmes à sa personne, ni l'apparence menteuse qu'ils pouvaient lui emprunter quand les années les eurent flétris. Aussi trouve-t-on des inscriptions d'*ornatrices* en général, une autre relative à une *ornatrix auricularum*, enfin des *unctrices*. Auguste lui-même avait des *unctores*, expression qui ne représente pas seulement des parfumeurs, mais des individus, espèces de masseurs, dont les fonctions avaient une toute autre importance au point de vue médical.

La cosmétique et en général tout ce qui peut ajouter aux attraits et ralentir en apparence les ravages des ans, a été poussé à un plus haut point que chez nous, dans l'ancienne Rome, où la beauté physique, plastique, était l'objet d'un véritable culte. Notre époque n'a pas été témoin d'extravagances pareilles à celle de Poppée, femme de Néron, qui, en voyage, se faisait suivre par cinq cents ânesses nourrices, afin de pouvoir prendre en tous lieux ses bains de lait !! Pline rapporte qu'il était reçu de son temps que, pour entretenir la fraîcheur du visage, la souplesse et la douceur de la peau, il fallait se laver soixante-dix fois par jour avec du lait d'ânesse. On trouvera dans Desobry (ROME AU SIÈCLE D'AUGUSTE) une pittoresque description de la toilette d'une femme ; le boudoir de nos plus raffinées courtisanes n'a jamais vu rien de semblable.

Il nous reste à faire connaître le degré de considération dont jouissaient les médecins du temps d'Auguste et sous les premiers empereurs, et à rechercher si cet art menait facilement à la fortune.

Il n'est pas douteux que les médecins, rangés dans la classe des chevaliers, ne fussent très-considérés à l'époque dont nous parlons. Nous avons dit, d'après Tacite, qu'*Eudemius* était non-seulement médecin, mais encore ami de Livie. On sait qu'on éleva à *Antonius Musa*, qui venait de guérir l'empereur d'une grave maladie, une statue d'airain dans le temple d'Esculape. Il est bien certain que ce ne fut pas la seule qu'on lui érigea, car l'Esculape, belle statue de marbre du Vatican, dans le nouveau bras Chiaramonti, n'est autre, selon toute probabilité, que *Musa* lui-même, représenté avec les attributs du dieu d'Épidaure. Si l'on peut juger des honneurs accordés aux disciples d'après le culte décerné au dieu leur patron, on ne peut nier que la médecine ne fût en odeur de sainteté, car les statues d'Esculape qui nous sont parvenues figurent dans les musées en nombre qui rivalise avec celui des effigies des grandes divinités de l'Olympe. Les villas étaient sous la protection d'Esculape, qui y avait toujours un temple ou un simulacre. La moderne villa Borghèse, à la porte de Rome, a perpétué ce souvenir ; on y voit une statue d'Esculape sous une belle arcade, bâtie au sommet d'un rocher d'où l'eau tombe en cascade, et un riche temple dédié à ce dieu, au milieu d'une île plantée de rosiers et baignée par un lac entouré de grands arbres.

Ce qui fit la faveur des médecins au siècle d'Auguste, ce fut non-seulement la haute protection accordée par ce prince aux lettres et aux sciences, mais probablement aussi le fréquent besoin qu'il avait de leurs secours. *Tranquillus* dit, dans la VIE D'AUGUSTE, que cet empereur fut sujet pendant toute sa vie, mais principalement après ses victoires sur les Cantabres, à de graves et fréquentes maladies, qu'il qualifie de cette manière : *Quasdam et anniversarias ac tempore certo recurrentes expertus est. Nam sub natalem suum plerumque languebat; et initio veris præcordiorum inflatione tentabatur; austrinis autem tempestatibus gravedine.*

Oui, certes, le temps d'Auguste et de ses premiers successeurs était un bon temps pour les médecins ! *Cassius*, médecin de l'empereur, recevait annuellement 250,000 sesterces ou 50,000 fr. *Stertinius*, également attaché à la famille impériale, disait qu'il avait bien voulu se contenter du modeste traitement de 500,000 sesterces, ce qui veut dire près de 100,000 fr. par an, et il prétendait en gagner en outre 600,000 en ville, ou près de 120,000 fr. Lui et son frère, Napolitains d'origine, après avoir dépensé des sommes énormes à embellir royalement leur ville natale, laissèrent à leur mort 30 millions de sesterces ou près de 6 millions de francs. Les chirurgiens gagnaient davantage encore : *Chamis*, jeune médecin marseillais, demanda 200,000 sesterces ou près de 40,000 fr. pour aller faire une cure à la campagne, et *Alconte* amassa en peu d'années 10 millions de sesterses ou près de 2 millions de francs. Que devait donc gagner *Antonius Musa*, le médecin de l'empereur ? Peut-être un million par an ! Pline, car c'est lui je crois, avait donc bien raison de dire : L'art de guérir est devenu le plus lucratif de tous. Les orateurs paraissent, en effet, avoir fait de moins colossales fortunes ; ainsi l'encyclopédiste cite deux orateurs de son temps *Marcellus Epirus* et *Vibius Secundus*, qui amassèrent chacun, dans leur profession, 3 millions de sesterses, ou à peu près 550,000 fr. Quelle misère !

Il est curieux de rapprocher ces chiffres des sommes gagnées par les acteurs à la même époque. Or l'humanité a toujours été aussi sotte et aussi injuste : on paye davantage son plaisir que son utilité, on est moins généreux pour la vaillante épée d'un grand capitaine que pour le larynx d'un sot chanteur ou pour la déclamation d'une tragédienne quelquefois sans cœur ! Le célèbre tragédien Roscius gagna jusqu'à 600,000 sesterces ou 122,750 fr. par an, et *Æsopus*, autre tragédien en renom, laissa à son fils, malgré de monstrueuses prodigalités, 20 millions de sesterces ou 4 millions de francs, amassés sur la scène ! Nous sommes, sous ce rapport, bien au-dessous des Romains, et c'est tant mieux ; mais s'ils payaient bien leurs acteurs, ils payaient mieux encore leurs fonctionnaires, tandis que chez nous c'est tout le contraire, et c'est bien tant pis.

Ces sommes paraissent fabuleuses quand on se reporte à la rareté du numéraire à cette époque. Il est vrai que cette rareté était réelle partout hors de Rome, mais que la capitale du monde était comme un abime où venait s'engouffrer l'or de toutes les nations. Aussi voyons-nous les dépenses de tout genre en rapport entre elles quant à leur énormité, de sorte qu'on ne peut pas taxer d'exagération ce que nous avons dit relativement à la médecine. Auguste donne 20,000 fr. à un pauvre Grec qui lui avait remis quelques vers à sa louange ; un simple particulier, *Nomentanus*, fait présent de près de 200,000 fr. à son chasseur, pour épingles sans doute ; *Lollia Paulina*, qui devient plus tard femme de Caligula, avait sur elle pour plus de 8 millions de francs de pierreries, à un repas presque sans cérémonie. Il y a quelques jours à peine, j'ai vu, dans les mêmes lieux, après dix-huit siècles, la princesse de Piombino porter pour un peu plus d'un million de diamants ; la pauvre femme disait n'en pouvoir plus sous sa charge. *Claudius*, la victime de Milon, avait acheté sa maison plus de 3 millions de francs; le consul Pison, gouverneur de Macédoine, recevait annuellement plus de 3,500,000 fr., sans compter chars, mules, vaisseaux, tentes, palais, lits, argenterie, équipage militaire, et cela avant Auguste, avant le faste impérial. Pompée, après ses conquêtes, versa au trésor près de 140 millions de francs, donna 1,228 fr. à chaque soldat, et dota sa patrie d'incommensurables richesses en vases d'or, pierreries, objets d'art, etc. César, le grand, le sage César, prétendit dépenser en un repas les revenus d'une province; lui et ses convives mangèrent en une seule fois 21 millions de francs! C'est là un appétit vraiment impérial.

Je suis ébloui, ébahi! Les pierreries, les couronnes d'or, les banquets sardanapalesques, les triomphes et les millions tournoient dans ma tête! Grâce, en voilà bien assez! Nous sommes à dix-huit siècles de ce bon temps. Oui, *Cassius*, *Stertinius*, *Chamis*, *Alconte*, vous avez gagné des millions; mais arrière votre souvenir; car comment ferai-je pour suivre pédestrement dans la boue, sans murmurer, mon régiment d'infanterie, et que deviendrait la philosophie du médecin de village, réveillé la nuit durant la tempête, pour aller chercher, bien loin dans la campagne, une malheureuse pièce de cent sous, juste le QUARANTE-MILLIÈME de la bagatelle demandée par le jeune *Chamis*?

XIX.

CIVITA-VECCHIA. — 1° TOPOGRAPHIE MÉDICALE.

A M. Baudens, inspecteur médical, membre du conseil de santé des armées.

Saint-Dié (Vosges), 10 mai 1851.

Médecin en chef à Civita-Vecchia pendant huit mois de l'année 1850, nous avons consacré nos loisirs à recueillir nous-même l'histoire de nos malades et à suivre pas à pas les diverses phases de l'endémo-épidémie. Nous avons également pris les observations météorologiques, de manière à pouvoir établir un rapprochement entre leur règne et celui de l'endémo-épidémie.

Mais avant d'entamer cette relation médicale, il est nécessaire de tracer en quelques mots la topographie de Civita-Vecchia. Nous n'insisterons que sur les points qui offrent une connexion étroite avec le sujet qui nous occupe, c'est-à-dire avec le genre paludéen considéré dans ses causes et dans ses manifestations. Donner une topographie complète serait d'ailleurs impossible; les documents officiels manquent; la municipalité s'occupe à les rassembler au moment où nous écrivons. Aucune table météorologique n'existe; nos observations personnelles portent heureusement sur août, septembre et octobre, époque la plus intéressante de l'endémo-épidémie.

Nous ne nous appuyons pas seulement sur notre propre expérience, mais nous empruntons au livre de Torraca (1), à la notice topographique de M. Orsi, à divers travaux de M. Gerolami (2), savant modeste et obligeant, enfin au travail manuscrit si consciencieux que M. Dussourd, notre prédécesseur à Civita-

---

(1) Torraca, DELLE ANTICHE TERME TAURINE DI CIVITA-VECCHIA... E DELLE NATIVE ED AVVENTIZIE QUALITA DI SUA ATMOSFERA. Roma, 1761.

(2) Gerolami, CONSIDERAZIONI SOPRA IL CLIMA DI CIVITA-VECCHIA ED ALCUNE PRINCIPALI O ENDEMICHE MALATTIE CHE VI DOMINANO. — INTORNO AD UNA COSTITUZIONE EPIDEMICA SERVATA IN CIVITA-VECCHIA, STAGIONE ESTIVO-AUTUNNALE DELL' ANNO 1850. In CORRISP. SCIENT. DI ROMA, 1850.

Vecchia, a adressé au conseil de santé des armées. Torraca, M. Gerolami et moi, nous arrivons à cette conclusion, que le site de Civita-Vecchia et les circonstances palustres qui y sont accumulées, constituent un foyer miasmatique suffisant pour se rendre compte de l'endémo-épidémie annuelle. MM. Orsi et Dussourd ne sont pas de cet avis. Repoussant l'étiologie miasmatique, ils font résider les causes des fièvres à quinquina dans les agents météorologiques, notamment dans les perturbations thermiques. M. Dussourd conclut à peu près ainsi : Deux causes principales contribuent au développement des fièvres : la qualité particulière du liquide sanguin (appauvrissement, anémie), les vicissitudes de la température et surtout la froide humidité des nuits.

Nous espérons démontrer que les causes miasmatiques sont très-nombreuses, et qu'il n'existe dans la météorologie de Civita-Vecchia que des conditions communes à un grand nombre de localités où la fièvre n'est pas endémo-épidémique.

Civita-Vecchia a succédé, après les vicissitudes des temps et des événements, à l'ancienne Centumcellæ, qui remonte à l'époque étrusque. Son lustre ne date guère que de Trajan, qui y fonda des thermes et une villa impériale, et fit établir un port dont les modernes ont à peu près conservé le dessin, puisque les murs actuels reposent sur les vieilles constructions réticulaires romaines. Au moyen âge, Civita-Vecchia subit le sort commun des villes latines ; ruinée bien des fois, elle se releva péniblement. En 1632, elle ne compte que 546 habitants ; en 1761, elle en nourrit déjà 4,000 ; elle est peuplée aujourd'hui de 7,500 âmes.

Par 42° 5′ 24″ lat. nord et 29° 17′ long. est, sur les dernières ondulations de collines qui viennent mourir dans la mer, Civita-Vecchia est assise le long du rivage, qui court du N.-N.-O. au S.-S-E. Les collines s'élèvent rapidement, en s'enfonçant dans les terres, et ne tardent pas à se grouper en une chaîne dont la direction est à peu près celle du rivage. Le résultat capital de cette grande disposition, c'est de frustrer presque entièrement la ville du bénéfice des vents salubres de l'est. Quelques chaînons se détachent du massif principal et se projettent vers la mer ; mais, vu leur peu d'altitude et leurs interruptions, ils ne constituent pas un rempart contre les vents qui viennent, d'une part, du nord et du nord-est, d'autre part, du sud-ouest, après avoir balayé le rivage bas et palustre de la mer tyrrhénienne. Les vents terrestres du nord se font plus sentir que les vents terrestres du sud. En effet, la côte maremmatique de Toscane, en courant du sud-est au nord-ouest, empiète sur la mer, s'étale sur Civita qu'elle couvre, et multiplie ainsi les terres au nord, tandis qu'au sud, celles-ci fuient et font retrait vers le sud-est, abandonnant pour ainsi dire la place à la mer, sur laquelle passent les vents du sud et du sud-ouest, si fréquents dans ces contrées.

Une chaîne de collines, qui s'allonge au sud-est de Civita et va se perdre dans la mer, contribue également à sa protection de ce côté. Ainsi l'on ne devra pas s'étonner que la partie sud de Civita-Vecchia ne soit pas la plus malsaine, puisque les vents méridionaux sont surtout marins, et partant relativement plus salubres, et les vents du nord, surtout terrestres, c'est-à-dire moins sains.

Les vents marins du sud, peu miasmatiques par eux-mêmes, ont une autre influence malfaisante, comme nous allons le voir.

Nous avons dit que la ville de Civita est couverte à l'est par une chaîne montagneuse; elle reçoit, au contraire, directement tous les vents du sud et du sud-ouest, de l'ouest et du nord-ouest. Si une large coupure existait dans le rempart montagneux, ces vents, y trouvant une issue, établiraient ainsi un courant continu d'air marin et salubre qui passerait par Civita pour se perdre dans les terres; mais il n'en est pas ainsi; leur écoulement se trouve gêné dans l'est, les montagnes les arrêtant en partie et les repoussant vers le rivage.

Quand les vents du sud et du sud-ouest, marins et peu miasmatiques par eux-mêmes, viennent à souffler, ils agissent néanmoins défavorablement à la santé publique, en favorisant, par leur chaleur et par leur humidité, la dissolution des miasmes charriés par les vents terrestres, soit dit sans préjudice de leur action énervante, due à la chaleur humide.

Caractérisons en peu de mots les vents qui soufflent à Civita-Vecchia : le nord est froid; le nord-ouest froid et humide; c'est un mistral modifié par son passage sur la mer; le nord-est froid et sec, souvent impétueux pendant l'hiver, on l'appelle *tramontana;* l'est est assez doux et sec; l'ouest, zéphyr, favonien, doux et humide. Tous les vents du sud sont chauds; le sud-est s'appelle *scirocco;* le sud-ouest amène des tempêtes; la fin de l'été et l'automne sont leur époque de prédilection. Nous ne parlons pas du jeu alternatif bien connu des vents de terre et des brises de mer; il n'offre point de particularité qui le fasse sortir des lois générales indiquées par la physique et par l'expérience.

La campagne de Civita-Vecchia est désolée, nue, inculte; on peut aujourd'hui encore l'appeler *desolata campagna*, qualificatif que Torraca lui donnait il y a près d'un siècle. Si on en excepte quelques villas éparses et quelques fermes rares dont les clos sont égayés par des arbres, on ne rencontre que terrains incultes, pentes ravinées, landes dépouillées et sèches, maquis sauvages, parsemés de quelques parcelles où la main du laboureur sème des céréales, chaque trois ou quatre ans. Si la nature ne faisait croître, sans le secours de l'homme, de l'herbe sur les collines nues et dans les plaines, la campagne de Civita-Vecchia offrirait l'image du désert.

Il suffit, dit Torraca, qu'un territoire soit inculte et inhabité, surtout quand il est bas, pour que l'air y soit mauvais et fiévreux. C'est là une observation qu'on a pu répéter maintes fois en Algérie. Sans chercher nos exemples si loin, nous en trouvons aux portes mêmes de Civita-Vecchia. Corneto, dit M. Gerolami, est beaucoup plus salubre depuis que l'industrie agricole, inconnue à Civita, a entouré la première de ces deux villes d'une large zone de culture et d'arbres.

Toute la plage de Civita-Vecchia, en allant au nord et au sud, est si basse que, pendant l'été, par les mers calmes, on peut parcourir trente à quarante pas entre le rivage et l'eau, en foulant une litière formée d'algues accumulées, de débris en putréfaction, et coupée, d'espace en espace, de flaques où pullulent des myriades d'animaux maritimes et d'insectes terrestres en décomposition. Quand le flot se soulève, ou seulement par le flux léger de la Méditerranée, cette bande est noyée par l'eau; puis la mer basse la laisse de nouveau à l'air, pénétrée d'une nouvelle humidité.

Torraca et M. Gerolami ont déjà insisté sur ces dispositions. Le fait est que le rivage se trouve comme ourlé d'une bordure de plantes maritimes si épaisse qu'en certains endroits, cette couche, incessamment battue par l'eau, atteint jusqu'à un mètre et plus de hauteur (1). Dans quelques petites anses, ces amas d'algues constituent de véritables marais-types, par exemple, sous la ville même, derrière la Darsena et le Lazaret. Ajoutez que, vers le même point, un marécage d'eau douce s'accumule dans les fosses des fortifications et répand une odeur des plus pénétrantes.

Thouvenel, dans son livre sur le climat de l'Italie, a décrit des criques qui s'enfoncent dans la terre du rivage tyrrhénien, et sont encaissées de telle sorte par les rochers, les monticules et même les bois, que non-seulement les eaux y croupissent, mais que l'atmosphère stagnante peut y être considérée comme un véritable marais aérien, idée qui a été ressuscitée par le professeur Puccinotti, sous le nom de *marais aérostatique*. Or, de pareilles anses déchiquètent la plage tyrrhénienne, au nord et surtout au sud de Civita-Vecchia.

Ces nombreux foyers palustres ne sont pas les seuls qui existent autour de la ville; nous avons à en signaler d'autres encore; mais quelques données sont préalablement nécessaires sur la contrée que nous étudions.

L'ossature des montagnes est volcanique; les tufs de même origine s'étendent en vastes couches sous la campagne. Cette couche est quelquefois si superficielle que, sur la route de Corneto, en quittant Civita, les berges de la route sont taillées dans le tuf vif. Les tombeaux étrusques qu'on trouve à peu près au même endroit, et les innombrables hypogées de l'ancienne Tarquinies, sont également creusés dans la même matière rocheuse. Nous ajouterons qu'on trouve des pierres ponces tout le long du rivage. Nous tenions à établir ces faits, parce que M. Dussourd, dans son bon travail, a contesté, après M. Orsi, la nature volcanique de ce territoire (2). L'origine plutonienne est encore établie par d'autres faits géolo-

---

(1) Ces monceaux de plantes marines accumulées le long du rivage, sont un phénomène si remarquable, qu'un auteur qui a traité de la géographie en général, a arrêté son attention sur ce petit coin du globe, pour signaler cette particularité. Christophorus Cellarius, NOTITIA ORBIS ANTIQUI, SIVE GEOGRAPHIA PLENIOR, Lipsiæ, 1701, t. 1, p. 88.

(2) M. Vuillet, chirurgien-major du 32ᵉ, dans son rapport sur l'état sanitaire de ce régiment, travail qu'il nous a obligeamment communiqué, signale,

giques. Dans les maquis qui bordent la route de Civita à Corneto, entre cette première ville et la Torre-Orlando, et au delà même, de nombreuses sources fortement sulfureuses sourdent de terre, et s'étendent en flaques dont les eaux louches et opalines et les vives exhalaisons trahissent assez la nature. A quelques milles de Civita-Vecchia, existent, en outre, des sources thermales salines et sulfureuses très-abondantes, sur l'une desquelles Trajan avait établi les thermes auxquels nous consacrerons un chapitre spécial. Cervetri a ses sources minérales. Strabon dit de l'antique Thuscia, dont le territoire de Civita fait partie : *Thuscia nec minus abundat quam Baiæ*, en faisant allusion à sa richesse en eaux thermales.

Dans le territoire de Civita, tout indique que le sol, poreux et volcanique, est travaillé par des élaborations incessantes et profondes, qui se manifestent au dehors sous forme d'exhalaisons sulfureuses. On sait quel rôle important on a fait jouer, dans ces derniers temps, aux émanations de cette nature, considérées comme agents fébrigènes.

On reconnaît trois couches dans le sol de Civita. Les profondeurs sont occupées par des dépôts océaniques; entre ces gisements et les couches superficielles, s'étendent des produits volcaniques, notamment des tufs dont les longues plaques horizontales non interrompues retiennent les eaux en les empêchant de filtrer dans les entrailles de la terre. Enfin on foule aux pieds un sol gras alluvial, dans lequel on rencontre de longs gisements argileux, qui s'opposent à l'écoulement des eaux et perpétuent ainsi l'humidité à la surface de la terre. Ajoutons que le sol est souvent déprimé en godets sans issue, comme cela arrive communément dans les terrains que la main de l'homme n'a pas aménagés pour les besoins de la culture. C'est là une cause évidente de stagnation aqueuse temporaire.

Le territoire de Civita-Vecchia n'est pas riche en sources ni en cours d'eau ; mais, comme nous l'avons établi ailleurs (1), l'humidité atmosphérique, qui est à son maximum sur les rivages, les pluies, les rosées nocturnes si abondantes quand un sol nu rayonne vers les espaces planétaires, suffisent à fournir aux matières végéto-animales les particules aqueuses qui leur sont nécessaires pour entrer en putréfaction. Les rosées sont telles, à l'époque fiévreuse, qu'en se promenant le soir au bord de la mer, on sent ses habits tout poisseux d'humidité saline.

Au nord et au sud de la ville, plusieurs cours d'eau se jettent dans la mer.

---

comme nous, la nature volcanique du sol, et des gisements d'argile d'une grande puissance qui retiennent les eaux à la superficie.

(1) Félix Jacquot, RECHERCHES SUR LES CAUSES DES FIÈVRES A QUINQUINA EN GÉNÉRAL, ET EN PARTICULIER SUR LES FOYERS QUI LEUR DONNENT NAISSANCE EN ALGÉRIE; mémoire présenté à l'Académie le 28 juillet 1846. — DE L'ORIGINE MIASMATIQUE DES FIÈVRES A QUINQUINA ; deuxième mémoire présenté à l'Académie en mai 1851.

Au nord, la Mignone, rivière assez forte, a son embouchure à 3 lieues de Civita-Vecchia; ses bords sont bas, et les plaines souvent inondées au loin par les eaux gonflées : c'est encore là une source de dégagements miasmatiques. A un mille de la ville, une petite rivière, qui passe sous le vieux pont Trajan et au pied du Campo-Santo (cimetière), cesse d'être courante pendant l'été, mais conserve toujours des flaques fétides et croupissantes, notamment sur les deux points que nous venons de nommer. Au sud de la ville, on rencontre trois ruisseaux, dont le premier, à un mille des murs, garde de l'eau une partie de l'été, tandis que les deux autres se dessèchent vers les derniers jours du printemps. Ces trois cours d'eau recèlent toute l'année de petites mares croupissantes, éparses, entretenues par des sources, et des espaces humides et fangeux couverts de végétation palustre.

L'embouchure des cours d'eau voisins de Civita présente une particularité qu'il ne faut pas perdre de vue. Pendant l'été, quand les eaux sont basses, la barre est si forte qu'elle forme, entre la bouche et la mer, une digue non interrompue limitant une sorte de mare, dont les eaux ne se rendent à la mer qu'en filtrant entre les galets de cette digue; mais le flot marin soulevé franchit aisément cette barre, et mêle ses eaux salées aux eaux douces qui stagnent dans le petit lac. Cette particularité est surtout évidente sous le Campo-Santo. Ce mélange, comme on le sait, est généralement considéré comme des plus délétères.

Dans les deux mémoires cités, nous avons établi qu'il existe, outre le marais type, une foule de conditions palustres qui engendrent la fièvre à quinquina. A chaque pas, en Afrique comme en Italie, on s'aperçoit qu'il était indispensable de bien établir cette doctrine, basée sur l'expérience. Les marais types ne figurent effectivement qu'en seconde ligne parmi les foyers d'intoxication dont l'influence se fait sentir à Civita-Vecchia; on ne trouve guère que trois marécages dans les environs de Cervetri, à plusieurs lieues au sud de la ville, et quelques autres au nord, à une distance à peu près pareille. Nous ne parlons pas de la vaste saline située au bord de la mer, sous Corneto, à quelques lieues au N.-N.-O. de Civita-Vecchia, parce que nous n'avons pas étudié son degré de nocuité, qui paraît faible du reste. Nous ajouterons qu'on pourrait parfaitement considérer comme marais-type certaines parties du rivage et les criques de la côte, où les matières organisées s'accumulent et se décomposent, ainsi que les flaques en chapelet qui persistent l'été dans le lit des rivières.

Nous ne pouvons passer sous silence certaines sources miasmatiques dont le siége est éloigné, mais qui présentent une surface telle et une puissance si grande, que leur influence ne saurait être révoquée en doute.

Pline disait de la côte : *Tota pestilentia*, qualification fort exagérée à cette époque (1). En effet, le long de la mer on trouvait des villes considérables, par

---

(1) Strabon, d'ailleurs, spécifie très nettement les localités insalubres semées

exemple Ostie, qui paraît avoir contenu 30,000 âmes ; les marais Pontins nourrissaient le peuple volsque ; aux environs de Civita-Vecchia, aujourd'hui déserts et incultes, florissaient cinq villes étrusques ; enfin, vers l'embouchure du Tibre, aujourd'hui empestée, Pline lui-même avait une splendide villa, et non loin de celle-ci s'étalaient d'autres propriétés sénatoriales, appartenant aux Hortensius, aux Scipion, aux Lælius, etc. Mais de nos jours rien de plus vrai que le mot de Pline : La côte est fiévreuse et mortelle, de la Toscane aux confins du royaume de Naples.

Le comte de Tournon (1) établit que les surfaces aqueuses (notons bien qu'on n'y trouve pas un seul lac limpide) occupent 1/27e de la superficie du littoral, tandis que, dans la Sologne, elles ne figurent que pour 1/32e (2). Les *marais types proprement dits* occupent, entre le rivage toscan et la plage napolitaine, 22,600 hectares, vaste étendue qui n'est rien encore comparativement aux *autres surfaces palustres de tout genre* rentrant dans les catégories que nous avons décrites ailleurs.

Au sud de Civita-Vecchia, on trouve entre la frontière de Naples et le Tibre : d'abord les marais Pontins ; les terrains humides de Porto-Anzio ; les flaques de la forêt de Netluno ; les surfaces palustres de Salzane, auxquelles Folchi (3) attribue 750 hectares environ, de grands marais désignés sous le nom de Pantana, non loin des embouchures des Rio-Torto et Rio-Felto ; enfin le marais si insalubre d'Ostie (Stagno ostiense). Après avoir passé ce fleuve, en s'approchant de Civita-Vecchia, ville éloignée de 12 lieues de l'embouchure, on trouve le petit marais de l'ancien port de Trajan, Porto Trajano, et le grand marais de Maccarse ; l'antique Fregenæ, dont Silius disait déjà : *Obsessæ campo squalente Fregenæ.* Enfin nous ne pouvons passer sous silence le Campo-Salino, *Campus Salinus major* des anciens, où les Véiens allaient récolter du sel, surface marécageuse de 1,400 hectares, d'après Folchi.

On comprend qu'on puisse, qu'on doive même nier l'influence d'un petit marécage situé à une certaine distance : ses dégagements se diluent dans l'atmosphère et sont dispersés au loin ; mais, quand un pays tout entier est marécageux, la masse de l'atmosphère s'empoisonne, et les colonnes d'air que déplacent les vents pour les transporter ailleurs, sont évidemment saturées d'effluves.

---

sur l'*heureux Latium :* « Omne Latium felix est, et omnium rerum ferax, exceptis locis, quæ palustria sunt, atque morbosa, qualis est ardeatinus ager » inter Antium et Lavinium, usque ad Pomœtiam, et Selini agri quædam, et » circa Terracinam. »

(1) Comte de Tournon, ÉTUDES HISTORIQUES SUR ROME. Paris, 1831.

(2) Travaux de M. Machat, ingénieur en chef des ponts et chaussées.

(3) Folchi. Voy. ses deux mémoires sur l'étiologie des fièvres de Rome, le premier inséré au JOURNAL ARCADIQUE DE ROME, t. XXXIX, année 1829 ; le second, brochure. Rome, 1845.

Nous avons étudié les conditions palustres du rivage, au sud de Civita ; faisons la même opération pour la plage qui court au nord de cette ville. Ce rivage se trouve dans d'aussi mauvaises conditions à peu près. Civita n'est séparée des maremmes toscanes, dont on connaît l'insalubrité, que par 8 ou 9 lieues d'un rivage bas, inondé, encombré d'algues amoncelées. La Mignonne, la Marta et la Flora parcourent cette plage, couvrent souvent la campagne, et produisent des stagnations aqueuses, De Tournon (t. II. p. 220) compte 184 hectares de marais-type entre ces deux dernières rivières. On n'a pas oublié qu'aux frontières toscanes, vers l'embouchure de la rivière Chiarone, un peu avant laquelle on entre dans les maremmes, la côte avance fortement vers l'occident, et charge ainsi d'effluves les vents du N.-O. fréquents à Civita-Vecchia.

Nous sommes convaincu que les études de topographie médicale doivent ainsi embrasser un vaste espace, pour y saisir les causes qui, pour être lointaines, exercent cependant une influence puissante. Si, en Algérie, on ne se fût pas contenté d'explorer un voisinage restreint, on n'eût pas *à priori* décrété salubres des localités, sur lesquelles on a bâti des postes dont l'expérience a subséquemment démontré l'insalubrité.

Résumons-nous. Les sources d'intoxication paludéenne sont nombreuses autour de Civita-Vecchia et suffisent pour se rendre compte de l'endémo-épidémie annuelle : marais immenses sur le littoral, inculture et nudité du territoire, inondation de la plaine par les rivières, stagnations temporaires, amas de matières végéto-animales le long de la mer, abondance des rosées et humidité constante de l'atmosphère.

A Civita-Vecchia, la température est beaucoup plus égale qu'à Rome, soit qu'on la considère dans l'espace d'une année, soit dans un nycthémère. La moyenne hivernale est plus élevée de 3°, la moyenne estivale plus basse de 2° à 3°. Ce bénéfice est dû au voisinage de la grande nappe méditerranéenne, qui réchauffe l'atmosphère en hiver, et la rafraîchit en été (1).

Cette égalité de température existe également dans le cours de chaque nycthémère, ainsi que nous l'avons dit. On peut s'en assurer par le tableau suivant, où les mesures sont prises à l'aide du thermomètre centigrade.

	Août. 2e quinzaine.	Septemb.	Octobre. 1re quinzaine.
Oscillation thermom. nycthémérale moyenne.	6,00	8,00	7,50
— — — maxima. .	11,00	11,00	10,50
— — — minima. .	2,00	2,00	2,00
Température moyenne.	24,50	22,50	18,50
— maxima	30,00	29,00	25,00
— minima	19,00	16,00	12,00

(1) Il y a les mêmes différences météorologiques, à peu près, entre les maremmes du littoral toscan et Florence, qu'entre la côte de Civita-Vecchia et Rome. (Salvagnoli Marchetti, STATISTICA MEDICA DELLE MAREMME TOSCANE.)

N'ayant pas de thermomètre à minima, nous avons fait nos observations tous les jours vers quatre heures et demie du matin, de sorte que le point le plus bas de la colonne thermométrique n'a peut-être pas toujours été saisi, et que, autre conséquence importante, la température moyenne de chaque mois, extraite de la moyenne des maxima et des minima absolus, est probablement trop élevée. Nous avons dû indiquer ces causes d'erreur.

Les registres de l'Observatoire romain, de 1843 à 1850, donnent les résultats suivants :

	Température moyenne centigr.	Oscillation nycthémérale moyenne centigr.
Juillet.	23,72	12,09
Août.	22,92	12,00
Septembre. . . .	20,36	11,31
Octobre	16,91	10,65

Ou bien la cause d'erreur que nous avons indiquée a eu une influence considérable, ou en 1850 l'été a été plus chaud à Civita qu'à Rome ; car la moyenne de chaque mois est supérieure de près de 2 degrés dans la première localité. Cette dernière supposition est très-admissible, et expliquerait la gravité vraiment insolite de l'endémo-épidémie de Civita-Vecchia en 1850.

Maintenant que le territoire et la météorologie de Civita-Vecchia nous sont connus, un mot sur la ville elle-même.

Le port de Civita est formé par deux jetées qui, partant de la terre, s'avancent au large. Sur l'étroite jetée du nord est bâti le lazaret, tandis que la citadelle, appelée aussi fort Michel-Ange, s'élève à l'origine de celle du sud. Une autre jetée, l'*ante-murale*, surmontée d'un phare, s'étend entre les deux extrémités libres des premières, laissant une passe entre elle et chacune de celles-ci. Le port est salubre, aéré, les eaux s'y renouvellent facilement. Un point seulement laisse à désirer, c'est l'angle qui se trouve entre la *Santé* et la petite porte du quai ; les eaux y sont basses, les algues s'y accumulent, et un égout y vomit des résidus fermentescibles qu'agitent sans cesse des myriades de petits poissons attirés par cet appât. Dans le port, entre le lazaret et le palais des papes, s'ouvre par un goulot étroit le bassin appelé Darsena, darse. Des murs élevés l'entourent, empêchent les courants d'air de brasser son atmosphère, concentrent l'humidité et s'opposent aux rayons solaires. L'eau de la *Darsena* n'a pas non plus la transparence de celle du port. C'est là qu'est situé le bagne, où sont enfermés 1,400 1,500 forçats. Le scorbut et les fièvres putrides y ont fait quelques apparitions, devenues plus rares aujourd'hui.

Les rues neuves de Civita sont larges, renflées par des places, embellies par des palais ; les autres, notamment l'artère principale, sont étroites, humides. L'enceinte fortifiée est trop resserrée, malgré l'extension qu'on lui a donnée en joignant le saillant de deux bastions, opération qui a nui à la défense, mais a permis de construire le nouveau quartier dit Guetto. Pour loger la population exubérante, il a fallu gagner en hauteur ce qu'on ne pouvait prendre en superficie; aussi voit-on des maisons de cinq étages. La hauteur des constructions fait paraître les rues plus étroites encore et empêche le renouvellement de l'air. Les logements sont fort rares à Civita pour les étrangers, et les habitants peu aisés s'accumulent par familles dans d'étroites pièces. La malpropreté exagère encore ces vices dans l'hygiène; les rues sont médiocrement propres, mais les escaliers des maisons sont surtout de véritables fumiers. Les appartements laissent aussi à désirer, et les personnes bien plus encore.

L'eau douce n'est pas en rapport avec les besoins de la ville. Les vaisseaux dont l'équipage est nombreux, sont quelquefois obligés d'aller chercher une aiguade à quelques lieues plus loin. Un vieil aqueduc de Trajan, restauré et presque refait par le pape Clément XI, amène de la montagne une eau d'assez médiocre qualité. Elle n'a pas cette saveur fraîche, légèrement piquante, qu'on trouve à beaucoup des eaux consommées à Rome. Elle est un peu lourde et a quelque chose de sirupeux, de sorte qu'agitée et tournoyant dans un verre, elle laisse une mince couche qui persiste quelques instants sur les parois, au lieu de retomber immédiatement au fond du vase. En une nuit d'été, cette eau prend souvent une odeur repoussante, à cause de la quantité de matières végéto-animales qu'elle contient. Elle ne dissout pas non plus parfaitement le savon.

Des égouts solides et suffisamment multipliés courent sous la ville. L'abattoir et le Campo-Santo (cimetière) sont hors des murs, au nord de Civita-Vecchia.

On compte deux hôpitaux romains à Civita-Vecchia : l'un, destiné aux femmes, contient trente lits; l'autre, qui reçoit les hommes, civils et militaires, peut loger 300 malades. Dans le premier (Orsi cité par M. Dusourd), la mortalité a été, pendant dix ans, de 5 p. 100, et dans le second de 4 1/16. La mortalité à l'hôpital du bagne serait la même qu'à l'hôpital des hommes. Notre hôpital militaire a occupé jusqu'en 1851 le *Quartierone*, fort belle caserne que nous avons dû céder à la troupe à cette époque. Le soldat valide y a gagné beaucoup; on peut mettre 900 hommes dans le *Quartierone*. Auparavant, la troupe était disséminée sur plusieurs stations, dont quelques-unes, notamment près de la *Chiesa della Morte* (1), laissaient à désirer pour la salubrité. Mais le soldat malade a beaucoup perdu, par sa translation dans l'aile de l'hôpital civil destinée autrefois aux militaires romains. Ce bâtiment présente les inconvénients qui suivent : situation à la périphérie de la ville, dans une région moins saine que celle du Quartierone; voisinage des terres du rempart dont il n'est séparé que par une étroite tranchée; humidité provenant de ce voisinage et d'un lavoir public mal entretenu; salles du premier obscures et sans air; les salles du second sont

(1) L'insalubrité de cette caserne, qui a fourni les cas les plus nombreux et les plus graves, était peut-être temporaire, et aurait tenu alors à ce que les fenêtres manquaient de châssis et de vitres.

telles; un bout de rempart a été converti en promenoir, avantage que n'offrait pas le premier hôpital.

La salubrité de Civita-Vecchia doit être considérée à un double point de vue : sous le rapport des fièvres endémo-épidémiques palustres et sous celui des autres affections.

Les premières atteignent surtout la périphérie de la ville, du côté de la terre; la face septentrionale est aussi fiévreuse que la face méridionale. L'insalubrité de la périphérie est un fait acquis à l'histoire médicale; en voici un nouvel exemple frappant. Au sud et en dehors de la ville, à cent pas du rempart, existe une maison spacieuse dont les jardins servent d'entrepôt de charbon; en peu d'années, le père, la mère et quatre enfants y sont morts de la fièvre. De l'autre côté du rempart, dans la ville, l'insalubrité est incomparablement moindre. L'ermite qui dessert la chapelle de François de Paule, à un mille de Civita, près de la villa Guglielmotti, n'échappe à la fièvre qu'à la condition de venir coucher chaque nuit en ville, pendant la saison d'été et d'automne.

Les quelques fermes et villas situées autour de Civita cessent d'être habitables à la fin de juillet; il n'y reste que le nombre d'hommes strictement nécessaire pour les besoins les plus urgents des cultures et de l'habitation. Ces malheureux, en proie à des rechutes de fièvre qui se reproduisent à courts intervalles, ne peuvent travailler la moitié du temps; au bout de quelques années, ils deviennent pourtant plus réfractaires aux miasmes, mais leur constitution reste profondément modifiée et altérée.

Beaucoup de campagnards finissent par être si intimement imprégnés par le poison paludéen, leurs liquides sont tellement modifiés, leurs organes si lésés dans leur jeu et dans leur texture, que leur vie n'est plus qu'une longue maladie et une perpétuelle souffrance. En mars, avril et mai, époque la plus éloignée de l'endémo-épidémie passée, nous avons encore rencontré, par les campagnes, des espèces de spectres qui se traînaient tremblants pour chercher un rayon de soleil; leur teint anémique et jaune, leur maigreur, leur ventre proéminent et la gracilité de leurs membres, disaient assez qu'ils étaient frappés par cette cachexie paludéenne presque incurable qui ne finit guère que dans la tombe ou par l'émigration dans un autre climat.

On peut vérifier à Civita-Vecchia cette loi, qu'il faut une certaine altitude pour garantir une localité des miasmes de la plaine ou du rivage. Sur une colline de peu d'altitude, mais tournée vers la mer, à un mille à peu près de Civita, est bâti le couvent des capucins. Il est si insalubre que les religieux sont obligés de le quitter à l'approche de l'endémo-épidémie, pour venir occuper le petit couvent du lazaret. En 1755, d'après Torraca, douze capucins ayant passé l'été dans le grand couvent, ont tous eu la fièvre.

La Talfa et Allumiera, bourgs situés dans la montagne, à plusieurs centaines de mètres d'altitude, sont préservés de l'endémo-épidémie.

L'endémo-épidémie, au dire des habitants et des médecins du pays, et d'après notre propre expérience, suit à peu près la même marche chaque année. Son maximum de gravité arrive lors des premières pluies de la fin de l'été. L'abondance des rosées favorise également le dégagement miasmatique. L'année 1850, dont nous allons tracer l'histoire, n'a, sauf peut-être son intensité et son maximum un peu tardif, pas fait exception à la règle; c'est dans les dix premiers jours d'octobre qu'il faut placer l'apogée des fièvres pendant cette année. En Algérie, les fièvres pernicieuses sont également nombreuses, et surtout extrêmement graves en septembre et octobre (Cas. Broussais, Bertherand, Sonrier et Jacquot, etc., etc.). Ces faits s'expliquent très-facilement par l'étiologie miasmatique; ces pluies et ces rosées détrempent la terre, à une époque où la chaleur est encore assez vive pour activer les élaborations qui se passent sur la terre et dans son sein. L'hypothèse météorologique n'a, au contraire, rien à faire ici.

Il n'est pas facile de comparer rigoureusement Civita-Vecchia à Rome, sous le rapport de l'intensité de l'endémo-épidémie. Certes on ne rencontre pas dans l'enceinte de Civita, habitée sur tous les points, des régions aussi insalubres que certains quartiers qui, pour être dans les murs de Rome, n'en sont pas moins presque déserts; mais, d'autre part, je ne pense pas qu'il existe, dans n'importe quel endroit de Civita, une presque immunité pareille à celle dont on peut se flatter dans quelques lieux privilégiés de Rome. Aussi l'adage suivant a-t-il cours à Civita : Jusqu'en août et septembre, une bonne habitation et un sage régime préservent de la fièvre; mais à partir de cette époque, personne ne peut se flatter d'y échapper. Somme toute, et en tirant une sorte de moyenne de salubrité, on peut, je crois, avancer que Civita-Vecchia est moins insalubre que la capitale. Cependant, d'après les statistiques officielles que M. Philippe, chirurgien-major à l'hôpital militaire de Civita-Vecchia, a eu l'obligeance de compulser pour nous, la mortalité, de 1841 à 1851, aurait été de 2,71 p. 100, tandis que, d'après monseigneur Morichini (1), à Rome, de 1831 à 1841, elle n'aurait atteint que 2,68 p. 100. Il est nécessaire de faire remarquer que les périodes d'observation ne sont pas les mêmes, et que la comparaison n'est conséquemment pas rigoureuse.

Nous avons parlé de la salubrité des différentes parties de la ville au point de vue des fièvres paludéennes; livrons-nous à la même investigation au point de vue de toutes les maladies considérées en bloc.

Les quartiers les moins sains sont les rues étroites dans lesquelles s'entasse une nombreuse population. La nouvelle *rione* du *Guetto*, ou Sant'Antonio, habitée par des gens peu aisés, est pourtant, grâce à ses rues spacieuses, plus saine que les autres quartiers plus riches, mais plus resserrés. La Grande rue, qui part de la place de la Cathédrale et se termine à la place d'Armes, le Corso de Civita-Vecchia, rue commerçante et si populeuse, pèche par la salubrité, ainsi que les

---

(1) Morichini, DEGLI INSTITUTI DI CARITA PUBBLICA IN ROMA, etc. 2 vol. in-8°. Rome, 1842.

ruelles étroites qui se rendent dans cette artère principale ou qui la suivent parallèlement. Étreinte par de hautes maisons, humide et privée de soleil, elle exhale souvent une insupportable odeur provenant des cuisines, des denrées alimentaires qui encombrent les boutiques et des monceaux de morues accumulés dans les magasins. Nous avons déjà parlé des conditions également défavorables qui se rencontrent au bagne et à la Darsena. Or ces deux derniers lieux, la rue principale et les aboutissants, appartiennent aux deux *rioni Santa-Maria* et *San Francesco*, relativement insalubres, comme on va bientôt le voir. Ce dernier quartier a été récemment assaini par l'établissement des deux vastes places dont l'une porte son nom, et dont l'autre conserve celui du fondateur du port de Civita-Vecchia (piazza Trajana). La statistique suivante, puisée par M. Philippe dans les registres officiels, mettra en évidence ces différences de salubrité selon les quartiers :

MOUVEMENT DE LA POPULATION A CIVITA-VECCHIA, DE 1841 à 1851.

Localités.	Population.	Naissances.	Décès.	Mariages.
Paroisse Sant'Antonio ou Guetto.	2,800	781, ou 2,78 p. 100	584, ou 2,08 p. 100	181, ou 0,64 p. 100
Paroisse San-Francesco. .	2,600	1,102, ou 4,23 p. 100	769, ou 2,95 p. 100	284, ou 1,09 p. 100
Paroisse Santa-Maria. . .	2,100	894, ou 4,25 p. 100	655, ou 3,11 p. 100	244, ou 1,05 p. 100
Moyenne pour toute la ville.	7,500	3,75	2,71	0,93

D'après M. Orsi, chez les militaires romains, les décès seraient de 2,00 p. 100, et de 3,50 chez les forçats.

Nous ferons simplement remarquer, à propos de cette statistique, que, par une sorte de prévoyance de la nature, qui semble avoir réellement *horreur du vide* en fait de population, dans les quartiers où la mortalité est la plus élevée, les naissances et les mariages se multiplient également, de manière à combler les lacunes.

Avant que la ville ne fût agrandie et percée de nouvelles rues et de places spacieuses, l'entassement, aujourd'hui limité à certains points, existait presque partout. Nous concevons que Torraca ait parlé, à cette époque, du scorbut, des affections cutanées pustuleuses, de la difficile résolution des tumeurs, de la tendance aux suppurations et à l'état putride. Aujourd'hui, M. Gerolami met encore au nombre des affections fréquentes, la chlorose, la leucorrhée, etc., et d'autres maladies qui trahissent la débilité.

Nous ajouterons que les tempéraments lymphatiques outrés, les scrofules, le rachitisme, ne sont pas rares à Civita-Vecchia. La race est néanmoins assez belle, et le tempérament dominant se rapproche du bilioso-sanguin. Le tempérament sanguin est rarement sans mélange, l'élément lymphatique intervenant presque toujours.

Torraca signale déjà la fréquence des affections nerveuses; c'est un point commun à Rome et à Civita-Vecchia. Les phlegmasies pures et franches ne sont pas nombreuses, et ne se manifestent guère que pendant trois mois de l'année, ou quand viennent à régner des conditions météorologiques accidentelles. Le bagne semble être l'endroit de la ville où les affections inflammatoires sont le plus fréquentes; mais cela tient peut-être davantage au genre de vie des forçats qu'au site qu'ils occupent. On rencontre à Civita-Vecchia un nombre fort notable de phthisiques, mais cependant moins qu'en France. M. Gerolami regarde la fièvre typhoïde comme extrêmement rare. Gardons-nous de précipitation dans nos conclusions, car les Romains éparpillent la dothinentérie dans la classe des fièvres nerveuses, des fièvres gastriques, et parmi les *sinochi;* cette affection n'en existe pas moins, pas commune il est vrai, comme nous nous en sommes assuré nous-même, et d'après les autopsies pratiquées par M. Gerolami lui-même.

C'est en vain que, pour établir la fréquence relative et même la simple existence des différentes maladies, on feuilleterait les registres des hôpitaux. Le diagnostic local est fort négligé par les médecins italiens, et leur manière de considérer la pathologie diffère essentiellement de la nôtre. Voici quelques diagnostics pris à l'hôpital du bagne :

Fièvre gastrique dégénérée en nerveuse;

Fièvre gastrique dégénérée en intermittente;

Fièvre reumatique dégénérée en lente nerveuse;

Fièvre gastro-reumatique dégénérée en péripneumonie.

Dans une de nos Lettres précédentes, nous avons fait la critique de ces dénominations et de la doctrine romaine.

L'histoire de 1850, objet de la Lettre suivante, pourra, jusqu'à un certain point, combler cette fâcheuse lacune, mais non pas complétement; en effet, nos soldats, qui ne subissent les influences du climat que depuis quelque temps, ne peuvent point servir d'étalon pour étudier la pathologie indigène de Civita-Vecchia.

Nous avons dit un mot du caractère général de la population de la ville; complétons le tableau en consacrant quelques traits à une classe importante, aux mariniers. C'est la race la plus robuste de Civita-Vecchia; si les travaux de la campagne déserte sont dangereux autour de la ville, en revanche la vie maritime est profitable à la santé. Malheureusement le séjour à terre vient trop souvent détruire une partie des bénéfices dus à la vie de mer. Malgré cette circonstance, et nonobstant la frugalité de leur nourriture, les mariniers sont pleins de vigueur, et sous la peau hâlée de leur torse et de leurs membres presque toujours nus, l'œil sent le relief de muscles bien charnus attachés à une solide charpente.

Il est fort heureux qu'une topographie médicale ne soit pas tenue à tracer le caractère moral des habitants. Nous ne serons ainsi pas obligé de dire que ce sont des gens sans aménité, sans hospitalité, et si peu sociables qu'ils ne se fréquentent pas même entre eux.

Le médecin qui retrouve dans sa mémoire un peu de chimie ne manque pas de visiter, pour compléter l'exploration de Civita-Vecchia, les fameuses mines d'Allumiera, d'où l'on extrait l'alun dit de Rome. On sait que ce sel double doit sa juste réputation à sa pureté ; il ne contient pas de fer, ce qui le rend précieux pour la fixation des couleurs employées en teinture. Cette exploitation a beaucoup perdu de son importance depuis qu'on fait de l'alun de toutes pièces, à l'aide des doubles décompositions. Les procédés d'exploitation sont d'ailleurs assez grossiers ; avec une meilleure entente de la fabrication, on produirait davantage et à moindre prix.

Dans ces montagnes salubres de la Tolfa et d'Allumiera, on trouve une source ferrugineuse qui n'est pas exploitée et que nous ne faisons que signaler en passant. Importantes sont au contraire les sources qui alimentaient les thermes de Trajan ; nous consacrerons une LETTRE à leur étude.

XX.

CIVITA-VECCHIA. — 2° NOTICE SUR LES EAUX THERMALES.

A M. le docteur Judas, médecin principal de première classe, secrétaire du conseil de santé des armées.

Rome, 15 mai 1851.

La ville de Civita-Vecchia possède des ressources précieuses qu'elle pourrait exploiter au profit de sa prospérité, mais dont l'insouciante inactivité italienne ne tire aucun parti : nous voulons parler des trois groupes d'eaux thermales appelés sources *Trajanes* ou *Taurines*, sources *della Ficoncella* et enfin *Sferra Cavalli*, situées sur les premiers gradins de la montagne, les deux premières à trois milles de Civita, la dernière à quatre milles. L'eau *Taurine* sort du sol à 624 pieds d'altitude, la *Ficoncella* à 564. Nous ne parlerons pas des sources de *Sferra Cavalli*, plus éloignées et non utilisées ; leurs caractères se rapprochent beaucoup, du reste, de ceux des deux autres sources.

Le groupe *della Ficoncella* donne en abondance une eau saline et sulfureuse qui marque 55° centigr. Les dépôts calcaires abandonnés par ces sources se sont accumulés en masse telle, qu'on a été obligé de creuser dans ces concrétions d'une blancheur éclatante, d'étroites tranchées, profondes d'un à 3 mètres, pour rétablir l'écoulement des eaux. Tout le sol des alentours est également formé d'un tuf blanc qui se pulvérise sous le pied. Une longue ligne de fumerolles s'échappe de chaque tranchée, et, pendant l'hiver, les dessine de loin à l'œil du voyageur. Quelques maigres touffes de figuier qui croissent éparses sur ce sol blanchâtre et poudreux, quelques grands blocs épars taillés par le puissant ciseau romain, l'absence de toute habitation et le silence, achèvent de donner à ce site un caractère mélancolique et désolé qui ne manque pas de charme.

C'est à la *Ficoncella* qu'on vient puiser dans des tonneaux l'eau destinée aux bains qu'on prend ensuite en ville.

Sur la source *Taurine* appelée aujourd'hui *Trajane*, l'empereur dont elle porte le nom avait établi de vastes thermes. Un beau massif de ruines aux arcades hardies atteste seul cette splendeur passée. Aujourd'hui les eaux *Taurines* se réunissent à celles de la *Ficoncella* pour aller faire tourner un moulin! Il n'existe pas même une masure pour recevoir les baigneurs. Ces ruines ne sont fréquentées que par les curieux et par quelques soldats français qui, au risque de se rôtir, s'y donnent le plaisir du bain chaud gratis, en se plongeant dans les deux trous d'où s'échappent les eaux, ou mieux dans le ruisseau auquel elles donnent naissance. Elles marquent 45° centigr, c'est-à-dire 10° de moins que la *Ficoncella.*

Nous avons dit que les bains *Trajan* sont situés à trois milles de Civita, à 564 pieds d'altitude, sur la rampe qui part de la mer et s'élève jusqu'aux sommets d'Allumiera et de la Tolfa. A quelques centaines de pas, commencent les belles forêts qui tapissent toute la montagne jusqu'à la cime. Ce lieu, autrefois salubre et fréquenté, ne passe pas pour être favorisé aujourd'hui par l'*aria fina*, et ne serait purgé de toute suspicion qu'à l'aide de plantation qui le garantissaient des vents chargés d'effluves pernicieux. Il est même probable que ce site ne recouvrirait toute son antique salubrité, que si la campagne, jadis cultivée et populeuse, de nos jours déserte et inculte, n'éprouvait elle-même de notables améliorations.

Trajan, fondateur du port de Civita-Vecchia, alors Centumcellæ, bâtit un établissement thermal sur les eaux *Taurines* et une splendide villa célébrée par Pline. *Evocatus*, dit cet auteur, *in consilium à Cæsare nostro ad Centumcellas, maximam ibi cepi voluptatem..... Villa pulcherrima cingitur viridissimis agris.* Qui reconnaîtrait aujourd'hui, à ce portrait, les tristes alentours de Civita-Vecchia? Les eaux *Taurines* attirèrent beaucoup de monde dans l'antiquité; plusieurs empereurs les honorèrent de leur présence. *Scribonius Largus* et *Marcellus Empiricus* parlent d'un préteur qui fut guéri d'une affection calculeuse par ces *Aquæ Vericariæ* qui, selon quelques antiquaires avec lesquels nous ne sommes pas d'accord, seraient les eaux de Civita-Vecchia. *Rutilius*, séduit par la beauté du site, a écrit une véritable idylle sur les thermes de Civita; citons-en quelques vers qui nous serviront plus tard quand il s'agira d'appréciation au point de vue chimique :

Nosse juvat Tauri dictas de nomine thermas.
. . . .
Non illic gustu latices vitiantur amaro,
    Lymphaque fumifico sulphure tincta calet;
Purus odor, mollisque sapor dubitare lavantem
    Cogit, qua melius parte petantur aquæ (1).

---

(1) Rutilius, Itinerarium poeticum ad Centumcellas.

On trouve dans *Lampridius* (*Lampridius ad Commodum*) un passage qui nous intéresse à plus d'un titre; le voici : ***Auspicium crudelitatis apud Centumcellas dedit anno XII ætatis, nam cum tepidus forte lotus erat, balneatorem in fornacem conjici jussit.***

Cette fournaise, ce fourneau étaient-ils destinés à augmenter encore le degré de l'eau, marquant alors comme aujourd'hui 45° centigr., afin de pouvoir chauffer les étuves; ou bien les eaux n'étaient-elles pas alors aussi chaudes qu'aujourd'hui, et fallait-il en élever artificiellement la température pour les bains ordinaires ? On voit que nous soulevons ici la question d'identité entre ces eaux considérées dans les temps antiques et à l'époque actuelle. Ou il faut avouer que nous nous trompons en appelant *Taurines* les sources que nous décrivons, ou bien il faut admettre qu'elles ont éprouvé des modifications depuis les anciens âges. La première supposition n'est pas admissible; la concordance est bien établie entre les sources appelées autrefois *Taurines* et nommées aujourd'hui *Trajanes*; la seconde, au contraire, va cesser d'être une supposition pour devenir chose démontrée. *Rutilius* dit, en effet, bien positivement que les eaux *Taurines* n'étaient pas sulfureuses; or les sources *Trajanes* le sont à un degré très-notable. Enfin, à une époque plus rapprochée de nous, *Mercurialis* les dit ferrugineuses. *Torraca*, qui écrivait en 1761, pense qu'il s'agit bien des mêmes sources, mais que leur nature a changé. Cet auteur dit qu'il y avait primitivement un groupe salin et un groupe sulfureux, et que, peu avant son époque, la première source, par suite de l'incurie, et peut-être de bouleversements terrestres, a disparu comme indivividualité, et s'est mêlée à la seconde, pour constituer les eaux à caractère complexe dont nous nous servons aujourd'hui (1).

Quoi qu'il en soit, qu'il nous suffise d'ajouter quelques mots pour compléter l'historique de ces eaux. Les vastes thermes de Trajan, d'après les recherches de *Manzi*, paraissent avoir été ruinés par les Sarrazins vers 828 ou 832.

Arrivons à la partie médicale et chimique.

Torraca, en 1761, en fit l'analyse qualitative; *Morichini*, de nos jours, analysa quantitativement les eaux *Taurines* et celles de la *Ficoncella*.

Voici les résultats obtenus par ce chimiste, dont les travaux méritent toute confiance. Notre collègue, le docteur Lasserre, a bien voulu opérer la réduction en chiffres décimaux, réduction nécessaire pour établir des comparaisons avec les analyses des autres eaux thermales.

---

(1) Torraca, *loc. cit.*

	FICONCELLA.	TAURINE.
Température	45° centigr.	55° centigr.
Un litre d'eau donne :		
	centim. cub.	centim. cub.
Gaz acide carbonique	220,000	218,000
hydrogène sulfuré	0,311	0,284
air atmosphérique	0,311	0,283
Principes fixes :		
	centigr. cub.	centigr. cub.
Hydrochlorate de chaux	10,4165	8,8785
— magnésie	"	1,3022
— soude	41,6663	49,5081
Sulfate de soude	49,5081	54,6873
— magnésie	39,0621	36,4488
Carbonate de chaux	93,7489	78,1242
Sulfate de chaux.	13,3156	7,8086
Silicate de fer	18,1109	7,8086
Principes fixes contenus dans un litre d'eau,	265,8284	244,5663
Perte	5,2083	

Ces eaux sont limpides, ont à la source une odeur sulfureuse évidente, marquent 1,0014 de pesanteur spécifique à 37,5 cent. et 1,0020 à 25° centigr. Elles laissent spontanément déposer une matière blanche abondante, à mesure qu'elles se refroidissent. Les dépôts de la *Ficoncella* contiennent du carbonate de chaux avec une certaine quantité de sulfate de chaux et de silicate de fer. Ce dernier se recueille d'autant plus abondamment qu'on opère plus loin de la source, son peu de solubilité amenant sa précipitation à mesure que l'eau se refroidit.

Les canaux de la *Ficoncella* s'exhaussent bien vite par les dépôts qui se précipitent et se concrètent sur leurs parois ; dans les endroits où le cours n'est pas rapide, il se forme à la surface une pellicule assez consistante pour que des insectes puissent s'en servir comme d'un pont.

Morichini et la commission dont il faisait partie, ont étudié la question de la création d'un établissement d'eaux thermales. Dans l'état actuel de la campagne de Civita-Vecchia, on aurait probablement à craindre l'insalubrité, si on élevait des habitations sur la source même. Conduire l'eau à Civita dans des canaux ouverts n'est pas chose possible, car, rendue à la ville, elle ne serait plus qu'à la température ambiante. Des canaux couverts n'ont pas semblé praticables à *Morichini*, à cause de leur encroûtement, de la difficulté du nettoyage, et du refroidissement qui s'opérerait, notamment par suite de la nécessité de laisser des ciels ouverts d'espace en espace, pour permettre le dégagement des vapeurs. Aujourd'hui, on vient puiser à la *Ficoncella* dans des tonneaux qu'on bouche soigneusement, et l'eau, arrivée à Civita-Vecchia, marque encore tout près de 44° centigr., d'après le chimiste déjà nommé.

Abordons maintenant la question principale, celle des effets thérapeutiques de ces eaux. Malheureusement nous serons bientôt à bout de documents; aucun travail n'existe à ce sujet, quoique Civita soit aux portes de Rome et le port de cette ville.

Puisque ces eaux ont changé de nature, depuis les temps où les thermes de Trajan étaient en si grande vogue dans le monde romain, il ne faudrait pas arguer de leur efficacité passée à leur vertu actuelle. Néanmoins citons *Rhodius* à titre de renseignements. Les eaux *Taurines*, dit-il, ne sont pas utiles en boisson, mais sous forme de bains; puis il ajoute, sans autres détails, qu'elles trouvent leur indication dans les maladies des nerfs, les ulcères, les affections chroniques de la peau, les maladies du foie, mais non dans les affections des autres viscères. André Baccio ne fait pas mention des sources de Civita-Vecchia dans son grand ouvrage sur les eaux minérales, ce qui nous porte à croire qu'elles étaient à peu près oubliées au commencement du neuvième siècle.

Mercurialis se prononce nettement sur la vertu des eaux *Taurines* : elles sont utiles dans les maladies des viscères, et de son temps elles étaient très-fréquentes pour ces sortes d'affections. Mais cet auteur les désigne sous le qualificatif de *ferrugineuses;* or les eaux actuelles, quoique contenant très-notablement du fer, n'ont point les caractères physiques facilement saisissables, la couleur, la saveur et surtout les dépôts ocracés dont on avait besoin, à l'époque de *Mercurialis*, pour appeler une eau *ferrugineuse*.

Au milieu du dix-huitième siècle, *Torraca* publia la monographie dont nous avons parlé. Il vante les eaux, sous forme de bains, dans les rétractions musculaires et tendineuses, les rhumatismes, les hydarthroses, la goutte, les obstructions des viscères du bas-ventre, les strumes, les ulcères anciens, les maladies de la peau, les calculs urinaires, les maladies chroniques vénériennes, scorbutiques, bilieuses.

Un confrère de *Torraca* s'était réuni à lui pour remettre en vogue les bains Trajan; mais, après avoir tenu des registres exacts pendant quinze ans, il mourut avant d'avoir publié son travail (1). Nous sommes donc réduits à de bien vagues indications sur la valeur thérapeutique de ces eaux.

On trouve dans le SPECTATEUR DE MILAN, année 1826, une lettre d'un certain chevalier *Tambroni*, qui déclare avoir été guéri de la goutte chronique par les eaux de Civita-Vecchia.

Enfin arrive, dans ces derniers temps, la commission envoyée sur les lieux par le gouvernement pontifical. Nous avons extrait du travail de *Morichini* l'ana-

---

(1) Ce médecin s'appelait *Constantino Nucci*.

lyse des eaux *Taurines* et de la *Ficoncella ;* nous n'y trouvons rien de neuf au point de vue de la thérapeutique.

Chaque année on voit arriver à Civita un certain nombre de baigneurs ; nous en avons nous-même soigné quelques-uns, mais pas avec assez de suite pour que nous puissions apprécier les effets des eaux. M. *Gerolami*, médecin à Civita-Vecchia, nous a assuré qu'à chaque saison il compte de nouvelles cures ; mais ces vagues renseignements sont loin de suffire pour asseoir des indications précises et détaillées. Il faut, pour arriver à quelques notions, comparer les sources *Taurines* et de la *Ficoncella* avec des eaux minérales dont on connaît à la fois et la composition chimique et les effets thérapeutiques. Après avoir procédé par cette double voie, on ne peut douter de l'efficacité des eaux de Civita-Vecchia pour la cure de beaucoup de maladies.

D'après l'analyse de *Morichini*, on devrait, ce nous semble, ranger les eaux de Civita parmi les thermales salines proprement dites, c'est-à-dire dans ce groupe qui, n'étant caractérisé ni par une alcalinité, ni par une acidulité notables, contient différents sels altérants, apéritifs, diurétiques, sudorifiques, purgatifs. L'abondance du sulfate de soude, du sulfate de magnésie, du chlorhydrate de soude, etc., légitime cette classification. L'acide carbonique n'est pas en assez grande quantité pour les faire classer parmi les acidules ; la faible quantité de 0,311 et de 0,284 centimètres cubes d'acide sulfhydrique, ne peut être prise qu'en considération très-secondaire ; enfin il n'y a pas assez de fer pour qu'on puisse appeler ces eaux ferrugineuses. Elles sont donc essentiellement salines, secondairement hydrosulfuriquées, en troisième lieu ferrugineuses, dernière propriété sur laquelle on devra peu compter, quoique, par comparaison chimique quantitative, les sources de la *Ficoncella* contiennent plus de sels de fer, 18 centig. par litre, que les eaux réputées essentiellement ferrugineuses de Pyrmont, 10 centig. ; de Spa, 6 ; de Forges, 5, etc. Mais tout dépend de la nature du sel de fer, et de l'ensemble de la composition des eaux.

Morichini ne signale, dans les eaux de Civita, trace ni d'iode, ni de brôme, ni d'arsenic, substances dont on ne savait pas encore alors déceler de minimes parties, et dont quelques-unes seraient peut-être découvertes par une nouvelle analyse.

Les eaux de Civita semblent utiles contre les affections suivantes : engorgements viscéraux chroniques appelés obstructions, reliquats d'inflammations, goutte, gravelle, calculs biliaires et vésicaux, pléthore, prédisposition aux apoplexies, aux congestions, aux irritations, certaines maladies nerveuses, et, en général, dans les affections qui exigent plutôt un traitement altérant, une modification dans la crase du sang, ou une dérivation, que l'excitation, la *poussée*, qui résultent des sulfureux, ou que la révivification du sang qui est la conséquence de l'absorption des ferrugineux. Dans notre prochaine et dernière lettre, nous verrons qu'à Viterbe, ville également occupée par nos troupes, existent de puissantes sources ferrugineuses qui rendraient les plus grands services à nos anémiques, et une autre source bromurée, iodurée et hydrosulfuriquée que déjà nous utilisons chaque année.

Les eaux de Civita trouveraient aussi leur emploi dans les blessures anciennes, rétractions musculaires, ankyloses, rhumatismes chroniques, dans certaines affections de la peau, certaines paralysies, et surtout probablement dans quelques affections anciennes des organes digestifs, soit de la muqueuse gastro-intestinale, soit des annexes, comme le foie, la rate.

Les eaux de la *Ficoncella*, plus riches en sels altérants que les sources *Trajanes*, le sont également davantage en silicate de fer, 18 centigrammes au lieu de 7. Chacune de ces eaux répondrait probablement à une nuance différente d'indication; celles de la *Ficoncella* sembleraient préférables contre les affections dont la cure exige un changement de crase profond dans les humeurs, en évitant leur appauvrissement, lorsqu'existeraient par exemple les éléments scrofules, anémie, cachexie palustre. Dans la goutte, la gravelle, les calculs hépatiques et vésicaux, la pléthore, la prédisposition aux apoplexies, les eaux *Taurines* seraient peut-être préférablement indiquées, quoique moins riches en sels altérants, parce qu'elles contiennent seulement 7 centigr. au lieu de 18 de sels de fer, principe à éviter, d'ordinaire, en pareils cas.

Puisque, pour la cure d'une partie des affections que nous avons successivement énumérées, on compte surtout sur les propriétés altérantes de ces eaux, il est bien évident qu'elles doivent être alors administrées non-seulement en bains, mais aussi et surtout en boissons. Dans les affections locales qui exigent des douches, cette indication sera remplie à l'aide des appareils ordinaires; mais ce procédé ne pourra pas facilement être appliqué en grand, à cause de la nécessité de se servir plus ou moins rapidement de l'eau, qui se refroidirait si l'on attendait trop longtemps.

Nous supposons ici qu'on utilise les eaux transportées en ville; c'est en effet la seule manière aujourd'hui, puisqu'il n'y a pas d'établissement sur place. Ce transport ne leur enlève, du reste, aucune propriété essentielle, puisque l'acide sulfhydrique qui en perd en route, est, vu sa faible quantité, un principe sur lequel nous n'avons pas un instant compté pour la cure des maladies que nous avons signalées.

Il nous semble que les eaux de Civita pourraient être utilisées pour nos soldats, sans dépense pour le gouvernement.

Et d'abord, à l'aide du train des équipages, on pourrait transporter l'eau à l'hôpital. Aujourd'hui, l'industrie indigène se contente de hisser des tonneaux remplis, sur des charrettes ouvertes à tout vent, ou plutôt sur des espèces de brancards montés sur des roues. Avec des moyens de transport, de protection et d'isolement convenables, on parviendrait sans doute à conserver quelques degrés de plus à l'eau thermale rendue en ville.

Nous possédons à Civita un établissement hospitalier permanent, muni de tout ce qui est nécessaire en personnel et en matériel. Civita est notre ville la plus importante, après Rome; il est même certain que nous ne l'évacuerons que postérieurement à la capitale. Civita est le point obligé où passe tout ce qui arrive de France et tout ce qui part de Rome. Entre Rome et Civita existe un service régulier et purement militaire, à l'aide d'un petit vapeur qui parcourt le Tibre et côtoie le rivage de la mer. Civita est ainsi sur *tout chemin*. Donc, rien de plus simple que d'y évacuer les malades de Rome, qui auraient besoin de ses eaux ; ils pourraient les prendre dans une salle ou dans une succursale de l'hôpital, convenablement disposées. Avec quelques baignoires seulement, et la précaution de faire alterner les jours de bains par groupes d'hommes, on traiterait facilement tout ce que notre armée de 10,000 hommes à peine, fournirait d'affections indiquant la prise des eaux de Civita.

Resterait toujours Viterbe, dont les eaux répondent à de toutes autres indications, comme nous le verrons dans la prochaine lettre, notre dernière Lettre d'Italie.

XXI.

RETOUR EN FRANCE PAR VITERBE, LE LAC DE BOLSÈNE, SIENNE, FLORENCE, PISE ET LIVOURNE.

I.

Adieu à Rome. Le mont Soracte; le royal ermite. Viterbe; topographie, météorologie, pathologie, eaux minérales, leur analyse et leurs vertus thérapeutiques.

A mon ami le docteur Armand.

Florence, 24 mars 1853.

Le 20 mars 1853, au soir, j'attendais dans son cabinet, pour lui dire un dernier adieu, mon savant ami l'abbé don Pietro Matranga, helléniste et antiquaire. Il était déjà arrivé depuis quelques minutes, mais je ne l'apercevais pas. Il habite le mont Pincio, aimé de N. Poussin, de Claude Lorrain et de Salvator Rosa. De sa haute fenêtre, mon regard embrassait, pour une dernière fois, ma chère ville de Rome, déjà paisible, à cette heure, entre ses collines déchiquetées par la silhouette des villas princières et des pins-parasols. Il remarqua ma préoccupation et ma tristesse : *Mi sento quasi sul piangere*, lui répondis-je, *perchè vedo per l'ultima volta mia carissima città di Roma!* Un tel sentiment n'est-il point naturel, après quatre années de séjour dans cette Italie aux puissantes séductions, où la gloire offre tant de souvenirs, les arts tant de réalités, les ruines tant de rêveries, où tout est plein de sentiment et de poésie, et la terre avec ses horizons déserts et harmonieux, et ce beau ciel à la fois étincelant et velouté?

Je pars demain matin. Je n'ai point habitué à trop de mélancolie le lecteur qui a bien voulu me suivre dans ce long voyage de quatre ans; je vais tâcher de laisser mes tristes pensées à Rome, et de me charger d'un peu de gaieté pour la dernière étape que nous devons faire ensemble. Partons donc ; mais, je vous le proteste : *Mi sento quasi sul piangere.*

Traversons une dernière fois cette grandiose et déserte campagne romaine qui a inspiré le Poussin et Claude Lorrain, cette campagne qui parle si éloquemment à ceux qui ont un esprit et un cœur, mais qui laisse froid ou désillusionné le prosaïque voyageur, l'industriel ou le mathématicien, intelligentes et utiles machines qui n'ont point à fonctionner ici. On passe bientôt le *Ponte Molle*, *Milvius* des Latins, fameux par la victoire de Constantin sur Maxence, et par l'arrestation des députés Allobroges, complices de Catilina. Puis on s'engage plus avant sur la plage romaine, inculte, fertile pourtant, ondulée par de légères collines, et silonnée de ravines herbeuses où serpentent quelques filets d'eau. Le pauvre village de Baccano reste à gauche. A Monte-Rosi, autre maigre bourgade perchée sur une petite crête, les accidents de terrain se prononcent davantage, et recèlent dans leurs replis un lac marécageux de peu d'étendue. A Ronciglione, bourg situé le long d'un pittoresque ravin qui nous a rappelé les déchirures qui forment un fossé naturel à la poétique Sorrente, la campagne est moins nue, et commence à s'égayer d'arbres et de cultures. Nous abordons la chaîne du mont Cimino, qui encaisse de ce côté le bassin de Rome. En s'écartant de la route, on va, à travers les vieilles forêts, visiter le fameux palais-forteresse de Capraro'a, chef-d'œuvre de Vignole, l'une des riches et nombreuses habitations de la famille éteinte des Farnèse, qui avait le plus beau palais de Rome et la villa la plus architecturale des environs.

Nous grimpons le Cimino ; la route est suspendue sur son flanc Nous parcourons une région élevée : au 21 mars, il fait encore froid, le ciel est terne, voilé, et il tombe un peu de neige ; mais bientôt le soleil dissipe les brumes et illumine une admirable perspective. Sous nos pieds, à gauche, dort le lac de Vico, au fond d'un cratère éteint, dont les bords forment comme un cirque gigantesque peuplé d'arbres au lieu de spectateurs. A droite, la vue s'égare sur une vaste plaine unie, coupée d'arbres épars ou groupés, qui tigrent sa surface glauque de taches d'un vert plus prononcé. Cette belle plaine semble peu habitée. Au milieu, comme une immense cathédrale gothique, s'élève la crête isolée, rocheuse et déchirée du mont Soracte, qui ne se montre point couronné de neiges, comme dans le portrait que nous en trace Horace :

> Vides ut alta stet nive candidum
> Soracte...

mais auquel son austère majesté mérite toujours l'épithète de sacré, de vénérable :

> . . . . . Sancti custos Soractis Apollo.
>
> VIRGILE.

L'horizon est borné au lointain par la haute chaîne de la Sabine et de l'Apennin, dont les sommets neigeux resplendissent au soleil ou bleuissent dans une demi-ombre transparente.

Déjà nous descendons le Cimino, et nous apercevons Viterbe. Nous ferons ici une longue pose, car cette ville possède des eaux thermales qui nous intéressent. Mais avant de perdre tout à fait de vue ce Soracte, aujourd'hui mont Oreste, dont le village, sis à mi-côte, a déjà disparu, tandis que l'ermitage hissé sur sa crête pointe encore à l'horizon, il faut que j'évoque un souvenir tout français, précisément à propos de cet humble et pieux asile. Un oncle de Charlemagne, un fils de Charles Martel, Carloman, y fut ermite. Le sang répandu dans une bataille gagnée l'avait fait réfléchir, et quel lieu est plus propre à la réflexion qu'une hutte d'écorce et de mousse sur le Soracte solitaire? Et cependant d'indiscrets voyageurs vinrent troubler par de fréquentes visites le royal ermite, qui fut obligé de réclamer un autre refuge au mont Cassin, où, pour lui donner le loisir de réfléchir tout à l'aise, on le nomma gardeur des oies du couvent.

Viterbe est située dans la partie supérieure du bassin de la Marta, rivière à laquelle donne naissance le lac de Bolsène, et qui se jette dans la mer sur le rivage de Cornetto. De l'ouest à l'est, de la mer jusqu'à Viterbe et même un peu au delà, le terrain va en montant, jusqu'à une altitude qu'on a trop généreusement, je crois, estimée à 400 mètres. Puis bientôt, à cinq ou six milles à l'est de Viterbe, l'ascension du plan se termine à une sorte d'arête, au delà de laquelle commence le bassin du Tibre, bien reconnaissable à la descente du terrain en sens opposé. Vers les plages tyrrhéniennes, le bassin de la Marta n'a point de limites bien nettement dessinées; il se confond avec les plaines voisines; mais dans sa partie supérieure il est resserré entre le Cimino, au sud, et le massif montagneux du Bolsène, au septentrion. Ces deux pâtés ne sont que le squelette de deux volcans, et les deux lacs qui en occupent le centre, le reste de leurs cratères. Toute la plaine intermédiaire est volcanique; mais on rencontre pourtant des terrains fluviatiles et marins dans les parties basses que la couche de lave n'a pas recouvertes. Les nombreuses et abondantes sources thermales qui jaillissent aux environs de Viterbe, démontrent que les soupiraux du feu intérieur y sont encore voisins de l'écorce terrestre.

La ville de Viterbe, occupée par nos troupes, compte 17,000 âmes. Elle est divisée en quatre parties par deux sillons qui se croisent presque à angle droit, et au fond desquels coulent les deux gros ruisseaux qui, réunis, forment la rivière de Faule, tributaire de la Marta. Quatre villes étrusques se jalousaient jadis dans ces quatre presqu'îles; devenues romaines par la conquête, elles continuèrent à être rivales; Desiderius, dernier roi lombard, les réunit enfin en une seule commune, et les entoura d'une même muraille. La fusion d'intérêts a eu, outre ses résultats moraux, une conséquence physique : les ravins qui séparaient les quatre villes rivales, se sont comblés peu à peu en maints endroits, de sorte qu'il devient même difficile d'en bien suivre partout les traces.

Viterbe a quelques vieux quartiers, mais en général la ville est percée de grandes et belles rues, pleines d'air et de lumière et pavées de larges dalles de lave. Certaines rues et quelques places ont conservé le caractère grandiose et sévère des anciennes villes d'Italie, entre autres la grand'place, qui a un aspect tout féodal, avec ses façades symétriques et solides en pierres de taille noircies par le temps, avec ses colonnes isolées surmontées d'animaux héraldiques et de blasons, avec son palais public ou communal, édifice qui ne manque pas de grandeur, et dont la longue galerie, d'une mâle architecture, est formée de larges arcades reposant sur une colonnade. Cette richesse ne doit point étonner; Viterbe a eu sa puissance et sa splendeur. Au douzième siècle, les troupes romaines furent même battues par les soldats de la république viterboise. La guerre, disent les chroniques, avait été allumée par une autre Hélène, par Galiana, la plus belle femme de son temps; et tels étaient l'empire et la fascination de la beauté, que les Romains vaincus demandèrent à contempler une dernière fois Galiana; elle leur fut, en effet, montrée d'une tour que votre cicerone vous indiquera près de l'ancienne porte Sant'Antonio.

D'autres débris des anciens âges rappellent, non plus les guerres des petits États entre eux, mais les querelles intestines dans les villes mêmes: nous voulons parler de ces innombrables tours, croulantes pour la plupart, qui, à Viterbe comme à Cornetto, élancent leurs créneaux par-dessus les maisons qu'elles dépassent, comme ces grands arbres qui, ménagés par la hache dans la coupe d'une forêt, dominent longtemps encore les taillis naissants.

Les eaux potables de Viterbe, abondantes et de bonne qualité, sont amenées, notamment par un aqueduc antique, dans de grandes et élégantes fontaines. Viterbe mérite son surnom de ville aux belles fontaines et aux belles filles. La population y est en effet d'un beau type et d'une solide construction, remarque qui n'a point échappé au comte de Tournon, préfet du Tibre, dont nous avons déjà plusieurs fois cité l'estimable ouvrage. Cette population, assez active, est agricole et industrielle. Elle trouve des bénéfices dans l'exploitation du lin et du chanvre, et ne dédaigne ni les céréales, ni les mûriers et la sériciculture. Les environs de Viterbe se parent, en outre, d'oliviers et des arbres fruitiers de nos pays. Quelques orangers et de très-rares palmiers sont cultivés dans les jardins. Mais Viterbe n'est guère qu'une oasis. En descendant vers l'ouest, on retrouve bientôt la plaine inculte et dépouillée. Toscanella, autre île de verdure, fleurit à l'horizon; la caravane rencontre ensuite Cornetto, la vieille Tarquinies étrusque, puis l'œil s'égare sur les plages bleues du désert des mers.

L'industrie de Viterbe consiste surtout en tannerie, mégisserie, travaux en fer, filatures. La vigne est cultivée; mais le vin, plus capiteux qu'agréable, produit quelquefois une ivresse qui va jusqu'à la fureur.

Nous ne connaissons la météorologie de Viterbe que par les observations prises par notre ami le docteur Armand, chargé de la direction des eaux (service de l'armée) pendant les années 1851 et 52 (1). Elles ne comprennent que

---

(1) Armand, DES EAUX MINÉRALES THERMALES DE VITERBE ET DE SON CLIMAT,

l'été, et il était impossible qu'improvisées sans observatoire et assumées volontairement par un seul homme, dévoué, actif, consciencieux au dernier point, il est vrai, elles pussent répondre à toutes les exigences. Telles qu'elles sont, elles nous seront d'un grand secours.

Viterbe étant à près de 400 mètres au-dessus du niveau de Rome, on peut estimer approximativement, en s'appuyant sur les observations de Humboldt, Boussingault, Bravais, Kœmtz, etc., que la moyenne de sa température doit être au plus de 2 degrés cent. inférieure à celle de Rome, soit 13,20° cent. au lieu de 15,20° cent., en supposant que l'altitude de Viterbe n'ait pas été exagérée. La répartition de la chaleur selon les saisons ne nous est pas bien connue; nous ne savons pas si le climat de Viterbe ne serait pas de ceux que l'on a appelés excessifs, à cause de leurs hivers très-froids et de leurs étés très-chauds. Le thermomètre se maintiendrait-il à un certain degré l'hiver, puisque les orangers et quelques *phœnices dactyliferæ* croissent dans les jardins? Mais on sait qu'à Rome même on enferme souvent les orangers dans des espèces de serres, improvisées pour la mauvaise saison, ce qui doit *à fortiori* avoir lieu à Viterbe. Quoi qu'il en soit, l'olivier croit sans aucun soin, ce qui nous empêche de considérer les hivers de cette ville comme plus froids que ceux du midi de la France.

D'autre part, les étés de Viterbe ne semblent pas trouver dans l'altitude du lieu un correctif à la chaleur, comme le croit notre ami; car, d'après les chiffres qu'il fournit lui-même, les trois mois sur lesquels nous possédons des documents de comparaison auraient été beaucoup plus chauds à Viterbe qu'à Rome, ainsi qu'en témoignent les chiffres suivants :

	Viterbe.	Rome.
Juillet	21° R.	18,18° R.
Août	23 (1)	18,31
Septembre	14 1/2	13,90

Viterbe est comme Rome, mais à un moindre degré, tributaire de l'endémo-épidémie palustre annuelle. D'après M. Armand, dans les six mois compris

---

AVEC RECHERCHES SUR LES THERMES ROMAINS, brochure consciencieuse et distinguée par laquelle un médecin français, à la demande de la municipalité de Viterbe, a doté cette ville d'une notice qu'elle avait vainement attendue des médecins du pays. Nous nous servons amplement du bon travail de notre ami le docteur Armand, travail dont la GAZETTE MÉDICALE a déjà donné intégralement la seconde partie, consacrée aux thermes de l'ancienne Rome.

(1) A Viterbe comme à Rome, on remarquera cette particularité météorologique, que le mois d'août, normalement moins chaud que juillet, l'a surpassé en température en 1851.

entre mai et octobre, 120 malades seraient entrés à l'hôpital, sur un effectif moyen de 350 hommes. Pendant le même intervalle, à Rome, 2,620 malades étaient admis aux hôpitaux, sur un effectif de 8,400, c'est-à-dire que, proportionnellement, la garnison de Viterbe a eu plus de malades. De plus, dans cette ville, les fièvres ont été deux fois aussi nombreuses que les autres affections, et sur 40 fièvres, notre ami le docteur Armand en a trouvé 6 pernicieuses. Il n'y a pas eu de morts; c'est le plus beau de l'affaire; mais toujours est-il que nous ne sommes pas bien rassuré, d'après ces documents du moins, sur la salubrité vantée de la ville de Viterbe, où l'on vit vieux, dit-on pourtant.

Viterbe possède, à quelques milles de ses murs, de grandes richesses en eaux thermales. Citons d'abord l'abondante source du *Bullicame* qui jaillit d'un véritable gouffre, en bouillonnant et en projetant des bulles d'hydrogène sulfuré, d'azote et d'acide carbonique. Cette source, qui suffirait à un vaste établissement, marque 60 à 63° c. d'après M. Armand, 58° d'après M. Gillet; non utilisée pour les bains, elle alimente des routoirs. Elle a été autrefois fréquentée, sous le nom d'*Aquæ Caiæ*, par les Romains, dont l'exploitation nous est encore signalée par des ruines étendues.

Les sources utilisées, parmi d'autres délaissées, sont celle *della Grotta*, ferrugineuse, *della Crociata* pareille au *Bullicame*, et une petite source magnésienne à laquelle on a recours comme laxative, mais dont les vertus ne sont pas très-prononcées, au dire des médecins du pays. Ces trois sources alimentent un établissement consistant dans un seul corps de logis isolé, assis dans un ravin. On y trouve 23 baignoires, 5 appareils pour les douches et une piscine pouvant recevoir 15 à 20 personnes. Les malades habitent presque tous Viterbe et viennent prendre leurs bains dans cet établissement, où cependant quelques-uns pourraient trouver gîte et nourriture, s'ils se contentaient du bien-être d'une simple auberge de petite ville.

L'eau ferruginense, qui marque 45° c., est en même temps arséniquée, brômurée et iodurée, et légèrement hydrosulfuriquée. En fait de sels de fer, c'est le carbonate de peroxyde qui la minéralise; 1,000 grammes d'eau en contiennent 73 milligr. Les boues ferrugineuses sont infiniment plus riches, comme cela a toujours lieu, puisqu'elles recèlent 20 grammes du même sel; l'acide arsénique y figure aussi en quantité très-notable, 140 milligr. sur 1,000 gr.

Arrivons à la source dite sulfureuse de la *Crociata*, dont la composition est semblable à celle du *Bullicame*. Ces eaux ont été d'abord analysées par MM. Gilet, Dusseuil et Monsel, qui, obligés de procéder à une œuvre aussi délicate, sans moyens, sans laboratoire, presque sans instruments, sont arrivés à des résultats remarquables d'exactitude, qu'on ne pouvait certes espérer dans de telles circonstances, mais qu'a modifiés postérieurement l'analyse opérée, au laboratoire du Val-de-Grâce, par M. Poggiale.

Voici cette analyse :

	gr.
Acide carbonique libre ou provenant des bicarbonates.	0,4520
Acide sulfhydrique.	0,0097
Carbonate de chaux	0,7320
— de magnésie	0,0140
Sulfate de chaux.	1,2440
— de magnésie	0,1470
Chlorure de calcium	0,0290
— de magnésium.	0,0070
Iodure de sodium	0,0130
Bromure de sodium	traces.
Alumine	0,0150
Carbonate d'oxyde de fer	0,0290
Fluorure de calcium.	traces.
Matières organiques.	0,1980
	2gr,8897

Les boues sulfureuses contiennent 22gr.,752 de soufre sur 1,000 grammes. Elles sont fort utiles dans les affections cutanées; on en transporte à Rome, et l'on prétend qu'elles peuvent se conserver une année.

On a jusqu'ici attribué au soufre les propriétés de ces eaux; cette manière de voir ne nous paraît point exacte. L'action de ces sources est évidemment très-complexe, grâce aux deux puissants altérants brôme et iode, au reconstituant fer, et enfin, à l'acide sulfhydrique.

La quantité de celui-ci, représentée par 6 centim. cubes, d'après M. Gilet, qui a opéré à la source même, paraîtra peu considérable, si on la compare à celle que contiennent les eaux essentiellement sulfureuses d'Aix-la-Chapelle, d'Aix-en-Savoie, etc. Même au sortir de la source, l'eau est claire, limpide, non opaline; versée dans les baignoires, elle ne répand plus d'odeur; au bout de quelques heures d'exposition à l'air, les réactifs n'y décèlent plus un atome de soufre; administrée en bains, quelle que soit l'insistance qu'on y mette, elle ne guérit point la gale. En parlant des effets physiologiques de ces eaux, M. Armand ne dit pas un mot de la *poussée*, que M. Beylot a cependant obtenue, mais peu marquée et sur très-peu d'hommes (1). Bref, le nom exclusif d'eau sulfureuse me semble usurpé par cette source; car, de l'avis de M. Poggiale, les autres principes minéralisateurs jouent certes un rôle très-important. Le brôme et l'iode agissent puissamment, même à des doses très-mi-

(1) Beylot, RAP. SUR L'ÉTABL. THERM. PRÈS VITERBE, *in* REC. DE MÉM. DE MÉD. MIL., t. X, année 1853. Ce rapport, dû à notre ami le docteur Beylot, contient des documents que nous avons utilisés.

nimes; ils se prêtent, de plus, ici un mutuel secours, à cause de leur similitude d'action. Le fer ne figure que pour 0,0290, selon M. Poggiale, tandis que, d'après l'analyse de MM. Gilet, Dusseuil et Mousel, il s'y trouverait 0,58 de carbonates et de sulfates, ce qui diffère du tout au tout, car cette dernière analyse ferait classer le *Bullicame*, comme richesse, bien avant Pyrmont, Spa, Farges et tant d'autres eaux réputées essentiellement ferrugineuses.

Trois années d'observation des effets curatifs de ces eaux sur nos militaires de l'armée d'Italie, permettent déjà de se faire une assez juste idée de leurs vertus thérapeutiques.

Les maladies de la peau sont heureusement attaquées par les eaux dites sulfureuses, puisque, sur 15 cas, M. Beylot a obtenu 14 améliorations ou guérisons. Il est vrai que M. Beylot aidait aux bains par l'application de boues sulfureuses provenant du *Bagnaccio*, bas-fond marécageux situé à 4 milles de Viterbe, et qui paraît être l'ancien *Lacus Vadimonis*, célèbre dans l'histoire. M. Armand place également en première ligne les affections *psoriques*, mais il fait la remarque, déjà rapportée par nous, que la gale n'est point guérie par les eaux *della Crociata*. M. Armand donne l'observation de 26 maladies de la peau, dont 15 guéries, 11 améliorées (1).

Arthrites, engorgements articulaires, hydarthroses, ankyloses, douleurs rhumastimales articulaires et musculaires.

M. Armand a obtenu 6 guérisons, 4 améliorations, et M. Beylot, sur 27 cas, 19 améliorations et 4 guérisons.

Ajoutons qu'en 1850, année où M. Beylot fut chargé des eaux, la saison s'ouvrit prématurément le 25 avril et fut close le 15 juin, à l'époque où elle s'ouvre pour tout le monde. Ces circonstances ont contrarié le traitement.

Sur huit militaires blessés huit mois auparavant au siége de Rome, et chez lesquels persistaient des douleurs et de la faiblesse de la partie affectée, deux seulement ont éprouvé de l'amélioration. Mais les ulcères, les plaies indolentes, les trajets fistuleux sont très-avantageusement modifiés par l'usage combiné des eaux dites sulfureuses et des sources martiales.

M. Beylot a trouvé les eaux de Viterbe médiocrement utiles dans les affections syphilitiques ; M. Armand a été plus heureux, car, sur 22 cas, il a obtenu 9 guérisons et 9 améliorations ; restent 4 cas peu ou pas modifiés. Les douleurs syphilitiques, si fréquentes à Rome, ont été guéries 9 fois sur 20, 7 fois améliorées, et sont 4 fois restées stationnaires. Dans ces deux catégories de faits, notamment dans la première, un traitement antisyphilitique ayant été employé contemporainement aux eaux thermales, ces résultats ne doivent pas être considérés comme très-significatifs.

Les phlegmasies et les engorgements chroniques semblent exiger beaucoup

---

(1) M. Armand ne dit point sur combien d'hommes traités. Nous croyons cependant que ces 26 comprennent tous les sujets mis en traitement.

de prudence dans leur traitement par les eaux de la *Crociata*, parce que ces affections se raniment souvent sous l'empire de ce puissant moyen d'excitation, phénomène dont on peut tirer parti pour la guérison, mais qu'il faut contenir dans de justes limites.

M. Armand n'avait pas jugé les eaux de Viterbe bien utiles contre les névralgies dans sa première année d'observation; mais en 1852 il a obtenu quelques succès, puisque deux sciatiques ont été guéries, et une névralgie hémicranienne soulagée.

Enfin les eaux ferrugineuses sont utiles aux anémiques, aux individus plongés par les fièvres dans la cachexie palustre et porteurs d'engorgements des viscères abdominaux. Ces sujets demandent en outre à être quelquefois soumis aux eaux altérantes et hydrosulfuriquées de la *Crociata*, desquelles on peut espérer une excitation passagère propre à donner un coup de fouet à l'économie languissante, et une modification dans la crase du sang qui, dans ces cas, exige autre chose qu'une simple réconfortation, qu'une simple révivification. Nous l'avons dit en effet ailleurs, les ferrugineux ont une action bien lente dans la cachexie palustre; il semble qu'il faille déplacer, neutraliser un *quid* circulant avec le sang; et le brôme et l'iode, altérants par excellence, peuvent donner l'espoir de remplir cette indication.

II.

Une aventure de brigands. Le lac de Bolsena; ses anguilles, et le vin de Montefiascone; salubrité de ses bords. Acquapendente; séance au cabaret; Jérôme Fabrice d'Acquapendente. Caractère de l'Italien. Le brigand-médecin de Radicofani. Sienne: tombeau de Mascagni; sainte Catherine; le Sodôme

A M. le docteur baron Hippolyte Larrey.

Civita-Vecchia, 31 avril 1853.

Nous avons terminé notre longue pause à Viterbe. Je pense n'y point avoir apporté la tristesse qui aurait bien pu monter en croupe derrière moi, après la scène sentimentale et presque larmoyante de chez mon bon ami le docte abbé; mais je suis malheureusement sûr aussi de ne point avoir du tout amusé; qui sait si j'ai même réussi à intéresser un peu? C'est là un défaut capital, quand on veut voyager en compagnie. De côté donc la vieille et aride science, et naviguons en plein dans le pittoresque, l'artistique, la description, l'anecdote, entrelardés de tranches de médecine, précaution nécessaire, sous peine de tomber dans la pure impression de voyage! Or que Dieu vous garde de l'impression de voyage, cela peut vous conduire à tout, même à la mort; c'est ce que je vais démontrer incontinent.

Un confrère, que je ne nommerai pas, avait lu dans de célèbres IMPRESSIONS DE VOYAGE, qu'il existait, en Italie, des brigands à cent sous, à dix francs, etc., selon la catégorie plus ou moins relevée à laquelle appartenaient ces braves gens. Il eut le malheur de prendre cela au sérieux. Or, arrêté sur la route de Civita-Vecchia à Rome, il tira assez gaillardement de sa bourse un écu, et le tendit au brigand, en demandant : *Quanto*, combien ? Le brigand, qui était probablement un bandit libre et non embrigadé, saisit brutalement la bourse tout entière, en répondant : *Tutto*, tout. Le confrère se fâcha, croyant être *volé*, et se vit bientôt face à face avec la gueule béante d'un tromblon, à la suite de quoi il donna sa montre en plus.

Continuons donc notre route, en évitant l'impression de voyage.

On entre dans Viterbe, au sud, presque au bas de la descente du pâté montagneux dont les replis cachent le lac de Vico ; il faut, au contraire, parcourir quelques milles dans la plaine, avant d'atteindre la barrière qui limite le bassin de l'autre côté, c'est-à-dire au nord. Ce second massif est creusé d'une énorme perte de substance, en forme de gigantesque entonnoir, vieux cratère qui après avoir couvert toute la contrée de ses déjections, en croisant ses feux aériens et ses coulées de lave avec les fleuves incandescents vomis par le volcan de Vico, recèle de nos jours, entre ses flancs refroidis, le grand lac de Bolsène (Bolsena), *lacus Vulsiniensis* des anciens Romains. Cette vaste nappe d'eau n'a pas moins de 13 kilomètres dans son plus grand diamètre, et ses bords, margelle de lave de cet immense puits, s'élèvent en plusieurs endroits à quelques centaines de mètres au-dessus du niveau du lac. Le long de la rampe, la plus riche végétation ondoie en flots verdoyants entre les pics et les murs d'arides rochers, et de nombreux groupes d'habitation, hissés sur les crêtes ou perdus dans le feuillage, se mirent aux eaux transparentes du Bolsène. Toutes ces localités méritent d'être vues, entre autres Orvieto, situé à quelque distance du lac, dans la position la plus pittoresque qu'imagination de peintre puisse rêver, Orvieto, renommé pour son agréable vin blanc riche en acide carbonique, Orvieto, pauvre petite ville dont nos plus grandes cités de France envieraient la merveilleuse cathédrale gothique, admirable comme monument, inépuisable comme musée d'arts.

Du sein du Bolsène surgissent deux îles : l'une, l'*Isola Martana*, âpre, rocheuse, taillée à pic, servit de prison et de tombeau à la reine Amalasonte, fille du grand Théodoric, et l'autre, l'*Isola Bisentina*, boisée et riante, fut un des lieux de plaisance des Farnèse, embelli, comme leur palais de Rome, par le brillant et gracieux pinceau du Carrache. De toute cette splendeur passée, rien ne reste debout. Ces îles ne sont pas toujours abordables, tant le lac a quelquefois de terribles tempêtes. Mais aussi, quelles bonnes anguilles il nourrit ! Elles sont célèbres de par tous les États pontificaux, voire même au delà ! Le Dante condamne au jeûne et au purgatoire notre compatriote, le pape Martin V. pour les avoir trop aimées :

. . . . . e purga per digiuno
L'anguille di Bolsena in la vernaccia.

Les bords du lac de Bolsène sont pleins de séductions gastronomiques, entre autres Montefiascone, bourg sous les remparts duquel passe notre carrosse de voyage. C'est à Montefiascone qu'avait son habitation privilégiée, un autre compatriote, le pape Urbain IV, l'un des pontifes dont s'enorgueillit la tiare. Entrons dans une chapelle, on dirait mieux cave, de l'église de Saint-Flavien ; on y lit l'épitaphe célèbre de l'évêque ou cardinal allemand Fuger, mort pour avoir trop honoré le fameux *moscatello*, vin muscat de Montefiascone : *Est, est, est, et propter nimium est, Joannes de Fuger, dominus meus, mortuus est.* Voici la clef de l'énigme. Le prélat, fort amateur de bon vin, faisait prendre les devants à son serviteur, qui écrivait le mot *est*, *c'est là*, à la porte des *osterie* dont le vin était digne d'être honoré par le saint homme Fuger. Le serviteur écrivit trois fois le signal *est*, *est*, *est* (et c'était trop, *nimium*), à l'entrée de Montefiascone, de sorte que le prélat honora le *moscatello* jusqu'à ce que mort s'ensuivît, *mortuus est.* On ajoute qu'il légua ses équipages au couvent, afin qu'on arrosât chaque année sa pierre sépulcrale avec son cher *moscatello*, mais que les moines croient, et justement, rendre un plus éclatant hommage au bon goût du défunt, en s'en arrosant eux-mêmes, sur sa tombe, qui ne laisse pas ainsi d'en recevoir quelques précieuses gouttes.

Toutes les localités situées autour du lac, ne paraissent pas également saines. Celles dont les maisons se mêlent aux arbres des vergers et des forêts, et s'étagent sur les crêtes, n'ont rien à craindre du mauvais air. Il en est de même des habitations situées non loin du niveau du lac, dans les endroits où ses eaux profondes baignent des falaises plus ou moins escarpées. Mais la fièvre sévit au contraire, à divers degrés, contre certains bourgs ou hameaux étalés sur la lisière plate et basse du lac, entre les eaux et le cirque montagneux. Nous avons remarqué plusieurs endroits où ces conditions existent : le long de la lande marécageuse abandonnée par le retrait du lac, pullulent des espèces palustres qui vivent, meurent et se putréfient sur un riche terreau que les eaux baignent et délaissent par intervalles, selon l'élévation du niveau de Bolsène, sa tranquillité ou son agitation. La petite ville de Bolsène nous a paru se trouver dans ces conditions défavorables : une partie de la ville s'étend sur la plage basse, tandis que le quartier haut, enfermé entre de vieilles murailles à mâchicoulis, coiffe un monticule d'une élévation insignifiante. Montefiascone est située à une altitude déjà considérable, et la belle végétation qui tapisse sa verte montagne doit en outre contribuer à sa protection et à son assainissement.

Près de Montefiascone existent des eaux minérales dont il est fort peu parlé ; nous n'avons point la prétention de les illustrer.

Le village de Saint-Laurent-le-Neuf, *San Lorenzo Nuovo*, que nous traversons ensuite, est dû à la munificence de Pie VI, qui le substitua à *San Lorenzo*

Vecchio, situé au fond d'un ravin humide et marécageux, où ses habitants trouvaient une décrépitude et une mort prématurées.

Il était nuit quand nous arrivâmes à Acquapendente, nom cher à la chirurgie. Le carrosse se brisa sur les grandes dalles mal jointes du pavé. Il pleuvait à torrents. Je laissai les femmes dans la voiture qu'on réparait, et j'allai frapper à une petite porte dont le vitrail, d'une transparence douteuse, laisait tamiser un peu de lumière. C'était un étroit et mauvais café, où quelques grands et beaux jeunes hommes hasardaient une partie de *tre sette*, loin de l'œil paternel. Ils sortirent bientôt, et je restai seul avec le patron du lieu, vrai type du brigand du Sonnino, tout barbu, tout noir, au front bas et froncé, à l'œil oblique et petillant par intervalles. C'était un homme auquel on ne peut dire que des choses fort aimables. Je commençai par lui vanter la *bella città d'Acquapendente*, la cascade qui lui donne son nom, et que je n'avais pas vue, ses eaux minérales, dont personne ne sait la composition ni les vertus, et je finis par lui dire que sa patrie avait donné le jour à une illustration, à Fabrice d'Acquapendente. Ce nom dérida le rébarbatif cabaretier, qui se mit à m'en conter sur Jérôme Fabrice plus que je n'en savais moi-même : qu'il florissait à la fin du seizième siècle et au commencement du dix-septième ; qu'il occupa la chaire de chirurgie de Padoue, et s'y attira l'admiration par ses talents, et l'estime par sa bienfaisance et son désintéressement. Fabrice succéda, en effet, à Fallope dans la chaire de chirurgie de Padoue. Il ne manqua à la biographie tracée par le limonadier que l'indication des œuvres principales de son compatriote. Ses travaux sur l'anatomie et la physiologie ont été réunis en un volume in-folio, à Leipsick en 1687, et à Leyde en 1738. Son TRAITÉ DE CHIRURGIE, édité à Padoue en 1666, in-folio, a été traduit en français (Rouen, 1658, et Lyon, même année); enfin c'est sous le titre de DE VENARUM OSTIOLIS que Jérôme Fabrice a consigné sa découverte des valvules des veines.

Cette petite anecdote est bien significative. Si le peuple italien n'a guère de gloires actuelles, il est loin de renier ses vieilles gloires ; il en est fier, il s'en enorgueillit, il les rappelle à chaque instant au voyageur, pour lui dire que s'il n'est plus rien, il a été quelque chose. Chez nous, les hommes instruits connaissent sans doute les illustrations de leur endroit ; mais les gens du peuple et même les marchands enrichis, hauts seigneurs, s'en soucient fort peu et en ignorent jusqu'au nom. Près de ma fraiche petite ville natale de Saint-Dié, dans les Vosges, existe une humble ferme où Delille écrivit plusieurs chants de son ÉNÉIDE, et dont il chanta les prairies et la bruissante cascatelle. Personne n'a jamais pu me l'indiquer précisément ; de sorte que, si je me prends à vouloir rêver où rêvait Delille, j'hésite entre deux on trois petites cascades dont les murmures m'appellent, entre deux ou trois fermes dont les murs blancs disparaissent sous la treille. Aussi, de crainte de me tromper, je ne rêve jamais.

Il existe chez l'Italien une poésie naturelle, un sentiment artistique inné, une aspiration au beau idéal, qu'il ne faut point demander aux enfants du Nord, froids comme leur atmosphère, ternes comme leur ciel, et dont les sentiments expansifs semblent étouffés par les brumes éternelles qui pèsent sur leurs montagnes. Un misérable cabaretier me parle avec entraînement de Fabrice d'Acquapendente; un homme du peuple murmure les vers de Pétrarque le long des allées des *Cascine* de Florence; les pêcheurs du golfe de Naples récitent des strophes du Tasse en face des poétiques rochers de Sorrente, où pendait l'habitation du chantre de Jérusalem... Mais nous, peuple français, nous n'avons sur les lèvres que des chansons pour boire, d'indécents et nauséeux couplets, ou encore quelquefois la gloire militaire, vaine comme la fumée, rouge comme le sang. C'est que la populace n'oublie pas les grands hacheurs de chair qui l'ont envoyée à la gueule du canon ennemi, tandis que les noms de ses poëtes, de ses artistes, de ses savants, de ses philosophes, de tous les grands *découvreurs*, sont mots inconnus à son oreille.

Laissez-moi donc regretter l'Italie; je voudrais y être né, car je pourrais l'aimer sans partage. Certes ce n'est ni la plus belle ni la meilleure patrie; mais je sens que c'est bien celle qu'on doit aimer le plus passionnément.

Le lendemain, au jour, nous étions en Toscane, pays civilisé, heureux; nous nous trouvions au milieu d'un peuple dont l'aménité et la prévenance sont des qualités plus prononcées encore que chez nous, les gens polis et courtois par excellence, dit-on, et surtout disons-nous.

En passant à Radicofani, je ne puis me dispenser de vous conter la cure merveilleuse qui s'y est opérée, il y a bien longtemps déjà, dans les beaux jours des brigands et des abbés. Il était une fois un étudiant en médecine nommé Ghino di Tacco, qui, trouvant peu de son goût les vieux et ennuyeux livres, les longues et endormantes études, se fit bravement chef de brigands. Ce fut un des plus nobles, des plus généreux et des plus audacieux brigands de ces temps-là. Vous savez, du reste, qu'alors chef de brigands était une véritable position sociale, une profession tout comme une autre, qui n'a pas manqué d'être célébrée, honorée par les écrivains, témoin le Jean Sbogar de Charles Nodier. Ghino di Tacco s'établit au château de Radicofani, repaire qui dominait un étroit passage, dans une contrée toute labourée de profondes crevasses, toute hérissée de pics volcaniques, vrai pays de détrousseurs ou de barons féodaux, ce qui est souvent tout un. Or, vint à passer un beau jour le gras et riche abbé de Clugny, qui, n'en pouvant plus d'aise et de bien-être, allait demander aux eaux de Sienne un remède à sa surabondance de santé. Il était goutteux, graveleux et menacé d'apoplexie, quelque chose comme cela. Magnifique et nombreux était le cortége qui défilait sous Radicofani; car je vous ai dit que c'était le bon temps des abbés. Mais vous allez voir que c'était aussi le bon temps des brigands. Ghino di Tacco attaqua bravement la caravane et s'empara du gros abbé. — Où allez-vous, cher abbé? — Hélas! monseigneur le brigand, vous le voyez, je crève de survie, je suis trop gras, et j'allais me dégraisser aux eaux de Sienne. — Par la madone! cher abbé, c'est votre bonne étoile qui vous a conduit chez moi; on en sort toujours plus léger qu'en entrant. Je consens à entreprendre votre cure ; autant laisser votre argent ici qu'à Sienne.

Ghino di Tacco mit le replet abbé au pain et au vin blanc, avec quelques minces accessoires vraiment anachorétiques. L'abbé dégraissa, urina clair et beaucoup, comme une abondante source des rochers, tant et si bien qu'il fut radicalement guéri par ce régime, dont la durée ne m'est pas exactement connue, lacune thérapeutique fort regrettable sans doute.

Quel honnête brigand ! prendre la bourse et rendre la santé ! ce n'est que le strict droit de la profession ; c'est de la plus parfaite honorabilité médicale. Que de confrères, qui ne sont point réputés brigands, prennent gros argent et ne donnent pas un grain de santé en échange ! Voilà les vrais brigands pourtant, non pas de grand chemin, mais de cabinet, c'est-à-dire avec complication de vol de confiance.

Nous ne restâmes qu'un jour à Sienne, belle et noble ville située sur une montagne, et dont les habitants prétendent, chose en tout flatteuse pour nous, descendre d'une émigration des Gaulois de Sens. Un seul jour ! c'est trop peu pour visiter ses vénérables palais aux fenêtres géminées, si pleins de style et de caractère, avec leurs gros blocs rustiques et leurs murailles surmontées de somptueux entablements ; c'est trop peu pour explorer ses nombreuses églises si riches en objets d'art, pour se perdre et rêver sous les voûtes étoilées de sa vaste et superbe cathédrale, toute construite en marbre blanc et noir disposé par assises successives. Dans la pièce appelée bibliothèque, à cause des nombreux et grands missels qu'on y conserve, pièce ornée de fresques peintes par le Pinturiccio sur les cartons de Raphaël, et où l'on admire le groupe grec des trois Grâces, qui semblent tirer sur leurs nus quelque pans de draperies pour paraître moins indécemment dans une église, dans cette pièce, nous avons avisé, en face de la sépulture du gouverneur Giulio Bianchi, le tombeau de l'anatomiste siennois Mascagni. Sur le sarcophage, une femme s'appuie tristement et déroule une inscription où sont gravées les principales découvertes de l'illustre défunt. Cet élégant tombeau, en marbre blanc, est dû au ciseau de M. Ricci. On sait que Mascagni est né en 1752 et mort en 1815, qu'il a enseigné l'anatomie à Sienne, à Pise, à Florence, et que l'Institut de France l'a admis au nombre de ses membres associés ; qu'il compléta la riche collection des pièces anatomiques de Florence ; que son œuvre capitale, posthume, est un grand ouvrage intitulé Traité d'anatomie universelle, orné de superbes planches, qui parut à Pise, de 1823 à 1832.

Sienne et Pise ont été le berceau des arts en Italie ; Florence et surtout Rome ne viennent qu'après. Au musée de Sienne, on peut se repaître des productions de ces vieux maîtres antérieurs au siècle de la renaissance, et voir combien il y avait de grandeur et surtout de sentiment exquis et naïf dans ces œuvres primitives.

La ville est toute remplie du souvenir de sainte Catherine de Sienne, l'une des plus grandes saintes de l'Église. Dans sa maison, on a trouvé moyen de bâtir trois chapelles, dont l'une est fort riche. On montre encore le pommeau de la canne sur laquelle elle s'appuyait quand elle allait visiter les malades, la lanterne de chagrin qui l'éclairait dans ces courses pieuses, et le flacon où elle portait des cordiaux destinés à ranimer leurs forces défaillantes. Sa chambre, voûtée, étroite et longue, est percée d'une fenêtre par laquelle la sainte fille du teinturier siennois faisait l'aumône aux pauvres. Catherine joua un rôle actif dans les événements politiques de son temps. Quoique ne sachant pas écrire, elle dicta à ses secrétaires des lettres d'une pureté et d'une correction qui donnent un démenti à cette remarque de Buffon, que les gens éloquents qui écrivent comme ils parlent, quoique parlant bien, écrivent mal. Mais quand on est dans les saints et dans les saintes, il s'agit bien de chercher à faire rentrer leurs actes dans les règles communes et dans le naturel !

A Sienne existent de nombreuses productions du Sodôme, admirable, gracieux, idéal artiste dont le talent n'est pas assez connu. Sa fresque des *Noces d'Alexandre et de Roxane*, à la Farnésine de Rome, peut être regardée encore, après les merveilles raphaëlesques de l'étage inférieur ; je ne saurais en faire un plus bel éloge. Le Sodôme, quel grand peintre et quel nom abominable ! Il est vraiment presque comparable au peintre d'Urbain, dans sa *Sainte Famille* du palais public de Sienne, dans sa *Sainte Catherine* de l'église Saint-François, dans sa *Déposition* et son *Christ à la colonne* de Saint-Dominique. Ses hommes sont aussi frais, aussi jolis, aussi gracieux, aussi *femmes* que ses femmes ; son Alexandre vaut certes sa Roxane. Ne serait-ce pas là une conséquence de ce vice qui, joint à beaucoup d'autres, le conduisit à l'hôpital où il finit obscurément des jours qui eussent pu être si honorés, si lumineux ? Le Sodôme ne paraît-il pas le sexe masculin des grâces et des appas que son aberration des sens eût désiré y rencontrer toujours ? Cette observation, que nous n'avons lue nulle part, revenait à un médecin, parce qu'elle touche aux questions des déviations du sentiment et de l'intelligence.

Comme les mœurs et le caractère d'un artiste influent sur toutes ses œuvres ! L'austère et sombre Michel-Ange ne pouvait être un peintre léger et gracieux, et l'aimable Raphaël n'était point appelé à reproduire par le pinceau des scènes dantesques. Vous savez comme le Sodôme en a subi l'influence.

Nous partons ce soir pour Florence ; à demain.

III.

Florence : les Médicis et leur blason ; illustration de la médecine et de la pharmacie : Lasca, Palmieri, Antonio Cocchi ; les esprits encyclopédiques ; bibliothèque Magliabecchiana, Cinelli Calvoli ; le cadavre de Landino ; muséum de Florence, anatomie en cire, botanique, tribune de Galilée ; pharmacie de Sainte-Marie-Nouvelle ; campagne de Florence. — Pise : le professeur Puccinotti, tombeau de Vacca, Galilée. — Livourne. Retour en France.

A M. le docteur Hubert-Valleroux.

A bord du *Pluton*, 1er avril 1853.

Je dirai peu de chose de Florence, la ville d'Italie la plus agréable à habiter, parce que, si je commençais, il me faudrait plusieurs lettres, même avec l'intention d'être bref. Florence est un petit Paris, ayant en moins cette horrible fièvre d'agiotage et de mercantilisme que je hais à mort, et en plus le sentiment du beau infiltré jusque dans le bas peuple.

On sait que plusieurs auteurs ont prétendu que la glorieuse race des Médicis, *Medici*, était primitivement une famille de médecins, *medici;* et l'on a vu des pilules sur le blason de cette famille qui nous a fourni deux reines, pas des meilleures il est vrai. On croit généralement aujourd'hui que ces figures héraldiques sont des balles, des billes, *palle*. Mais, au fait, la médecine pouvait, tout aussi bien, et même à plus juste titre que des marchands de coton et de denrées d'Orient, ceindre la couronne ducale et souveraine.

La médecine et même la pharmacie ont atteint, à Florence, les plus hautes dignités de l'État. L'illustre nouvelliste et poëte Antonio Francesco Grazzini, surnommé Lasca, fondateur de l'Académie de la Crusca dont les fastes sont si brillants, avait été apothicaire, et l'on montre encore son officine, à l'enseigne du Maure, *del Moro*, dans la rue des *Marignolli*, non loin du baptistère de Saint-Jean.

Bien plus, un autre médecin-pharmacien, Matteo Palmieri, l'un des hommes illustres de Florence, savant de premier ordre, politique éminent, grand historien, fut plusieurs fois ambassadeur et devint même gonfalonier de la République. Matteo Palmieri est auteur d'un poëme à la fois théologique et philosophique, qui, non imprimé, devint cependant célèbre par sa condamnation ; l'inquisition fulmina contre l'auteur ; d'après celui-ci, nos âmes seraient des anges qui, pour être restés neutres dans la révolte des mauvais anges que Dieu envoya, vaincus et terrassés, peupler les enfers, ont été punis par leur juxtaposition à une vile matière et par leur passage dans cette vallée d'épreuves et de larmes, dont les sorties sont la porte étroite du paradis, et les gouffres béants de Lucifer. Il paraît que la neutralité n'était pas plus permise au paradis, au temps où il avait aussi ses révolutions, que dans la République des anciens et vrais Romains.

La superbe villa Palmieri ou *de' tre visi*, où Boccace rassemble les gracieuses et un peu gaillardes *novellatrice* du Décaméron, a été la propriété de Mathieu Palmieri. C'est de nos jours une prosaïque maison anglaise, la villa Farnhill, dont les alentours sans bosquets ne rappellent plus en rien la description de Boccace : *con pratelli dattorno e con giardini maravigliosi*, et qui ne conserve non plus aucun souvenir du docte et puissant Matteo Palmieri. C'est singulier, comme Albion refroidit, embrume et dépoétise les plus illustres terres italiennes, quand elle s'y établit avec son confortable compassé de marchand enrichi ou de nabab engraissé !

Florence a généreusement et justement ouvert son Panthéon à ses illustrations médicales. Entrons dans l'austère et grandiose basilique de Sainte-Croix, œuvre d'Arnolfo di Lapo, l'architecte de la merveilleuse cathédrale Santa-Maria-del-Fiore. Les basses-nefs et les chapelles sont toutes peuplées de tombeaux portant les noms impérissables de Michel-Ange, du Dante, d'Alfieri, de Machiavel, de Galilée, etc. Antonio Cocchi a mérité une place parmi cette illustre compagnie de morts, Cocchi, savant médecin, antiquaire, philosophe, infatigable bibliothécaire, littérateur, chimiste, ami et correspondant de Newton et de Boerhaave, Cocchi auquel on doit ce pittoresque dicton, qui dépeint si bien les hivers inconstants, froids et pluvieux de Florence, et ses étés si salubres, si agréables qu'au rebours de ce qui se fait ailleurs, on quitte alors la campagne pour la ville : « Il est impossible de vivre à Florence l'hiver, et d'y mourir l'été. »

Cocchi n'eut pas beaucoup d'originalité médicale ; il s'efforça de propager les doctrines de Redi, l'un des médecins les plus remarquables qu'ait produits Florence ; mais il eut tant d'autres talents et tant d'initiative !

Antoine Cocchi, Palmieri, étaient de ces vastes esprits qui s'épanouissent par la culture de plusieurs sciences, des lettres et des arts, loin de s'étioler, comme chez nous et dans nos temps, entre les limites du cercle étroit d'une spécialité. Le génie s'en va. Où sont-ils ces hommes qui excellaient à la fois dans la peinture, la sculpture, l'architecture et la poésie, comme Michel-Ange ? Peintre, mécanicien, mathématicien, ingénieur, musicien et poëte, tel était Léonard de Vinci ! On a de l'esprit, mais plus de génie ; de l'habileté, mais plus de larges conceptions. La desséchante industrie absorbe toutes les intelligences, atrophie tous les nobles sentiments ; les âmes qui se plaisent à rêver, à penser, à méditer sur l'idéal et le beau, sont obligées de se soustraire au présent et de vivre dans le passé. Et dire qu'il faut faire comme les autres, sous peine d'être chassé de Babylone ou de mourir de faim dans un coin ! Jadis les sciences expérimentales et abstraites trouvaient place dans le même cerveau, à côté des arts et de la poésie ; Haller était un grand poëte et un physiologiste de premier ordre ; mais aujourd'hui l'opinion et même les tendances individuelles imposent à chacun son petit terrain; un médecin qui aurait le malheur de faire des vers ou qui se délasserait dans la peinture, se verrait réputé détestable, et personne n'en voudrait, et cependant ce serait peut-être tout simplement un homme plus complet que les autres.

Si, aux époques éloignées de Palmieri, de Léonard et de Michel-Ange, on voyait la même intelligence, qui enfantait avec labeur les œuvres du jugement et de la réflexion, lancer en même temps les rapides étincelles d'un esprit imaginatif et improvisateur; si, plus tard, comme Antoine Cocchi en est un exemple, on rencontra encore des conceptions encyclopédiques, ce n'étaient pas là les seuls contrastes; je dis contraste, en me plaçant à notre point de vue actuel. Les caractères les plus fougueux, les plus irascibles, les plus effervescents, les hommes dont la vie était bouleversée par des aventures, des traverses, des disputes sans cesse renaissantes, déposaient tout leur ferment, calmaient tous leurs bouillonnements à la porte du cabinet, et s'y livraient aux travaux les plus minutieux, les plus ingrats, les plus ardus, exigeant la méditation la plus froide, et l'esprit le plus patient et le plus calme. Cinelli Calvoli, médecin et philologue célèbre, en est bien la preuve. Il réunit à un haut degré la turbulence, l'instabilité, l'emportement dont nous avons parlé, et sa vie fut un tissu de contrariétés, de colères et d'aventures; eh bien! enseveli dans les bibliothèques une grande partie de ses jours, il composa laborieusement un immense ouvrage intitulé BIBLIOTECA DEGLI SCRITTORI FIORENTINI E TOSCANI, dont l'abrégé, entrepris par le chanoine Biscioni, comprend encore douze volumes in-folio!!

Cocchi et Cinelli Calvoli étaient attachés au fondateur de la bibliothèque Magliabecchiana, qui, après avoir été quarante ans orfèvre sur le Pont-Vieux, devint bibliothécaire du grand-duc Cosme III, et amassa lui-même une immense collection de livres. *Il mangeait, dormait, vivait* (je ne dis pas tout encore) parmi ses livres, en compagnie des insectes sauteurs, fileurs, rampants, tous piqueurs, les plus incommodes et les plus immondes; Cocchi et Cinelli Calvoli méditaient à ses côtés, impassibles au milieu de cette petite guerre. Quels hommes! la semence en est perdue! On rirait presque d'eux aujourd'hui, car on sait à peine reconnaître ce qui est vraiment beau, bon et méritoire. Ma foi! la main sur la conscience, je crois qu'ils m'amuseraient aussi; je travaille mal quand une puce me pique.

A la même bibliothèque MAGLIABECCHIANA, dont les lettres multipliées par 10 représentent juste le nombre de volumes, se trouvent des commentaires sur le Dante, œuvre estimée qui valut le don d'un palais à leur auteur Landino. Cela pourrait nous intéresser si de tels exemples n'étaient complétement perdus; mais voici qui, médicalement, nous regarde davantage. On montre encore, dans cette vieille résidence, le cadavre fort bien conservé du savant Landino, phénomène toujours remarquable, quoique nous en ayons des exemples, entre autres dans le caveau d'une tour, à Bordeaux. Mais à ce cadavre, il manque quelque chose. Comme cette chose était fort bien conservée, un bon curé, qui attendait la visite de la princesse Béatrix de Bavière, la coupa sans tergiverser, net et ras, afin de ménager la pudeur de la noble dame. Ce curé était un ignorant, car la feuille de vigne est connue depuis Noé, et même avant, puisque Noé inventa le vin et non la vigne, qui doit être contemporaine de notre premier père. La première impression de la princesse fut si pénible, qu'elle poussa un petit cri, puis, moitié plaisantant et tout entière dépitée, dit au bon curé rouge de honte d'avoir si mal réussi, qu'il mériterait la peine du talion, pour une mutilation si cruelle même après la mort. — Ce fait historique est rapporté par Valery, l'une des mines dont nous extrayons aujourd'hui quelques minerais.

Je ne puis quitter Florence sans vous parler de l'admiration que m'ont causée, au muséum de physique et d'histoire naturelle, les collections d'anatomie et de botanique, dont les pièces sont exécutées en cire avec un art merveilleux. Un herbier est un bien triste spécimen, un aride squelette de plantes, et une gravure coloriée ne sera jamais qu'une plate image. A Florence, les types des familles et des espèces sont représentés en cire, sous forme de plantes poussant dans des pots rangés derrière un vitrail. L'imitation est si parfaite, l'illusion si complète, tant les tiges, les feuilles, les fleurs et leurs organes les plus ténus, sont reproduits avec une exquise délicatesse, que nous y eussions été pris, n'était l'impossibilité d'avoir une foule de plantes fleuries toutes à la fois et vivant sous une verrière fermée où l'air manquerait bien vite. Nos descriptions seraient inutiles pour donner une idée de cette perfection inouïe, de ce tour de force vraiment miraculeux.

La physiologie végétale, représentée avec un grossissement considérable des organes, n'a pas été oubliée dans cette belle collection.

L'art de mouler la cire est très-ancien à Florence ; il existait déjà au quinzième siècle, mais n'était alors appliqué qu'à la confection d'*ex-voto* plus ou moins grotesques. Ce ne fut qu'au temps de Ludovico Cigoli, qu'on commença à représenter les diverses parties du corps humain. Sous Cosme III, le Sicilien Michele Zummo atteignit déjà un haut degré de perfection dans cet art. C'est au grand duc Léopold Ier, qu'on doit l'idée de créer un muséum complet d'anatomie en cire, idée qui fut mise en pratique sous la direction du chevalier Felice Fontana. Dans les neuf ou dix salles du musée d'anatomie, sont représentées complétement, par des morceaux d'ensemble ou par des préparations détaillées et partielles, l'ostéologie, la myologie, la syndesmologie, la splanchnologie, l'angéiologie et la névrologie. Plusieurs pièces d'ensemble représentant soit l'angéiologie, soit la névrologie, sur un corps entier, méritent un éloge sans restriction. Nous n'avons rien, en France, qui soit à la fois si complet, si vrai et si beau que ce muséum d'anatomie en cire.

Un cabinet fermé au public représente, à l'aide de pièces qui se démontent, toutes les phases de la grossesse et de l'accouchement, ainsi que des cas curieux de grossesse extra-utérine, avec une perfection qui ne le cède en rien au reste. On verra avec intérêt quelques vieilles, mais déjà bien belles cires de Michele Zummo, et des pièces d'anatomie *décomposables et recomposables*, comme les faisait Auzoux, exécutées en bois par Fontana, à la fin du dix-huitième siècle.

On montre aussi, dans un autre cabinet réservé, des groupes de figurines en cire représentant les diverses pestes de Florence, ou plutôt tous les degrés de la putréfaction cadavérique, avec hideux accompagnement d'ulcères, de crevasses des chairs, de météorisme, de bavures, de hernie d'organes putrescents, de teintes verdâtres, de rats et de vers, horrible et trop vrai spectacle rendu plus saisissant encore par les scènes qui sont jouées, dont vous ferez bien d'épargner la vue à vos compagnes de voyage, et à vous-même, si vous n'avez pas le cœur bien solide et le bol alimentaire au delà du pylore.

Les diverses branches de l'histoire naturelle sont dignement représentées dans les autres galeries du musée vraiment *royal et impérial* de Florence. Si on réunit dans sa pensée, à cette riche collection, les musées *degli Uffizj* et de *Pitti*, et les chefs-d'œuvre étalés à profusion dans les églises monumentales, dans les palais, et jusque sur les parois délabrées des humbles demeures, on s'étonnera de trouver tant de merveilles de la nature et surtout des arts, dans une ville de cent mille âmes, dans la capitale d'un petit État. Mais l'Italie est la terre classique du beau, et Florence, grâce au régime si facile, si paternel, si libéral de ses souverains, n'a point négligé les sciences depuis Galilée et Toricelli, les études historiques depuis Guicciardini et Machiavel, la peinture depuis Michel-Ange et André del Sarto, la littérature et la poésie depuis Boccace, Pétrarque et le Dante. Aussi, s'il fait bon vivre physiquement à Florence, à cause du bien-être à vil prix, l'esprit ne se trouve pas moins satisfait, dans cette atmosphère toute intellectuelle, scientifique et artistique.

Galilée est le père de la physique, l'une des sciences accessoires de la médecine; aussi ne pouvons-nous nous dispenser de visiter la Tribune, temple élevé à la mémoire de ce grand homme, et que son génie suffit seul à peupler. L'une des fresques de ce splendide monument représente l'expérience si fameuse faite par l'Académie *del Cimento*, pour s'assurer si la glace envoie des rayons frigorifiques au foyer d'un miroir, comme le feu émet des rayons calorifiques. D'autres fresques, ayant pour sujet les principales découvertes de Galilée, celle du pendule comme mesure de temps, du télescope, etc., offrent certes plus d'intérêt que ces grandes batailles des temps passés et modernes, qui épuisent tout le talent de nos peintres. Les pas de l'humanité dans la voie du progrès sont plus justement représentés par les inventions utiles, que par ces horribles boucheries, reste des temps barbares, qui reconnaissent des causes trop souvent futiles, injustes et même ridicules.

On conserve dans des armoires plusieurs des instruments dont se servait Galilée, entre autres les deux premières lunettes qu'il fit. Ce sont vraiment de saintes et de précieuses reliques de la science, et la nation qui les conserve avec tant de soins, qui leur donne un si riche reliquaire, un temple si splendide, se montre digne d'avoir produit de tels génies.

La statue de Galilée, principal ornement du temple, paraît plus gigantesque encore par les proportions que l'imagination et les souvenirs prêtent à l'effigie d'un tel homme. Ses élèves et les principaux savants de Florence, dont les bustes décorent des niches et des médaillons, forment comme la cour du prince de la science. Tout est splendide dans ce temple : les voûtes et les parois sont couvertes de fresques, de moulures, de dorures, de plaques et de colonnes de marbres précieux ; on n'ose presque pas marcher, de crainte d'user ces belles figures allégoriques du parvis, imitations de celles de Beccafumi à la cathédrale de Sienne, chefs-d'œuvre d'un genre inconnu aux anciens.

L'officine pharmaceutique, qui comptait autrefois Lasca le poëte, et Palmieri le gonfalonier et l'ambassadeur, n'est pas aujourd'hui sans quelque éclat à Florence. L'immense pharmacie de Sainte-Marie-Nouvelle, protégée par plusieurs grands ducs, est un véritable palais auquel rien ne manquerait, pas même la salle de bal, si pouvaient danser ou donner à danser les blancs Dominicains, jadis farouches inquisiteurs et faiseurs d'auto-da-fé, aujourd'hui inoffensifs distillateurs de simples, et pacifiques savants. Oui, une salle de bal, car, pour recevoir les visiteurs de distinction, un humble frère a fait construire à ses frais un grand salon avec dôme, tout resplendissant de dorures, de fresques et de glaces, dans lequel un roi ne dédaignerait pas de donner un bal aux dames de sa cour. Et notez, par parenthèse, que celles-ci y trouveraient à se parfumer avec une variété infinie d'essences et d'eaux de senteur pour mouchoir, *pel fazzoletto*, car ce sont là les produits dans lesquels les moines excellent surtout. Des soins intelligents sont aussi apportés à la confection des médicaments, dont cette pharmacie, très-bien tenue, a un grand débit en ville.

La pharmacie de Sainte-Marie-Nouvelle ne possède pas seulement des appareils bien lustrés, des bocaux bien rangés, des eaux de senteur sentant vraiment, mais aussi de bons tableaux et des fresques de Salviati, de Roselli, de Romei, etc. Vous voyez où les arts vont se nicher à Florence! Ils habitaient bien pis, la boutique des bonnetiers; car Gelli, estimable poëte comique, entremêla toute sa vie ses vers aux mailles des populaires chaussettes de coton et des bas de soie aristocratiques.

Saint-Marc, autre couvent de Dominicains, possède aussi une belle apothicairerie, mais nous l'avons négligée, détourné par le souvenir du fameux tribun Savonarole, prieur du couvent, qui finit par être brûlé, et par la paisible souvenance de deux grands peintres du même ordre, Angelico de Fiesole et Fra Bartolommeo.

Notre visite au musée et chez les Dominicains, nous a conduits fort loin. Déjà nous quittons la belle plaine de Florence, surnommée le jardin de l'Italie, où la culture et les travaux entretiennent une salubrité qui contraste avec la *malaria* de la campagne déserte et inculte de Rome. La plaine florentine est basse comme les plages du fleuve romain, le terrain moins ondulé même encore, et l'Arno ne semble pas un fleuve beaucoup plus commode, beaucoup plus fidèle à ses rives que le vieux Tibre; mais à Florence l'activité humaine est vivace, tandis qu'elle est mourante à Rome. Il faut gravir la montagne de Fiesole pour juger de la richesse du bassin de l'Arno et de la population de la plaine, semée de bourgs, de fermes et de villas, tout comme la banlieue de notre grande cité parisienne.

Embaumée par ce vaste jardin, égayée par ces belles cultures émaillées de fleurs, Florence, *Florenzia*, *Firenze*, mérite bien son nom, qui veut dire la ville des fleurs; et l'on peut répéter, avec le poëte Uberti :

> Affine gli abitanti per memoria.
> Poich' era posta in un prato di fiori
> Le denno il nome bello onde s'ingloria.

C'est en chemin de fer qu'on va de Sienne à Florence, à Pise, à Livourne. Que Dieu garde ma chère ville de Rome des chemins de fer! Pour qu'elle conserve son caractère, son charme et son prestige, il faut qu'elle reste isolée dans son désert; celui qui prétendrait lui donner ce qu'elle n'a pas, lui enlèverait tout ce qu'elle a. En Italie, je ne comprends guère que le lent et classique voiturin, surtout dans les contrées où la plus petite ville présente une foule d'intéressants objets. Quand il y aura partout des chemins de fer, on ira d'une capitale à l'autre, mais on ne visitera plus, on ne connaîtra plus l'Italie.

J'en dis et j'en pense du mal, mais je m'en sers; allons donc à Pise en *strada ferrata.*

On suit la vallée du fleuve florentin, de l'Arno, qui traverse aussi Pise, un peu avant de se jeter dans la mer. Le pays est pittoresque, accidenté, garni de bouquets d'arbres, bien cultivé et arrosé par des eaux abondantes. Aux blanches maisons modernes se mêlent les vieilles tours des manoirs féodaux, jadis habités par de turbulents seigneurs dont les sanglantes querelles désolaient le pays, mais aujourd'hui repaire des corneilles, ou pigeonniers de la ferme voisine. Cette belle contrée est salubre, si ce n'est sur quelques points où croupissent des eaux marécageuses, et dans les bas-fonds qu'un écoulement suffisant ne saigne pas de l'humidité qui en détrempe la terre.

Forcé de ne donner qu'une demi-journée à Pise, je me trouvais dans l'alternative de la visiter en artiste seulement ou en médecin. Or, en si peu de temps, on peut à peine voir les murs de l'École de médecine et échanger quelques mots de politesse avec ses professeurs, mais il ne faut point songer à étudier l'esprit et la portée de l'enseignement. Nous eussions cependant été désireux de rencontrer le professeur Puccinotti, avec lequel nous avions précédemment correspondu, car c'est un esprit fécond, original, actif, philosophique, et un excellent écrivain, en un mot une de ces vieilles et larges natures italiennes que ne produit plus guère le sol épuisé de la péninsule. Mon Dieu! ne vous fâchez pas, aimés Italiens, votre terre donnait beaucoup quand la nôtre donnait peu ; c'est à notre tour aujourd'hui ; un peu d'engrais, et ça pourra revenir chez nous.

La concordance de nos idées sur l'étiologie des fièvres palustres nous avait rapproché du professeur Puccinotti. La même rencontre nous a valu des rapports avec le docteur Salvagnoli-Macbetti, inspecteur médical des maremmes toscanes, savant que nous avons eu le bonheur de voir à Florence, après avoir correspondu souvent avec lui.

Tournant donc le dos à la science, nous allâmes droit à la place, où l'on a rassemblé, comme pour la plus grande commodité du voyageur, quatre chefs-d'œuvre, la cathédrale ou *duomo*, le baptistère, la tour penchée, le *campo-santo* ou cimetière. Vous allez voir que je trouverai bien moyen de vous faire entrer un instant dans chacun d'eux, sous un prétexte médical.

Et d'abord nous pénétrons dans la cathédrale, parce que c'est là que Galilée, jeune encore, considérait les mouvements d'une lampe suspendue à la voûte, muette contemplation qui nous valut la mesure du temps par le pendule. Ceci n'est point la pure médecine, mais science accessoire. Étant dans la cathédrale, je ne puis me dispenser d'en dire deux mots; en conscience, avouez-le. Les cinq nefs séparées par une forêt de colonnes, le transsept, le chœur, tout est vaste et grandiose, et l'extérieur, du lourd roman ou lombard de l'époque, a au moins de la majesté. Les murs sont couverts de grandes toiles des plus illustres artistes; il nous faudrait des journées pour les voir. Les portes de bronze datent du commencement du douzième siècle, époque de complète barbarie artistique chez nous. Elles sont belles; mais quand on a vu les fameuses portes de Ghiberti à Florence, les portes du paradis, comme disait Michel-Ange, connaisseur, je crois, que peut-on admirer encore en ce genre ? Jean Bologne compte plusieurs statues de bronze dans cette cathédrale, dont l'architecte est Buschetto. Elle a été un peu bâtie sur le modèle des basiliques latines, à l'aide de matériaux antiques tirés de Rome et même de la Grèce. Avec de tels exemples sous les yeux, Buschetto devait mêler quelque chose du goût antique au style alors en faveur ; en effet, dans ce monument, antérieur de quatre siècles à la renaissance, on saisit déjà des indices de la régénération qui devait s'opérer si longtemps après.

Le baptistère, du douzième siècle, est une vaste et haute coupole, dont l'extérieur, avec ses gables à jour, n'est déjà plus du lombard. Je vous y ai fait pénétrer pour vous montrer les fonts baptismaux, bassin de marbre dans lequel on faisait entrer les adultes qu'on voulait baptiser. Or, sous cette voûte froide, dans l'eau froide, on devait souvent s'enrhumer. C'est ce que je voulais vous dire. La chaire est un chef-dœuvre de Nicolas de Pise, père de Jean de Pise, qui travaillaient au treizième siècle comme nous ne le pûmes faire qu'au quinzième.

La fameuse tour penchée est également du douzième siècle. Peut-on gravir son tournant escalier et considérer ses flancs inclinés, sans penser qu'elle servit à souhait, grâce à sa construction même, Galilée dans ses expériences sur la vitesse des corps qui tombent et sur la pesanteur en général. Du sommet on jouit d'une magnifique vue sur les plages péninsulaires et sur les plages tyrrhéniennes.

Le *campo-santo* de Jean de Pise date du treizième siècle. Un vaste cloître ogival, dont les larges baies sont festonnées de meneaux gothiques, entoure une enceinte sacrée, où l'herbe, mêlée de violettes, croît sur la terre sainte apportée de Jérusalem, en 1228, sur cinquante galères de la république pisane. On assure qu'elle avait la vertu de consumer les corps en vingt-quatre heures, mais qu'aujourd'hui il en faut le double, parce que les sels corrosifs qu'elle contenait se sont épuisés et ont été entraînés par les eaux. Ce fait me rappelle que les capucins de Rome prétendent également posséder de cette terre sainte et merveilleuse, et lui attribuent la même action sur les cadavres. Les parois du *campo-santo* sont toutes couvertes de fresques extrêmement curieuses des maîtres des quatorzième et quinzième siècles, notamment d'Orgagna, de Giotto, etc. Le cloître est une espèce de musée d'art et d'antiquités, où les débris de la statuaire et de la sculpture antiques sont pêle-mêle avec les débris des hommes célèbres de Pise. Parmi les tombeaux, nous avons remarqué celui de Vacca Berlingieri, grand chirurgien mort depuis trop peu de temps pour qu'il soit nécessaire de rappeler ses titres à la célébrité, encore tous présents à la mémoire. Ce beau mausolée est dû à l'un des premiers sculpteurs des temps modernes, au Danois Thorwaldsen.

Un naturaliste gît non loin de là, sous un tombeau sculpté par Ricci ; cela nous regarde un peu. C'est Pignotti, naturaliste, poëte, physicien, antiquaire, homme de lettres, l'un de ces esprits encyclopédistes, en un mot, que nous avons admirés tantôt.

Mais, j'y réfléchis, — mieux vaut réfléchir tard que jamais, — ne me serai-je extasié sur tant d'esprits encyclopédistes italiens que grâce à leurs faciles compatriotes qui, fort portés pour les *panthéons des grands hommes*, dont toute ville a le sien qu'il faut remplir, donnent un nom et une place dans chaque science, pourvu qu'on en ait effleuré quelque chose ? Je ne sais vraiment ; mais je préfère garder mon illusion. La question vaut pourtant qu'on y songe. Chez nous un homme est célèbre alors seulement qu'il s'est acquis une réputation française, et les illustrations de province ne sont trop souvent que des grands hommes de village, c'est-à-dire des magisters parmi les rustres de campagne, des lettrés parmi les ignorants. Or, en Italie, tout est province, ou encore, tout est centre et capitale, ce qui revient absolument au même ; la multiplication des États souverains, et le souvenir de l'ancienne indépendance de villes aujourd'hui annexées, s'oppose à la centralisation, amène la diffusion, l'éparpillement des sciences et des arts, ce qui a son bon et son mauvais côté. Les gloires actuelles de l'Italie ne sont donc guère que des gloires de clocher. Cependant, nous devons le dire, si l'unité politique italienne nous paraît devoir être longtemps un rêve, à cause des antipathies et des haines intrapéninsulaires, l'unité scientifique n'est point un mythe, car le commerce des intelligences se fait librement par-dessus toute frontière, et si un esprit éminent surgit dans un État quelconque, tous les autres revendiquent leur part de gloire, au nom de la solidarité, de l'unité italienne.

Nous parcourûmes pendant une heure ou deux les rues silencieuses de Pise, où vingt mille hommes, reste de cent vingt mille qu'elle eut jadis, se trouvent aujourd'hui comme perdus. Le temps fut beau, de sorte que nous ne quittâmes pas la ville en lui lançant la malédiction d'Alfieri :

Mezzo dormendo ancor domando : piove ?
Tutta la intera notte egli è piovuto.
Sia maledetta Pisa ! ognor ripiove :
Anzi, a dir meglio, e' non è mai spiovuto.

On sait que le climat de Pise, très-pluvieux, a l'avantage d'être moite, doux, comme émollient et *cataplasmant* (1), passez-moi ce mot, ce qui le rend précieux pour les phthisiques chez lesquels domine l'excitation et l'état nerveux, tandis que les lymphatiques semblent au contraire y trouver, au lieu d'un bien-être passager, l'aggravation de leur mal avec l'accélération des ravages tuberculeux.

De Pise à Livourne, on parcourt une plage unie, basse, entachée d'insalubrité. Livourne est une grande *villasse* de commerce, la plus *indocte* de l'Italie, comme dit Valery. Fi donc ! autant et mieux valent Marseille, Lyon, Rouen, et autre prose ! Partons vite ; le vapeur chauffe.

Je rentrai en France par Civita-Vecchia et Toulon.

L'avouerai-je ? En débarquant sur le sol de la patrie, je ressentis plus de peine d'être loin de ma belle Italie, que de joie de me retrouver dans mon pays. Quand on quitte un ami, on lui dit : Je t'écrirai ; quand on s'en va d'une terre bien-aimée, on se promet d'y revenir. Je l'ai promis bien sincèrement. Puissent les événements de la vie me permettre d'accomplir ce pèlerinage ! J'aurai bien des années de plus, mais il me semble que, sous un rayon du ciel d'Italie, aux émanations de sa poésie, aux parfums de ses beaux arts, la plus vieille fibre, si elle a jamais tremblé d'émotion, se réveille et vibre, et que les plus frais sentiments doivent un instant refleurir, comme un bouton de jeunesse sur un tronc vermoulu auquel on ne croyait plus de sève.

(1) Celui de Rome est pinguifiant et pigrifiant.

XXII.

HISTOIRE DES FIÈVRES PERNICIEUSES A FORME PECTORALE QUI ONT RÉGNÉ EN 1850 A CIVITA-VECCHIA.

A M. le docteur Amédée Latour.

Paris, le 18 Mars 1854.

Nous avons tracé ailleurs (1) l'histoire de l'ensemble et de la marche de l'endémo-épidémie de Civita-Vecchia en 1850; ici, nous décrirons spécialement les fièvres pernicieuses à forme pectorale qui ont régné, pendant le cours de cette année, dans la garnison française, et que nous avons observées en ville et à l'hôpital dont nous étions médecin en chef.

Cette endémo-épidémie présente ceci de particulier, que son apogée est rejeté à une époque de l'année un peu plus tardive qu'à l'ordinaire. Ses périodes peuvent ainsi se limiter: augment du 1er août au 15 septembre; état du 15 septembre au 15 octobre, décroissance à partir de cette dernière époque. L'apogée de la période d'état coïncide avec les dix premiers jours d'octobre. Le jour le plus chargé a donné 13 malades, tant à l'hôpital qu'à la chambre, p. 100 hommes d'effectif; à Rome, la même année, il a été de 17 p. 100.

Nous faisons voir dans le travail inséré au *Recueil de mémoires de médecine militaire*, quels rapports existent entre le

---

(1) *In Recueil de mémoires de médecine militaire*, 1853; *topographie médicale de Civita-Vecchia.*

jeu des météores et le développement de l'endémo-épidémie. Ceux qui nient le miasme et prétendent se rendre compte de la génération des fièvres par les intempéries météorologiques, ne pourraient rien expliquer ici, car ces affections ont été graves et nombreuses avec des oscillations thermométriques très faibles, et, en octobre, apogée de l'endémo-épidémie, la chaleur, à laquelle ils font jouer un rôle capital, n'était plus assez intense pour engendrer un état aussi grave. Au contraire, en restant fidèle au vieux dogme du miasme palustre, aussi antique qu'Hippocrate, aussi reconnaissable par ses effets que la gravitation par ses résultats, on se rend compte de tous les faits. Ainsi, dans le travail cité, nous établissons que chaque pluie, que chaque ondée un peu abondante, ayant pour effet de détremper les surfaces palustres, ont été suivies d'une recrudescence dans le nombre et dans la gravité des fièvres.

Le tableau suivant indique les formes des fièvres pernicieuses observées pendant la saison estivo-automnale :

Classification des fièvres pernicieuses observées à Civita-Vecchia en 1850.

FORMES.	Juin.	Juillet.	Août.	Septembre.	Octobre.	Totaux.	Décès.
1° Cholériformes	»	1	»	1	»	2	»
2° Algides	1	»	1	»	1	3	2
3° Syncopales	»	»	»	2	»	2	»
4° Forme typhoïde aiguë	»	»	3	»	»	3	»
5° Forme typhoïde adynamique et spasmodique	»	»	»	1	»	1	»
6° Larvée avec abolition de l'usage des sens	»	»	»	1	»	1	»
7° Larvée furieuse et congestive	»	»	»	»	1	1	»
8° Forme pectorale : dyspnée, anxiété, suffocation, toux, douleurs vives pleurétiques, avec ou sans signes sthétoscopiques, cardialgie et angoisse, douleurs aux attaches du diaphragme, à l'épigastre, aux hypocondres; sans compter les spasmes, le délire, diverses douleurs localisées ou générales, les désordres de la calorification	2	1	3	3	1	10	»
9° Forme abdominale, dysentérique, entéralgique, gastralgique, avec désordres nerveux généraux plus ou moins graves	»	»	1	1	1	3	»
10° Forme nerveuse : délire, spasmes, douleurs vives générales, mais surtout ostéocopes, cardialgiques, épigastriques, pectorales	2	2	2	1	1	8	»
Totaux	5	4	10	10	5	34	2 ou 5,8 %

On est immédiatement frappé du nombre des pernicieuses à forme pectorale (1), qui sont représentées par le chiffre 10,

(1) Cette expression abréviative n'a aucune prétention à entrer dans les cadres nosologiques; elle n'est destinée qu'aux besoins du moment; elle indique tout simplement que les principaux symptômes résident dans la cavité thoracique, dans l'organe central de la circulation, dans l'appareil respiratoire, dans les centres nerveux ganglionnaires et dans les nerfs cérébro-spinaux du thorax.

puis on reconnaît que, dans les 8 fièvres à forme nerveuse, la phénoménisation pulmonaire et cardiaque a également existé. Ainsi, 18 fièvres sur 34 se groupent directement ou indirectement dans la même famille. Il faut donc bien reconnaître qu'une influence générale particulière a dominé les pyrexies de Civita-Vecchia, et leur a imprimé son cachet. La généralisation de cette influence ressort davantage encore quand on jette un coup d'œil sur les fièvres non pernicieuses; beaucoup de pyrexies, graves ou bénignes, se sont accompagnées de quelques signes pathologiques du côté des organes contenus dans le thorax, surtout pendant la période d'état de l'endémo-épidémie. La toux, la gêne de la respiration, la cardialgie n'avaient tantôt pour durée que le temps de l'accès et s'évanouissaient avec celui-ci, et n'étaient donc alors que de simples phénomènes nerveux symptomatiques et fonctionnels; tantôt ces phénomènes lui survivaient plus ou moins et pouvaient être ainsi rapportés à une affection persistante. A partir du 10 octobre, les bronchites ont eu une existence à part, indépendante de la fièvre palustre, et se sont groupées en nombre assez notable pour mériter une attention spéciale. On dirait qu'à cette époque l'endémo-épidémie a commencé à se dédoubler, l'élément palustre s'affaiblissant de jour en jour, tandis que la rigueur croissante de la saison maintenait et aggravait même l'autre élément à phénoménisation thoracique.

Pendant que les organes et les nerfs de la cavité thoracique subissaient une atteinte le plus souvent fonctionnelle, mais quelquefois aussi organique, sous l'influence du génie régnant, les organes abdominaux jouissaient d'une immunité remarquable. Nous n'avons observé pendant la saison que 3 fièvres pernicieuses de forme abdominale. Sur 335 entrées fournies par la garnison, on ne compte que 6 dysenteries, dont 5 chez des individus arrivant depuis deux à six jours, et qui avaient probablement contracté ailleurs la disposition à cette maladie. Les diarrhées ont également été rares. Le foie n'a pas non plus été souvent atteint, puisque nous n'avons eu que 2 ou 3 hypérémies et un engorgement qui s'est terminé par des abcès constatés à l'autopsie par notre successeur, M. Lasserre.

Enfin, l'état saburral, l'irritation gastro-intestinale, l'embarras gastrique, etc., sont loin d'avoir pris la même extension qu'à Rome à pareille époque.

Il est fort remarquable de voir certaines endémo-épidémies palustres se couler ainsi dans un moule tout à fait caractéristique, tandis qu'une autre année, les fièvres affecteront une forme toute différente, et cela en dehors des prévisions. Nous avons écrit ailleurs l'histoire d'une endémo-épidémie dont la perniciosité s'est manifestée par le coma (1); à Rome, ce sont les formes algides qui ont dominé.

Mais arrivons à ces fièvres palustres pernicieuses et graves à forme pectorale : 15 observations, dont 12 (2) de fièvres pernicieuses et 3 de fièvres graves, vous fourniront les élémens de cette esquisse.

Début, caractère des trois stades. — Ces fièvres n'ont pas d'ordinaire débuté brusquement, mais se sont manifestées dans le cours de pyrexies intermittentes ou rémittentes, du deuxième au sixième accès; quelquefois cependant la fièvre a éclaté d'emblée sous forme pernicieuse, en commençant, chez l'un, par une congestion pulmonaire, chez nous et chez le sujet que nous avons traité en ville, par des désordres purement fonctionnels. Nous avions eu un léger accès incomplet le 13 juillet, et l'accès pernicieux, survenu le 18, est plutôt peut-être le résultat d'une nouvelle imprégnation, que la suite de l'évolution de la même pyrexie.

Dans la moitié des cas, les accès bénins primitifs n'ont pas été tout à fait simples : ils s'accompagnaient déjà de quelques troubles du côté des organes thoraciques, troubles qui se sont quelquefois de plus en plus prononcés jusqu'à l'accès pernicieux.

---

(1) Jacquot et Sonrier. *Mémoire sur les fièvres comateuses de Sebdou.* (Gaz. méd., 1849, et dans nos *Mélanges médico-littéraires*, un vol. in-8°. Paris, 1854 p. 267.

(2) 10 à l'hôpital; nous sommes nous-même le sujet de la 11e; la 12e a été observée en ville.

Presque tous les malades ont été envoyés à l'hôpital dans le cours du premier accès pernicieux ; quelques-uns, placés dans des circonstances spéciales, avaient déjà présenté un ou deux accès graves, sinon pernicieux, pour lesquels ils avaient reçu quelques soins chez eux. La fièvre a toujours été rémittente ou subcontinue, c'est-à-dire que des troubles thoraciques évidens et du mouvement fébrile, persistaient entre les recrudescences. En jugeant le type qu'eussent affecté les accès pernicieux, si on ne les eût coupés court, d'après celui des accès béninsou graves antécédens, on prévoit qu'ils eussent été rémittens quotidiens, et plus rarement tierces. Chez nous, qui n'avons présenté qu'un accès isolé sans prédécesseurs et sans suite, il est impossible de deviner le type.

Dans la plupart des cas, les trois stades ne sont pas nettement déterminés, ne se déroulent pas régulièrement; ils se mêlent quelquefois, se confondent, alternent. Le stade de frisson peut durer six heures, et, d'autre part, chez nous-même, il n'a consisté qu'en *fraîcheurs* courant vaguement dans les membres et accompagnées de douleurs vives. Le deuxième stade est le plus prolongé ; c'est pendant son cours qu'apparaît le cortège des syptômes les plus graves. La sueur terminale est ordinairement abondante, chaude ; un de nos malades a mouillé dix chemises, et nous en avons nous-même trempé quatre. Chez quelques-uns la sueur a été partielle, poisseuse, presque froide. Ces cas sont ceux dans lesquels la solution n'a été ni rapide ni franche.

Nous avons dit que les trois stades ne se développent pas toujours régulièrement : ainsi, chez nous, l'accès débute à midi, la sueur du troisième stade se montre à sept heures du soir et le calme se rétablit un peu, mais, vers neuf heures, les symptômes reprennent avec une nouvelle violence et ne cèdent guère qu'à onze heures du soir, presque sans sueurs, mais avec une moiteur générale prolongée.

La durée totale d'un accès a varié de quatre à seize heures.

Symptomatologie. — L'accès complet, arrivé à son apogée, présente les phénomènes suivans : Dyspnée ou orthopnée.

J'étais obligé de rester assis sur un lit, le corps penché en avant ; quelques malades demeurent en supination, ils évitent les mouvemens, ceux-ci ranimant les douleurs et la toux. Quelques individus qui ont fortement déliré, s'agitaient, se retournaient dans leur lit, en se plaignant, en poussant de petits cris arrachés par la douleur. Quelquefois, spasmes, convulsions. La respiration est courte, saccadée, arrêtée par des douleurs pleurétiques, vives ou atroces, siégeant des deux côtés; la contraction diaphragmatique est également très douloureuse. La toux est ordinairement sèche, petite, fréquente, contenue par la crainte d'éveiller les douleurs ; 3 malades ont expectoré des crachats muqueux, un seul, des crachats pneumoniques qui n'ont duré qu'un jour. Chez un de nos malades la toux était constituée par six à huit secousses formant ainsi de petites quintes séparées elles-mêmes les unes des autres par le court intervalle de quinze à vingt secondes; ce symptôme, qui a persisté plusieurs heures, était très fatigant.

Une douleur poignante siége à la région cardiaque; elle s'accompagne d'un sentiment d'angoisse, d'inquiétude, d'appréhensions sinistres. La physionomie est décomposée, les traits crispés plus souvent que vultueux; la face est rarement rouge, congestionnée, mais ordinairement pâle, avec lèvres un peu violacées; quelquefois les oreilles teintent et bourdonnent; l'œil se fatigue de la lumière; la voix est éteinte, saccadée, et le malade évite de parler, pour ne pas exacerber la suffocation et les douleurs. La céphalalgie est plus ou moins vive. Quelques sujets ont eu un hoquet passager.

L'intelligence ne conserve ordinairement pas toute son intégrité, mais cependant un seul malade a déliré au point de se lever de son lit pour aller tomber au milieu de la chambre ; le plus souvent, il n'y a qu'un peu de subdélire; chez nous, l'intelligence était nette, mais nous avions besoin de quelques efforts pour ne pas nous laisser aller à des rêvasseries, quoique éveillé; enfin, chez quelques-uns, les facultés intellectuelles n'ont pas éprouvé de perturbation, intégrité qu'on retrouve dans bon nombre de fièvres algides et cholériformes.

Les douleurs ne se limitent pas au thorax ; elles existent aussi, moins vives, à l'épigastre, aux hypochondres, rarement à la région intestinale ; celles qui siégent aux attaches diaphragmatiques appartiennent au thorax comme à l'abdomen ; presque tous les malades ont ressenti quelques douleurs au rachis, à la tête, mais surtout dans la profondeur des membres pelviens ; ils rapportaient aux os ces dernières douleurs.

La circulation n'est peut-être pas aussi perturbée qu'on le préjugerait en considérant cet énorme désordre nerveux des appareils pulmonaire et circulatoire central. Le pouls est cependant petit, serré, très fréquent, rarement irrégulier, mais il peut ne présenter ces caractères qu'à un degré léger. Chez un seul malade, la congestion cérébrale nous a paru alarmante au point de réclamer quelques applications de sangsues aux jugulaires. La peau est chaude, pendant le deuxième stade, tantôt avec sécheresse, plus souvent avec moiteur ; cette sueur est tiéde ou bien presque froide et poisseuse. Enfin, il existe par exception quelques symptômes du côté des organes digestifs ; un sujet a présenté des vomissemens qui ont survécu à l'accès, et trois autres ont eu des nausées.

Il était des plus intéressant de rechercher quels signes sthétoscopiques accompagnaient des désordres pulmonaires aussi violens ; or, sur 15 cas l'auscultation a été muette huit fois. Voici ce que nous avons observé chez les 7 autres sujets :

1° Respiration partout affaiblie.	1	malade.
2° Râles muqueux, fins ou gros.	2	
3° Râles secs, craquemens.	1	
4° Bruit de taffetas, crachats non sanglans. . .	1	
5° Râles crépitans à la base droite, crachats sanglans un jour.	1	
6° Sub-matité, un peu de râle muqueux (état typhoïde).	1	
Total.	7	

Les malades qui figurent sous les numéros d'ordre 1, 5 et 6, sont les seuls chez lesquels la pyrexie ait subi une variété de forme qui l'éloigne un peu de la description générale que nous avons donnée. Chez le n° 1, une congestion pulmonaire a signalé le début de la fièvre ; le sujet a été saigné à la caserne, avant son entrée dans mon hôpital. Le n° 5 a présenté les symptômes communs, ainsi que les nos 1 et 6, mais chez lui la fièvre pourrait être appelée également pernicieuse pneumonique, les crachats ayant été rouillés pendant un jour, et l'auscultation ayant fait percevoir un râle crépitant. Chez le n° 5, enfin, la forme a été la fois pectorale et typhoïde.

Le peu de durée des signes sthétoscopiques démontre qu'ils étaient sous la dépendance de désordres fonctionnels ; quelquefois, cependant, comme chez le n° 5, l'affection a été plus profonde, mais n'en a pas moins cessé aussitôt que sa cause a été enlevée.

Marche, durée, terminaison, mortalité, rechutes. — Nous avons été assez heureux pour toujours conjurer l'accès pernicieux à venir. Sur nos 15 cas, tout accès consécutif, n'importe de quelle nature, a pu être évité douze fois ; trois sujets ont présenté, malgré l'usage de la quinine, un second accès plus ou moins grave, mais non pernicieux comme le premier. Chez 3 des 12 sujets chez lesquels tout accès a été conjuré, la terminaison n'a pas été franche : chez l'un d'eux, un état comateux s'est manifesté ; chez un deuxième, probablement tuberculeux, la poitrine ne s'est pas dégagée, il est tombé dans un état cachectique et marasmatique dont il s'est difficilement relevé ; chez un malade, enfin, l'état typhoïde, contemporain de l'accès, s'est prolongé quelques jours. Nous n'avons perdu personne.

Dire que la fièvre a été coupée ne signifie pas que l'affection ait eu une terminaison tellement nette que le malade ait pu immédiatement se lever et vaquer à ses affaires : la toux, la gêne de la respiration, les douleurs pleurétiques et cardiaques ont diminué des trois quarts et plus, avec la chute de l'accès, mais il en est resté quelques indices qui ne se sont effacés que graduellement, dans l'espace de deux à trois jours. Trois sujets ont pu se lever le lendemain de la fièvre ; c'est ce qui nous est arrivé : le surlendemain nous reprenions notre service, mais nous sommes resté huit ou dix jours brisé et valétudinaire. En général, les malades ont commencé à se lever du troisième au quatrième jour, si ce n'est les 3 sujets chez lesquels, comme nous l'avons vu, des accidens consécutifs ont succédé à la fièvre.

Un de nos malades a eu une rechute pernicieuse, de forme pectorale, le vingtième jour ; un autre, deux rechutes les quinzième et trente-cinquième jours. Chez les autres sujets, quand il y a eu rechute, celle-ci a été bénigne et n'a pas revêtu la phénoménisation thoracique.

Traitement. — Nous avons été fidèle aux principes qui nous ont toujours guidé en Algérie et qui ont présidé à notre thérapeutique à Rome : dans la fièvre pernicieuse, le traitement doit le plus souvent être double ; par la quinine on attaque l'élément principal et générateur, la fièvre paludéenne ; à l'aide d'une médication variée on s'adresse aux symptômes. Cette seconde médication est bien moins importante que la première ; on peut la négliger quand il n'y a pas de localisations organiques profondes, et que les désordres fonctionnels n'ont pas assez d'intensité pour inspirer des craintes prochaines. Dans ces cas, en effet, tous les symptômes meurent avec l'accès, dont ils n'étaient que les parasites, pour ainsi dire. Les fièvres dont nous traçons l'histoire se sont, au contraire, présentées avec des caractères tels que le traitement *accessoire* a acquis une importance réelle. Les désordres n'étaient, il est vrai, le plus souvent que fonctionnels, mais comme ils avaient une violence qui compromettait immédiatement la vie, il a fallu nécessairement s'en occuper. Le sulfate de quinine conjure l'accès suivant, mais il ne remédie point bien sensiblement aux phénomènes actuels ; ceux-ci appellent une médication dont l'action soit prompte et puissante.

Les évacuans ont été d'un emploi fort restreint, pour deux raisons : 1° Dans les fièvres vraiment pernicieuses ou même seulement graves, on doit songer tout d'abord à la médication principale ; 2° la complication gastro-bilieuse n'avait pas pris, à Civita-Vecchia, l'extension et l'intensité qu'elle revêt communément en Algérie et qu'elle a acquise à Rome en 1849, 50 et 51. Trois fois seulement, sur nos 15 cas, la potion avec ipéca et émétique (1) a été administrée ; elle était exigée par l'intensité de l'état gastro-bilieux, et, d'autre part, le caractère des accès et le temps que nous avions devant nous, nous permettaient d'agir ainsi sans imprudence.

Comme, dans les fièvres dont nous parlons, l'apyrexie ne succédait pas rapidement et franchement à l'accès, comme les stades étaient tellement mêlés et perturbés, qu'on ne pouvait quelquefois pas savoir si l'accès était à son apogée ou sur son déclin, comme il était à craindre que les accès ne fussent anticipans l'un sur l'autre, enfin pour se conformer à la règle d'administrer le sulfate de quinine le plus loin possible de l'accès à venir, de manière à le prévenir plus sûrement ; pour toutes ces considérations, disons-nous, le fébrifuge a été donné immédiatement, sans attendre une rémission problématique.

La crainte que ce médicament ne soit pas gardé par le malade nous a préoccupé ; aussi l'avons-nous souvent administré simultanément par la bouche et par le rectum. Cette dernière voie semble fournir tout autant à l'absorption que la première, mais il faut surveiller le malade avec la plus grande attention, afin de répéter le lavement, ou de s'adresser à la voie supérieure, si l'injection intestinale est rendue trop tôt. Après deux heures, l'absorption est complète ; dans une heure, elle est fort avancée ; après une demi-heure, on observe déjà des effets très sensibles ; dans quelques cas même, un quart d'heure nous a paru suffisant pour introduire dans le torrent circulatoire assez de sel pour modifier l'accès suivant. Nous avons toujours ajouté au liquide de l'injection, 2 gr. d'éther destinés à calmer l'état nerveux et spasmodique, et à réveiller la vitalité, et souvent aussi 8 à 15 gouttes de teinture d'opium, médicament auquel nous avons recours, et à cause de son action sur l'économie en général, et comme stupéfiant local favorisant la

(1) Ipécacuanha 1 gramme, émétique 5 centigrammes.

tolérance du liquide injecté. Il faut compter sur la déperdition de près d'un gramme d'éther, par les manipulations et par le transport. Le lavement est donné à peine tiède.

Par la bouche, nous prescrivons le sulfate de quinine en solution. Le plus souvent, nous avons fait mettre la solution dans la potion antispasmodique des hôpitaux militaires, dans laquelle nous supprimions ou diminuions souvent alors le laudanum (1).

Dans la fièvre grave, un gramme est le strict nécessaire; un gramme et demi est la dose la plus sage. Dans la fièvre pernicieuse, deux grammes au moins sont commandés par la prudence et par notre expérience; deux grammes et demi à 3 grammes sont la dose préférable, quoique nous n'ayons que rarement atteint cette dernière quantité. Il est bien entendu que nous voulons parler de la quinine absorbée; si la potion ou le lavement ont été rendus, il faut y suppléer par une nouvelle administration.

Chez nous, deux grammes ont suffi pour couper la fièvre d'une manière assez nette, comme on l'a vu. Mais, d'autre part, chez un autre malade, un lavement éthéré et opiacé, avec un gramme de sulfate de quinine, administré vingt-deux heures avant l'accès, et conservé une demi-heure, et une potion anti-spasmodique avec quinine 1 gramme, ingérée douze heures avant l'accès, et tolérée, n'ont pu que retarder celui-ci, et lui enlever sa perniciosité, sans le dépouiller de toute gravité. Chez un autre sujet, le même résultat a été obtenu par une potion avec ipéca et émétique, et un lavement éthéré et opiacé avec un gramme et demi de quinine, gardé trois quarts d'heure et administré douze heures avant l'accès. Le lendemain, un gramme de quinine en potion a été administré avec succès pour conjurer un nouvel accident. Dans tous les autres cas, c'est-à-dire 13 fois sur 15, l'accès a été évité avec la dose moyenne de deux grammes à deux grammes et demi.

---

(1) Eau distillée de menthe poivrée, 60 grammes; laudanum, 12 gouttes; éther, 1 gramme; sirop simple, 30 grammes.

Ces exemples établissent que ces quantités sont à la fois suffisantes et nécessaires.

La guérison doit être consolidée à l'aide de quelques doses décroissantes de sulfate de quinine, soit, en général, 1 gram., puis 8 décigrammes, enfin, 5 décigrammes. Nous avons aussi l'habitude de prescrire la décoction de quinquina pendant une huitaine de jours, et plus longtemps si le sujet est profondément modifié par le miasme palustre. Nous ordonnons fréquemment aussi l'infusion de centaurée, sur laquelle cependant notre expérience en Italie ne nous porte guère à compter qu'en tant que substance amère.

Une potion avec 6 à 8 décigrammes de quinine doit être donnée vers les huitième et quinzième jours, pour éviter les rechutes; on l'accompagne d'un évacuant, si l'état du tube digestif l'indique.

Le malade qui a eu deux rechutes de forme pectorale pernicieuse, les quinzième et trente-cinquième jours, était cuisinier de l'hôpital; il reprenait son service et négligeait les soins hygiéniques, sitôt qu'il pouvait se traîner. Le second, repris le vingtième jour, n'avait pas été remis à la quinine, mais la décoction de kina lui avait été longtemps prescrite. Quant à nous, le huitième jour après l'accès pernicieux, nous avons ressenti quelques douleurs pleurétiques et du malaise, sans accès; nous avions pourtant pris cinq à six décoctions avec 12 grammes de quinquina, et du sulfate de quinine à doses décroissantes, savoir, 1 gramme, puis 4 décigrammes, puis 2 décigrammes, pendant trois jours successifs, et 2 décigrammes enfin le sixième jour. Ce sel, que nous supportons très bien tant que les accès ne sont pas coupés, nous jette ensuite dans un tel état d'exaltation, d'éréthisme, que nous sommes forcé à beaucoup de modération dans le dosage. Nous avons fait, du reste, la même remarque sur bon nombre de sujets : que le sulfate de quinine est d'autant mieux supporté que le besoin en est plus urgent; comme curatif il est toléré, comme préservatif il cause davantage d'insurrection dans l'économie.

Une bonne hygiène et quelques toniques nous ont préservé de toute récidive ou rechute pendant le reste de la saison.

Nous arrivons au traitement de la forme, des symptômes. Ce traitement, comme nous l'avons déjà dit, avait de l'importance dans les fièvres dont nous esquissons l'histoire.

L'éther et l'opium que nous unissions au sulfate de quinine ont rempli une partie des indications. Dans 2 ou 3 cas, nous avons prescrit l'eau de laurier cerise à 10 grammes. Les compresses d'oxycrat sur la tête, semblent soulager un peu la céphalalgie et empêcher peut-être la congestion cérébrale. Les ventouses scarifiées, sur la poitrine et le long des attaches du diaphragme, sont évidemment utiles, mais nous avons retiré plus de bénéfice encore des ventouses sèches, qu'on peut, du reste, prescrire contemporainement. Ce moyen n'a d'efficacité qu'à la condition d'être manié largement; il ne faut pas craindre de revenir quatre à cinq fois à l'application de quinze à vingt ventouses placées sur la poitrine, à sa base, le long de la gouttière costo-vertébrale, et laissées en place cinq minutes à peu près. Pendant notre accès pernicieux, les ventouses sèches nous ont procuré un soulagement immédiat. Enfin, des sinapismes promenés sur les jambes et sur les cuisses sont un moyen dont nous avons également eu à nous louer. Il y aurait lieu, si le péril était extrême, d'oser les placer sur la poitrine même. Nous ne parlons pas d'évacuations sanguines générales, parce qu'elles ne nous ont jamais paru indiquées. Chez le sujet dont la fièvre a été à la fois de forme pectorale et typhoïde, deux applications de dix sangsues aux jugulaires, ont diminué le coma, qui tenait sans doute en partie à la congestion cérébrale.

Après l'accès, la persistance de certains accidens a exigé quelques moyens particuliers. Deux applications de ventouses scarifiées nous ont semblé nécessaires pour dégager le poumon du sujet qui avait présenté du râle crépitant et des crachats rouillés. La persistance ou la réapparition irrégulière de quelques spasmes ou douleurs thoraciques, de la toux, de la gêne de la respiration, n'ont été vaincues que par de petites doses de quinine, et en insistant en même temps sur les antispasmodiques qui, dans ces cas, nous ont paru plus utiles même que le fébrifuge. Un vésicatoire sur le sternum a débarrassé un de nos malades d'une petite toux persistante. Chez un autre, nous sommes venu à bout de vomissemens qui se répétaient opiniatrément après chaque repas, par l'application sur l'épigastre d'un vésicatoire saupoudré d'acétate de morphine. Un peu de tendance aux révasseries, au subdélire, et l'insomnie, ont cédé à la potion avec camphre 5 décigrammes, et teinture d'opium 12 gouttes. Chez nous, une potion avec ipéca et émétique, a été nécessaire le onzième jour, pour faire cesser un embarras gastrique accompagné d'anorexie, qui nous empêchait de reprendre nos forces perdues.

Anatomie pathologique. — Ce chapitre restera en blanc, car nous n'avons perdu personne, à l'hôpital ni en ville. Deux individus, appartenant à la colonie française, qui ont succombé en ville, sans avoir eu recours à nos soins, n'ont pas été autopsiés. Nous avons été bien moins heureux pour les fièvres pernicieuse algides; 2 sujets ont succombé, sur 3 traités. C'est la forme la plus grave, celle qui attaque la vie dans son essence. Les 2 pernicieuses cholériformes ont également eu une extrême gravité, mais l'issue a été favorable. La description de ces différentes formes trouvera sa place dans notre *Clinique des hôpitaux militaires de Rome et de Civita-Vecchia.*

PARIS. — TYPOGRAPHIE ET LITHOGRAPHIE FÉLIX MALTESTE ET Cie,
Rue des Deux-Portes-Saint-Sauveur, 22.

XXIII.

EXPÉRIMENTATION DE PLUSIEURS PRÉTENDUS SUCCÉDANÉS DU QUINQUINA : ARSENIC, APIOL, COLOPHANE TRAITÉE PAR L'ACIDE NITRIQUE, CHLORHYDRATE D'AMMONIAQUE, AUX HÔPITAUX MILITAIRES DE ROME.

CHAPITRE Ier. — Arsenic.

Nous avons adressé au Conseil de santé des armées un travail encore inédit, sous le titre suivant : *Mémoire sur l'emploi de l'arsenic pour le traitement des fièvres intermittentes en général, et en particulier des fièvres de Rome; travail basé sur* 282 *observations ci-jointes*. Nous livrons à la publicité le résumé de ce mémoire, beaucoup trop volumineux pour être reproduit intégralement.

Il repose sur l'étude de 282 fièvres observées à Rome, en 1849 et 1850, et dont nous avons nous-même recueilli l'histoire, jour par jour, au lit du malade, et dans notre propre service. Au mémoire, sont annexés : 1° 65 observations *in extenso*, comprenant l'histoire de 72 fièvres traitées par l'arsenic, et de 68 fièvres traitées par le sulfate de quinine, chez les mêmes individus; 2° l'analyse, jour par jour, de 152 fièvres traitées par le sulfate de quinine, chez des individus qui n'ont jamais été arseniqués; 3° enfin 5 tableaux dans lesquels les faits sont catégorisés, comptés, subdivisés, de manière à fournir les éléments d'une statistique reposant non-seulement sur le nombre, mais aussi sur l'interprétation. Nous utiliserons tous ces documents, sans les faire figurer ici.

§ 1er. — *Mode d'expérimentation.*

Pour apprécier la valeur de l'arsenic en tant que fébrifuge, comparativement au sulfate de quinine, il faut expérimenter non-seulement dans nos pays, mais aussi dans les contrées plus chaudes où les affections palustres règnent avec le caractère endémo-épidémique. Bon nombre des fièvres, à Paris par exemple, peuvent céder dans un temps variable, après plus ou moins de tentatives, à divers traitements dans lesquels n'entre point le sulfate de quinine. Pour établir l'efficacité de l'arsenic comme fébrifuge, il ne faut donner cette substance que dans les fièvres qui ont résisté au traitement sans quinine. On n'a pas généralement suivi cette marche, et l'on a conséquemment attribué à l'arsenic des guérisons qui seraient arrivées sans son intervention. Il est intéressant de comparer les résultats obtenus par les médecins qui ont suivi cette méthode, et par ceux qui ont procédé sans règle; ceux-ci ont été souvent les dupes de leur observation illusoire, et ont accordé à l'arsenic une puissante vertu fébrifuge, tandis que les premiers, s'appuyant sur la saine observation, sont arrivés à des conclusions bien différentes. Nous n'avons nous-même pas été très-fidèle à la règle ci-dessus tracée, puisque, donnant l'arsenic d'emblée dans la plupart des cas, nous n'avons pu conséquemment savoir si la pyrexie devait continuer à dérouler régulièrement ses accès, ou avait tendance à s'user, à disparaître d'elle-même. Mais, comme nous avons administré de la même manière le sulfate de quinine, et que nous établissons une comparaison entre l'efficacité de ce médicament et celle de l'arsenic, tous deux employés dans les mêmes conditions, il en résulte qu'on peut très-bien se former une idée exacte de son degré de vertu fébrifuge, sinon d'une manière absolue, certainement d'une manière relative; le parallélisme de l'expérimentation corrige donc le vice de la méthode.

Une autre question se présentait dans l'expérimentation de l'arsenic : les méthodes d'administration n'étant pas les mêmes, il importait d'apprécier chacune d'elles. Or nos recherches permettent de considérer isolément le traitement à l'aide de l'arsenic seul, et le traitement complexe constitué par ce médicament, par des évacuants, et enfin par ce régime substantiel qu'on a nommé *entraînement*. Les résultats sont bien différents dans les deux cas. L'arsenic seul ne conjure le premier accès qui devait survenir à partir du commencement de la médication, c'est-à-dire ne coupe net la fièvre, que 8,33 fois sur 100 cas traités, et 16,66 fois, ou le double, si on a recours au traitement complexe. D'autre part, le vomitif seul suspend souvent les accès, définitivement ou pour un temps variable, dans nos pays et quelquefois dans les régions plus chaudes. Donc, 1° il faut diminuer l'efficacité de l'arsenic, dans le traitement complexe, de toute la part qui revient aux vomitifs; 2° la valeur de la médication est bien moindre dans les cas où l'élément vomitif et l'entraînement ne peuvent être employés, ce qui arrive dans beaucoup de fièvres, principalement des pays chauds, et dans presque tous les accidents intermittents qui se manifestent pendant le cours de diverses maladies graves. Tandis que l'action de l'arsenic est doublée par l'adjonction des vomitifs, le sulfate de quinine possède une vertu fébrifuge tellement prononcée, qu'elle efface et absorbe, dans le traitement des fièvres intermittentes simples, l'efficacité des évacuants gastriques concurremment employés, si toutefois on peut se prononcer d'après notre observation. Fièvres coupées net par le sulfate de quinine sans vomitifs, 49,52 %, par le sulfate de quinine avec vomitifs, 50,47 %. La différence est insensible : ces proportions sont calculées sur 210 fièvres.

§ 2. — *Formule, dosage; période pendant laquelle il faut continuer l'arsenic.*

Nous avons employé la formule suivante : acide arsénieux, 1 gramme; eau distillée, 1 kilogr. Faites bouillir un quart d'heure à peu près; mettez sur le feu plus d'un kilogr. d'eau, et, quand même la solution est parfaite, ne retirez qu'après réduction à 1 kilogr. Cette précaution importe pour le dosage. Si la solution n'est pas complète, ajoutez quantité suffisante de soude. Dans une fiole de 125 gram., versez la quantité de solution représentant la dose d'arsenic à administrer; achevez de remplir la fiole avec du vin de cannelle composé du formulaire des hôpitaux militaires.

Avant de commencer l'expérimentation, nous avons feuilleté une foule de travaux, dans le but de trouver des indications précises, des guides sûrs dans la concordance des auteurs. Nous avons été déçu dans notre espoir. Le résultat de ces recherches peut se formuler ainsi : Les doses auxquelles on doit donner l'arsenic pour obtenir des effets suffisamment prononcés, tout en évitant les dangers de l'intoxication, sont bien différemment fixées non-seulement par ces divers auteurs, mais aussi par le même expérimentateur, considéré à deux époques de sa pratique. C'est ainsi qu'on a vu un médecin militaire éminent relater des succès magnifiques, obtenus avec un centième de grain; puis, malgré ses succès, arriver à en prescrire 10 centigr., c'est-à-dire deux cents fois la dose primitive. si héroïque pourtant! D'autres praticiens sont restés fidèles au premier dosage ou à peu près; chacun prétend avoir de son côté les succès et la sécurité. Pas plus de concordance sur la promptitude d'action de l'arsenic, ni sur la proportion des sujets guéris. L'un prétend couper à peu près toutes les fièvres par une première dose d'arsenic, l'autre n'obtient ce résultat qu'à la quatrième ou cinquième dose; celui-ci n'échoue jamais, celui-là ne réussit qu'une fois sur 5. Et notons bien que, bon nombre de fois, la méthode a été absolument pareille de part et d'autre. Même incertitude au sujet de la période pendant laquelle il faut continuer l'arsenic : l'un ne craint pas de le donner à haute dose, de 30 à 50 jours de suite; l'autre se hâte de suspendre, après quatre jours, cette *dangereuse médication.* La suite de ce résumé montrera quelle part nous avons pu apporter à l'élucidation de toutes ces questions encore en suspens.

§ 3. — *Accidents généraux, tolérance.*

La plupart des sujets supportent d'emblée 3 centigr. sans accidents généraux; mais on a vu, et nos observations en contiennent des exemples, 1 centigr. produire des accidents graves locaux et généraux. Administrer d'emblée 3 centigr. paraît le maximum de la hardiesse permise. En allant avec précaution jusqu'à 8, 9, 10, et même 12 centigr. en un jour, en potion et en lavement, nous avons été plus heureux peut-être que prudent, et l'on devra craindre de nous imiter.

Si, d'une part, l'intolérance peut commencer à la première dose à 1 centigr., d'autre part, la tolérance persiste quelquefois malgré de fortes doses longtemps continuées. Un de nos malades a pris, sans accidents généraux, 77 centigr. en 14 jours, un autre 1 gram. et 2 décigram. en 43 jours, etc. Chez ces deux sujets, il n'y a eu qu'intolérance gastrique.

Dans les 72 fièvres traitées par l'arsenic, nous avons noté six fois des accidents généraux, qui n'ont jamais été mortels et qui ne nous ont même inquiété qu'une seule fois. Ces accidents peuvent survenir alors même que l'estomac tolère le médicament. La tolérance gastro-intestinale ou locale, et la tolérance générale ou après absorption, sont donc quelquefois indépendantes l'une de l'autre; la première n'implique pas la seconde; le médecin ne devra pas s'endormir dans la sécurité par cela seul que l'estomac n'aura pas été impressionné par l'arsenic. Cette remarque, toute pratique, est d'une haute importance.

Les symptômes observés après l'absorption de l'arsenic dénotent une action sédative, hyposthénisante. Chez un de nos sujets, le pouls est tombé à 50 pulsations par minute. Le brisement des forces en général, la lassitude des jambes et des lombes en particulier, nous paraissent être le premier phénomène qui se manifeste dans l'intoxication par des doses modérées d'arsenic. L'arsenic n'est ni un excitant général ni un tonique, comme on n'a pas craint de l'avancer; c'est incontestablement un altérant et un hyposthénisant. Nos observations établissent également qu'il n'a pas d'action tonique sur les sujets atteints de cachexie palustre.

Les symptômes présentés par l'un des fiévreux soumis à la médication arsenicale méritent d'être rapportés. Voici l'analyse de cette observation, portant le n° 26, dans le mémoire adressé au conseil de santé des armées.

Fièvre ancienne; peu d'efficacité du sulfate de quinine. — Le sujet reste levé plusieurs heures par jour; survient, après quelques jours d'apyrexie, un nouvel accès faible. (Prescription: potion avec ipéca, 1,0, et émétique, 0,05; puis potion arsenicale à 1 centigr.) L'évacuant ne produit que ses effets ordinaires; mais l'ingestion de l'arsenic est suivie de ces accidents : malaise, inquiétude, agitation, spasmes, brisement complet des forces ; des contractions fibrillaires, vermiculaires, parcourent le corps, mais notamment les bras, qui, dans certains moments, sont pris d'un spasme plus violent qui imprime des mouvements involontaires de pronation et de supination. Le pouls, normal pour la force d'impulsion ou à peu près, ne bat plus que 50 fois à la minute ; l'intelligence est des plus lucides, la peau fraîche, le facies non altéré, si ce n'est qu'un peu d'inquiétude s'y manifeste. Le soir, tout rentre un peu dans l'ordre, le pouls est plus fréquent, mais les forces demeurent anéanties ; le malade a des frissons à l'heure de sa fièvre. Les accidents d'intoxication ont commencé avant ce frisson, après l'absorption de l'arsenic ; on ne peut donc pas les mettre sur le compte de l'accès, et d'ailleurs le malade dit n'avoir jamais ressenti un pareil état de spasmes, d'hyposthénie, d'agitation, d'inquiétude et d'agacement. Le brisement des forces persiste les jours suivants, car, trois jours après l'administration de l'arsenic, le sujet peut même rester levé le temps d'écrire une lettre.

Chez cet individu, les accidents ont peu à peu disparu, malgré la continuation de l'arsenic à doses prudentes et très-fractionnées ; tandis que chez d'autres ils ont persisté, malgré la cessation immédiate du médicament.

§ 4. — *Accidents locaux, tolérance.*

Dans nos 72 cas de fièvres traitées par l'arsenic, 24 ou 25 malaeds au moins ont présenté quelques accidents gastro-intestinaux. Une première dose à 1 centigr. peut causer des vomissements et des douleurs épigastriques ; mais, d'autre part, nous avons vu des individus tolérer 6 centigr. donnés par la bouche. Si la première dose à 1 centigr. cause d'emblée des vomissements chez certains sujets, chez d'autres, en revanche, l'estomac peut recevoir de l'arsenic pendant un mois, sans se révolter contre ce médicament, comme on peut s'en assurer par la lecture de nos observations. Beaucoup de praticiens n'ont pu que rarement obtenir la tolérance, malgré leurs précautions ; pour d'autres expérimentateurs, l'intolérance est l'exception, disent-ils. Ici comme ailleurs, nous ne trouvons qu'incertitude quant au nombre exact, mais on ne saurait nier que les accidents ne soient fréquents. Les conditions qui favorisent la tolérance ne semblent pas bien connues : on peut citer néanmoins le peu d'élévation de la dose d'arsenic, son ingestion fractionnée, la masse et peut-être la qualité du véhicule. Quoi qu'il en soit, l'intolérance gastrique est un des inconvénients de l'arsenic.

Sur les 72 cas d'administration de l'arsenic, on compte :

Accidents généraux	6
Accidents locaux	21
Accidents locaux douteux	4
	31 ou 43 %

Ces accidents locaux sont : nausées, vomissements, coliques, diarrhée, malaise et quelquefois pincements épigastriques, dégoût insurmontable pour le médicament, circonstance singulière si l'on veut bien se rappeler que son véhicule est fort agréable et masque la saveur de la substance active.

Il résulterait de ces chiffres que, dans près de la moitié des cas, l'arsenic produit des accidents locaux ou généraux, presque toujours sans gravité, à vrai dire, quand on se tient à des doses modérées.

§ 5. — *Autopsies d'individus arseniqués.*

Trois sujets ayant succombé à diverses affections après avoir été soumis à la médication arsenicale, nous avons dû naturellement nous enquérir des lésions que ce toxique aurait pu laisser, notamment dans le cœur.

Le premier a succombé à un état pathologique complexe composé des éléments fièvre rémittente, bronchite capillaire des deux côtés, puis pneumonie droite; il est mort onze jours après la cessation de l'arsenic, dont il avait ingéré en tout 19 centigr. en lavement et en potion. Le second est décédé huit jours après la cessation de l'arsenic, dont il avait pris en tout 8 centigr., sans succès, pour une fièvre intermittente qui est devenue subcontinue grave et n'a point cédé au sulfate de quinine. Le troisième a succombé à la cachexie palustre, quarante-quatre jours après la cessation de l'arsenic, dont il avait absorbé, à deux reprises, d'abord 17 centigr. en cinq jours, puis 9 centigr. en trois jours.

Ces autopsies n'ont rien dévoilé d'imputable à l'arsenic, rien de caractéristique ni dans le cœur ni autre part.

§ 6. — *Degré d'efficacité de l'arsenic; comparaison de sa puissance fébrifuge avec celle du sulfate de quinine; fièvres devenues rémittentes, pernicieuses, mortelles, pendant l'administration de l'arsenic.*

Pour établir la comparaison, nous avons dû opérer dans des circonstances pareilles de part et d'autre; voici comment nous y sommes parvenu. Pendant tout le temps où nous avons pu nous procurer de l'arsenic, les fièvres intermittentes simples de notre service, présentées soit par les entrants, soit par les individus qui rechutaient, ont été divisées en deux parts: la moitié était traitée par le sulfate de quinine et le reste par l'arsenic. Nous avons eu soin de ne soumettre à ce dernier médicament que les individus vierges de tout traitement quinique à la caserne, antérieurement à leur entrée. D'autre part, nous n'avons également fait figurer dans le groupe des quininisés que nous mettons ici en parallèle avec les arseniqués, que les individus auxquels les chirurgiens des corps n'avaient pas administré de sulfate de quinine, parce que cette médication antérieure nous aurait mis dans l'impossibilité d'apprécier exactement l'effet de chaque dose. Notre expérimentation, entourée des précautions ci-dessus relatées, nous a conduit aux résultats suivants, en partie consignés dans ce tableau, et complétés par le texte.

	Sulfate de quinine.	Arsenic.
Fièvres coupées net, c'est-à-dire qui n'ont plus présenté un seul accès, à partir de la médication.	50,00 %	13,88 %
Fièvres qui ont présenté un accès, malgré la médication, mais dont le second a été conjuré.	25,71 %	22,22 %
Fièvres qui ont présenté deux accès, mais dont le troisième a été conjuré.	7,61 %	12,50 %
Fièvres qui ont présenté trois accès et plus.	5,23 %	34,72 %
Fièvres ne pouvant rentrer dans ces catégories, mais qui doivent être considérées comme non coupées net.	11,42 %	16,66 %

L'arsenic, avec ou sans vomitif, a coupé net la fièvre 13,88 fois %; le sulfate de quinine, avec ou sans vomitifs, 50 fois %; c'est-à-dire que l'arsenic a été efficace comme 1, le sulfate de quinine comme 3 et une fraction. L'arsenic, avec vomitifs, a coupé net la fièvre 16,66 fois %; le sulfate de quinine, avec vomitif, 50,47 fois %; c'est-à-dire que l'arsenic a été efficace comme 1, le sulfate de quinine comme 3 et une fraction. L'arsenic, sans vomitif, a coupé net la fièvre 8,33 fois %; le sulfate de quinine, sans vomitif, 49,52 fois %; c'est-à-dire que l'arsenic a été efficace comme 1, et le sulfate de quinine comme 5 et une fraction. Enfin, en comparant les cas les plus favorables à l'arsenic, c'est-à-dire l'administration à haute dose, de 3 à 10 centigr., accompagnée de vomitifs et d'une alimentation n'ayant pour limite que l'appétit du malade, avec des cas bien moins favorables au sulfate de quinine, c'est-à-dire avec l'administration à toute dose et sans vomitif, on arrive à des proportions tout aussi élevées en faveur du sulfate de quinine :

Fièvres coupées net par l'arsenic.............	9,68 %
— — la quinine..............	49,52 %

Donc, même dans ces circonstances, le sulfate de quinine se serait montré 5 fois aussi efficace que l'arsenic.

Ces chiffres semblent impliquer une sorte de contradiction. Dans les cas que l'on serait autorisé, *a priori*, à croire les plus favorables à l'arsenic, c'est-à-dire quand la médication a été complexe et les doses élevées, les succès n'ont été que de 9,68 %; tandis qu'en consultant indistinctement tous les cas d'administration de l'arsenic, à haute et à faible dose, avec ou sans vomitifs, le résultat est bien plus satisfaisant, 13,88 %; résultat d'autant plus inattendu qu'il a été établi par nos chiffres, que le vomitif ajoute beaucoup à l'efficacité de l'arsenic. Les fièvres les plus graves, et conséquemment les moins promptes à céder, auraient-elles donc été spécialement attaquées par de fortes doses accompagnées de vomitifs, ce qui ferait ainsi rentrer précisément ces pyrexies de cure difficile dans la catégorie qu'on a été porté à tort, *a priori*, à considérer comme contenant les faits les plus favorables à l'arsenic? Cela est possible. Cependant il nous semble avoir été moins guidé dans notre dosage par le degré de gravité de la fièvre que par l'habitude que nous acquérions peu à peu, car c'est dans les derniers temps de l'expérimentation que nous avons formulé nos plus hautes doses. Quoi qu'il en soit, de ces considérations découle une conséquence, c'est que les proportions, quoique extraites d'un groupe nombreux, doivent être considérées comme exprimant très-positivement la prééminence d'un traitement sur l'autre, mais ne peuvent être regardées comme la cote comparative, en chiffres et fractions, de la vertu de chaque médicament.

Nous avons, dans les paragraphes précédents, établi une comparaison entre l'efficacité du sulfate de quinine et de l'arsenic, quant aux fièvres qui ont pu être coupées net. Le premier de ces deux médicaments continue à jouir de la même prééminence lorsqu'on envisage les pyrexies qui n'ont pu être arrêtées qu'après un, deux ou trois accès; ainsi, par exemple, pendant que l'arsenic laissait six fièvres présenter plus de deux accès, le sulfate de quinine n'en laissait qu'une seule. Au point de vue qui nous occupe, le tableau ci-dessus permet de constater immédiatement un fait fort remarquable, mais auquel on devait s'attendre : en considérant les quatre premières lignes des deux colonnes verticales, on voit que, pour les fièvres traitées par le sulfate de quinine, les chiffres indiquent des nombres de moins en moins considérables, selon qu'on examine des catégories de cas de plus en plus réfractaires, tandis que c'est le contraire pour la médication arsenicale ; ici les catégories des fièvres les plus réfractaires sont en même temps les plus chargées en chiffres, c'est-à-dire qu'il reste plus de malades en traitement. L'opposition est complète.

Chez 35 sujets à peu près, on peut comparer les effets du sulfate de quinine et de l'arsenic, ces deux médicaments ayant successivement été administrés au même malade soit pour la même fièvre, soit dans deux atteintes différentes. Dans un sixième des cas, les médications arsenicale et quinique ont été peu efficaces ; dans un autre sixième, les deux médications ont obtenu des succès ; dans les quatre autres sixièmes, le sulfate de quinine s'est montré bien plus actif ou seul actif; enfin l'observation 26 fournit un exemple assez tranché de fièvre rebelle au sulfate de quinine et guérie par l'arsenic.

Pour terminer ce parallèle, toujours à l'avantage du sulfate de quinine, excepté dans le dernier cas unique, nous dirons qu'il résulte de nos observations qu'on voit beaucoup plus de fièvres rebelles à l'arsenic céder au quinquina, que de fièvres réfractaires à la quinine disparaître par la médication arsenicale.

Enfin voici un résultat qui mérite l'attention, mais qui demanderait confirmation par d'autres faits. La lecture attentive des observations paraîtrait établir que le sulfate de quinine serait plus actif chez les sujets vierges de tout traitement arsenical (54 fièvres coupées net %), que chez les individus qui, soumis d'abord à l'arsenic, ont dû être ensuite traités par le sulfate de quinine (40 fièvres % seulement, coupées net).

De tout ce qui précède, il résulte évidemment qu'on ne peut songer à remplacer le sulfate de quinine par l'arsenic, d'autant plus que dans les pays chauds à fièvres endémo-épidémiques, où il faut proportionner la dose à l'intensité de la maladie, on est immédiatement arrêté dans la médication arsenicale, par la crainte de l'empoisonnement, inconvénient qui n'existe presque pas quand on a recours au sulfate de quinine. Dans ces contrées, où, d'un accès à l'autre, la pyrexie peut devenir grave, rémittente, pernicieuse, on devra se garder d'employer l'arsenic pendant la saison endémo-épidémique. Son efficacité, si inférieure à celle de la quinine, n'en différât-elle que d'une nuance, on devrait encore renoncer à l'arsenic, devant la nécessité de lutter de vitesse avec la fièvre. Un fait, extrait de nos observations, démontrera la justesse de ce principe. L'obs. 54, *in extenso*, contient l'histoire d'un militaire qui, ayant ingéré 22 centigr. d'arsenic dans l'espace de onze jours, fut pris, le onzième jour, d'une fièvre pernicieuse qui, fort heureusement, céda au sulfate de quinine. Chez d'autres, comme nous le verrons à l'article *Fièvre rémittente*, la pyrexie a quitté l'intermittence pour la rémittence ou la subcontinuité, pendant la médication arsenicale.

§ 7. — *Concordance de nos résultats avec ceux de nos confrères opérant dans les mêmes conditions.*

Laissons de côté les expérimentations tentées en Algérie par les médecins militaires, quoique le champ d'observation soit analogue. Nous ne connaissons d'ailleurs que celles de M. Théoph. Mayer et de M. Cordier ; elles concordent complétement avec les nôtres. En Italie, MM. Pasquier, Armand, Gougé, ont essayé l'arsenic sur les militaires atteints de fièvre, et n'en ont pas été plus satisfaits que nous.

Dans les marais Pontins, notre savant ami, le Dr Minzi, médecin de l'hôpital central de cette contrée essentiellement palustre, a expérimenté l'arsenic dans plus de 400 cas, en le donnant jusqu'à 3 centigr. par jour, et a dû l'abandonner ensuite, faute de succès (1). M. Salvagnoli Marchetti, inspecteur médical des maremmes toscanes, n'a pas été plus heureux : sur 16 cas, il en a trouvé 15 absolument rebelles à l'arsenic, 15 *furono assolutamente ribelli* (2).

Si je cite, entre autres, ces deux médecins, c'est parce que j'ai eu avec eux des relations amicales, dans lesquelles j'ai pu compléter tous les renseignements qui m'étaient nécessaires pour m'édifier complétement à ce sujet.

§ 8. — *Relevé de quelques-unes des fièvres les plus réfractaires à l'arsenic.*

Obs. Ire. — Emploi inutile de deux potions avec ipéca et émétique (potion que nous appellerons désormais tout simplement *ipéca stibié*, pour abréger) et de sept doses d'arsenic variant de 5 à 8 centigr. La fièvre persiste; trois jours d'usage du sulfate de quinine, de 1 à 2 gr., uni à l'éther et à l'opium, ne produisent pas plus de résultats. Emploi pendant cinq jours, sans succès, de la centaurée, de l'eau distillée de laurier-cerise, de l'opium; retour à l'arsenic; un ipéca stibié et six jours d'usage de l'arsenic, de 3 à 8 centigr. par jour, laissent subsister la fièvre; elle cède enfin à un traitement aux quinquinas en nature et aux toniques, traitement que nous dirigeons d'une manière spéciale, et qui, généralisé plus tard, nous a rendu tant de services chez les individus saturés de sulfate de quinine.

Ce résumé d'observation est intéressant à plus d'un titre.

Obs. II. — Fièvre coupée après trois doses d'arsenic, 2 à 6 centigr., et une à 7 centigr. Après vingt-cinq jours d'administration quotidienne de l'arsenic, suivis d'une lacune de deux jours, rechute. Elle est coupée par un vomitif et deux doses d'arsenic, l'une à 4, l'autre à 3 centigr. Deuxième rechute après douze jours d'usage de l'arsenic; elle résiste à

(1) Minzi, *Studii teorico-pratici sopra la endemia palustre*, p. 226; Bologna, 1848. *Ricerche sopra la genesi delle febbri intermittenti*; Roma, 1844, nota 21. *Corrispondenza scientifica in Roma*, agosto 1851.

(2) Salvagnoli Marchetti, *Statistica medica delle maremme toscane*, p. 80.

un vomitif et à quatre doses d'arsenic de 3 à 6 centigr. ; elle cède rapidement à la médication aux quinquinas en nature et aux toniques.

Cette observation montre l'arsenic inefficace comme curatif et comme prophylactique de nouveaux accès. Après avoir consommé 1 gr. 2 décigr. d'arsenic en soixante-trois jours, *énorme quantité qui nous effraye aujourd'hui*, nous avons été obligé de recourir aux quinquinas.

Obs. III. — Il faut cinq doses d'arsenic à 15 milligr., à 3, à 4, à 5 centigr., et deux ipéca stibiés pour couper la fièvre. Inefficacité comme prophylactique (voy. § 10).

Obs. IV. — Trois doses d'arsenic à 5, à 6, à 8 centigr., laissent le troisième accès survenir avec la même intensité. La fièvre est coupée à peu près net par un ipéca stibié et 1 gr. et demi de sulfate de quinine. Même inefficacité de l'arsenic comme prophylactique (voy. § 10).

Obs. V. — Vomitif, acide arsénieux pendant huit jours, de 15 à 40 milligr.; trois accès pendant cette période. Même inefficacité comme prophylactique (voy. § 10).

Obs. VI. — Il faut cinq doses d'arsenic de 15 à 20 milligr., précédées d'un ipéca stibié, pour couper la fièvre. Même inefficacité comme prophylactique (voy. § 10).

Obs. VII. — Inefficacité de trois doses d'arsenic à 6, à 10, à 12 centigr. Accidents. Le premier accès est diminué, les autres conjurés par le sulfate de quinine.

Obs. XXXI. — Il faut deux ipéca stibiés et douze jours d'arsenic, de 1 à 5 centigr., pour couper définitivement la fièvre (voy. § 10).

Obs. XXXVI. — Il faut un ipéca stibié et sept jours d'arsenic, de 1 à 4 centigr., pour couper une fièvre quarte.

Obs. XXXVIII. — Il faut un ipéca stibié et quatre doses d'arsenic, de 2 à 3 centigr., pour couper la fièvre.

Obs. XLIX. — Le sulfate de quinine coupe net la fièvre. Rechute. La fièvre n'a pas encore entièrement disparu après un ipéca stibié et huit jours d'arsenic, de 3 à 5 centigr.; elle cède rapidement à la médication aux quinquinas en nature et aux toniques.

Obs. LII. — La fièvre ne cède qu'après un ipéca stibié et cinq doses d'arsenic de 2 à 6 centigr.

Obs. LIII. — Il faut un ipéca stibié et quatre doses d'arsenic, de 5 à 7 centigr., pour couper la fièvre. Il reste une céphalalgie intermittente qui exige encore l'arsenic à haute dose (jusqu'à 9 centigr. par jour).

Obs. LVI. — Il faut cinq jours d'administration de l'arsenic, à 3 et à 7 centigr., pour faire disparaître tout reste d'accès.

Obs. LXIII. — Fièvre quarte qui persiste encore après quatorze jours d'arsenic dosé de 4 à 6 centigr.; elle est modifiée, puis coupée par la médication aux quinquinas et aux toniques.

Ces observations peuvent se passer de commentaires.

§ 9. — *Arsenic dans les fièvres invétérées et dans la cachexie palustre.*

Nos observations ne sont pas de nature à encourager le recours à l'arsenic dans les fièvres invétérées. Plus de fièvres réfractaires à l'arsenic cèdent au sulfate de quinine et au quinquina en nature, que de fièvres rebelles à ceux-ci ne disparaissent sous l'influence du premier. M. Cordier conclut aussi de ses expériences en Algérie, que les fièvres qui cèdent le plus facilement à l'arsenic sont précisément les plus récentes, les plus légères, celles qui ont pris naissance dans le foyer palustre le moins actif. Nous pensons néanmoins que l'arsenic pourrait peut-être rendre des services chez les vieux fébricitants en proie à de fréquentes rechutes et gorgés de sulfate de quinine, médicament qui finit quelquefois par user son action; mais, dans ces cas, nous possédons les quinquinas en nature ou sous diverses formes, qui, administrés conjointement avec les toniques, une alimentation généreuse, le fer, les antispasmodiques, produisent vraiment des merveilles, et cela sans dangers.

Nous n'avons pas été plus heureux dans la cachexie palustre. Cependant, dans cette affection où il existe la double indication de changer la crase dénaturée du sang, et d'enrichir ce liquide appauvri, l'arsenic trouverait peut-être son emploi comme altérant, c'est-à-dire pour obéir à la première indication; mais il devrait être administré conjointement avec les toniques, avec le fer, etc., qu'il ne peut en aucune façon remplacer, quoi qu'on en ait dit, pour remplir la seconde indication, l'indication tonique.

§ 10. — *Récidives.*

En concluant de nos observations que l'arsenic ne prévient pas plus les récidives que le sulfate de quinine, résultat auquel est, du reste, également arrivé le Dr Minzi, nous croyons montrer une extrême réserve, car la lecture attentive des observations tendrait à établir que l'arsenic est, sous ce rapport encore, inférieur au sulfate de quinine.

Vingt-deux malades arseniqués ont rechuté dans nos salles mêmes; voici l'analyse des 19 observations les plus caractéristiques.

Obs. II. — Rechute après huit jours d'arsenic et huit sans arsenic.

Obs. V (voir, § 8, son analyse détaillée). — Rechute après vingt-cinq jours d'arsenic et deux sans arsenic. Nouvelle rechute après douze autres jours d'arsenic.

Obs. VI. — Rechute pendant la médication arsenicale même, le cinquième jour.

Obs. VIII. — Rechute après cinq jours d'arsenic et cinq autres sans arsenic. Avec un simple vomitif, on obtient une égale période apyrétique, huit jours; avec le sulfate de quinine, on en obtient 12.

Obs. X. — Rechute après quatre jours d'arsenic, deux sans arsenic, et deux nouveaux avec arsenic.

Obs. XIII. — Rechute après six jours d'arsenic et quatre de cessation de ce médicament.

Obs. XVIII. — Rechute après cinq jours d'arsenic et un de cessation.

Obs. XXI. — Rechute après douze jours d'arsenic et dix de cessation.

Obs. XXV. — Rechute le dixième jour de l'administration de l'arsenic.

Obs. XXXI. — Rechute le huitième jour de l'administration de l'arsenic.

Obs. XXXV. — Rechute le dixième jour de l'administration de l'arsenic.

Obs. XLVI. — L'arsenic est vainement donné comme prophylactique à l'époque présumée du retour des accès ; ils reparaissent.

Obs. L. — Trois jours d'arsenic; rechute après onze jours de cessation de ce médicament.

Obs. LII. — Rechute après six jours d'arsenic, et trois sans arsenic.

Obs. LIII. — Rechute le douzième jour de l'administration de l'arsenic.

Obs. LIV. — Accès pernicieux le onzième jour de l'administration de l'arsenic, sept jours après la cessation de la fièvre intermittente simple.

Obs. LVI. — Rechute après sept jours d'arsenic et un mois de cessation.

Obs. LVII. — Rechute après huit jours d'arsenic, trois de suspension, deux de nouvelle administration.

Obs. LXIII. — Arsenic huit jours, un jour sans arsenic, cinq nouveaux jours d'arsenic, deux de suspension ; rechute.

Ainsi, chez les individus arseniqués, soit qu'ils n'aient pris que de l'arsenic, soit qu'ils aient également ingéré du sulfate de quinine à une autre époque de leur maladie, les rechutes à l'hôpital ont atteint le chiffre 22 sur 72 traités, ce qui donne 30 pour 100, proportion assurément fort élevée.

En compulsant les 135 observations abrégées et les 65 *in extenso*, annexées à notre mémoire adressé au conseil de santé, on s'assure que le sulfate de quinine éloigne davantage ces rechutes.

Des rechutes se sont déclarées pendant la période même de l'administration de l'arsenic, ce qui n'a pas eu lieu pour le sulfate de quinine. Il est vrai de dire que le dernier n'a pas été longtemps continué, tandis que nous nous sommes conformé aux recommandations des partisans de l'arsenic, quant à la nécessité de l'administrer pendant assez longtemps encore après la cessation de la fièvre. Mais, si nous ne prolongeons pas au delà de quelques jours, quelquefois d'un jour seulement, selon les cas, l'usage du sulfate de quinine, nous ordonnons la potion avec décoction de 8 à 10 grammes de quinquina, et, nous devons le dire, pendant cette période, nous avons vu quelques rechutes dont le nombre et la date sont loin, du reste, de ce que nous avons observé avec l'arsenic.

Les rechutes n'ont pas été suivies après la rentrée des hommes dans leurs quartiers respectifs, et il est rare que nous ayons pu les retrouver lorsqu'ils ont été de nouveau dirigés sur les hôpitaux, parce qu'à cette époque il y avait à Rome quatre hôpitaux contenant chacun plusieurs services.

§ 11. — *Arsenic dans les fièvres graves et rémittentes.*

Employer l'arsenic, nous ne dirons pas dans les fièvres pernicieuses, mais seulement dans les fièvres un peu graves, eût été, à notre sens, sortir des bornes de l'expérimentation permise. Quand la vie peut être en danger, on n'expérimente pas, on agit. Mais, comme plusieurs fièvres, simples dès l'origine, ont revêtu un autre caractère pendant que le malade était soumis à l'usage quotidien de l'arsenic, il s'ensuit que le hasard nous a donné les enseignements que nous n'eussions pas osé demander à l'expérimentation.

Les cas dont il s'agit sont au nombre de 5 (obs. 22, 42, 43, 54 et 61).

Nous avons déjà parlé, à la fin du § 6, du sujet de l'obs. 54. Une fièvre intermittente simple n'est coupée qu'apès un ipéca stibié et quatre jours d'arsenic à 2 centigrammes. L'arsenic est encore continué sept jours, onze en tout, à la même dose; accès pernicieux ce onzième jour. Le sulfate de quinine n'empêche pas l'accès suivant, mais il prévient les autres. Cette observation est significative : un accès pernicieux survient pendant la période même d'administration de l'arsenic, chez un individu qui certes devait être profondément modifié par cet agent, puisqu'il en absorbait depuis onze jours. Le sulfate de quinine n'a agi que sur le deuxième accès, compté à partir de son administration, mais il avait été ingéré trop près de cet accès pour qu'on pût bien compter sur son action; puis d'ailleurs, d'après les observations consignées plus haut, on serait porté à croire que le sulfate de quinine établit plus lentement son influence sur les sujets arseniqués que chez les individus vierges de ce traitement.

Dans les autres observations, on voit la fièvre quitter l'intermittence pendant l'administration même de l'arsenic, pour revêtir la rémittence ou la subcontinuité.

Obs. XXII. — Fièvre intermittente quotidienne, accès plus grave après un ipéca stibié et arsenic, 4 centigr. Nouvelle dose à 4 centigr. La fièvre devient subcontinue grave. Le sulfate de quinine enraye momentanément l'affection; mais l'état typhoïde survient bientôt, et le malade succombe. Nous avons à demander, *et c'est un reproche grave que nous nous adressons*, si, en administrant d'emblée le sulfate de quinine, nous n'eussions pas prévenu ce malheur. Ce fait, du reste, est le seul de notre pratique qui donne lieu à une pareille réflexion.

Obs. XLII. — Fièvre intermittente dont les symptômes sont sans gravité, mais dans laquelle on peut découvrir quelque tendance à la rémittence. L'accès est modifié par un ipéca stibié et arsenic, 3 centigr.; mais l'état rémittent se prononce davantage. Je n'ose continuer, et, de crainte d'un malheur, j'administre une haute dose de sulfate de quinine (2 gr. et demi) en potion et en lavement, et tout rentre dans l'ordre.

Obs. XLIII. — Fièvre intermittente simple et quotidienne. Après un ipéca stibié et 3 centigr. d'arsenic, survient un accès plus fort et plus long. Je réplique par une seconde dose à 6 centigrammes, mais la fièvre devient rémittente. L'accès suivant est conjuré par 1 gramme et demi de sulfate de quinine.

Obs. LXI. — Fièvre quotidienne simple; les accès durent trois heures. Arsenic, 3 centigr. L'accès retarde, mais il a même intensité, même durée. Seconde dose à 6 centigr. Accidents locaux, la fièvre devient subcontinue. Succès du sulfate de quinine à 1 gramme et demi.

De ces faits, on peut tirer les conclusions suivantes : si, malgré et pendant l'emploi de l'arsenic, les fièvres simples se sont aggravées et sont devenues rémittentes, subcontinues, pernicieuses, il faut bien penser que, *a fortiori*, ce médicament n'aurait pas d'action sur une fièvre déjà grave, rémittente, subcontinue ou pernicieuse.

Conclusions.

Ce résumé succinct d'un travail considérable n'en est pour ainsi dire que les conclusions motivées, appuyées sur les faits.

En définitive, on ne doit pas songer un seul instant à substituer l'arsenic au sulfate de quinine. Dans nos pays, il trouvera probablement une place limitée dans la thérapeutique des fièvres intermittentes; mais il n'a absolument rien à prétendre contre les fièvres récentes endémo-épidémiques des pays chauds. On n'est guère autorisé à l'employer que dans les fièvres rebelles aux quinquinas sous toutes les formes. L'incertitude et la contradiction règnent sur presque tous les points relatifs à l'arsenic. C'est un médicament qu'on ne peut pas encore manier avec la double certitude d'obtenir l'effet voulu et d'éviter les dangers attachés à son administration.

CHAPITRE II. — 1° Apiol ou suc de graine de persil ; 2° Colophane traitée par l'acide nitrique.

Ces deux médicaments ont été essayés par ordre du Conseil de santé des armées, qui avait adressé une instruction détaillée sur le mode d'expérimentation. Il recommandait entre autres de ne point donner cette substance aux fébricitants dès leur entrée à l'hôpital, mais d'attendre que plusieurs accès se fussent produits, de manière à s'assurer ainsi au préalable que la fièvre ne devait point se terminer d'elle-même, soit brusquement, soit en mourant sous forme d'accès de plus en plus faibles. Nous nous sommes scrupuleusement conformé à ces prescriptions.

Du 17 au 31 octobre 1851, période d'expérimentation, 30 fièvres intermittentes ont été traitées dans notre service.

Onze sont attaquées par le sulfate de quinine, ou à cause des complications gastriques qui commandaient un traitement complexe, ou à cause de la gravité des accès, ou encore parce que le malade avait déjà pris du sulfate de quinine à la caserne.

Dix-neuf, vierges de tout traitement antérieur, non compliquées, sans gravité, sont soumises à l'expectation ; 7 se passent sans médication ; 12 sont traitées par les deux substances envoyées par le Conseil de santé, savoir 6 par l'apiol, 6 par la colophane.

Notons en passant, car cette remarque a certes son importance, que même dans les pays palustres, comme Rome, plus d'un tiers des fièvres intermittentes se sont, à cette époque, passées spontanément, solution heureuse à laquelle ont sans doute contribué l'*aria fina* de nos hôpitaux Saint-André et surtout Saint-Dominique-au-Quirinal, et les soins ainsi que le régime et le repos hospitaliers. Voici l'indication de ces 7 cas, afin de renseigner complétement sur la rapidité plus ou moins grande avec laquelle s'est produite cette terminaison favorable.

1° Fièvre tierce récidivée. Les accès vont en diminuant d'intensité; le 4e manque.

2° Fièvre tierce, 2e récidive. Le 3e accès manque.

3° Fièvre quotidienne récidivée. Le 8e accès (3e depuis l'entrée à l'hôpital) manque.

4° Fièvre tierce, première atteinte. Le 3e accès manque.

5° Fièvre quotidienne, première récidive. Le 8e accès (5e depuis l'entrée à l'hôpital) manque.

6° Fièvre tierce récidivée. Le 3e accès (2e à l'hôpital) manque.

7° Fièvre tierce récidivée. Le 9 accès (3e à l'hôpital) manque.

Certaines fièvres s'étant passées spontanément après quatre accès à l'hôpital, fallait-il attendre tout ce temps avant d'arriver à l'expérimentation? Cela nous eût conduit beaucoup au delà des délais assignés par le conseil pour la clôture de notre travail. Après nous être assuré que les accès se répétaient *avec la même intensité ou avec une intensité croissante,* nous avons commencé cinq fois après avoir observé deux accès seulement, trois fois après en avoir observé trois, trois fois après en avoir observé quatre, une fois après en avoir observé cinq.

Suivent deux tableaux dont l'un donne, comme terme de comparaison, les résultats obtenus par le sulfate de quinine en août, septembre et octobre 1851, et dont l'autre constate les effets des substances expérimentées.

Sulfate de quinine.

	Août.	Septembre.	Octobre.	Moyenne.
Fièvres coupées net	58 %	52 %	54 %	55 %
Fièvres ayant présenté un accès, malgré le sulfate de quinine, mais dont le deuxième a été conjuré	20 %	36 %	34 %	30 %
Fièvres ayant présenté deux accès et plus, malgré le traitement quinique	22 %	12 %	12 %	15 %

Apiol et colophane traitée par l'acide nitrique.

	Apiol.	Colophane.
Fièvres coupées net	1	0
Coupées après un accès survenu malgré le traitement	0	0
Coupées après deux accès survenus malgré le traitement	0	0
Ayant présenté trois accès ou plus malgré le traitement	4 ou 66,66 %	6 ou 100 %
Fièvres ne pouvant être classées dans ces catégories, mais non coupées net	1	0
Total des fièvres traitées	6	6

Débarrassons immédiatement la discussion de la colophane traitée par l'acide nitrique, substance qui doit être considérée comme ayant complétement échoué.

Sur six fièvres, une seule a cédé, après six accès qui s'étaient succédé malgré le traitement, ou plutôt elle est morte de vieillesse. Le malade a pris six potions contenant en tout 13 grammes de colophane. Chez d'autres sujets, la fièvre a persisté malgré l'ingestion de 11, de 18 grammes, etc., quantité équivalente, d'après le médecin qui a préconisé cette substance, à 5 grammes et demi, et à 9 grammes de sulfate de quinine. La dose *maxima* prescrite en un jour a été de 4 grammes, l'équivalent de 2 grammes de sulfate de quinine, toujours d'après l'inventeur. Nos doses ont été portées plus haut que celles que l'instruction indiquait comme suffisantes en France, quand nous nous fûmes assuré que ces dernières n'étaient pas efficaces. Nous avons agi de même avec l'apiol, dont nous avons administré jusqu'à six capsules ou 3 grammes en un jour, pensant qu'il est d'une bonne expérimentation de proportionner ces doses à l'intensité des fièvres palustres du pays dans lequel on opère.

La colophane est désagréable à prendre; nous faisions suspendre cette poudre dans une potion gommeuse. Elle ne produit généralement aucun accident : quelques coliques, de l'ardeur à l'estomac, sont des phénomènes rares, passagers, peu prononcés et sans gravité.

Arrivons à l'apiol.

Sur six fièvres, deux seulement ont cédé. L'une, fièvre tierce récidivée, a été coupée net dans les conditions suivantes: après avoir laissé trois accès se produire à l'hôpital, nous avons administré, en deux jours, 9 capsules d'apiol, et aucun accès n'a reparu. Dans le second cas, trois accès se sont succédé, malgré l'ingestion de 16 capsules (chaque capsule contient 5 décigrammes de suc de graine de persil); 3 nouvelles capsules ont prévenu le quatrième accès.

Les autres sujets ont été entièrement réfractaires à l'apiol, et nous avons dû recourir au sulfate de quinine, qui n'a pas démenti sa vieille réputation. Nous avons pu ainsi, sur le même malade, comparer l'efficacité des deux médicaments.

Le tableau ci-dessus fait ressortir de la manière la plus évidente la supériorité immense du sulfate de quinine, puisque ce médicament coupé net la fièvre dans plus de moitié des cas, tandis que l'apiol n'a eu ce résultat que dans un sixième! En poussant plus loin la comparaison, on arrive toujours aux mêmes résultats : malgré l'apiol, 66 fièvres sur 100 ont présenté trois accès et plus, tandis que sous l'influence du sulfate de quinine, 5 p. 100 seulement ont atteint ou dépassé trois accès. Parmi les cas remarquablement réfractaires à l'apiol, nous citerons ceux de trois sujets qui ont ingéré 10, 11, 15 capsules, sans résultats, et qui ont dû être mis ensuite au sulfate de quinine.

Nous avons essayé si l'apiol ne pourrait pas rendre quelques services chez les individus porteurs d'anciennes fièvres, gorgés de sulfate de quinine. Nos tentatives n'ont pas été heureuses. Nous ferons remarquer cependant que le sujet dont la fièvre a été coupée net par l'apiol était traité pour une troisième récidive, et que dans la précédente il avait fallu deux potions de sulfate de quinine à 1 gramme chacune, pour arrêter les accès.

Si la colophane n'exerce point d'effet physiologique sur l'économie, il n'en est pas de même de l'apiol; il produit des phénomènes remarquables que nous avons appelés *ivresse apiolique*, et qui ressemblent fort à ceux de l'*ivresse quinique*. Sur six sujets soumis à l'apiol, trois ou quatre ont éprouvé cette ivresse. Chez un de nos malades, elle s'est manifestée après une première prise de 4 capsules ou 2 grammes de suc de graine de persil. L'apiol a aussi produit quelquefois des coliques.

Nous avons condamné d'une manière à peu près absolue la colophane. En voulant bien ne pas supposer que le hasard ou une solution spontanée ne soient la cause de la guérison immédiate d'un de nos fiévreux traité par l'apiol, nous devons cependant exprimer beaucoup de doute sur l'efficacité dont il peut jouir comme fébrifuge dans les pays où les fièvres sont fugaces, et l'exclure complétement et absolument de la thérapeutique des fièvres palustres endémo-épidémiques des pays chauds.

CHAPITRE III. — CHLORHYDRATE D'AMMONIAQUE.

Dans ces derniers temps, M. Aran a entretenu l'Académie des propriétés fébrifuges de ce médicament. Cédant aux invitations de l'auteur, nous l'avons expérimenté nous-même à Rome en 1851 et

1852, en nous servant de sa formule que voici : chlorhydrate d'ammoniaque, 8,0; eau distillée de fleur d'oranger, 50,0; eau distillée de menthe poivrée, 50,0; sirop simple; et en nous conformant, pour la prise de la potion, aux indications que notre excellent confrère nous avait précisées. Seulement, n'obtenant pas les effets attendus de 8 grammes de chlorhydrate, nous avons jugé opportun d'augmenter la dose, afin de la proportionner à l'intensité et à la ténacité de la fièvre dans l'*agro romano*. Nous avons été jusqu'à 10 et même 12 grammes en un jour. A ces doses, et même assez souvent à 8 grammes, la potion dans laquelle, pour le dire en passant, on masque difficilement la saveur du sel, produit assez fréquemment des effets purgatifs, amène quelques coliques, des aigreurs, du dégoût, des vomissements, accidents sans gravité du reste, excepté dans un cas (obs. 2), où ils nous ont donné des inquiétudes.

L'expérimentation a porté sur 21 sujets, savoir sur 6 en octobre et novembre 1851, et sur 15 en juillet, août et septembre 1852.

Le tableau suivant résume les résultats auxquels nous sommes arrivé. Pour établir la comparaison de ces effets avec ceux que nous avons retirés du sulfate de quinine, on consultera le tableau inséré au chapitre précédent.

Chlorhydrate d'ammoniaque.

Fièvres coupées net.	6	ou	28 %
Fièvres ayant présenté un accès. . . .	1		4 %
Fièvres ayant présenté deux accès. . .	1		4 %
Fièvres ayant présenté trois accès et plus, malgré l'usage du médicament. . .	11		52 %
Fièvres qui ne restent pas dans les catégories ci-dessus, mais non coupées net.	2		8 %
Total. . . .	21		

Le premier chiffre, 28 fièvres coupées net %, semble devoir faire assigner au chlorhydrate d'ammoniaque le premier rang parmi toutes les substances que nous avons expérimentées, puisque l'arsenic n'a donné que 13,88 %. Mais ce n'est là qu'un jugement par comparaison, il faut bien en rabattre lorsqu'on en vient à apprécier d'une manière absolue les propriétés fébrifuges du chlorhydrate d'ammoniaque.

En jetant les yeux sur ce tableau, on est immédiatement frappé de cette circonstance : 6 fièvres sur 21, nombre notable certainement, ont été coupées net; mais ensuite nous ne trouvons plus qu'une seule fièvre coupée après un accès, une seule coupée après deux accès; puis nous arrivons à l'énorme chiffre 11, représentant les fièvres qui ont eu trois accès et plus, malgré l'administration du chlorhydrate à haute dose, c'est-à-dire les fièvres réfractaires. Il n'en est pas de même avec le sulfate de quinine, comme nous l'avons déjà dit (voir le tableau inséré au chap. 1er); la plupart des fièvres qui n'ont point été coupées net cèdent après un accès, 25,71 %; celles qui ne cèdent qu'après deux sont moins nombreuses, 7,61 %, et celles qui présentent, malgré la médication, trois accès et plus, ne figurent plus que pour 5,23 %; en un mot, le sulfate de quinine manifeste toujours sa puissance, et ce qui lui échappe une première fois lui cède le plus souvent à la seconde reprise, etc. Les choses se passent bien différemment avec l'arsenic et le chlorhydrate d'ammoniaque; on dirait presque que ces agents n'agissent qu'en tant que perturbateurs, à la manière des vomitifs et d'autres substances capables d'apporter un certain trouble dans l'économie, et que cet effet perturbateur, modificateur, une fois usé, ils restent à peu près impuissants. C'est là un point de vue auquel il nous semble qu'on n'a pas encore suffisamment jugé les prétendus succédanés du quinquina, et qui a certes pourtant son importance.

Pourrait-on s'expliquer autrement que par un effet fébrifuge proprement dit, bien marqué, bien évident, que 6 fièvres sur 21, ou 28 %, aient cédé d'emblée au chlorhydrate d'ammoniaque? Très-aisément, à notre avis. Et d'abord nous n'avons pas, comme pour la colophane et l'apiol, laissé la fièvre dérouler quelques accès à l'hôpital, pour nous assurer que ceux-ci ne se montraient pas avec une force décroissante, et que la pyrexie n'était pas une de celles qui disparaissent d'elles-mêmes. On se rappelle que, sur 17 fièvres soumises à l'expectation, 7, c'est-à-dire plus d'un tiers, se sont passées sans médication. Or 3 des 6 fièvres coupées net par le chlorhydrate rentrent, selon toute probabilité, dans cette catégorie, puisque les accès étaient décroissants en intensité.

Les autres observations sont également peu probantes en faveur du chlorhydrate d'ammoniaque; car, dans deux cas, la fièvre a été plutôt perturbée que coupée, puisque les accès, après avoir été suspendus quatre jours, se sont produits de nouveau. Dans d'autres cas, le malade avait été purgé à la caserne, ou bien le chlorhydrate d'ammoniaque avait produit une assez vive perturbation, accompagnée d'évacuations. Aucune des six observations que nous commentons n'est dégagée de ces éléments, qui rendent complexe l'effet thérapeutique; et dans plusieurs même, deux ou trois circonstances se réunissent pour nous autoriser à croire que le chlorhydrate d'ammoniaque n'a point ou a faiblement agi comme fébrifuge.

Ainsi, dans l'observation dont voici le résumé, la fièvre se manifestait par des accès décroissants en intensité et en durée, et le malade avait été purgé à la caserne deux jours avant son entrée à l'hôpital; cependant la pyrexie n'a été enrayée que quatre jours, puis elle a repris son cours. Le sulfate de quinine, auquel nous avons eu alors recours, a coupé également la fièvre tout aussi net, et le malade est sorti de l'hôpital après onze jours d'apyrexie.

Obs. Ire. — Fièvre quotidienne récidivée. Accès légers, le frisson ne dépassant pas une demi-heure, et décroissants en intensité et en durée. Deux jours avant l'entrée, purgatifs pris à la caserne. 10 grammes de chlorhydrate d'ammoniaque coupent net la fièvre. Après quatre jours, les accès reparaissent, croissants en intensité et en durée, avec le type tierce. Cette fièvre est coupée net par 12 décigr. de sulfate de quinine pris en deux jours. Le malade sort de l'hôpital après onze jours d'apyrexie.

Aussi le chiffre 28 %, résultat brut de la statistique, ne nous semble pas représenter l'efficacité du chlorhydrate d'ammoniaque considéré comme fébrifuge proprement dit.

Parmi les cas réfractaires au chlorhydrate d'ammoniaque, nous citerons les suivants. Comme la plupart des sujets dont il est question ont été traités par le sulfate de quinine lorsque l'inefficacité du chlorhydrate a été constatée, on pourra comparer le degré d'action de ces deux médicaments.

Obs. II. — Fièvre tierce anticipante, ayant présenté trois accès à la caserne. Six accès ont lieu à l'hôpital, malgré neuf potions avec chlorhydrate d'ammoniaque, contenant en tout 68 grammes de ce sel. Le dernier accès, quoiqu'un peu moins long que les précédents, dure pourtant encore quatre heures, et le premier stade n'a pas moins de trois quarts d'heure à une heure. Comme la fièvre est devenue quotidienne, que l'anémie et l'hypertrophie de la rate se prononcent, j'ai recours au sulfate de quinine. 8 décigr., pris deux ou trois heures avant l'accès, diminuent singulièrement cet accès et suppriment complétement son premier stade. Le même soir, encore 0,8 de sulfate de quinine. Plus d'accès, mais quelques bouffées de chaleur et quelques traits de frissons dans les reins, accidents irréguliers, disséminés dans le courant de la journée. Je réplique, et la fièvre ne reparaît plus. Le malade sort après vingt et un jours d'apyrexie.

OBS. III. — Fièvre quotidienne, première atteinte, dont trois accès égaux ayant eu lieu à la caserne. Quatre accès se succèdent à l'hôpital, malgré cinq potions contenant en tout 36 grammes de chlorhydrate d'ammoniaque. Le malade s'affaiblit, diarrhée grave et vomissements, avec tendance typhoïde, produits probablement par cette médication. La fièvre est coupée net par 0,8 de sulfate de quinine; 0,3 le lendemain, 0,2 le surlendemain, consolident la guérison. Le malade sort après vingt-deux jours d'apyrexie; comme il a beaucoup souffert, je l'envoie en France, au dépôt de son corps.

OBS. IV. — Fièvre quotidienne, récidivée à l'hôpital même; commencement de cachexie palustre. Trois accès tierces se succèdent à l'hôpital, malgré trois potions contenant en tout 36 grammes de chlorhydrate d'ammoniaque. La fièvre est coupée net par 0,8 de sulfate de quinine. Je réplique par 0,2 le lendemain, et le malade sort de l'hôpital après quatorze jours sans fièvre.

OBS. V. — Fièvre quotidienne, ensuite tierce, qui a présenté six accès à la caserne. Malgré quatre potions contenant en tout 35 grammes de chlorhydrate d'ammoniaque, quatre accès intenses se succèdent. Je fais prendre, en deux jours, 1 gramme de sulfate de quinine, et l'accès revient, mais léger, incomplet. Une troisième potion à 0,6 conjure les accès suivants. Sortie après onze jours sans fièvre.

OBS. VI. — Fièvre quotidienne récidivée, sept accès égaux à la caserne. Malgré quatre potions contenant en tout 34 grammes de chlorhydrate d'ammoniaque, cinq accès se succèdent à l'hôpital. Le sujet jaunit, s'affaiblit, tombe dans la cachexie. La fièvre est coupée net par 0,8 de sulfate de quinine. Je n'insiste pas sur ce médicament, mais je donne le quina en décoction. Sortie après douze jours sans fièvre.

OBS. VII. — Fièvre quarte; la potion avec ipéca et émétique diminue l'accès, 1 gramme de sulfate de quinine supprime le suivant. Rechute. Malgré six potions contenant en tout 52 grammes de chlorhydrate d'ammoniaque, six accès se succèdent. J'ai recours à l'écorce du Pérou; 1 gramme de sulfate de quinine et 20 de poudre de quina réduisent immédiatement l'accès à un premier stade très-léger, qui se reproduit encore deux jours de suite, malgré deux potions de sulfate de quinine, l'une à 0,8, et l'autre de 0,5; puis tout accident disparaît, et le malade sort après douze ou quinze jours d'apyrexie, pendant lesquels il a pris de la poudre de quinquina et quelques grammes d'iodure de fer.

Obs. VIII. — Fièvre quarte récidivée. Malgré cinq potions contenant en tout 46 grammes de chlorhydrate d'ammoniaque, cinq accès se succèdent. Recours aux quinquinas, la rate étant devenue énorme, la cachexie survenant avec rapidité, et le type quarte s'étant converti en quotidien. 1 gramme de sulfate de quinine dans une potion éthérée opiacée, et 20 de poudre de quinquina suppriment l'accès du jour. Le lendemain, je prescris seulement ce dernier médicament, et un léger accès, sans premier stade, reparaît; le type est devenu tierce. Disparition des accès sous l'influence du sulfate de quinine, qui est donné deux jours encore, à 1 gramme et à 0,5, et de la poudre de quina qui est continuée plus longtemps. La cachexie diminue. Quand je quitte le service, le malade est sans fièvre depuis dix jours.

Ces observations établissent non-seulement que la plupart des fièvres sont complétement réfractaires au chlorhydrate d'ammoniaque, mais que la cachexie palustre se manifeste rapidement et prend une marche accélérée pendant son administration, quand la fièvre n'est pas enrayée; enfin que le sulfate de quinine réussit admirablement à couper ces fièvres contre lesquelles le sel d'ammoniaque s'était montré impuissant.

Après l'exposition des faits, les conclusions sont faciles : le chlorhydrate d'ammoniaque n'a rien à prétendre dans la thérapeutique des fièvres intermittentes des pays chauds, et, comparé au sulfate de quinine, son infériorité est telle qu'on doit admettre avec une grande réserve qu'il puisse rendre quelques services dans nos contrées.

Terminons par une remarque fort importante, qui ressort de nos expérimentations sur les prétendus succédanés du quinquina et de notre observation dans des pays très-divers d'Italie et d'Afrique. Une foule de médicaments, voire même d'accidents, de perturbations morales et physiques, l'ivresse par exemple, modifient, suspendent, coupent quelques fièvres; mais celles qui ont résisté à cette espèce de coup de fouet donné à l'économie, et c'est l'immense majorité, se montrent le plus souvent entièrement réfractaires. Ce sont là des perturbateurs, et non des fébrifuges. Au contraire, le quinquina, véritable fébrifuge, coupe net plus de moitié des fièvres, abat presque toutes les autres à la seconde réplique, et en laisse peu dépasser deux, surtout trois accès; enfin, manié avec connaissance de cause et sous des *formes variées*, il n'en rencontre presque point qui soient définitivement réfractaires.

Paris. — RIGNOUX, Imprimeur de la Faculté de Médecine, rue Monsieur-le-Prince, 3!.

XXIV

HISTOIRE MÉDICALE DU CORPS D'OCCUPATION DES ÉTATS-ROMAINS, EN 1851, PRÉCÉDÉE DE VUES NOUVELLES SUR L'ENDÉMO-ÉPIDÉMIE ANNUELLE DES PAYS CHAUDS ET PALUSTRES.

§ I.

INTRODUCTION. APERÇU DE LA DOCTRINE. SON APPLICATION A L'ÉTUDE DE L'ENDÉMO-ÉPIDÉMIE DE 1851.

Nos histoires médicales des années 1849 et 1850 comprennent assez de développements pour nous permettre ici plus de concision. On sait quel est le règne pathologique de Rome ; on a vu que, chaque année, vers la mi-juillet, se développe une endémo-épidémie de fièvres, qui ne se termine qu'en automne, en laissant des reliquats qui encombrent encore longtemps les hôpitaux. Nous avons dit que les maladies du foie et les dyssenteries sont beaucoup moins fréquentes dans l'Agro romano qu'en Algérie, et nous avons ajouté que si notre première année d'occupation a fait un peu exception à la règle, c'est par suite des conditions hygiéniques toutes spéciales dans lesquelles nos soldats s'étaient trouvés. La constitution hivernale nous a aussi occupé ; nous avons vu comment elle succède aux maladies estivo-automnales, et ses caractères ont été décrits. Enfin, en citant et notre pratique et celle de nos confrères de l'armée, nous avons mis le lecteur au courant de la thérapeutique en usage dans les hôpitaux militaires de Rome. L'étiologie n'a pas non plus été négligée ; nous sommes revenu à plusieurs reprises sur cette thèse, que la cause des fièvres à quinquina endémo-épidémiques doit être recherchée dans les miasmes palustres, et non dans les météores, qui n'interviennent que comme causes occasionnelles.

Tous ces faits, toutes ces lois, tous ces principes sont corroborés de nouveau par l'histoire médicale de 1851.

Mais, en 1851, commence pour nous une nouvelle ère. Une chose nous avait frappé en comparant Rome à l'Algérie, c'est de trouver une nosologie et une thérapeutique bien différentes, dans deux climats analogues, en présence d'endémo-épidémies annuelles analogues aussi, sans être toutefois entièrement semblables. Les Romains brisent le bloc des maladies endémo-épidémique, en éparpillent les fragments dans u quantité de cases nosologiques artificiels, et constituent ainsi une foule d'espèces dont une seule réclame le sulfate de quinine. En Algérie, au contraire, tout ou presque tout le bloc est considéré comme indivis, comme constitué entièrement par des affections uniquement à quinquina, c'est-à-dire palustres; beaucoup de médecins africains laissent même agglomérées au bloc endémo-épidémique, les dyssenteries et les affections du foie, qu'ils regardent comme des manifestations du genre palustre; c'est à peine si quelques légères écornures en sont détachées pour former des embarras gastro-hépatiques, des irritations gastro-intestinales. L'origine palustre absorbe toute l'étiologie, et le sulfate de quinine résume presque toute la thérapeutique. Nous avons condamné la médecine romaine qui, évidemment, considère comme *non palustres*, *non à quinquina*, *non intermittentes*, des affections ayant pourtant cette origine, cette nature et cette exigence thérapeutique, croyance funeste qui laisse ainsi trop souvent surprendre par la perniciosité et par la cachexie; mais, d'autre part, dans l'intervalle qui s'est étendu entre le moment où nous avons écrit ce travail et celui de sa publication, nous avons aussi fait la critique (1) de l'école algérienne, qui méconnait quelquefois l'existence d'affections de nature continue, c'est-à-dire *non palustres*, *non à quinquina*, ayant une individualité incontestable; qui les amalgame de force et artificiellement au groupe des vraies palustres à quinquina; qui enfin traite si souvent comme de simples palustres des *proportionnées*, pour me servir de l'expression de Torti, c'est-à-dire des fièvres complexes, for-

(1) F. Jacquot, ETUDES SUR LA PYRÉTOLOGIE DES PAYS CHAUDS, mémoire lu à l'Académie de médecine, dans la séance du 2 août 1853, sous le titre suivant : DE LA DUALITÉ DES AFFECTIONS ENDÉMO-ÉPIDÉMIQUES, ETC.

mées par la réunion de l'élément intermittent avec un élément continu. Effrayé, d'une part, des conséquences souvent funestes de la pratique romaine, mais forcé, d'autre part, de reconnaître qu'un certain nombre de fièvres de Rome sont curables sans quinquina, nous n'avons eu qu'un rôle à prendre en 1849 et en 1850 : observer, agir prudemment, mais risquer plutôt de donner intempestivement le sulfate de quinine, que de nous en abstenir quand il était nécessaire.

Aujourd'hui nos idées sont arrêtées, et nous poserons bientôt en quelques lignes les principales bases de la nouvelle doctrine, sorte de doctrine des éléments à laquelle, du reste, on tend aujourd'hui en Algérie, après avoir passé par les vicissitudes des diverses périodes dont voici l'histoire en deux mots.

1° Période broussaisienne. — Le bloc endémo-épidémique est considéré comme une collection de gastro-entérites, de gastro-céphalites, d'inflammations, de localisations, d'une part, et, d'autre part, de fièvres franchement intermittentes, qui sont elles-mêmes des irritations. Tout le reste passe inaperçu et méconnu. Des palustres rémittentes, subcontinues, pas un mot n'est prononcé. L'inflammation, la localisation résument toute la nosologie, les antiphlogistiques toute la thérapeutique.

2° Période de transition. — Elle est inaugurée par le livre bien connu de M. l'inspecteur Maillot. Il rend à la médecine le grand service de ranger définitivement dans les palustres, les rémittentes et les pseudo-continues, comme M. Maillot les appelle. Le sulfate de quinine est donné dans ces affections, du traitement desquelles il était proscrit auparavant. Mais, avec le sulfate de quinine, les antiphlogistiques marchent contemporainement, un reste de doctrine physiologique faisant encore voir presque partout des inflammations, des irritations, etc. C'est à la permanence de celles-ci qu'est attribuée la persistance du mouvement fébrile entre les accès ; en un mot, ces affections locales sont la cause de la rémittence et de la pseudo-continuité. M. Maillot appelle les fièvres des *irritations* cérébro-spinales intermittentes.

3° Période palustre. — Tout le bloc de l'endémo-épidémie, y compris même les dyssenteries et les affections du foie, est considéré comme d'origine palustre et comme exigeant le sulfate de quinine (1). On

(1) M. Armand va plus loin : pour lui, peste, fièvre jaune, choléra, suette,

méconnait toute la grande classe des affections dues au climat en lui-même ; on semble ignorer qu'il existe des *proportionnées*. M. Worms appelle les fièvres des *asthénies* et non plus des *irritations* cérébro-spinales. Le genre palustre absorbe toute l'étiologie, le sulfate de quinine résume toute la thérapeutique. La doctrine est aussi exclusive que dans la période broussaisienne, mais avec bien moins de dangers. C'est à la dose du miasme absorbé qu'on attribue le virement du type, quittant l'intermittence pour la continuité.

4° PÉRIODE ANALYTIQUE, OU DES ÉLÉMENTS MORBIDES. — Celle-ci n'est encore constituée que par des efforts isolés et partiels, et par une tendance générale mal formulée. La forme de fièvre la plus commune est appelée rémittente-gastrique, double mot qu'il faut noter, et le traitement, double le plus souvent aussi, consiste dans le sulfate de quinine d'une part, et dans les évacuants gastro-intestinaux, d'autre part ; mais ceux-ci sont plutôt administrés dans le but de détruire une complication qui s'oppose à l'absorption du sulfate de quinine, que dans l'intention de s'attaquer à un élément réel. Enfin, on commence à mettre sous la dépendance du climat, de l'hygiène, les dyssenteries, les maladies du foie, etc., et à ne faire dépendre de l'intoxication que les fièvres dites palustres ou à quinquina. De là il n'y a pas bien loin à reconnaître deux étiologies, deux éléments morbides, deux traitements, base de la doctrine dont voici l'exposé en quelques paragraphes.

Le bloc de l'endémo-épidémie estivo-automnale annuelle des pays chauds palustres est constitué par deux genres bien distincts de maladies : les unes *palustres*, dites aussi *à quinquina*, ou encore *intermittentes*, quoiqu'elles n'aient pas toujours ce type, dues à des conditions accidentelles plus ou moins amovibles, aux miasmes ; les autres *continues*, *non palustres*, dues au climat même, c'est-à-dire à des conditions essentielles, permanentes, plus ou moins inamovibles, et aux écarts de l'hygiène, dont l'effet principal consiste probablement à rendre plus impressionnable aux influences climatologiques. Ce dernier genre d'affec-

---

fièvre typhoïde, pneumonie, dyssenterie, hépatite, méningite cérébro-spinale épidémique, etc., ne sont que *des fièvres pernicieuses* exigeant le sulfate de quinine. C'est là le comble d'exagération de cette période, à laquelle M. Armand porte le dernier coup en essayant de venir à son secours avec des opinions aussi excessives. (Armand, L'ALGÉRIE MÉDICALE, in-8°. Paris, 1854.)

tions est commun à la plupart des pays chauds ; le premier ne règne que dans les pays à la fois chauds et palustres.

Si chaque genre a son étiologie distincte, il a aussi sa symptomatologie et sa thérapeutique. De plus, les trois phases d'augment, d'état et de décroissance de chaque endémo-épidémie élémentaire estivo-automnale, ne sont pas contemporaines dans le cours des saisons ; en outre, telle année voit éventuellement dominer tel ou tel élément ; enfin, dans tel site c'est l'un qui prévaut, tandis que l'autre se tient au second rang. Il n'y a donc pas identité.

Selon les contrées, c'est l'un ou l'autre genre qui domine, tandis que son contemporain reste à un plan postérieur. Il en résulte que, dans tel pays, les maladies endémo-épidémiques sont surtout palustres ou à quinquina, tandis qu'ailleurs leur caractère principal sera climatique, qu'on me passe ce mot pour désigner les affections dues aux influences essentielles du climat. Les différences très-notables que présentent les endémo-épidémies, selon les contrées, tiennent à une autre cause encore : avec le climat, la phénoménisation des maladies climatiques qui font partie du bloc de l'endémo-épidémie, change manifestement elle-même ; bien plus, de nouvelles espèces apparaissent même quelquefois et impriment nécessairement un trait caractéristique au règne pathologique. Telle est cette fièvre bilieuse dont l'existence est aussi définitivement admise aux écoles de Montpellier et d'Italie, que celle de la fièvre typhoïde l'est à Paris.

Un des deux genres élémentaires, soit la fièvre palustre, soit une affection climatique, peut exister isolément chez un sujet, conserver ainsi son individualité et ne dicter qu'une seule et simple indication thérapeutique ; mais souvent les deux se combinent chez le même individu, se confondent en une nouvelle individualité complexe, véritable fièvre *proportionnée*, comme l'appelait Torti, constituée par l'union des deux éléments climatique et palustre, continu et intermittent. Ces éléments concourent à divers degrés à la formation de la maladie qui est comme leur résultante. Tantôt l'élément palustre domine l'autre, c'est-à-dire l'élément climatique auquel il est marié, cas ordinaire en Algérie ; tantôt, au contraire, l'élément climatique prend le dessus, comme on l'observe assez souvent à Rome ; enfin il peut arriver que tous deux concourent pour une part plus ou moins égale à la formation de la maladie définitive.

On voit que l'un des caractères de la doctrine à laquelle nous sommes arrivé après sept années d'observations en Afrique et en Italie, consiste dans une extension considérable donnée aux *proportionnées* ou complexes.

La thérapeutique doit être double, quand la maladie l'est elle-même : par le sulfate de quinine, on s'attaque par l'élément palustre ; tandis que l'élément climatique, son cohabitant, appelle une médication variée, mais consistant surtout dans des évacuants gastro-intestinaux. L'individualité des deux éléments morbides est ainsi prouvée non-seulement par leur symptomatologie (comme nous l'établirons plus tard en traçant la monographie des fièvres estivo-automnales non palustres), mais aussi par la thérapeutique. Les évacuants administrés seuls, quand la maladie est complexe, proportionnée, la dégageront de l'élément climatique et laisseront en général subsister la fièvre palustre ; au contraire, le sulfate de quinine abattra cette dernière, mais la convalescence ne sera pas franche, à cause de la survivance de l'élément climatique. Ce dédoublement des maladies par la thérapeutique s'observe journellement à Rome. La plupart de nos confrères sont en cela complétement d'accord avec nous.

Quelques importants corollaires découlent naturellement de cette doctrine générale.

Les discussions étiologiques sur les endémo-épidémies des pays chauds palustres n'ont d'autre cause que cette confusion de deux genres morbides en un seul. On ne peut dire d'une manière exclusive ni qu'elles soient dues aux miasmes palustres, ni qu'elles ne reconnaissent pour origine que l'hygiène, le climat, les météores et leurs vicissitudes. Opérez d'abord la séparation des deux éléments, puis remontez aux causes bien distinctes de chacun d'eux.

Les fièvres que les Romains appellent gastro-reumatique, gastrique, synochus, etc., sont un assemblage hétérogène ; c'est tantôt une simple climatique, tantôt une complexe ou proportionnée, tantôt même peut-être une simple palustre revêtant accidentellement une certaine phénoménisation. Leur tort consiste à ne pas donner le sulfate de quinine dans les cas si fréquents où ils ont affaire à une proportionnée, et dans les cas plus rares où il s'agit d'une simple et vraie palustre qu'ils méconnaissent.

La fièvre rémittente gastrique des Africains est également le résultat d'une confusion : très-souvent c'est une palustre avec complication d'embarras gastro-bilieux; souvent aussi c'est une véritable proportionnée dans laquelle on méconnaît l'élément continu, climatique, ou dans laquelle tout au moins on lui dénie son importance ; quelquefois enfin, mais bien plus rarement, c'est une simple climatique. Le tort des Algériens, infiniment moins préjudiciable que l'erreur romaine, consiste à prescrire le sulfate de quinine dans des affections qui pourraient s'en passer, et à s'abstenir quelquefois des vomi-purgatifs ou d'une autre médication, dans certaines affections complexes constituées par deux éléments dont l'un exige un traitement autre que le sulfate de quinine.

On peut qualifier en deux mots les tendances extrêmes opposées des écoles romaine et algérienne, en disant que la première exagère l'importance et l'extension de l'élément continu, tandis que la seconde procède avec la même exagération en faveur de l'élément intermittent. La vérité est entre les deux.

Dans la période broussaisienne et même dans la deuxième période, ou de transition, de l'école algérienne, on attribuait exclusivement à une inflammation, à une irritation permanente, la déviation de l'intermittence vers la continuité, c'est-à-dire la persistance du mouvement fébrile entre les accès; dans la troisième période ou période palustre, on a mis, toujours exclusivement, ces phénomènes sous la dépendance de la dose du toxique absorbé, on a professé que plus l'empoisonnement miasmatique est considérable, plus la fièvre est voisine de la continuité. Ces deux opinions absolues sont erronées. La première n'a plus besoin d'être combattue. Un mot de la seconde. Les fièvres quartes sont beaucoup plus rebelles que les quotidiennes, quoique celles-ci ayant des accès plus rapprochés impliqueraient une intoxication plus intense. A Rome, les fièvres ardentes, presque continues du milieu de l'été, ont cédé rapidement et n'ont presque pas fait de victimes, tandis que les fièvres pernicieuses franchement intermittentes qui paraissent à cette époque, mais surtout plus tard, sont très-dangereuses. Le type n'implique donc pas absolument la dose de toxique absorbée.

Il nous semble qu'on doit ainsi formuler le principe : la fièvre palustre s'éloigne de l'intermittence pour tourner à la continuité, en raison composée de l'intensité de l'intoxication miasmatique, de la présence de complications, surtout de l'adjonction d'une autre maladie de nature continue, et enfin de l'idiosyncrasie et des dispositions momentanées du sujet.

Depuis que nous étudions les maladies des pays chauds, de Rome en particulier, d'après les pricipes énoncés ci-dessus, une nouvelle lumière nous semble les éclairer. Le chaos de la symptomatologie se débrouille, et ces affections, jusqu'alors flottantes, se groupent, forment des classes, des espèces ; enfin la thérapeutique, terme de nos recherches, acquiert une certitude des plus encourageantes.

Mais appliquons-les immédiatement à l'endémo-épidémie de 1851. Son grand caractère général a consisté dans une évidente rupture de la proportion pour laquelle, année commune, les palustres et les climatiques ou gastro-reumatiques, pour me servir un instant du mot romain, concourent à la formation du règne pathologique. En 1849 et 1850, les palustres ont considérablement dominé, comme nombre et comme gravité; en 1851, les affections appelées par les Romains gastro-reumatiques, gastriques, synochi, ont pris une extension marquée, et les palustres ont eu, par contre, une prépondérance moins saillante qu'à l'ordinaire.

On verra qu'outre l'observation directe dans les hôpitaux, tout concourt à établir que l'endémo-épidémie a eu ce caractère ; la météorologie exceptionnelle de l'année et la répartition des malades par sites et par groupe d'hommes, en fournissent entre autres des preuves bien remarquables.

§ II. — MARCHE ET PHASES DE L'ENDÉMO-ÉPIDÉMIE ; COMPARAISON AVEC LES ANNÉES PRÉCÉDENTES.

Les tableaux suivants sont nécessaires pour nous permettre d'arriver aux appréciations indiquées dans cette tête de chapitre.

Tableau n. 1.

MOUVEMENT DES MALADES (FIÉVREUX, BLESSÉS ET VÉNÉRIENS) DANS LES HÔPITAUX MILITAIRES DE ROME EN 1851.

MOIS.	RESTANTS le premier jour du mois.	ENTRÉS.	SORTIS.	DÉCÈS.	RESTANTS le dernier jour du mois.	PROPORTION des décès sur 100 hommes traités (1).	
Janvier.	246	254	213	8	279	3,0 °/₀	Moyenne du trimestre 1,6.
Février.	279	272	242	2	307	1,3	
Mars.	307	330	293	6	338	2,0	
Avril.	338	385	336	4	383	1,1	
Mai.	383	309	400	4	288	1,0	
Juin.	288	311	360	3	236	0,6	
Juillet.	236	659	342	8	545	1,0	Moyenne du trimestre 1,2.
Août.	545	980	770	10	745	1,2	
Septembre.	745	520	803	7	455	0,8	
Octobre.	455	353	440	7	361	1,5	
Novembre.	361	264	295	4	326	1,3	
Décembre.	326	173	294	4	201	1,3	
Totaux, reports et moyenne.	4,246	4,810	4,788	67	201	Moyenne de l'année 1,3 °/₀ (3).	
	5,050		5,056 (2)				

(1) Le nombre des hommes traités est ainsi calculé : Restants le premier du mois + entrés dans le mois — restants à la fin du mois = nombre des hommes traités.

(2) Nombre des journées d'hôpital dans l'année, 129,334 ; les mois les plus chargés de journées sont, par ordre, août, septembre, octobre, novembre. mai, mars, juillet, etc. ; juin est le moins chargé de l'année.

(3) Mortalité des *fiévreux seuls*, 1,99 p. 100.

Tableau n. 2

TABLEAU DES ENTRÉES DES FIÉVREUX, PAR PÉRIODES DE CINQ JOURS.

Période	Entrées
1ᵉʳ juin au 5 juin. . . .	32
6 — au 10 —	42
11 — au 15 —	39
16 — au 20 —	42
21 — au 25 —	36
26 — au 30 —	55
1ᵉʳ juillet au 5 juillet.	38
6 — au 10 —	70
11 — au 15 —	68
16 — au 20 —	58
21 — au 25 —	93
26 — au 30 —	162
31 juillet au 4 août. . .	179
5 août au 9 août	143
10 — au 14 —	183
15 août au 19 août. . . .	147
20 — au 24 —	138
25 — au 29 —	127
30 — au 3 septembre	87
4 septemb. au 8 septemb.	98
9 — au 13 — . .	87
14 — au 18 — . .	83
19 — au 23 — . .	62
24 — au 28 — .	51
29 — au 3 octobre.	57
4 octobre au 8 — . .	47
9 — au 13 — . .	35
14 — au 18 — . .	41
19 — au 23 — . .	30
24 — au 28 — . .	52

Tableau n. 3.

TABLEAU DES MALADES (FIÉVREUX, BLESSÉS, VÉNÉRIENS) PRÉSENTS AUX HÔPITAUX MILITAIRES DE ROME,

Les 1, 5, 10, 15 et 25 de chaque mois.

Mois.	Dates.					
	1er	5	10	15	20	25
Janvier. . .	246	275	217	230	250	265
Février . . .	279	305	271	285	293	315
Mars.	307	306	290	301	310	342
Avril	338	331	285	315	313	325
Mai	383	360	317	329	305	305
Juin.	391	203	237	243	255	257
Juillet. . . .	236	221	220	269	325	374
Août.	545	628	568	622	698	719
Septembre..	745	685	562	556	519	511
Octobre. . .	445	439	361	355	316	328
Novembre. .	361	366	312	309	321	344
Décembre. .	312	293	260	252	243	238

D'après les tableaux ci-dessus, on voit que les périodes de l'endémo-épidémie de 1851 doivent être fixées ainsi qu'il suit, en chiffre ronds : augment en juillet, état en août, décroissance en septembre et octobre. En 1850, la durée avait été plus longue : augment en juillet, état en août et septembre, c'est-à-dire un mois de plus qu'en 1851, décroissance en octobre et partie de novembre. En 1849, l'augment avait compris juillet, l'état août et une partie de septembre, la décroissance s'était prolongée jusqu'à la fin de novembre et avait laissé une foule de reliquats dont les hôpitaux ont regorgé jusque dans les premières semaines de l'année suivante.

En 1850, c'est dans les premiers jours de septembre que l'on a compté le plus de malades aux hôpitaux et à la caserne, 1,723 ou 17 p. 100 d'effectif; en 1849, c'est à peu près à la même époque que nous trouvons cet apogée, 4,000 ou 14 p. 100 d'effectif; en 1851, le maximum est le 30 août, où nous comptons 782 malades à l'hôpital et environ 200 dans les casernes, en tout 982, c'est-à-dire 11,6 p. 100 d'effectif, celui-ci étant de 8,427 hommes présents à Rome.

C'est donc en 1851 que l'endémo-épidémie a été la plus courte, qu'elle a atteint le plus hâtivement son apogée, qu'elle a affecté le moins d'individus, et qu'elle a fait le moins de victimes, comme cela résulte du tableau suivant. Nous avons vu qu'elle présente encore un autre caractère distinctif extrêmement important : en 1849 et 1850 les pyrexies palustres ont dominé de beaucoup, tandis qu'en 1851 les affections pyrétiques non palustres ont joué un grand rôle.

Les mêmes observations sont applicables à la population civile, comme nous nous en sommes assuré. Sous le rapport du nombre des admissions, le grand hôpital Santo-Spirito est resté bien au-dessous des années précédentes.

Tableau n° 4.

MORTALITÉ COMPARÉE DES QUATRE ANNÉES 1849, 1850, 1851 ET 1852.

Mai et juin 1849	3,70 p. 100 hommes traités	. . . 5,05
Deuxième trimestre 1849.	5,40 —	
Premier trimestre 1850 .	3,84 —	. . . 2,43 (1).
Deuxième trimestre 1850.	1,02 —	
Premier trimestre 1851. .	1,60 —	. . . 1,30
Deuxième trimestre 1851.	1,20 —	
Premier trimestre 1852 .	1,78 —	. . . 1,88
Deuxième trimestre 1852.	1,99 —	

(1) La même année la mortalité a été de 8,4 p. 100 entrants à l'hôpital romain de Saint-Esprit, où l'on ne reçoit que des fiévreux.

(2) La mortalité, comme nous le verrons dans l'histoire médicale de 1853, devrait éprouver une hausse, sous l'influence d'une endémo-épidémie plus intense cette année : décès du premier trimestre, 2,4 p. 100 traités ; décès du deuxième trimestre, 1,8 p. 100; moyenne de l'année, 2,1 p. 100.

La diminution de la mortalité d'année en année (2) a suivi, comme on le voit, une rapide progression descendante.

L'apogée de l'endémo-épidémie, mesuré d'après le nombre des entrants à l'hôpital, peut être placé du 10 au 14 août inclus. En 1850, ce maximum des entrées a eu lieu dans les derniers jours d'août. En 1849, c'est également vers la fin d'août que le plus grand nombre de malades sont entrés à l'hôpital. L'apogée, en 1851, a donc été hâtif, comme nous le disions.

§ III. — Décès.

Voici le tableau de la mortalité dans les hôpitaux militaires de Rome, en 1851.

Tableau [illegible] 5.

DÉCÈS, PAR GENRE DE MALADIE, EN 1851.

GENRE DE MALADIE.	JANVIER.	FÉVRIER.	MARS.	AVRIL.	MAI.	JUIN.	JUILLET.	AOUT.	SEPTEMBRE.	OCTOBRE.	NOVEMBRE.	DÉCEMBRE.	TOTAUX.
Tétanos traumatique	»	»	»	»	»	1	»	»	»	»	»	»	1
Péritonite traumatique	»	»	»	»	»	»	1	»	»	»	»	»	1
Comm. moelle épinière	1	»	»	»	1	»	»	»	»	»	»	»	2
Tumeur blanche	1	»	»	»	»	»	»	»	»	»	»	»	1
Affection organique du cœur	1	»	»	»	»	1	»	1	»	»	»	»	3
Fièvre pernicieuse	3	»	»	»	»	»	2	2	3	3	1	1	15
Catarrhe pulmonaire	1	»	»	»	»	»	»	»	»	»	»	»	1
Fièvre typhoïde	1	»	»	»	»	»	2	5	1	1	2	»	12
Variole	»	1	»	»	»	»	1	»	»	1	»	1	4
Phthisie pulmonaire	»	1	1	»	2	»	1	»	»	»	2	»	7
Cachexie paludéenne	»	»	1	»	»	»	»	»	»	»	»	1	2
Méningite cérébrale sp.	»	»	3	3	»	1	1	»	1	»	»	»	9
Encéphal. traumatique	»	»	2	»	»	»	»	»	»	»	»	»	2
Ascite	»	»	»	1	»	»	»	»	»	»	»	»	1
Pleurésie chronique	»	»	»	»	1	»	»	1	1	»	»	1	4
Choléra sporadique	»	»	»	»	»	»	»	1	»	»	»	»	1
Rougeole maligne	»	»	»	»	»	»	»	»	1	»	»	»	1
Diarrhée chronique	»	»	»	»	»	»	»	»	»	1	»	»	1
Totaux	8	2	7	4	4	3	8	10	7	7	4	4	68
Fiévreux seuls	6	2	7	4	3	2	7	10	7	7	4	4	63

Les maladies se rangent ainsi d'après le chiffre de la mortalité qu'elles ont causée :

Tableau n. 6

Fièvres pernicieuses.	15
typhoïdes	12
Méningite cérébro-spinale.	9
Phthisie pulmonaire	7
Pleurésie chronique	4
Variole	4
Affections organiques du cœur . .	3
Cachexie paludéenne ascite	3

L'an passé, les maladies n'ont pas tout à fait occupé les mêmes degrés sur l'échelle de gravité :

Fièvres pernicieuses et cachexies.	21
Phthisie pulmonaire	11
Méningite cérébro-spinale.	3
Fièvre typhoïde	2

On constatera : 1° la fréquence de la phthisie pulmonaire dans les deux années 1850 et 1851 ; 2° le chiffre des décès produits par la méningite cérébro-spinale, en 1851 ; 3° et la réapparition de la fièvre typhoïde qui, fréquente en 1849, s'était effacée en 1850 ; 4° enfin, la rareté des affections du foie et du tube intestinal fait ressortir, comme dans les années précédentes, les différences qui existent entre la pathologie romaine et le règne morbide algérien si chargé de dyssenteries et de maladies hépatiques.

§ IV. — ÉTIOLOGIE ; MÉTÉOROLOGIE ; PROPORTION DES MALADES PAR CORPS.

Le tableau suivant, conçu sur le même plan que celui qui figure dans l'histoire de 1850, donnera une idée de la marche du thermomètre dans les cinq mois de juin, juillet, août, septembre et octobre.

Tableau n. 7.

(Réaumur.)

Mois.	Température.			Oscillation thermométrique dans les 24 heures.		
	Moyenne.	Maxima absolus.	Minima absolus.	Moyenne.	Maxima.	Minima.
Juin	17,18	22,7	8,6	9,17	12,10	6,60
Juillet	18,18	26,6	11,4	8,70	12,20	3,40
Août	18,31	24,8	9,0	7,97	11,50	3,80
Septembre. .	13,90	21,4	8,2	7,00	10,50	3,10
Octobre . . .	13,90	19,9	5,9	6,60	11,30	3,40

La moyenne de la température de 1851, représentée par 11,28° R., est inférieure de 0,86° R. à la moyenne normale, prise de l'observation d'un grand nombre d'années, 12,14° R.; mais ce qui nous importe, c'est surtout la température de la saison fébrile, ou estivo-automnale.

Il résulte de la comparaison de la saison fébrile de 1850 avec celle de 1851, que la température moyenne a été à peu près la même dans les cinq mois correspondants, juin, juillet, août, septembre et octobre, puisqu'elle est représentée par 16,17° R. en 1850, et par 16,29° R. en 1851, mais que la marche de la température a différé assez notablement. En 1850 comme en 1851, les deux mois les plus chauds sont juillet et août, qui ne diffèrent entre eux que d'une fraction de degré; mais, en 1851, la température tombe subitement, en septembre, de 18,31° R., chiffre d'août, à 13,90°, tandis qu'en 1850, elle s'est maintenue à 15,00° en septembre.

Les oscillations nycthémérales sont sensiblement plus marquées en 1850 qu'en 1851; après avoir débuté par un chiffre à peu près pareil en juin, leur amplitude diminue ensuite en 1851, de sorte qu'en septembre elles sont de 1,60° R. inférieures à celles du mois correspondant de 1850. Nous reviendrons, à propos de septembre, sur ses caractères météorologiques vraiment exceptionnels.

Le pluviomètre signale également des différences entre les deux années que nous comparons, ainsi qu'en témoigne le tableau suivant, extrait, comme les autres tables météorologiques, des registres de l'Observatoire du collége romain.

Tableau n. 8.

MOIS.	1850.			1851.		
	QUANTITÉ d'eau tombée en lignes.	Nombre des jours pluvieux — pluie appréciable au pluviomètre.	Nombre des jours pluvieux — pluie non appréciable.	QUANTITÉ d'eau tombée, en lignes.	Nombre des jours pluvieux — pluie appréciable au pluviomètre.	Nombre des jours pluvieux — pluie non appréciable.
	lig.			lig.		
Janvier.	50,1,8	12	0	6,8,1	5	2
Février.	14,6,5	5	7	8,2,6	4	1
Mars.	7,4,1	6	2	28,7,5	9	1
Avril.	26,9,7	12	4	12,7,6	9	2
Mai.	25,8,7	6	5	25,2,0	7	4
Juin.	61,3,8	13	1	12,5,9	4	1
Juillet..	5,2,7	4	2	5,8,9	5	2
Août.	11,2,4	4	1	19,1,0	5	4
Septembre.	29,6,0	6	2	62,3,2	28	0
Octobre.	62,9,2	17	1	18,0,4	12	2
Novembre..	17,4,2	8	4	141,6,4	26	2
Décembre.	17,7,9	4	3	2,3,3	1	1
Totaux. . .	330,7,0	97	32	343,6,9	115	22

L'endémo-épidémie faisant explosion en juillet, voyons quelle est la quantité d'eau qui s'est accumulée sur la terre et dans son sein, depuis le commencement de l'année jusqu'à cette époque. C'est là un point fort important de la question étiologique : si la saison précédente a été sèche, un des éléments nécessaires à l'élaboration palustre se trouvera insuffisant ; la chaleur de l'été agira sur des terrains dans lesquels l'humidité manquera. L'abondance des pluies prépare au contraire une saison fiévreuse. C'est ce que les Arabes savent fort bien, comme nous l'avons indiqué ailleurs (1). Or, du 1er janvier au 1er juillet 1850, il est tombé 186l,4 d'eau, et, pendant le même espace de 1851, 94l,3,7 seulement, c'est-à-dire environ la moitié. En juin, mois le plus proche de l'endémo-épidémie, 1850 donne 61l,3,8, et 1851 seulement 12l,5,9, c'est-à-dire cinq fois moins. Juillet est à peu près également pluvieux de part et d'autre; août l'est davantage en 1851 qu'en 1850; en septembre, il tombe, en 1851, plus du double de pluie qu'en 1850; octobre est moins pluvieux en 1851, mais novembre l'est huit fois plus. Ces chiffres vont bientôt nous servir.

Les résultats généraux fournis par l'étude du baromètre ne diffèrent pas beaucoup pour chaque année; les oscillations sont cependant plus amples en 1851, notamment en juillet, où 1 pouce 3 lignes 3 points séparent la plus grande hauteur du plus grand abaissement.

Juin. Nous avons dit que ce mois a été sec. Il est à remarquer que la moyenne de l'oscillation nycthémérale de ce mois salubre est supérieure de 1,20° R. à celle du mois d'août, apogée de l'endémo-épidémie.

Juillet. Cinq jours de pluie appréciable au pluviomètre et deux de pluie non appréciable. Les nuits sont fraîches, humides; brouillard épais sur Rome et sa campagne les 26, 27, 28; ils ne se dissipent que vers sept heures du matin. La troupe va faire l'exercice ou des manœuvres, de très-grand matin, à Acqua Acetosa et à Ponte-Molle, au bord du Tibre. La température est élevée, puisque la moyenne est représentée par 18,18° R. ou 22,72° c. Le maximum a atteint 26,6° R. ou 33,2° c. à l'ombre, à l'observatoire du Collége romain, situé à 32 mètres au-dessus du sol de la ville. L'endémo-épidémie se déclare et parcourt sa période d'augment.

Août. Pluies abondantes le 31 juillet et le 1er août. Les fièvres atteignent leur période d'état. La moyenne de la température est de 18,31° R. ou 22,82° c.; le maximum 24,8° R. ou 31,0° c. Cinq jours de pluie appréciable et quatre de pluie non appréciable au pluviomètre. Les brumes sont fréquentes, épaisses, surtout les 10 et 16. Comme en juillet, les rosées sont abondantes. La température moyenne est à peu

(1) Jacquot et Sonrier, Mémoire sur les fièvres comateuses de Sebdou (Algérie). Gaz. Méd., 1849, et in Mélanges médico-littéraires, p. 125. Un vol. in-8°. Paris, 1854.

près la même qu'en juillet, le maximum moins élevé, l'oscillation thermométrique des vingt-quatre heures tombe de 8,70° R. ou 10,87° c. à 7,97° R. ou 9,83° c. Ce mois aurait donc dû être moins fiévreux que le précédent, au point de vue de l'étiologie météorologique que nous avons toujours combattue.

Septembre. La moyenne de la température tombe brusquement de 18,31° R., chiffre d'août, à 13,90° R., inférieur de 1,56° R. à la normale de septembre qui est, d'après une longue série d'observations, de 15,46° R. ou 19,33° c. Sa température est plus égale qu'en août, puisque la moyenne de l'oscillation nycthémérale est plus faible de près de 1 degré Réaumur. On compte en septembre vingt-huit jours de pluie appréciable au pluviomètre, et l'on constate dans cet instrument 62,33 d'eau tombée dans le mois, plus du double qu'en 1850 et 1851, plus du triple qu'en 1853, c'est-à-dire une quantité réellement insolite pour le climat de Rome. Ces pluies s'accumulent surtout à la fin de septembre, toutes les journées sont pluvieuses du 18 au 30, et le 19 il tombe une averse vraiment diluvienne. Les conséquences de cette météorologie tout à fait exceptionnelle peuvent se prévoir : 1° quant aux fièvres palustres, il y a pour ainsi dire jugulation de l'endémo-épidémie, et à cause de la chute brusque de la chaleur, l'une des conditions nécessaires pour que les élaborations palustres s'exercent activement, et parce que l'abondance et la continuité des pluies ont noyé les foyers palustres devenus ainsi inoffensifs ; 2° quant aux fièvres non palustres un semblable phénomène se produit, car dues aux conditions essentielles de la saison chaude, elles tombent en même temps que le règne météorologique qui les avait produites.

En donnant, l'an passé, la proportion des malades de chaque corps, relativement à son effectif, nous avons fait voir qu'une relation rigoureuse avait existé entre le degré de salubrité que l'expérience a reconnue aux différents quartiers de Rome, et le chiffre des militaires atteints dans les corps occupant ces diverses localités, de telle sorte que l'immunité s'est montrée croissante de la périphérie au centre de la ville ; ajoutons que nous verrons les mêmes faits se reproduire en 1852 et en 1853. Ces concordances ne peuvent être aussi manifestes en 1851, et la loi de répartition des maladies suivant les sites subit quelques exceptions, puisque, comme nous l'avons dit, le grand caractère général de l'endémo-épidémie a consisté dans la rupture de la proportion qui existe ordinairement entre les affections palustres et non palustres, entre les fièvres à quinquina et celles dont la cure n'exige point ce spécifique, rupture par suite de laquelle ces dernières ont acquis une prépondérance comparative plus considérable que dans les années normales. Il en résulte bien évidemment que les lois bien connues qui régissent l'étiologie palustre ne peuvent être seules invoquées ici, puisque d'autres affections nombreuses et très-caractérisées ont partagé avec elles le règne de la saison; il faut compter avec l'étiologie de celles-ci, et la répartition des maladies se trouve ainsi définitivement en raison composée de deux grandes influences. Or, tandis que les fièvres palustres, dues à une cause accidentelle, amovible, plus ou moins localisée, sévissent sur certains sites, atteignent certaines populations, et que certaines conditions de topographie, d'habitation, d'hygiène, préservent de leurs atteintes; bien au contraire, les affections estivales non palustres, dues à une cause générale, aux conditions essentielles et peu amovibles du climat, causes auxquelles on n'échappe point, mais dont on pallie seulement plus ou moins les effets par l'hygiène, par l'habitation, par le régime de vie, doivent s'étendre plus ou moins également sur toute la foule, sur tous les sites. Sans doute les groupes les plus atteints sont ceux que leur travail en pleine exposition aux agents météorologiques, qu'un abri insuffisant, qu'un régime peu approprié, etc., mettent ainsi dans des conditions défavorables; mais ceux-là surtout seront exposés aux maladies dues au climat, qui, nouvellement arrivés, n'ont pas encore acquis les bénéfices de l'acclimatement. Or c'est précisément ce qui a eu lieu en 1851.

Deux corps avaient débarqué en Italie dans l'année, le 21e léger, venant de Corse, et le 7e chasseurs à pied, arrivant de Paris. Le premier ayant gagné le bénéfice de l'acclimatement par un séjour suffisamment prolongé dans une contrée analogue au pays romain, n'a pas été plus maltraité que les autres régiments; seulement il a présenté une particularité spéciale : tandis que le chiffre des malades des différents corps a suivi une progression assez régulièrement croissante, dont le plus haut terme s'est placé vers le milieu d'août, le 21e léger a commencé par une ascension si rapide qu'on a d'abord conçu des inquiétudes heureusement démenties par la suite.

Le 7e chasseurs à pied, arrivant en ligne directe de Paris, dont le ciel n'a rien de commun avec celui de Rome, ni quant aux influences palustres, ni quant à l'action du climat en lui-même, le 7e chasseurs a eu un si grand nombre de malades que, dans les premiers jours de septembre, il comptait près de 30 hommes p. 100 d'effectif, distraits du service pour cause de maladie, soit qu'ils figurassent à l'hôpital, soit qu'ils fussent malades à la chambre et à l'infirmerie, ou encore subsistants dans d'autres corps, à titre de convalescents. Ainsi le non-acclimatement a fait autant hausser, en 1851, le chiffre des malades du 7e chasseurs, que l'occupation d'un site insalubre l'avait fait en 1850 pour le 36e de ligne, régiment le plus maltraité cette année.

Le tableau suivant donne le chiffre des hommes distraits du service pour cause de maladie, au moment où chaque corps avait le plus de malades, moment qui n'a point coïncidé pour chacun d'eux, puisque les limites de la période dans laquelle il est arrivé sont comprises entre le 26 août et le 7 septembre.

Tableau n. 9.

7e chasseurs à pied.	29	p. 100 (1)
7e artillerie.	18	—
Ouvriers et parc d'artillerie.	17	—
36e de ligne	16	—
Gendarmerie.	15	—
1er artillerie.	14	—

(1) Casernements en juillet et août : 7e chasseurs à pied, Castel Sant'Angelo, Sant'Ufficio, Gran San-Callisto, Santa-Maria in Transtevere. — 7e artillerie, San-Giacomo, Gesù e Maria, écuries à la porte du Peuple. — Ouvriers et parc d'artillerie, Castel Sant'Angelo. — 36e de ligne, Gesù, Santa-Marta, Neopiti, Sant'Adriano, en tout 692 hommes ; le gros du régiment, de l'état sanitaire duquel nous ne parlons pas, a été détaché hors de Rome jusqu'à la fin d'août. —Gendarmerie, San-Silvestro in Capite. — 1er artillerie, Castel Sant'Angelo. — 2e et 3e génie, San-Silvestro in Capite. — Train des équipages, Gran San-Callisto. — 14e artillerie, Palazzi Salviati e Corsini, Santo-Spirito. — 11e dragons, Palazzi Albani, Barberini, Rospigliosi, Consulta, Convents des Capucins et de San-Silvestro in Quirinale. — 21e léger, Casa San-Callisto, 40 Martiri, San-Francesco, San-Crisogono, Santa-Dorotea, Cancelleria, Monscrato, Sora, Chiesa Nuova, Sant'Agostino, San-Salvadore. — 13e léger, San-Carlo in Catinari, Santa-Agnese, Santa-Maria-Maddalena, Minerva, Campo-Marzo, San-Carlo-Borromeo, San-Lorenzo in Lucina, San-Silvestro in Capite, Sant'Andrea delle Fratte, Santi-Apostoli, San-Marcello, San-Romualdo.— 32e de ligne, l'Umiltà, Santa-Teresa, San-Bernardo, Prigioni delle Terme, Santa-Maria-degli-Angeli, San-Pietro in Vincoli, San-Martino, Santa-Maria dell'Ulmo, Santa-Prassede, Santa-Maria-Maggiore, Santa-Francesca-Romana.

2e et 3e génie	13	p. 100
Train des équipages	13	—
14e artillerie	12	—
11e dragons	12	—
21e léger	11	—
13e léger	8	—
32e de ligne	6	—

Le 32e de ligne, qui a le moins souffert, occupait les sites qui ont présenté le plus grand nombre de malades en 1849, 1850, 1852 et 1853, années essentiellement palustres. Il est à remarquer que ce régiment, ayant passé le plus chaud de l'été, jusque dans les premiers jours d'août, à Civita-Vecchia, dont le ciel est plus tempéré, a échappé ainsi aux influences climatologiques qui ont eu une si grande part à l'endémo-épidémie romaine de 1851. Cette circonstance et son acclimatement expliquent son immunité, dont le chiffre qui figure au tableau donne du reste une idée exagérée, parce que ce régiment ayant laissé ses malades à Civita-Vecchia, nous ne pouvons pas retrouver ses restes de juillet au moment où nous comptons le nombre des malades des divers corps.

L'année 1851 constitue donc une exception parmi nos cinq années d'occupation. La prédominance du genre climatique est prouvée par la simple observation des faits, et par la perturbation qu'ont subie les lois de la répartition des maladies selon les sites. Cette perturbation paraît d'autant plus saillante, qu'elle est isolée, car les années 1849, 1850, 1852 et 1853, rentrant dans la loi commune, présentent invariablement les différents sites d'autant plus affectés qu'ils appartiennent à une zone plus périphérique; répartition qui vient confirmer presque toutes les propositions formulées jadis par Doni relativement aux nuances de salubrité des divers quartiers de la ville de Rome.

Ces considérations étiologiques demandent, comme complément, quelques mots sur les conditions hygiéniques dans lesquelles se sont trouvés nos soldats. Le régime alimentaire était satisfaisant, et M. l'inspecteur Michel Lévy, lors de sa mission à Rome, a trouvé que presque toutes les casernes réunissaient de bonnes conditions. Les deux seules circonstances défavorables ont été le manque de matelas, car nos soldats depuis trois ans couchent encore sur une paillasse, et les exercices faits de grand matin sur les bords insalubres du Tibre, pendant la saison épidémique, circonstance infiniment défavorable sans contredit.

L'hôpital Saint-André, érigé en établissement principal et permanent, a suffi jusqu'à la fin de juillet, époque à laquelle il a fallu ouvrir Saint-Dominique, réduit au rôle de succursale. Cette dernière simplification administrative n'a pas toujours concouru au bien du malade. Saint-Dominique est bien préférable à Saint-André. Plusieurs parties de ce dernier sont tout à fait insalubres, notamment dans le corridor du premier étage. Voici des chiffres bien significatifs à ce sujet : sur 12 décès, 10 ont eu lieu dans cette partie malsaine, et M. Lasserre a constaté que la moyenne du traitement des fièvres rémittentes y avait été plus forte de sept jours que dans les salles bien aérées et bien éclairées du même étage.

§ V. — TYPES DES FIÈVRES PALUSTRES.

Comme dans les années précédentes, la rémittence, due soit aux allures ou à la gravité intrinsèque d'une fièvre palustre simple, soit à l'adjonction d'un élément non palustre qui a dévié la fièvre à quinquina de l'intermittence pour la jeter dans un autre type, la rémittence, disons-nous, est devenue de plus en plus fréquente, à mesure que l'endémo-épidémie a progressé; puis, au déclin, l'intermittence a été de nouveau représentée par un chiffre de plus en plus élevé. Le tableau suivant, portant sur les malades traités dans notre service, témoignera de la justesse de ces énoncés.

Tableau n° 10.

	Du 24 juillet au 1er août.	Août.	Septembre.	Octobre.
Fièvres rémittentes	36	61	68	6
— intermittentes. . . .	20	68	57	56
— sub-continues. . . .	7	20	4	3
Affections sporadiques. . . .	5	16	16	25

Au commencement de juillet, les intermittentes ont un instant paru, mais les rémittentes ont très-rapidement pris le dessus, puisque du 24, époque à laquelle nous avons pris le service, jusqu'au 31, on compte 43 non intermittentes pour 20 intermittentes. En août, nous avons 81 des premières pour 68 des secondes ; en septembre, 72 pour 57 ; puis, en octobre, les intermittentes reparaissent aussi vite qu'elles avaient disparu en juillet, puisqu'elles y figurent pour 56, contre 9 fièvres non intermittentes. Le virement aux types non intermittents s'est manifesté non-seulement par le nombre croissant des rémittentes, mais par celui des sub-continues, qui est de 20 en août et de 4 seulement dans chacun des deux mois voisins, juillet et septembre. Les affections sporadiques sont, comme toujours, effacées par les maladies endémo-épidémiques, puis elles reparaissent aussitôt que celles-ci leur laissent un peu de place.

§ VI. — FAITS CLINIQUES, ET THÉRAPEUTIQUE.

A. FIÈVRES PERNICIEUSES.

Le tableau suivant indique les formes des fièvres pernicieuses observées en 1851.

Tableau n° 11 (1).

FORMES DES FIÈVRES PERNICIEUSES OBSERVÉES DE JUIN A OCTOBRE 1851.

Indication des formes.	Juin.	Juillet.	Août.	Sept.	Oct.	Totaux.	Décès.
Chölériformes	»	»	4	1	»	5	
Algides	»	4	8	3	»	15	
Dyssentériques algides	»	»	1	»	»	1	
Convulsives	»	»	»	1	»	1	
Comateuses	»	2	»	3	3	8	
Syncopales	»	»	»	»	1	1	10 ou
Hémiplégiques	»	»	1	»	»	1	21 0/0
Adynamiques simples ou avec vomissements ou algidité	»	»	4	»	»	4	dans ces cinq mois.
Simples ou non qualifiées	1	»	1	2	»	4	
Typhoïdes	»	1	2	»	»	3	
Délirantes	»	2	»	»	»	2	
Épileptiformes	»	»	»	1	»	1	
Carditiques	»	»	1	»	»	1	
Tétaniques	»	»	1	»	»	1	
Totaux	1	9	23	11	4	48	

Il y a donc eu prédominance des mêmes formes que l'an passé; en effet, en 1850, nous trouvons 21 pernicieuses algides et cholériformes pour 44 fièvres affectant d'autres caractères; et, en 1851, 20 pour 48.

En 1851, il y a eu, à peu de chose près, 60 pernicieuses, dont 15

(1) Services de MM. Pétronelli, Mayer, Lasserre, Garnier et Jacquot.

suivies de mort, ou 25 0/0; en 1850, environ 80, dont 18 décès, ou 25 0/0. Il y a donc eu, en 1851, moins de fièvres pernicieuses, mais leur gravité a été la même. Cette différence n'est pas très-grande et ne suffirait pas pour légitimer le caractère pathologique particulier que nous avons assigné à l'année 1851, si l'observation journalière de toutes les affections traitées dans les hôpitaux ne venait mettre en évidence la distinction que nous avons établie. En 1851, d'ailleurs, les pernicieuses sont comme des accidents épars dans sept mois de l'année, et ne se groupent pas, comme les autres années, dans l'espace de quelques mois dont l'un constitue le point culminant de la gravité par le grand nombre de fièvres pernicieuses qu'il fournit.

Le tableau ci-contre, comprenant les pernicieuses de la saison fébrile, constate 10 décès sur 48, ou 21 0/0, tandis que toutes les pernicieuses de l'année donnent 25 0/0. Cela n'a rien d'étonnant. A Rome et à Civita-Vecchia, les pernicieuses qui se manifestent hors des temps endémo-épidémiques nous ont toujours paru généralement plus graves. Ce fait, singulier au premier abord, a peut-être besoin de vérification.

B. RECONNAÎTRE LA TENDANCE A L'ALGIDITÉ, ET PRÉVENIR CELLE-CI. ÉVACUANTS INTEMPESTIFS AMENANT L'ALGIDITÉ.

Nous avons insisté, dans le compte rendu de l'état sanitaire en 1850, sur le danger des évacuants trop répétés et intempestifs, notamment des vomitifs, lorsque les fièvres affectent une tendance algide. De nouveaux faits nous engagent à revenir sur ces recommandations, si importantes au point de vue pratique.

Cette tendance se prévoit souvent de loin : dans l'intervalle apyrétique, le malade se dit très-bien et n'accuse aucune souffrance; mais il ne peut se lever, il est brisé, accablé, les forces radicales sont profondément atteintes; il n'y a pas de fièvre, bien au contraire, la peau est trop fraîche, le pouls petit, l'air expiré à peine tiède. Pendant l'accès, la réaction n'est pas bien franche; ainsi la période de sueur, tout en s'accompagnant quelquefois d'excitation nerveuse, n'est point caractérisée par cette sorte d'épanouissement, d'exubérance des fonctions organiques : la sueur n'est point chaude, le pouls s'accélère mais reste concentré. Le stade de frisson est de longue durée et les deux autres stades ne sont, pour ainsi dire, constitués que par des phénomènes incomplets entés sur la prolongation de la période algide. De tels signes ne peuvent laisser de doute : mais il suffit que les forces demeurent fortement prostrées, que la peau reste trop fraîche et le pouls petit, pour donner des craintes au praticien. Dans ces cas, nous n'hésitons pas ; nous cherchons à réveiller la vitalité et à ranimer la circulation, par des frictions sur tout le corps, notamment sur la colonne vertébrale, par des sinapismes, des ventouses sèches, du vin de cannelle composé, des boissons chaudes et diffusibles, sans préjudice de l'administration du sulfate de quinine, ce dernier donné dans le but de prévenir l'accès qu'on redoute et non pas de lutter contre les accidents actuels. Par ces moyens, nous avons prévenu l'algidité chez 5 ou 6 de nos malades, qui en étaient prochainement menacés. Ce n'est pas un mince danger que de se laisser surprendre ; nous-même, nous le confessons, en compagnie de plus habiles, nous avons bien acheté notre prévoyance actuelle.

Quand un malade présente les signes que nous venons d'indiquer, on se gardera bien de lui administrer un évacuant, surtout un vomitif, lors même que les complications gastrique et bilieuse réclameraient cette médication. Bien plus, quand une certaine tendance à l'algidité se remarque dans les fièvres régnantes, on devra être sobre d'évacuants, même dans les pyrexies palustres qui semblent exemptes de toute menace. Voici deux cas dans lesquels la répétition des évacuants paraît avoir précipité ou même fait naître l'algidité.

Un de nos malades, qui avait pris à la caserne un vomitif et deux purgatifs, a conservé pendant quatre jours un sentiment de prostration et de froid très-prononcés ; ces phénomènes étaient indiqués au médecin par la fraîcheur de la peau, la misère du pouls, l'accablement du sujet. Un autre militaire, auquel on avait administré à la caserne trois potions avec ipéca et émétique, et une troisième à son entrée à l'hôpital, fut pris d'une algidité croissante, accompagnée de vomissements tels, que la moindre gorgée de tisane était immédiatement rendue. Je rappelai difficilement la chaleur, et les vomissements, calmés par l'ingestion de minimes fragments de glace, médication qui demandait à être maniée avec beaucoup de prudence, ne cédèrent tout à fait que le troisième jour, à un vésicatoire placé sur l'épigastre et saupoudré d'acétate de morphine.

C. THÉRAPEUTIQUE A ROME ET EN ALGÉRIE ; SES DIVERGENCES ET SES CONCORDANCES. THÉRAPEUTIQUE BASÉE SUR LA NOUVELLE DOCTRINE.

M. l'inspecteur Michel Lévy, chargé de l'inspection de deux provinces de l'Algérie, de la Corse et de Rome, en a rapporté cette impression : que la plus grande anarchie règne parmi les médecins militaires, quant au traitement des fièvres endémo-épidémiques estivo-automnales; chacun a sa manière, sinon sa méthode; on est en désaccord complet quant aux doses de sulfate de quinine, quant à l'intervention plus ou moins prompte, plus ou moins énergique des évacuants, quant à la nécessité ou à l'inutilité des antiphlogistiques, des antispasmodiques, comme adjuvants ou comme traitement important, etc., etc. Cependant, en y regardant de bien près, et en examinant la pratique des médecins éclairés, indépendants d'esprit et observateurs, on ne tarde pas à saisir des analogies parmi ces divergences, à dégager en un mot en Algérie comme nous l'avons fait à Rome (voir l'histoire médicale de 1850), une méthode générale pour le traitement des fièvres dites rémittentes, et à se convaincre que les praticiens ne diffèrent guère que par ce que nous avons appelé le *procédé* d'une même *méthode*. La méthode, c'est l'emploi contemporain du sulfate de quinine et de divers autres moyens, surtout des évacuants gastro-intestinaux, et les différents procédés sont constitués par l'importance relative accordée à l'un ou à l'autre ordre d'agents thérapeutiques, par le désaccord dans la date de l'administration, dans les doses, etc.

Si la thérapeutique des fièvres endémo-épidémiques des pays chauds palustres n'est point réglementée, n'a point d'indication nettement formulée, c'est qu'elle ne part point de principes acquis. Ces principes découleront de l'analyse de ces maladies en leurs éléments morbides constitutifs, telle que nous avons cherché à l'exposer au commencement de ce travail.

Ceux qui croient que le traitement complexe est toujours indispensable se trompent, car cette thérapeutique double n'est exigée que dans les cas où les deux éléments morbides palustre et climatique sont réunis sur le même sujet. C'est, comme on le voit, une affaire de diagnostic. Ceux qui généralisent l'emploi des évacuants, des antiphlogistiques, etc., aux dépens du sulfate de quinine, sont également dans l'erreur, car ces agents employés isolément ne s'adressent point à toutes les maladies régnantes, mais seulement aux affections non palustres, qu'il faut conséquemment savoir démêler. Ceux enfin qui relèguent presque dans l'oubli les diverses médications non spécifiques et universalisent l'administration du sulfate de quinine, n'ont point non plus rencontré la vérité, car ce sel n'est héroïque que dans les fièvres palustres, qui ne figurent que pour une part, large il est vrai, dans l'endémo-épidémie annuelle, l'autre part étant constituée par les affections que nous avons rangées sous la dénomination générique de climatiques.

On le voit, les principes que nous avons exposés en tête de ce travail ont une portée essentiellement pratique.

En 1849, placé dans l'alternative de recourir à la méthode romaine, dont les dangers nous ont effrayé, ou à la méthode algérienne qui donne souvent sans utilité du sulfate de quinine, nous avons nécessairement dû nous rallier à celle-ci. En 1850 et surtout en 1851, nous avons modifié notre manière, en cherchant à saisir des indications précises. En 1852, comme nous le dirons dans un autre travail, nous les avons saisies, et notre thérapeutique s'est assise sur des bases fixes désormais.

En 1851, nous avons recueilli l'observation complète de 80 fièvres endémo-épidémiques estivo-automnales autres que des intermittentes simples, c'est-à-dire ayant un type rémittent, sub-continu, continu. Voici comment elles se classent, sous le rapport de la thérapeutique par nous employée.

Traitées par le sulfate de quinine et par les évacuants, et ayant cédé		41
Sulfate de quinine seul.	Fièvres ayant cédé sous l'influence de ce médicament.	13
	N'ayant pas cédé, et ayant exigé ensuite des évacuants.	7
Évacuants seuls.	Fièvres ayant cédé sous l'influence des évacuants	12
	N'ayant pas cédé et ayant exigé le sulfate de quinine.	7
		80

On voit que nous avions déjà apporté, en 1851, un discernement que nous croyons avoir presque complété en 1852, dans le choix des pyrexies que nous soumettions à tel ou à tel traitement élémentaire ou au traitement mixte. En effet, ayant jugé d'emblée que 20 fièvres étaient des palustres simples, nous les avons traitées par le sulfate de quinine seul, et nous avions diagnostiqué juste dans 13 cas. D'autre part, croyant pouvoir classer 19 fièvres dans les pyrexies non intermittentes, non palustres, nous avons eu recours aux évacuants et à divers autres moyens, sans sulfate de quinine, et la réussite est venue confirmer notre diagnostic pour 13 malades.

On comprend que ces expérimentations thérapeutiques aient été pour nous comme une pierre de touche; cherchant si les maladies qui ont cédé au sulfate de quinine seul, ou aux évacuants seuls, ou qui ont exigé ce double traitement, ne présentaient pas des caractères communs, nous avons trouvé qu'en effet elles avaient des affinités qui permettent de les réunir en trois groupes homogènes bien distincts les uns des autres : les premières sont des palustres simples, les secondes des gastriques, des *gastro-reumatiques*, comme disent les Romains, affections sans élément palustre; les troisièmes des proportionnées, formées par les deux éléments réunis. De la sorte, le classement définitif de ces 80 fièvres, basé sur le traitement et postérieurement sur la symptomatologie, aboutirait aux résultats suivants :

Fièvres proportionnées formées par la réunion des éléments palustre et non palustre.	54
Fièvres palustres simples	13
Fièvres gastriques gastro-reumatiques, climatiques, simples	13

Un dernier mot encore. Le premier groupe, si nombreux, n'est pas très-homogène; en effet, nous verrons en temps et lieu, que ce qui éloigne une fièvre palustre de la *simplicité* consiste : 1° dans son adjonction avec la fièvre climatique, appelée *gastrique*, *gastro-reumatique* par les Romains, affection qui a son individualité bien tranchée, son début caractéristique, sa marche, ses symptômes; 2° dans sa complication par un embarras gastro-intestinal ordinaire, affection bien différente de la fièvre gastro-reumatique. Dans l'un et l'autre cas, les évacuants et divers autres moyens sont d'une intervention nécessaire.

Enfin, pour qu'on ne nous prête pas une thérapeutique qui n'est pas la nôtre, nous dirons que, de ce qu'une fièvre palustre est smple, ce n'est point un motif pour que nous condamnions les évacuants comme nuisibles ou inutiles, car la secousse qu'ils donnent à l'économie est quelquefois nécessaire pour rompre la tendance contractée à la reproduction d'accès à époques périodiques.

D. CACHEXIE PALUSTRE ; TRAITEMENT ; QUELQUES ACCIDENTS ; SUEURS PROFUSES ; CÉPHALALGIE.

Nous nous sommes efforcé, dans nos publications précédentes, à rechercher la meilleure méthode pour arriver à prévenir la cachexie palustre ou à l'enrayer lorsqu'elle est déjà déclarée.

Cette méthode a été nettement formulée ; il est inutile d'y revenir. En 1851, nous l'avons employée plus rigoureusement encore, avec une modification que nous indiquerons bientôt, et les résultats ont été des plus satisfaisants. M. l'inspecteur Lévy a été frappé, en entrant dans les salles, du petit nombre de cachectiques qui existaient dans un service. Or c'est précisément dans ce service que la méthode dont nous parlons était scrupuleusement suivie.

En 1849, nous avons renoncé au vin de quina fabriqué de toutes pièces avec du vin et de la teinture de quina, pour la potion avec décoction de quinquina (1). Cette dernière est de beaucoup préférable au vin de quina, mais elle nous semble inférieure à la poudre d'écorce, que nous avons expérimentée en 1851. Cette vieille préparation si simple et si précieuse a bien quelques inconvénients ; elle est difficile et désagréable à prendre ; elle purge quelques sujets ou leur fatigue l'estomac. Ces deux derniers inconvénients sont moins graves à Rome qu'en Algérie, à cause de la moindre impressionnabilité du tube digestif. Tantôt nous avons prescrit la poudre en opiat, tantôt mêlée tout simplement à l'eau gommeuse qui servait de boissons au malade. Si on ne fait pas prendre ces médicaments devant soit ou devant les infirmiers, on ne peut pas compter sur leur ingestion. En remplaçant, dans la potion dont nous venons de donner la formule, la décoction par 8 grammes de poudre, on obtient une préparation qui n'est point désagréable, mais le malade laisse souvent encore la partie solide au fond de la fiole, de sorte que la surveillance est toujours nécessaire.

Le sulfate de quinine n'a rien qui lui soit comparable pour couper les accès ; mais, dans les périodes postérieures de la maladie palustre,

---

(1) Voici la formule à laquelle nous nous sommes arrêté, sauf à la modifier si l'expérience nous fait apercevoir quelque chose de mieux. Décoction obtenue avec : 8 grammes de quinquina ; teinture de cannelle, 2 à 3 grammes ; sirop simple, 30 grammes ; eau distillée de menthe poivrée, Q. S. pour obtenir une potion de 125 grammes.

il ne remplit plus toutes les indications. N'oublions pas que ce sel ne représente pas tous les éléments du quinquina, vérité thérapeutique autant que chimique sur laquelle nous revenons de nouveau à cause de son importance.

La prééminence de la poudre de quina n'est pas seulement manifeste dans le traitement de la cachexie, mais aussi pour prévenir les rechutes et couper les vieilles fièvres enracinées, chez les sujets gorgés de sulfate de quinine. Pour obtenir ce dernier résultat, on devra préférer le quinquina jaune aux autres espèces.

Nous avons soumis, M. Mayer et moi, les préparations de fer dont nous pouvions disposer, à la même étude que les préparations de quinquina. Nous avons laissé le sous-carbonate pour le tartrate de potasse et de fer, et celui-ci pour l'iodure. L'action des ferrugineux est lente dans la cachexie paludéenne ; il faut être bien pénétré de cette vérité, quand on veut apprécier leur degré d'efficacité ; ne leur demandons pas ce qu'ils ne peuvent pas donner.

Pour éviter les rechutes, on a institué, en 1849, un dépôt de convalescents à Frascati. En 1850, un établissement des plus incomplets fut ouvert à Albano. En 1851, on se contenta de les envoyer en subsistance dans les compagnies stationnées à Albano, Frascati, etc., et on en abandonna le traitement à l'incroyable médecine des praticiens de la campagne. Il résulte de l'étude sérieuse de la question que les dépôts de convalescents peuvent rendre de réels services, sous la condition qu'ils seront établis dans un site salubre et qu'une localité spéciale et indépendante leur sera affectée, comprenant les logements, l'hôpital, les promenades, un personnel et un matériel répondant à toutes les éventualités. Les demi-mesures prises pendant ces deux dernières années n'ont, au contraire, produit que des demi-résultats.

Deux phénomènes nous ont paru saillants chez les cachectiques de 1851, ce sont les céphalalgies et les sueurs profuses débilitantes.

Vers la fin de septembre, la moitié de nos fiévreux souffrait de céphalalgie; celle-ci n'atteignait pas seulement les cachectiques, qui étaient en petit nombre, mais aussi beaucoup d'autres fiévreux. Elle était, par ordre de fréquence, rémittente, continue, franchement intermittente. Souvent elle ne consistait qu'en embarras, pesanteur, douleur obtuse; mais, dans d'autres cas, elle acquérait beaucoup d'intensité et devenait lancinante. Diffuse sur toute la tête, elle se limitait quelquefois à une région, soit au front, soit à la nuque, soit à la moitié du crâne. Un certain nombre de céphalalgies ont acquis l'intensité d'une véritable névralgie, mais elles ne nous ont pas semblé présenter les points douloureux fixes qu'on observe dans cette affection. Quelques-unes se sont montrées extrêmement opiniâtres, et ont persisté huit à dix jours. Le sulfate de quinine ne nous a rendu service que dans les céphalalgies intermittentes ; les rémittentes et les continues ont exigé un autre traitement. Celui-ci a dû varier selon les cas : chez les anémiques, j'ai prescrit des toniques ; j'ai eu recours, au contraire, aux sangsues aux jugulaires, quand j'ai cru remarquer de l'embarras dans la circulation cérébrale ou de l'hypérémie ; enfin, dans d'autres circonstances, la céphalalgie n'a cédé qu'aux laxatifs, aux vésicatoires volants placés à la nuque, etc. Les compresses d'oxycrat ne sont que des palliatifs. On aurait pu croire que cette céphalalgie, se généralisant sur un si grand nombre de sujets, et sévissant sur les individus atteints ou ayant été atteints d'une même espèce de maladie, avait une origine commune et devait céder à un traitement unique. On voit qu'il n'en a pas été ainsi.

La fréquence des céphalalgies chez les anciens fiévreux ne serait-elle qu'une des conséquences de l'intervention de l'élément douleur, rhumatoïde, comme l'appellent les médecins romains, élément si puissant à Rome, où il s'immisce dans tant de maladies? Dans la fièvre estivale non palustre, appelée ici *gastro-reumatique*, il joue un rôle très-important. Bien plus, il se manifeste même chez les vénériens. Chargé provisoirement d'un service de plus de 100 vénériens, nous avons remarqué que moitié de nos malades se plaignaient de douleurs d'apparence rhumatismale, siégeant dans les épaules, dans les bras, dans les jambes, etc. Notons bien que ces douleurs se déclaraient presque aussi souvent chez les individus atteints de chancres récents, voire même quelquefois d'urétrite, que chez les sujets fortement imprégnés de virus syphilitique, et semblaient conséquemment ainsi, non pas un phénomène lié intimement à la maladie, mais plutôt un élément étranger venant s'y surajouter.

Un autre phénomène remarquable que nous avons observé sur les anciens fiévreux seulement consiste dans des sueurs nocturnes, profuses et débilitantes.

Un vieux fiévreux mouillait seize chemises chaque nuit, et jusqu'à dix dans l'espace d'une heure. Atteint de céphalalgie continue, il n'éprouvait de soulagement que pendant la sueur. La quinine fut sans effet, mais ces déperditions nocturnes cessèrent sous l'influence d'un régime réparateur et tonique, notamment de la poudre de kina.

Voici, dans un lit voisin, un cachectique à teint palustre, à chairs flasques et pellucides, qui sue également chaque nuit. Ces sueurs profuses accélèrent la marche de la cachexie. Il faut les arrêter. Le sulfate de quinine à doses élevées ne réussit pas ; je le continue à faible dose comme névrosthénique, puis j'ai recours successivement et quelquefois contemporainement au régime suivant : viandes rôties, œufs, portion entière de vin, limonade sulfurique, eau de Rabel, iodure de fer, vin de cannelle composé, extrait de ratanhia, préparations de kina autres que les sels de quinine. Les sueurs persistent. Acétate neutre de plomb à 0.1, deux jours de suite ; pas de résultats. Au bout de dix jours de régime tonique suivis de deux jours d'administration de l'acétate neutre, le malade mouille encore dix chemises dans sa nuit. Céphalalgie continue, débilité et anémie croissantes. J'essaye 1.5 de sulfate de quinine, dans une potion antispasmodique ; insuccès. J'ai recours à la poudre de quina : les sueurs diminuent très-notablement et finissent par disparaître.

E. FIÈVRES TYPHOÏDES ET MÉNINGITE CÉRÉBRO-SPINALE.

Cette année, comme les précédentes, nous avons remarqué, M. Mayer et moi, que les fièvres typhoïdes sévissent le plus souvent sur les militaires récemment arrivés de France.

Nous pensons que certains décès attribués à cette affection, sont réellement dus à la fièvre pernicieuse à masque typhoïde. Quelques chiffres vont appuyer notre opinion. En faisant le relevé de quatre services, nous trouvons 7 fièvres typhoïdes admises dans l'un, 6 dans le second, 9 dans le troisième, 21 dans le quatrième. Il est clair, en dehors de toute préoccupation théorique, qu'il y a accord entre les trois premiers pour la manière de diagnostiquer, mais que le quatrième voit des fièvres typhoïdes là où ses collègues n'en reconnaissent pas. La rencontre de ces deux manières de voir serait peut-être dans l'admission de la combinaison des éléments fièvre typhoïde et fièvre palustre chez certains sujets, combinaison que nous avons déjà déclaré ne pas rejeter, et que l'Académie de médecine de Ferrare considère comme un fait acquis à la science.

Les méningites cérébro-spinales se sont groupées en une sorte de petite épidémie, puisque, sur 9 décès, 6 ont eu lieu en mars et en avril. Leur gravité a été extrême ; je ne sais si l'on compterait 1 guérison sur 5. Il résulte des recherches de M. le médecin principal Mayer, que la plupart des hommes atteints arrivaient de France et avaient séjourné à Toulon, ville alors fort maltraitée par la méningite cérébro-spinale.

XXV

HISTOIRE MÉDICALE DU CORPS D'OCCUPATION DES ÉTATS-ROMAINS EN 1853.

CHAPITRE Ier.

CARACTÈRES GÉNÉRAUX DE L'ENDÉMO-ÉPIDÉMIE.

§ 1er. — EXTENSION INSOLITE.

En écrivant l'histoire médicale de l'année 1852, nous déclarions que la relation des quatre années précédentes suffisait pour donner une idée complète des différents degrés de gravité et des physionomies diverses de l'endémo-épidémie romaine, et nous constations que les maladies estivo-automnales avaient été de moins en moins nombreuses, de moins en moins graves, à mesure que la prolongation du séjour avait mis nos troupes dans des conditions hygiéniques plus favorables. Nous avions ainsi compté avec une partie des influences qui atténuent les endémo-épidémies, à savoir : le repos et l'habitation dans la ville, après les travaux du siège et le campement sous la tente ; les améliorations introduites dans les casernements, d'abord ouverts aux intempéries de l'atmosphère, et protégés ensuite contre les vicissitudes des agents météorologiques; les changements successifs dans le couchage, constitué dans les premiers temps par de la paille, par des paillasses, enfin par des fournitures complètes; la clôture et la consigne des casernes au milieu de la journée, en été, et la suspension, pendant la saison estivo-automnale, des exercices et manœuvres qui étaient auparavant continués à cette époque; une plus grande libéralité dans l'alimentation du soldat, auquel les toniques et les excitants diffusibles (vin et café) sont d'une si grande utilité dans les pays chauds; enfin le bénéfice de l'acclimatement pour certains corps de troupes.

Mais, tout en prenant en considération ces circonstances complexes, nous laissions de côté le cas fortuit d'une de ces épidémies insolites qui se manifestent, certaines années, comme conséquence de l'activité imprévue et exceptionnelle de la cause, abstraction faite des conditions hygiéniques dans lesquelles se trouvent les individus. Or, l'année 1853 rentre dans la catégorie de ces endémo-épidémies exceptionnelles, étendant leur influence générale sur toute la population civile et militaire, pauvre ou aisée.

Le fait de cette épidémie insolite sera facilement constaté par les statistiques; restera la recherche de ses causes probables.

Le tableau suivant donne le mouvement des hôpitaux militaires de Rome (fiévreux, blessés et vénériens), pendant l'année 1853.

Mouvement des hôpitaux militaires de Rome en 1853.
(Fiévreux, blessés et vénériens.)

MOIS.	RESTANTS le 1er du mois.	ENTRÉS pendant le mois.	SORTIS PAR billet.	SORTIS PAR décès.	RESTANTS le dernier jour du mois.	PROPORTION des décès sur 100 hommes traités.	JOURNÉES de traitement.
Janvier......	197	188	167	4	214	3,1	6,554
Février......	214	170	177	4	203	2,2	5,067
Mars.........	203	207	178	7	225	3,1	6,784
Avril.........	225	201	183	5	238	2,6	6 706
Mai..........	238	184	224	6	192	2,1	6,220
Juin..........	192	178	188	3	179	1,5	5,595
Juillet.......	179	497	261	4	411	1,5	8,093
Août........	411	1,258	775	30	865	3,7	19,897
Septembre...	865	1,388	1,304	11	938	0,8	29,903
Octobre......	938	915	1,293	15	545	1,1	23,531
Novembre...	545	425	633	16	321	2,4	13,648
Décembre....	321	256	397	6	174	1,4	7,684
Totaux, reports et moyennes	197	5,867	5,779	111	174	2,1	140 282
	6,064		6,064				

OBSERVATIONS.

Mortalité du premier trimestre........... 2,4 pour 100 traités,
Mortalité du deuxième trimestre.......... 1,8 Idem.
Mortalité de l'année.................... 2,1 Idem.

Le nombre des hommes traités est ainsi obtenu : restants le 1er du mois + entrant dans le mois, — restants le dernier jour du mois.

En comparant les années 1851, 1852 et 1853, où l'effectif de l'armée a été à peu près le même, on trouve :

4,810 malades entrés aux hôpitaux en 1851 ;
4,279 id. en 1852 ;
5,867 id. en 1853 ;

C'est-à-dire 1,057 de plus qu'en 1851 et 1,588 de plus qu'en 1852.

Cette première comparaison fait déjà ressortir l'extension plus considérable de l'endémo-épidémie pendant l'année 1853 ; mais les différences ne s'arrêtent pas là. En 1851, à l'apogée de l'endémo-épidémie, 11,6 hommes pour 100 d'effectif étaient distraits du service pour maladie, soit qu'ils fussent à l'hôpital, ou au dépôt des convalescents, ou malades à la chambre; et, en 1852, cette proportion est représentée par 11,9 pour 100. Or, en 1853, sur un effectif d'environ 7,000 hommes présents à Rome, on a compté à un jour donné 2,000 individus distraits du service pour maladie, savoir : 1,095 à l'hôpital le 22 septembre, et le reste au dépôt des convalescents de Frascati, dans les salles de convalescents établies dans les casernes, enfin exempts de service à la chambre, ce qui donne 28 pour 100, c'est-à-dire 16,4 pour 100 de plus qu'en 1851, 16,1 pour 100 de plus qu'en 1852, et même 14 et 11 pour 100 de plus qu'en 1849 et 1850, où la proportion est représentée par 14 pour la première, et par 17 pour la seconde année.

Ainsi donc, des cinq années d'occupation, 1853 est celle où l'endémo-épidémie a pris la plus large extension. Ajoutons, pour corroborer cette proposition, que plus de 800 militaires ont été évacués sur France, pour cause de maladie, de septembre à décembre 1853.

On comprend que les embarras ont dû être extrêmes pour l'autorité, dans ces difficiles occurrences : plus le danger était grand, plus il fallait ménager les forces des hommes; or, le nombre croissant des malades à l'hôpital diminuant d'autant l'effectif des individus valides, les fatigues augmentant pour ceux-ci au moment où le repos leur était le plus nécessaire; aussi, le mal aggravant le mal, tombaient-ils malades en foule. Le rappel fort opportun des détachements de Viterbe et de Civita-Castellana vint heureusement fournir un certain nombre d'individus valides ou moins imprégnés par le miasme.

Si, devant de pareils dangers, le médecin n'est requis que pour traiter les maladies déclarées, son rôle est purement palliatif à l'égard de l'endémo-épidémie; nous démontrerons qu'en exécutant les mesures prophylactiques que son expérience lui permet d'indiquer, on préviendrait sûrement la moitié du mal.

L'extension exceptionnelle de l'endémo-épidémie de 1853 n'a point été un fait particulier à l'armée française de Rome : dépendant d'une cause générale palustre, et non pas de conditions spéciales hygiéniques, elle a sévi avec la même intensité sur la population civile. Le grand hôpital de Santo-Spirito, m'écrit le docteur Lapeyre, s'étant trouvé insuffisant, il a fallu utiliser des locaux qui n'ont point ordinairement une destination hospitalière. Au 30 septembre 1852, cet hôpital comptait 534 malades, et, à pareille date de l'année 1853, il en renfermait le double, 1,013.

La différence est plus tranchée encore quand on compare les entrées, car en rapprochant deux groupes comptés à cette époque dans la même période de jours, je trouve 39 pour 1852, et 119 pour 1853.

Les malades en ville ont été aussi très-nombreux, surtout à la périphérie. Comme il arrive dans les épidémies palustres d'une intensité insolite, l'immunité créée par la position centrale dans la ville a été moins marquée, et les bonnes conditions hygiéniques ont également moins garanti les individus aisés, que sous le règne des épidémies annuelles d'intensité ordinaire. Cette dernière remarque est applicable aux classes civiles et militaires : au régiment de dragons, à peu près tous les officiers ont eu la fièvre.

Hors de Rome, l'intensité de l'endémo-épidémie de 1853 est également exceptionnelle, ainsi que M. Gramaccini, chef de l'hôpital militaire de Civita-Vecchia, le constate dans ses rapports. L'Agro-Romano est partout désolé : les rares gardiens qui restent dans certains villages, pendant la saison d'été, alors que le reste de la population a émigré temporairement d'Ostia-Nuova, de Fiumiccino, d'Isola-Farnèse, par exemple, dépérissent ou disparaissent sous les coups redoublés de la fièvre. Enfin, l'endémo-épidémie monte plus haut qu'en temps ordinaire, le long des pentes du massif des montagnes albanaises et sabines, et sur le flanc de la chaîne de Cimino, de même qu'on l'a vue à Bône, pendant les recrudescences de 1852 et 1853, atteindre des parties du mont Edough, qu'elle respectait les années précédentes.

§ 2.—GRAVITÉ.

Décès pendant les 8 derniers mois de 1849,

Y compris les blessés du siége	758	ou	5,00 0/0	hommes traités.
Décès en 1850..............	113	ou	2,45 0/0	id.
Décès en 1851..............	67	ou	1,39 0/0	id.
Décès en 1852..............	79	ou	1,88 0/0	id.
Décès en 1853..............	111	ou	2,10 0/0	id.

Ce tableau montre que la mortalité proportionnelle aux hommes traités, c'est-à-dire la gravité des maladies, a été en diminuant d'année en année, jusqu'en 1853, où elle a subi une augmentation notable. La mortalité générale absolue s'est également accrue en 1853, puisqu'elle est représentée par le chiffre 111, tandis que le corps d'occupation n'a perdu aux hôpitaux que 68 malades en 1851, et 79 en 1852.

La recrudescence de 1853 s'est donc manifestée :

1° Par l'augmentation du nombre des individus atteints;

2° Par l'accroissement du chiffre absolu de la mortalité, l'effectif restant à peu près le même que ces deux années précédentes ;

3° Par l'augmentation de la gravité des maladies, ou, en d'autres termes, des décès fournis par un chiffre égal de malades;

4° Enfin nous verrons que la prolongation de l'endémo-épidémie, et que le nombre des cachexies et des accidents hémorrhagiques et scorbutiques, constituent un dernier caractère auquel on reconnaît la recrudescence de l'année 1853.

Tableau des décès dans les hôpitaux militaires français de Rome, en 1853.

MALADIES.	Janvier.	Février.	Mars.	Avril.	Mai.	Juin.	Juillet.	Août.	Septembre.	Octobre.	Novembre.	Décembre.	TOTAUX.
Fièvres typhoïdes	1	"	1	1	1	"	1	16	5	6	5	1	38
Fièvres pernicieuses et rémittentes.	"	"	"	"	"	"	1	8	2	6	3	2	22
Fièvres éruptives	"	1	"	1	"	"	"	"	"	"	"	"	2
Affections du foie	"	"	"	"	"	"	"	2	"	"	"	"	2
Flux intestinaux	"	"	"	"	"	"	"	2	1	"	2	"	5
Péritonites	"	"	1	"	"	"	"	"	1	1	1	"	4
Volvulus	"	"	"	1	"	"	"	"	"	"	"	"	1
Affections aiguës du poumon	"	"	3	1	1	"	"	"	1	"	1	"	7
Phthisies pulmonaires	2	2	"	"	2	"	2	1	"	1	2	1	13
Péricardites et endocardites	"	"	"	"	1	1	"	1	"	1	1	"	5
Affections organiques du cœur	"	1	"	"	1	"	"	"	"	"	"	"	2
Anasarques	1	"	"	"	"	"	"	"	"	"	"	[illegible]	2
Purpura hemorrhagica	"	"	"	1	"	"	"	"	"	"	"	"	1
Méningite tuberculeuse	"	"	1	"	"	"	"	"	"	"	"	"	1
Epilepsie	"	"	"	"	"	1	"	"	"	"	"	"	1
Affections chirurgicales	"	"	1	"	"	1	"	"	1	"	1	1	5
TOTAUX	4	4	7	5	6	3	4	30	11	15	16	6	111 (1)

(1) Se décomposant en 106 affections internes et 5 affections chirurgicales.

La mortalité n'est point répartie en 1853 comme dans les années précédentes. Le mois le plus meurtrier, c'est août, qui compte 30 décès ou 3,7 pour 100, tandis que les mois voisins en comptent, à savoir : juillet, 4 seulement ou 1,5 pour 100, et septembre, 15 ou 0,8 pour 100. Ce mois d'août, qui vient en première ligne en 1853, ne figure au contraire qu'en septième en 1850 et 51, en troisième en 1852, et en cinquième ligne pendant les derniers mois de l'année 1849 (l'occupation ne date que de mai). Année commune, la mortalité d'août est escortée en juillet et septembre par des chiffres assez semblables aux siens, tandis qu'il n'en est rien en 1853, où la mortalité présente comme un sommet isolé. D'ordinaire aussi, la proportion des décès relativement aux hommes traités, c'est-à-dire la gravité, est plus élevée dans l'arrière-saison et en hiver qu'en été et qu'en pleine endémo-épidémie, comme le font voir nos histoires médicales des années 1849, 50, 51 et 52; et cela se conçoit, parce qu'au summum de l'endémo-épidémie, le nombre des hommes atteints est fort élevé, et que, parmi les maladies régnantes, beaucoup sont sans gravité; tandis que, plus tard, les intermittentes simples s'effacent, les cachexies se dessinent, le nombre diminue, mais les maladies qui se manifestent ou qui restent sont plus graves, ce qui fait nécessairement hausser la proportion des décès relativement aux hommes traités. Cette proportion, que nous avons aussi vérifiée à l'hôpital romain du Saint-Esprit, est également vraie en 1853, si on en excepte ce mois d'août, qui domine tous les autres mois de l'année par sa gravité.

On voit qu'ici l'exception confirme la règle, car elle apparaît comme un point saillant, fortuit, choquant, pour ainsi dire, qui force l'esprit à le mettre hors ligne et à chercher la cause en dehors des conditions normales du découlement régulier de l'endémo-épidémie annuelle.

Ces recherches trouveront naturellement place dans le chapitre consacré à l'étude du caractère et de la marche de cette endémo-épidémie de 1853.

§ III. — MARCHE ET PHASES DE L'ENDÉMO-ÉPIDÉMIE.

L'endémo-épidémie de 1853 a suivi une marche générale pareille à celle des années précédentes : elle éclate dans le courant de juillet, et son premier grand élan doit être rapporté au milieu du mois. Après une courte période d'accroisement, elle atteint sa période d'état, qui comprend les deux mois d'août et de septembre; enfin, la décroissance se manifeste en octobre, et comprend un bien plus long espace que la période d'augment. En juin, on ne compte que 188 entrées ; 497 en juillet ; 1,258 en août ; davantage encore, 1,388 en septembre ; puis, dans la chute lente de l'épidémie, 915 en octobre, et enfin 425 en novembre, c'est-à-dire à peu près comme en juillet. Cette décroissance de l'endémo-épidémie a été plus lente encore que ces chiffres ne semblent l'indiquer ; en effet, à partir de septembre jusqu'à la fin de l'année, 800 individus rudement éprouvés ont été évacués sur France, et les hôpitaux se sont ainsi trouvés dégagés.

C'est au 22 septembre que le plus grand nombre de malades figurent aux hôpitaux, 1,095. L'endémo-épidémie de 1853 a été plus prolongée que celles de 1850, 1851 et 1852, puisqu'en 1853 novembre est encore égal en entrées à juillet, tandis que novembre, pendant ces trois années, et même octobre en 1851, sont chargés de moins d'entrées que juillet.

Dans le chapitre suivant, nous chercherons à montrer les rapports qui existent entre ces différentes phases de l'endémo-épidémie, et le degré d'activité qu'affectent les dégagements palustres sous l'influence des météores.

CHAPITRE II.

MÉTÉOROLOGIE ET ÉTIOLOGIE.

La constatation de la gravité insolite de l'épidémie de 1853 est chose facile, puisqu'elle repose sur des chiffres et sur des comparaisons précises ; nous espérons démontrer que la recherche de ses causes n'échappe point à nos moyens d'investigation.

Nous avons établi bien des fois déjà, à propos de l'Italie et de l'Afrique, que, de deux saisons estivo-automnales pareilles quant à la météorologie, les circonstances topographiques et hygiéniques étant égales d'ailleurs, celle-là est la plus malsaine, qui succède à une saison hivernale arrosée par des pluies plus abondantes. Cela se conçoit à merveille : de plus vastes surfaces sont inondées et se trouveront ensuite dénudées ; les terres incultes sont plus profondément imprégnées, et des masses plus considérables de vapeurs aqueuses chargées de miasmes devront s'exhaler sous l'influence des rayons caniculaires. Or, nos cinq années d'occupation se rangent ainsi, quant à la quantité d'eau tombée du 1er janvier au 1er juillet, c'est-à-dire avant l'endémo-épidémie :

Année 1851 (1).	94 lignes	3	points.
— 1852	110 —	7	—
— 1849.	126 —	10	—
1850.	185 —	10	—
— 1853.	248 —	2	—

Il résulte de ces chiffres, extraits des registres de l'Observatoire du collège romain, que les six premiers mois de l'année 1853 ont fourni beaucoup plus de pluies que leurs homonymes des années précédentes. La différence est considérable, puisque 1853 dépasse de 63 lignes l'année la plus chargée après elle, et que l'année la moins pluvieuse est affectée d'un chiffre qui n'est guère qu'un tiers du sien.

Nous nous rappellerons ces mois humides et froids où il pleuvait à peu près tous les jours, où les nuages voilaient presque continuellement ce beau ciel d'Italie, dont il ne restait que le souvenir. Dans de telles conditions, le Tibre est sorti de son lit plusieurs fois, notamment en février, où il a réflué dans la ville par les égouts, inondé les parvis et le portique du vieux Panthéon, et couvert les rues voisines du petit port de Ripetta. Les broussailles et les arbres arrachés dans la campagne, sur laquelle le Tibre avait au loin déchaîné ses flots jaunes (*flavus Tiberis*, comme du temps d'Horace), venaient battre les

(1) Cette année, la moins pluvieuse de janvier à juillet, a été également la moins fiévreuse; elle a présenté l'endémo-épidémie la moins grave et la plus courte. L'année 1853, celle des cinq années pendant laquelle il est tombé le plus de pluie, a eu l'endémo-épidémie la plus étendue.

pilastres du pont Saint-Ange, au voisinage duquel des hommes armés de longs crochets les harponnaient pour les tirer sur la rive.

A cette saison hiberno-vernale, pluvieuse à l'excès, a succédé une saison estivo-automnale plus chaude qu'à l'ordinaire, comme nous allons le démontrer par des chiffres, de sorte que l'humidité et la chaleur, ces deux agents si efficaces à activer les élaborations palustres, se sont précisément réunies en 1853.

La moyenne thermométrique de l'année, 11° 91 R, est inférieure à la normale, 12° 91 R, calculée d'après une longue série d'années; mais cette infériorité provient uniquement de la basse température de la saison hiberno-vernale; la saison endémo-épidémique a été au contraire plus chaude que la normale, comme en témoignent les chiffres suivants :

MOIS.	NORMALE.	ANNÉE 1853.
	degrés R.	degrés.
Juillet	18.98	19.3
Août	18.39	19.1
Septembre	16.29	17.1
Octobre	13.53	13.2
MOYENNES	16.80	17.2

Les maxima absolus ont été également plus élevés en 1853 que les années précédentes :

MOIS.	MAXIMUM ABSOLU EN		
	1851.	1852.	1853.
	Degrés R.	Degrés.	Degrés.
Juillet	26.6	25.5	28.0
Août	24.8	25.4	26.7
Septembre	21.4	23.1	25.8

L'exception de 1853 se resserre, du reste, dans ces

trois mois, car juin et octobre rentrent à peu près dans les conditions normales.

Cette exagération des maxima absolus a eu pour résultat de rendre plus forte la différence entre le maximum et le minimum absolus de chaque mois.

MOIS.	MAXIMA ABSOLUS en 1853.	MINIMA ABSOLUS en 1853.	DIFFÉRENCES ou états mensuels. 1853.	1852.
	Degrés R.	Degrés.	Degrés.	Degrés.
Juin.........	24.3	8.6	16.4	16.0
Juillet.......	28.0	10.6	19.3	18.6
Aout.........	26.7	11.6	19.1	18.3
Septembre...	25.8	8.2	17.1	17.0
Octobre......	20.1	6.4	13.2	13.9

L'écart de l'année est compris entre + 28° R et — 2° R = 30 R.

Mais le caractère exceptionnel de ces deux extrêmes de la température mensuelle, maxima et minima absolus, qui ne se présentent qu'une seule fois chacune dans un mois, et entre lesquels se sont rangés un nombre plus ou moins grand de jours, de manière que l'économie a été conduite graduellement de l'une à l'autre, ne peut fournir une idée de l'oscillation nycthémérale du thermomètre, c'est-à-dire de la perturbation éprouvée par l'économie dans le court espace de vingt-quatre heures.

Les années précédentes, nous avons pu donner :

1° L'oscillation diurne ou nycthémérale *moyenne* pour chaque mois ;

2° L'oscillation *la plus étendue*, dans la même journée, pour chaque mois ;

3° L'oscillation *la plus courte.*

Avec de pareils documents, on acquiert une idée complète de toutes les vicissitudes thermométriques qui ont agi sur l'économie ; mais ces chiffres n'étant point relevés dans les travaux d'ensemble de l'Observatoire romain, il faut les chercher soi-même dans les cahiers d'observation, long travail que nous avons fait les années précédentes, mais que nous n'avons eu l'indiscrétion de demander à personne, aujourd'hui que nous sommes éloigné de Rome. Aussi un désiratum reste-t-il dans cette étude météorologique pour 1853 : l'oscillation nycthémérale de la chaleur en 1853 n'a pu être appréciée; nous ne donnons que les écarts mensuels.

L'écart du baromètre, dans l'année 1853, a été moindre que les deux années précédentes.

	pouces.	lign.	points.
Écart en 1851......	1	3	3
— 1852......	1	4	1
— 1853......	1	2	3

Mais dans les mois d'été et pendant la saison endémo-épidémique, les écarts sont plus marqués en 1852 qu'en 1853.

MOIS.	ANNÉES			
	1852.		1853.	
	lignes.	pouces.	lignes.	pouces.
Ecart en juin..........................	6	7	7	6
Ecart en juillet.......................	5	5	7	10
Ecart en août..........................	5	1	7	6
Ecart en septembre.....................	4	9	6	10
Ecart en octobre....	6	10	3	4

Sous le rapport de la pluviométrie et de la psychrométrie, nous trouvons les chiffres suivants pour les différents mois :

(*Voir le tableau ci-contre.*)

—

MOIS.	QUANTITÉ D'EAU TOMBÉE.	MOYENNE PSYCHROMÉTRIQUE.
	lignes.	degrés.
Janvier	30 36	71.2
Février	70 92	67.4
Mars	48 12	65.3
Avril	30 13	62.3
Mai	12 08	62.8
Juin	50 63	71.7
Juillet	1 02	59.2
Août	19 58	69.7
Septembre	18 48	59.7
Octobre	39 60	69.8
Novembre	39 03	69.8
Décembre	61 99	69.6
TOTAUX	428 03 (1)	650.67 (1)

(1) Chiffres qui m'ont été adressés par le R. P. Secchi, directeur de l'Observatoire, et par M. Lapeyre, pharmacien aide-major de première classe à l'hôpital Saint-Dominique.

Dans le courant de juillet, mois le plus sec de l'année, l'endémo-épidémie commence. Elle est sollicitée par la mise à nu des surfaces jusqu'alors noyées, et par l'évaporation s'exerçant sur toute la campagne de Rome, qui avait été profondément imbibée par les pluies continuelles.

On n'a pas oublié sans doute que ces pluies avaient subi une sorte de recrudescence en juin, époque dangereuse, où il était tombé 50 lignes d'eau, tandis que 1851, année la moins fiévreuse depuis l'occupation, ne donna que 12 lignes 5 points pendant le même mois. En août et septembre, il tomba assez de pluie pour activer les élaborations palustres, excitées d'ailleurs par l'élévation de la température, qui se maintient à 17° 1 R. pendant ce dernier mois, c'est-à-dire plus haute que la normale, qui est représentée par 16° 29 R. En octobre, la moyenne thermométrique n'est plus que de 13° 2 R.; mais il ne tombe que 39 lignes d'eau, quantité insuffisante pour noyer complètement ces foyers; aussi la période de déclin de l'endémo-épidémie suit-elle assez lentement sa descente.

Nous manquons de documents pour apprécier les orages qui ont arrosé la campagne de Rome pendant les différents mois de l'été, orages qui ne se font quelquefois pas sentir à Rome, mais dont l'influence n'en est pas moins grande consécutivement sur la salubrité de cette ville.

Nous avons insisté, dans nos relations précédentes, sur les rapports qui existent entre la date de la chute de l'endémo-épidémie et les conditions météorologiques présentées à cette époque. Ainsi, nous avons fait voir qu'en 1851 la diminution subite de la température, qui était tombée en septembre à 13° 9 R., moyenne aussi basse que la normale d'octobre, et d'autre part la chute de 62 lignes d'eau (1), quantité suffisante pour couvrir en grande partie les surfaces palustres, avaient amené par leur réunion la cessation prématurée de l'endémo-épidémie.

Septembre de 1851, semblable au mois d'octobre des années normales, a donc agi exceptionnellement comme ce dernier le fait normalement, sur la salubrité publique ; cela se conçoit à merveille. En 1853, rien de pareil : la température se maintenant assez élevée, et la quantité d'eau tombée, bien inférieure à celle qui arrose la terre année normale, ne suffisant point pour couvrir les surfaces palustres, l'endémo-épidémie continue son cours et maintient sa période d'état pendant le mois de septembre. En octobre, la moyenne thermométrique n'est plus que de 13° 2, et la décroissance commence.

Un mot sur l'anémologie terminera cette esquisse météorologique appliquée à l'étiologie.

Le Sud, qui joue un si grand rôle, mais un rôle différent selon les saisons, dans la salubrité de Rome et de sa campagne, a été prédominant à midi dans les proportions suivantes :

---

(1) Moyenne bien supérieure à celle des années voisines : 29 lignes en 1850, 28 en 1852, 18 en 1853.

En juillet............	20	fois.
En juin..............	19	—
En mai	17	—
En mars, août, octobre.	16	—
En septembre.........	13	—

Enfin, les mois les plus nébuleux et les plus couverts se rangent successivement ainsi, à partir de celui qui a présenté ces caractères au plus haut degré.

Décembre, février et mai *ex æquo;* mars, juin et octobre *ex æquo ;* novembre, janvier et avril *ex æquo ;* septembre.

Les mois où le ciel a été le plus serein, sont juillet et août.

CHAPITRE III.

RÉPARTITION DES MALADIES SELON LES SITES.

L'occupation française est venue pleinement confirmer ce que la vieille tradition et l'expérience journalière avaient établi quant aux degrés de salubrité des différents quartiers de Rome, et la classification de Doni a ainsi reçu une manifeste confirmation, pour la plupart des régions de la ville. L'insalubrité croît du centre à la périphérie ; telle est la loi générale. Il convient d'ajouter que, de deux sites périphériques, celui-là est le plus insalubre qui, moins abrité par des collines et des édifices, est occupé par des terrains vagues, déserts, ou par des cultures manquant de grande et haute végétation. Enfin, la salubrité s'est un peu déplacée dans le cours des siècles, quelquefois par des influences qui n'ont pu être appréciées avec une suffisante précision, d'autres fois par suite de travaux, ou comme conséquence du revirement des populations d'un quartier dans un autre, et des conditions de bâtisses et d'améliorations, ou d'abandon et de négligence qui en résultent nécessairement. La croissance de l'insalubrité, du centre à la périphérie, restant toujours une loi générale constante et incontestable, les nuances varient parfois dans le cours des différentes années : ainsi, le cercle excentrique demeurant continuellement le plus insalubre, ce sera quelquefois un de ses points, quelquefois un autre, qui présentera le summum d'insalubrité. On a également vu, par exception, certains sites circonscrits, englobés dans une région réputée salubre, devenir un foyer relativement intense de l'endémo-épidémie.

Un rapide coup d'œil rétrospectif sur les années précdentes démontrera que l'étude de l'état sanitaire du corps d'occupation, conduit pleinement à ces conclusions, depuis longtemps du reste acquises à la science.

En 1849, les populations de la périphérie sont atteintes par l'endémo-épidémie à un bien plus haut degré que le centre; tels sont notamment le 66e, qui occupait le vieux Forum désert et Sainte-Sabine, à l'extrémité de la ville et au bord du Tibre; le 32e, stationné dans le quartier des Monts, depuis les Thermes de Dioclétien jusqu'au Forum, en passant par Sainte-Marie-Majeure; l'artillerie, sise hors de la porte du Peuple; les corps échelonnés à la Longara, à Saint-Ange, au Transtevère, etc.

En 1850, nous avons pu, armé de chiffres précis, établir rigoureusement trois zônes de salubrité, l'une intérieure, jouissant de la plus grande immunité, la seconde intermédiaire, la troisième périphérique, la plus maltraitée. Les points de cette dernière qui ont le plus souffert sont encore, comme en 1849, le Forum et son voisinage, où était le 13e léger; le quartier des Monts, depuis les Thermes jusqu'au Forum, où était le 36e; le Transtevère, qu'habitait le 10e chasseurs à pied; l'artillerie, sise également à la périphérie (porte du Peuple, Longara, Saint-Ange). Le centre a été comme toujours respecté.

Dnas l'année 1852, même répartition de l'endémo-épidémie.

L'année 1853 nous offre la répétition des précédentes, comme nous allons le préciser rigoureusement.

Le tableau qui suit indique le nombre des entrées aux hôpitaux, fournies par chaque corps dans le troisième trimestre 1853. Nous classons ces corps d'après l'intensité de la maladie. Ces chiffres sont officiels; nous les devons à l'obligeance de M. le colonel Saget, chef d'état-major.

14e léger	60	pour 100 d'effectif.
10e chasseurs à pied	44	—
Ouvriers d'artillerie	41	—
Train des parcs d'artillerie	37	—
Ouvriers d'administration, 7e et 11e d'artillerie	34	—
25e léger	33	—
11e dragons et 14e d'artillerie	31	—
21e léger	29	—
Train des équipages	25	—
Infirmiers militaires	24	—
40e de ligne	20	—
Génie	10 (1)	—

(1) Les années précédentes, nous avons calculé la proportion des malades, non pas d'après le total des entrées dans le trimestre, mais d'après le nombre maximum des hommes présents à l'hôpital à un jour donné, nombre qui s'est présenté à une époque un peu variable pour chaque corps. Nous pensons que le nouveau mode d'appréciation est préférable à l'ancien. Afin qu'on puisse établir des comparaisons entre les différentes années, nous allons cependant donner le nombre des hommes présents à l'hôpital le 1er septembre, moment qui précède de vingt-deux jours celui de la plus grande accumulation de malades dans les hôpitaux, et qui donne conséquemment un chiffre trop faible.

14e léger	28	pour 100
11e dragons, 11e d'artillerie	14	—
10e chasseurs	13	—
Train des parcs d'artillerie, ouvriers d'administration	12	—
7e d'artillerie	11	—
14e d'artillerie	10	—
25e de ligne, infirmiers militaires	9	—
21e léger et 40e de ligne	8	—

Or, le 14e léger occupait en 1853, au quartier des Monts (1), les sites si maltraités en 1849, 1850 et 1852, alors que les 32e de ligne, 36e de ligne, 21e léger y étaient stationnés, et Sainte-Françoise romaine, au Forum, qui n'a cessé depuis l'occupation de fournir un grand nombre de malades.

Vient ensuite le 10e chasseurs à pied, occupant aussi, dans la zone périphérique, le Transtevère (2), qui avait donné beaucoup de malades au 36e en 1849, au 2e chasseurs à pied, en 1850, et au 7e bataillon de la même arme en 1851 et 52. Notons que ce 10e chasseurs, arrivé de France en mars 1853, offrait ainsi plus de prise, en raison de son non acclimatement, aux influences complexes qui engendrent l'endémo-épidémie.

Les ouvriers et le train des parcs d'artillerie, qui figurent en troisième et quatrième ligne, occupaient

---

Train des équipages..............	7 pour 100
Ouvriers d'artillerie.............	6 —
Génie...........................	3 —

En négligeant les erreurs provenant des différences du mode d'établissement des divers tableaux, nous trouvons que le 14e léger a été plus maltraité, 28 malades pour 100, que ne l'avaient été les années précédentes deux régiments qui occupent le premier rang sur ces tables, c'est-à-dire qui ont le plus souffert : le 13e léger, en 1850, a eu 18 malades pour 100 d'effectif à un jour donné, et le 21e léger, en 1852, également 18 pour 100. En 1851, le 7e chasseurs à pied a eu une proportion de malades à peu près semblable à celle du 14e léger en 1853, 29 pour 100; mais rappelons que, pour le premier, nous comptons au jour du maximum, et pour le second, vingt-deux jours avant ce point culminant.

Donc, parmi les régiments qui ont le plus souffert pendant le cours des années 1850, 1851, 1852 et 1853, le 14e léger occupe le premier rang.

L'extension insolite de l'endémo-épidémie en 1853, et la localisation de sa violence sur les sites périphériques, ressortent donc à chaque instant, n'importe sous quelle face nous envisagions la question et de quelle manière nous groupions les éléments de la statistique.

(1) Thermes de Dioclétien, Sainte-Marie-Majeure, Saint-Pierre ès-liens, Saint-Martin-des-Monts, Saint-Bernard; de plus, Sainte-Françoise romaine, au Forum; et l'Umiltà et Sainte-Thérèse plus au centre.

(2) Saint-Calixte, Saint-Office, fort Saint-Ange.

le fort Saint-Ange, sur le rempart, et conséquemment aussi à la périphérie, au bord du Tibre.

Les ouvriers d'administration, les 7e et 11e d'artillerie étaient également cantonnés dans la zone excentrique, au Saint-Office, au Vatican, au fort Saint-Ange, à la Longara.

Vient ensuite la zone topographique intermédiaire, occupée par des corps qui ont présenté également un état sanitaire intermédiaire, à savoir, le 25e (1) de ligne, stationné en partie au Transtevère, en partie dans la zone moyenne; le 11e dragons, occupant en grande partie la bande intermédiaire et les limites du centre (2); le 14e d'artillerie, qui habitait la zone périphérique, mais dans un quartier populeux (3), et qui y a joui d'une immunité plus considérable que les années précédentes.

Viennent enfin les corps qui ont passé l'été à Civita-Vecchia et en détachement, et ceux qui occupaient le centre de la ville. Les chiffres qui figurent au tableau précédent montrent de quelle immunité relative ils ont joui.

Le 21e léger a séjourné à Civita-Vecchia du 1er mai au 1er septembre; le bataillon resté à Rome occupait les casernes centrales de Jésus et de Sainte-Marthe; de retour à Rome, en septembre, le régiment a reçu des casernements situés au cœur de la ville (4).

Le train des équipages, caserné à Saint-Calixte, lieu intermédiaire, n'a point souffert en raison de son site.

---

(1) Saint-Calixte, Saint-François au Transtevère, Sainte-Dorothée, Quarante-Martyrs, Montserrat, Saint-Augustin, église neuve, Saint-Sauveur, Sora, chancellerie.

(2) Palais Albani, périphérique; palais Barberini et couvent des Capucins, sur les limites du centre; Saint-Sylvestre au Quirinal.

(3) Saint-Jacques, Jésus et Marie, au Corso, non loin de la place du Peuple.

(4) Minerve, Saint-Sylvestre in Capite, Saint-Charles Borromée, Saint-Laurent in Lucina, Campo-Marzo, Sainte-Madeleine, Saint-Charles in Catinari, Saint-Romuald, Saint-Marcel, Saint-André delle Fratte, Saints-Apôtres, Sainte-Agnès.

Le 40e de ligne a occupé le centre (1) jusqu'au 1er septembre, jour de son départ pour Civita-Vecchia ; et les infirmiers militaires desservaient les hôpitaux échelonnés sur le Quirinal, salubre de Saint-Dominique jusqu'à Sainte-Thérèse, et où l'air ne devient mauvais qu'un peu plus loin, en allant vers la Porta Pia.

Enfin le génie, le moins maltraité de tous les corps de Rome, en 1853 comme en 1852, où il vient en deuxième ligne comme immunité, a toujours occupé Saint-Sylvestre-in-Capite, dans un quartier central de la ville.

De nos cinq années d'occupation, quatre offrent donc une admirable concordance dans la répartition des maladies selon les sites ; l'année 1851 présente seule une exception saillante mais partielle. L'insalubrité y reste périphérique, mais elle se concentre sur une partie de cette périphérie, au Transtevère et à la porte du Peuple, où elle est à son maximum, tandis qu'elle quitte momentanément la face opposée de la ville, le quartier des Monts, depuis les Thermes de Dioclétien jusqu'au Forum, en passant par Sainte-Marie-Majeure. Du reste, le centre continue à jouir de son immunité habituelle en 1851. La loi générale subsiste donc, mais avec une de ces anomalies partielles qui se rencontrent quelquefois. Nous avons d'ailleurs établi, dans l'histoire médicale de cette année 1851, que cette anomalie est rendue beaucoup moins saillante par les considérations suivantes : dans l'endémo-épidémie de 1851, les maladies dues au climat, et auxquelles on est d'autant plus impressionnable que l'on n'a pas acquis la tolérance des influences météorologiques et topographiques, ont pris une extension peu ordinaire relativement aux fièvres palustres, qui, dues à un toxique, agissent moins en proportion du degré d'acclimatement que

(1) Mêmes casernes que celles que nous avons indiquées pour le 21e léger, régiment qu'il y a remplacé en septembre.

de l'intensité propre des miasmes, intensité si variable selon les lieux, comme nous l'avons vu. Dans de telles occurrences, on conçoit que le 7e chasseurs à pied, arrivant de France et occupant le Transtevère, ait beaucoup plus souffert que le 32e, stationné au quartier des Monts, mais jouissant du bienfait de l'acclimatement, puisque son séjour à Rome datait du commencement de l'expédition. Pendant le règne des endémo-épidémies essentiellement palustres, on conçoit que la répartition des maladies doive se faire surtout selon les sites; mais quand les affections *climatiques*, comme nous les avons appelées ailleurs (1), prennent une extension considérable, on comprend que la répartition soit commandée en partie par les différents degrés de l'acclimatation acquise et par les conditions hygiéniques.

Il résulte de tout ce qui précède, que l'insalubrité croissante du centre à la périphérie est une vérité acquise à la science, et que l'autorité militaire, en dégageant, autant que la sûreté le permet, cette zone excentrique, pour faire refluer vers le centre la population militaire, pourrait considérablement atténuer l'influence de l'endémo-épidémie sur nos troupes. Nous ne craignons pas de dire qu'avec cette précaution, prise dans les limites tracées par la prudence, et grâce aux mesures suivantes, on diminuerait de moitié le nombre des malades :

Suspension des exercices et manœuvres pendant la saison endémo-épidémique;

Clôture des casernes durant les heures les plus chaudes de la journée en été;

Relevée des gardes de bon matin (2);

---

(1) Félix Jacquot, Études sur la pyrétologie des pays chauds, lues à l'Académie de médecine, séance du 2 août 1853, sous le titre suivant : DE LA DUALITÉ DES AFFECTIONS ENDÉMO-ÉPIDÉMIQUES DES PAYS CHAUDS ET PALUSTRES, etc.

(2) En 1853, on rappelait vers 4 heures après midi, au fort de la chaleur, et le soldat, en pleine transpiration, arrivait à son poste.

Café ou vin, — peut-être ces deux à la fois dans certains moments exceptionnels, — accordés au soldat comme ration journalière en été et en automne;

Enfin, envoi des malades qui ont déjà rechuté, à un dépôt de convalescents établi dans certaines conditions d'installation et de site.

Nous avons parlé d'une diminution de moitié, et cette proportion est certainement plutôt au-dessous qu'au-dessus de la vérité, car la simple influence des sites a fait varier les malades de 13 pour 100 (13e léger) à 2 pour 100 (1er chasseurs à pied) en 1850; de 29 pour 100 (7e chasseurs) à 8 pour 100 (13e léger) en 1851 (1); de 15 pour 100 (21e léger) à 6 pour 100 (13e léger) en 1852; de 28 pour 100 (14e léger) à 3 pour 100 (génie) en 1853.

Ainsi, en moyenne, les quartiers les plus sains n'ont eu que 4 malades, tandis que les quartiers insalubres en fournissaient 21; c'est donc la proportion de 1 à 5; tel est le contraste. Que n'obtiendrait-on pas conséquemment de l'application franche des diverses mesures générales qu'indique l'hygiène, jointes à l'abandon, même incomplet et temporaire, de la périphérie de la ville!

Nous avons dit, en traçant les règles générales de la répartition de la salubrité à Rome, que, d'une part, la périphérie, région néfaste, pouvait quelquefois présenter certains points jouissant d'une immunité provisoire, et l'année 1851 nous en a offert un exemple; puis nous avons ajouté que, d'autre part,

---

établi quelquefois dans des locaux frais, à une époque de la journée où la chute de la température favorisait le refroidissement du corps en sueur et exagérait ainsi l'impressionnabilité aux miasmes qui s'abattent le soir avec les vapeurs aqueuses. Il est bien préférable de rappeler le matin, de manière que le soldat puisse faire le chemin avant la chaleur, et arrive à destination dans un état de moiteur peu intense, à une heure où la croissance de la température empêche un trop rapide refroidissement.

(1) En 1851, comme nous l'avons vu, les influences ont été complexes.

certaines localités circonscrites des régions centrales de la ville pouvaient, de leur côté, devenir éventuellement, et par exception, des foyers relatifs d'infection. La caserne de l'Umiltà, située dans le quartier salubre de Trévi, a présenté cette anomalie en 1853; Jésus et Sainte-Marthe, couvents situés au pied du Capitole, dans le quartier de la Minerve, avaient offert les mêmes particularités, à un degré moins prononcé, pendant une des précédentes années. Ces anomalies peuvent du reste s'expliquer le plus souvent : ainsi, M. Stéphanopoli constate qu'en 1853 on a déblayé les vastes caves du couvent de l'Umiltà, qui, depuis nombre d'années, s'étaient successivement remplies jusqu'à la voûte d'immondices et d'ordures détrempées par les eaux ménagères.

Il est si vrai que là réside la cause de cette localisation de l'endémo-épidémie, que trois autres casernes de ce même quartier de Trévi ont échappé au danger : sur 41 individus traités par M. Stéphanopoli et provenant de ce quartier, 32 étaient fournis par l'Umiltà.

CHAPITRE IV.

HYGIÈNE, PROPHYLAXIE, MESURES ADMINISTRATIVES.

En suivant nos relations médicales des années 1849, 1850, 1851 et 1852, on s'assure qu'après bien des privations inséparables d'une première installation, le soldat est peu à peu rentré à Rome dans les mêmes conditions qu'en garnison de France. Mais cela ne suffit point : sous un autre ciel, dans une contrée palustre, il est certaines mesures qui, oiseuses dans la mère-patrie, deviennent indispensables. C'est ainsi qu'après maintes sollicitations, l'autorité médicale avait obtenu précédemment la suspension, pendant l'été, de ces exercices et de ces manœuvres qui ont pour résultat d'exposer le soldat au froid du matin et à la *malaria* aux bords du Tibre (à Acqua-Acetosa et à Ponte-Molle), c'est-à-dire dans les lieux les plus dangereux. On a eu à regretter que cette utile mesure, en pleine vigueur en 1852, n'ait pu être maintenue, ou du moins maintenue au même degré en 1853. La nécessité du repos pendant la saison endémo-épidémique est démontrée par l'exemple des habitants et par notre propre expérience. Nous rappellerons ici que, en 1852, la reprise prématurée des manœuvres en septembre, jointe à quelques autres circonstances, avait ramené une très-notable recrudescence dans les maladies. Or, en 1853, ce ne fut guère qu'en septembre que M. l'inspecteur Alquié obtint la suspension des manœuvres et des exercices qui, un peu ralentis seulement, avaient fatigué le soldat tout l'été.

M. l'inspecteur Alquié, déjà témoin de l'endémo-épidémie de 1849, avait fait établir alors un large système d'évacuations sur France, autant pour dégorger les hôpitaux encombrés, que pour soustraire au climat et aux effluves les individus qui, profondément imprégnés, tombent, de rechute en rechute, dans la cachexie palustre, et ne peuvent ni se rétablir sur place, ni rendre de longtemps le moindre service à l'armée active, pour laquelle ils sont devenus un *impedimentum*. S'obstiner à les garder, c'est se charger d'une non-valeur, et peupler les hôpitaux de maladies chroniques interminables. C'est encore en septembre, à l'arrivée de M. Alquié, et grâce à cet inspecteur, qu'on commença, en 1853, le système des évacuations, conçu sur une largeur proportionnée à la gravité de la situation. De cette époque jusqu'à la fin de l'année, huit cents malades furent dirigés en France.

Une autre mesure, qui était peu à peu tombée en désuétude depuis 1849, consiste dans les dépôts de convalescents établis hors du foyer de la *malaria*. Nous avons dit ailleurs que cette création ne produit des effets vraiment très-avantageux qu'avec une installation complète, réunissant toutes les conditions désirables, médicales, topographiques, hygiéniques et hospitalières. En 1849, les établissements de Grotta-Ferrata, de Montalto et Villa-Taverna ne laissaient pas beaucoup à désirer; en 1850, notre regrettable maître Lacauchie, médecin en chef, obtint avec difficulté un bien incomplet dépôt à Albano; en 1851, on se contenta d'envoyer les convalescents en subsistance dans les différents corps stationnés à Albano, Frascati et Viterbe, où ils ne trouvaient ni conditions hygiéniques, ni soins médicaux appropriés. En 1852, il ne fut presque plus question de rien. Cette décadence successive et cette suppression des dépôts de convalescents, nous semblent avoir été amenées par l'atténuation de l'endémo-épidémie, qui, néanmoins, est toujours restée assez intense pour nécessiter ces dépôts.

En 1853, la gravité des circonstances força pourtant à établir, vers le 19 juillet, sur la demande de M. Petronelli, un dépôt à Frascati, établissement auquel M. l'inspecteur Alquié fit donner plus d'importance vers le mois de septembre. Il occupait, comme en 1849, une partie de Montalto, près de Frascati, puis le séminaire de cette ville, et quelques maisons voisines louées pour cette installation. On y dirigeait les hommes qui avaient déjà éprouvé plusieurs rechutes, et auxquels le changement d'air était jugé nécessaire.

Le dernier terme de la triple mesure instituée par l'inspecteur médical consistait donc dans l'évacuation sur France; le second, dans l'envoi au dépôt de convalescents de Frascati; et le premier, destiné aux hommes qui, sortant de l'hôpital, n'avaient pas été vivement touchés, dans le séjour passager aux salles de convalescents établies aux casernes mêmes. Ici les malades jouissaient de l'avantage d'un régime spécial consistant en chair rôtie, en une augmentation de la quantité réglementaire de viande, enfin dans la ration simultanée de café et de vin, tandis que la troupe ne l'avait qu'alternativement.

Sans ces mesures, les embarras déjà pressants fussent devenus excessifs. L'hôpital Saint-André ne suffisant plus, on avait ouvert Saint-Dominique, ce qui arrive tous les ans du reste, puis Sainte-Thérèse, et sa succursale, qui n'avaient point servi les précédentes années (1).

Le personnel de santé des hôpitaux s'était aussi trouvé insuffisant, et l'on avait été obligé, malgré le redoublement de zèle et d'activité des médecins de ces établissements, de requérir six médecins romains pour remplir les fonctions d'aides, d'emprunter deux médecins-majors aux corps de troupes, enfin de confier à des médecins de l'hôpital le double soin de salles de blessés et de salles de fiévreux.

La consommation du quinquina sous toutes les formes a été assez considérable dans les dépôts de convalescents, car M. le docteur Lapeyre m'écrit qu'on a envoyé trois barriques de décoction de quinquina dans les salles de convalescents du 14e léger, et cinq de vin de quinquina au dépôt de Frascati.

CHAPITRE V.

APERÇU PATHOLOGIQUE DE L'ENDÉMO-ÉPIDÉMIE DE 1853.

§ 1. — CARACTÈRES GÉNÉRAUX ET DIFFÉRENTIELS.

L'année 1853 s'ouvre par un temps pluvieux, froid et humide, qui engendre des affections catarrhales, des bronchites, des pneumonies lobulaires catarrhales superficielles, mais étendues et graves : dans ces dernières, la saignée est mal supportée, et l'émétique amène quelquefois même un affaissement qui n'est pas toujours sans danger ; la diathèse séreuse se prononce rapidement et se manifeste, soit par des

(1) Saint-Dominique, ouvert le 28 juillet, fermé le 30 novembre : Sainte-Thérèse, ouvert le 27 septembre, fermé le 3 novembre ; la succursale, ouverte le 11 septembre et fermée le 27 octobre.

collections dans les cavités closes, soit par l'infiltration du tissu cellulaire; les réactions sont généralement paresseuses, les solutions lentes et pénibles; tout trahit, en un mot, l'influence débilitante de l'humidité, et le génie phlegmasique ne règne point franchement comme dans les pays septentrionaux.

Les premières chaleurs ramènent un meilleur état sanitaire, car le minimum des malades de l'année se place au 10 juin, où l'on ne comptait que 179 hospitalisés. Pendant tout ce mois, l'état sanitaire reste favorable; puis l'ascension commence d'une manière très-lente et peu prononcée, comme à l'ordinaire, et l'explosion de l'endémo-épidémie n'a lieu que dans le courant de juillet. Nous avons dit que la période d'augmentation avait été courte en 1853, ainsi que les années précédentes, et que la période d'état avait été rapidement atteinte.

D'après les rapports adressés au Conseil de santé par les différents médecins, le caractère principal des fièvres du troisième trimestre a consisté dans la rémittence, dans la fréquence de l'état typhoïde, dans l'intensité et la répétition à courts intervalles du phénomène vomissement, et dans un état gastro-bilieux très-prononcé.

Le type rémittent a été si prédominant dans ce trimestre, que je trouve dans le relevé de M. Mayer 288 rémittents, et seulement 139 intermittents de tout type, savoir: 76 quotidiennes, 60 tierces, et 3 quartes. Dans les pyrexies rémittentes gastro-bilieuses, la rémission était courte et ne s'annonçait guère que par la moiteur de la peau succédant à sa sécheresse. Quant à l'exacerbation, elle était rarement précédée de quelques frissons.

La gastricité et l'état bilieux acquéraient un haut degré d'intensité : la tête était chaude, lourde, et il y avait de la céphalalgie et souvent des épistaxis, dernier phénomène dont la fréquence nous avait également frappé en 1851; la langue était souvent rouge au pourtour et presque toujours hérissée au centre de papilles blanchâtres, sèches ou onctueuses. Quelques observateurs ont vu partout et toujours de simples mucosités ; d'autres professent que les mucosités ne sont que des suppositions, et qu'il n'y a jamais qu'un simple hérissé des papilles linguales ; mais l'un ou l'autre de ces états peut se présenter. La bouche était aride, plus souvent sèche qu'empâtée ; il y avait de la soif ; l'épigastre et les hypochondres étaient tendus, chauds, souvent douloureux ; on observait quelquefois de l'angoisse épigastrique, de la congestion du foie avec augmentation de volume ; les urines étaient rouges, et une teinte subictérique, parfois même ictérique, ne tardait pas à se manifester dans un nombre très-notable de cas. Il n'y avait ordinairement pas de diarrhée, mais les vomissements étaient bilieux, âcres, fréquents, opiniâtres ; de sorte que l'administration du sulfate de quinine devenait difficile, ce médicament étant rejeté avant l'absorption.

Dans les cas graves, la peau était sèche, la respiration haute et gênée, l'anxiété grande, l'accablement profond, le pouls petit, fréquent, dur, serré ; enfin la peau se couvrait quelquefois d'une sueur visqueuse presque froide, le pouls devenait misérable, et le malade succombait. Cette terminaison funeste était l'exception, et la maladie n'acquérait que rarement ce haut degré d'intensité. Nous verrons qu'un traitement énergique approprié, composé d'évacuants et de sulfate de quinine, en venait le plus ordinairement à bout avec rapidité.

Nous écrivions, en parlant de l'endémo-épidémie de 1850 :

« Elle a été caractérisée par le règne des fièvres « palustres rémittentes, avec complication gastro- « bilieuse ; la rémittence a pris tant d'extension, que « les intermittentes ne constituaient plus que des « exceptions. L'élément gastrique et bilieux accompa- « gnait à peu près toutes ces fièvres, et se trahissait

« généralement par des phénomènes très-prononcés ; « les fièvres pernicieuses paraissaient n'être que le « plus haut degré d'intensité des rémittentes gastri- « ques, ou bien l'accès pernicieux se manifestait « pendant le cours de celles-ci ; de sorte que nous « avons pu avancer cette proposition : la fièvre ré- « mittente gastro-bilieuse a monopolisé tout le règne « palustre de la saison endémo-épidémique estivo- « automnale de 1850. »

Ces réflexions sont applicables à l'année 1853, avec ces différences pourtant,

1° Que les phénomènes gastro-bilieux semblaient y avoir acquis plus d'intensité encore, ainsi qu'en témoigne l'apparition de quelques-uns de ces états qu'on a nommés *fièvre jaune sporadique;*

2° Que les vomissements se montraient plus rapprochés, plus opiniâtres, plus fâcheux à cause de l'intolérance du sulfate de quinine;

3° Enfin que l'état typhoïde et, comme nous le verrons, l'adjoncton de la vraie fièvre typhoïde, ont été plus fréquents.

Une nuance, quelquefois très-prononcée, différencie l'endémo-épidémie des diverses années : en 1849 se fait sentir une sorte d'influence de typhus nosocomial, ou tout au moins de putridité; en 1850, à Rome, c'est l'état gastro-bilieux qui domine; la même année, à Civita-Vecchia, les formes cardialgiques et pectorales prennent une extension considérable, tandis que l'état gastro-bilieux n'est pas très-prononcé; en 1851, les fièvres *miasmatiques*, dues aux influences du climat, et que nous avons appelées ailleurs *climatiques* (1), prennent, relativement aux palustres ou intermittentes, une extension peu ordinaire; en 1852, l'élément douleur se montre intense et se mêle aux maladies régnantes, qui revêtent ainsi la forme appelée *gastro-reumatique* par les médecins romains; enfin, 1853 ressemble à 1850,

(1) Etudes sur la pyrétologie, etc.

avec exagération des phénomènes gastro-bilieux et fréquence du typhoïdisme. Nous avons également vu que le nombre des individus atteints, et le degré de gravité, avaient autant différencié ces diverses années, que les caractères pathologiques ci-dessus relatés.

Après cette esquisse destinée à donner sa physionomie propre à chacune des endémo-épidémies qui se sont manifestées pendant les cinq années de notre occupation, revenons à la saison estivo-automnale de 1853, et consacrons-lui quelques développements.

Les fièvres rémittentes gastro-bilieuses de médiocre intensité et simples, traitées activement et attaquées de bonne heure, avaient une solution rapide et favorable; ainsi, M. Mayer constate, dans ses rapports, que la fièvre et les principaux symptômes tombaient du troisième au cinquième jour, mais que l'accablement consécutif à une telle secousse de l'économie, persistait encore pendant quelque temps. Le traitement suivi par presque tous les médecins a consisté, comme les années précédentes, dans la médication évacuante gastrique ou gastro-intestinale, marchant contemporainement avec le sulfate de quinine. *Les vomissements passagers provoqués par un émétique semblent le meilleur moyen de faire cesser les vomissements spontanés, persistants, et d'amener ainsi la tolérance du sulfate de quinine.* M. Stéphanopoli constate aussi que plusieurs vomi-purgatifs administrés successivement, quand il n'y avait pas péril en la demeure, faisaient tomber la continuité, en dégageant la maladie de l'élément ou de la complication qui entretenait la fièvre; dès lors les accès se dessinaient, c'est-à-dire que l'intermittence succédait à la rémittence ou à la pseudo-continuité, ou encore que la maladie complexe s'était dédoublée.

Quand l'état gastro-bilieux était très-prononcé, que la bile surabondait, soit qu'elle coulât abondamment par l'intestin, ou qu'elle fût rejetée par les vomissements, et se retrouvât dans les urines, soit, cas plus rare, qu'il y eût constipation ; quand le foie était augmenté de volume et douloureux, les purgatifs, notamment le calomel, étaient indiqués, et il fallait, dans certaines circonstances, y revenir plusieurs fois. L'embarras saburral gastrique exigeait préférablement les émétiques.

Dans les cas de réaction très-vive, de fièvre ardente, de congestion sanguine hépatique, de douleurs vives à l'hypochondre droit, quand l'élément inflammatoire intervenait activement et se fixait sur la muqueuse gastro-intestinale et sur le foie, on avait recours à des applications de sangsues, dont M. Lasserre se loue beaucoup. Nous ajouterons que la tête a quelquefois besoin d'être dégagée par quelques sangsues aux jugulaires ou derrière les oreilles, quand les évacuants n'ont pas fait cesser la congestion et le délire.

Dans les formes ardentes de ces fièvres, qu'on peut rapprocher, sous certains points de vue, du *causus* d'Hippocrate, nous avons l'habitude de mêler le nitre à assez haute dose aux tisanes du malade, soit 10 à 15 grammes par litre. Les sédatifs, tels que l'eau distillée de laurier cerise, trouvent leur place quand, malgré la diminution de la fièvre, l'agitation et le délire persistent. A une autre époque, plus reculée encore, quand la maladie a changé d'aspect et se prolonge, que la peau est sèche, que la solution se fait attendre, que les réactions sont languissantes ou nulles, M. Mayer s'est bien trouvé de l'acétate d'ammoniaque et des excitants diffusibles; les bains chauds, ainsi que les frictions stimulantes, par exemple les frictions térébenthinées le long du rachis et sur les membres, nous ont rendu de réels services dans les mêmes circonstances.

Les évacuants sont le principal moyen thérapeutique dirigé contre ce que nous avons désigné sous le terme générique *d'élément climatique*, et qu'on nomme dans ce cas particulier l'état *gastro-bilieux*.

Les autres indications, le plus souvent secondaires, viennent également d'être spécifiées : antiphlogistiques, sédatifs, révulsifs, stimulants, etc.

Nous arrivons à l'élément palustre ou intermittent, dont le spécifique est le sulfate de quinine, mais qui, de même que l'élément climatique, dicte en outre, selon les cas, des indications secondaires ou accessoires qui acquièrent parfois une grande importance.

A Rome, dans les fièvres rémittentes gastro-bilieuses de moyenne intensité, on a généralement prescrit le sulfate de quinine à 1 gramme le premier jour, à dose pareille le second jour, si la fièvre n'avait pas notablement cédé, puis à doses décroissantes pendant deux ou trois jours encore. A cette époque, un évacuant léger est quelquefois de nouveau nécessaire pour achever d'extirper les derniers restes du mal. Pour nous, nous donnons le sulfate de quinine pendant un laps moins prolongé que nous ne le faisions en Algérie; mais, pour éviter les rechutes si fréquentes, nous y revenons à 4 ou 5 décigrammes, pendant deux jours, au bout d'un septenaire, et nous soumettons souvent le malade, pendant une période qui varie selon son état cachectique, à la décoction ou à la poudre de quinquina, au fer, au café et aux tisanes amères. Il est bien entendu que nous ne parlons ici que des fièvres *proportionnées* et des *palustres;* les *bilieuses* simples n'exigent point le sulfate de quinine, et, dans la convalescence de celles-ci, ce sont tantôt les alcalins et le calomel à doses fractionnées, tantôt les toniques qui sont indiqués, parfois les deux ordres de médicaments ensemble, malgré la contradiction que ce mélange semble impliquer à première vue.

Nous voici à la question si importante des époques respectives d'administration du sulfate de quinine et des évacuants; elles doivent être aussi fixées. Si l'élément gastro-bilieux est intense, prédominant, que l'élément intermittent soit secondaire en importance, que la gravité des fièvres alors régnantes ne soit pas considérable, on peut passer vingt-quatre, trente-six ou même quarante-huit heures à dégager la maladie de l'élément gastro-bilieux, par l'emploi des évacuants, et abattre ensuite, par le sulfate de quinine, la fièvre réduite à une simple intermittente, fièvre qui d'ailleurs, sous l'influence de ce traitement perturbateur, cède elle-même dans un nombre assez notable de cas pour que notre collègue M. Philippe ait cru pouvoir vanter un TRAITEMENT DES FIÈVRES INTERMITTENTES DES PAYS CHAUDS PAR L'EMPLOI EXCLUSIF DES ÉVACUANTS (1). Cet ajournement du sulfate de quinine est une pratique que les médecins de Rome généralisent beaucoup trop, mais dont on est trop avare en Algérie.

Dans les cas contraires, quand on est à une époque de fièvres palustres graves, quand l'élément intermittent a la prépondérance dans la fièvre *proportionnée*, et que l'état gastro-bilieux n'est pas très-intense, il est prudent de hâter l'usage du sulfate de quinine. Nous avions, dans ces cas, l'habitude de le faire administrer quelques heures après la cessation des vomissements provoqués par l'émétique ou l'ipécacuanha; ou bien le malade, vu à la contre-visite du soir, prenait immédiatement un évacuant, et du sulfate de quinine le lendemain matin ; ou bien encore, entré le matin et soumis aux évacuants, il recevait le soir le spécifique.

Ce qui fait la gravité de ces cas, dit M. Mayer, c'est la difficulté de la tolérance du sulfate de quinine. C'est pour cela que les évacuants qui amènent cette tolérance doivent être préalablement administrés, quand on est par trop pressé par le temps. Dans ces circonsances, il faut beaucoup de tact et une expérience prolongée des maladies du pays. Si on est dans le doute, le mieux est de précipiter l'usage du sulfate de quinine. Enfin, quand la perniciosité est

(1) *Gazette des Hôpitaux*, 1853.

à craindre, ou qu'elle existe, l'indication est pressante et précise : sulfate de quinine immédiatement par la bouche ou par le rectum, si on craint que l'estomac ne le conserve pas, ou enfin par ces deux voies simultanément.

La médication accessoire, surtout dans les cas graves ou pernicieux, a souvent beaucoup d'importance. C'est ainsi que l'association du sulfate de quinine à l'opium et à l'éther est pour nous une pratique assez usuelle : l'opium favorise la tolérance, et l'éther jouit de propriétés diffusibles précieuses par leur énergie et leur activité. On se contente trop souvent, dans les accès pernicieux, d'administrer le sulfate de quinine pour conjurer l'accès suivant; outre le danger à venir, il y a le danger présent auquel il faut courir. Ainsi, par exemple, le sulfate de quinine préviendra sans doute un second accès algide, mais il ne remédiera pas à celui qui existe.

Réveillez donc par tous les moyens possibles la vitalité prête à s'éteindre dans l'algidité, ou encore débarrassez les organes parenchymateux fortement congestionnés, sinon par des saignées, du moins quelquefois par des sangsues, et surtout par des révulsifs. Enfin, dans d'autres cas, il importe d'apaiser l'excitation nerveuse et de modérer la violence du délire ; l'indication devient quelquefois tellement urgente, qu'elle n'est plus secondaire, mais capitale. Si on ne peut entraver l'évolution de l'accès, il est au moins possible d'empêcher ses accidents d'être mortels.

Cette médication tantôt double, quinique et évacuante, tantôt simple et ne comportant qu'un seul de ces médicaments, et cette juste importance accordée aux diverses médications accessoires, système substitué à la formule algérienne trop uniforme, trop inflexible, est une conquête qui date de l'occupation des États Romains, et que, pour notre part, nous cherchons à propager et à consolider, après en avoir formulé le premier les principes fondamentaux. Elle s'appuie sur l'analyse du bloc endémo-épidémique, décomposé aujourd'hui en deux genres élémentaires, *palustre ou intermittent*, et *climatique* ou *continu ;* sur la constatation de leur union fréquente pour former des mixtes, des complexes, *des proportionnées*, comme les appelait Torti ; sur un diagnostic différentiel et analytique plus complet ; sur l'appréciation des changements de type, en rapport avec l'association ou la dissociation de ces éléments ; sur la connaissance plus exacte des signes qui indiquent la prédominance de l'un ou de l'autre élément ; enfin sur le traitement qui, en supprimant à volonté l'un des éléments, tandis que l'autre persiste si on ne dirige pas contre lui la médication appropriée, met ainsi en évidence leur union dans les *proportionnées* et la différence de leurs indications thérapeutiques.

Nous avons parlé des indications ; pour terminer, un mot des contre-indications. Il est des constitutions médicales passagères qui commandent beaucoup de sobriété dans l'emploi des évacuants; c'est ce que nous avons notamment observé pendant quelques semaines de l'année 1851, où le deuxième ou le troisième évacuant amenait quelquefois un refroidissement et une hyposthénie que nous avons vus, exceptionnellement il est vrai, dégénérer en algidité. Une proscription trop absolue ne doit pourtant pas être formulée. Il est en effet des états algides insidieux qui se développent peu à peu, échappent souvent, dans l'origine, au malade et même au médecin, et poursuivent presque fatalement leur marche progressive; dans ces états, qui semblent le résultat d'une atteinte mortelle portée aux forces radicales, les vomitifs seraient funestes. Au contraire, dans certains accidents algides et cholériformes qui surviennent quelquefois brusquement, comme des épiphénomènes fortuits, durant le cours des rémittentes, l'ipécacuanha, sans préjudice des révulsifs ou des stimulants, nous a semblé parfois favoriser la réaction et le retour de la chaleur. Mais, ici encore, il faut une certaine habitude de traiter ce genre de maladies, de sorte que nous n'émettons ce précepte qu'avec une très-grande réserve.

§ II. — FORME DES CAS GRAVES.

PREMIÈRE FORME. — *Cas graves par la simple exagération des divers phénomènes appartenant en propre à la rémittente gastro-bilieuse.*

On aura une idée de cette forme en se reportant au portrait général que nous avons tracé plus haut de la maladie, et en prenant les traits les plus graves. La thérapeutique en a été esquissée ; elle repose sur les évacuants et sur le sulfate de quinine; mais il ne faut point perdre de vue les indications accessoires ou secondaires qui, parfois, comme nous l'avons dit, acquièrent une importance considérable. Dans ces fièvres, divers groupes de symptômes peuvent se manifester, indépendamment de ceux qui sont propres à la maladie. Sans doute ils sont le plus souvent liés à la maladie mère, à la fièvre palustre, dont ils ne sont que des épiphénomènes ou des formes, et ils disparaissent alors avec elle; mais quelquefois aussi ils acquièrent une existence indépendante, persistent quand la pyrexie palustre a disparu, et compromettent un organe ou un appareil; en un mot, symptomatiques dans l'origine, ils finissent par devenir idiopathiques, et par avoir leur vie propre, indépendante. C'est dans ce sens qu'il faudrait probablement comprendre les fameuses *omopathies* du professeur Puccinotti, qui ont soulevé tant de débats en Italie, et que beaucoup confessent ne pas comprendre. L'omopathie est produite par la fièvre d'accès, mais c'est une nouvelle maladie indépendante de la première, *nuovo centro morboso*. Le professeur de Pise réclame contre ceux qui ne veulent y voir qu'une simple complication; mais les opposants persistent dans leur opinion.

Il nous semble que l'omopathie n'est d'abord communément qu'une complication, mais que, survivant à l'accès qui a été sa cause primitive, elle devient alors une maladie réelle, *nuovo centro morboso*. A ce titre, elle réclame alors un traitement dirigé spécialement contre elle.

DEUXIÈME FORME. — *Forme ictérique grave, ictérode sporadique ; fièvre bilieuse, appelée aussi fièvre jaune sporadique.*

Cette forme, considérée en 1849, par feu le docteur Donzel, comme une simple fièvre bilieuse, et par M. Garnier Léteurrie, dans une communication faite à l'Académie de médecine, comme une fièvre jaune sporadique, a été plus souvent observée en 1853 que pendant les années précédentes. M. Mayer parle, dans ses rapports, de cas fort graves dans lesquels la couleur jaune de la peau se manifestait rapidement, et qui s'accompagnaient, au milieu d'un cortège de symptômes menaçants, d'épistaxis que le tamponnement seul pouvait arrêter, d'hémorrhagies par la bouche, par l'estomac, par l'intestin et par la vessie.

Pour nous, comme nous l'avons déclaré dans notre lecture à l'Académie de médecine, séance du 2 août 1853, lecture ayant pour but l'étude de l'endémo-épidémie des pays chauds au point de vue des éléments morbides ; pour nous, il existe une fièvre bilieuse à individualité bien distincte, qui n'est ni une simple forme, ni un masque des fièvres palustres comme on le croit généralement en Algérie, ni une fièvre typhoïde empruntant certains caractères spéciaux au climat dans lequel elle se développe, comme on serait porté à le croire en Algérie. Notre tort, dans nos premiers travaux sur la pathologie romaine, consiste à n'avoir guère vu dans ces affections que des palustres revêtant un certain masque, et l'erreur de MM. Donzel et Garnier Léteurrie consiste à les avoir toujours considérées comme des ictérodes, tandis que la fièvre palustre revêt dans certains cas cette phénoménisation sans cesser d'être une palustre. Celle-ci, en effet, peut se masquer en ictérode tout comme en cholérique, en algide, en pneumonique, en cardialgique, etc. Telle est la première catégorie des cas confondus jusqu'aujourd'hui malgré leur différence de nature. M. Mayer et nous-même nous avons observé de tels faits. En second lieu, la fièvre palustre et la bilieuse coexistent parfois chez le même sujet, alliance que M. Dutrouleau a maintes fois observée aux Antilles pour la fièvre jaune et la fièvre de marais; telle est la seconde catégorie de cas. Enfin, la fièvre bilieuse, dont l'existence est aussi nettement admise en Italie et à Montpellier que celle de la fièvre typhoïde l'est à Paris, cette fièvre bilieuse constitue la troisième catégorie des cas conteuus dans le groupe hétérogène que nous cherchons à analyser.

Les *ictères graves* décrits par M. Ozanam rappellent quelques traits de cette fièvre bilieuse, qui pourrait conséquemment se rencontrer hors de sa patrie habituelle, sous forme de cas sporadiques rares, tout comme on peut rencontrer à Paris l'éléphantiasis des Arabes, la pellagre, etc., et d'autres affections étrangères à nos contrées.

TROISIÈME FORME. — *Forme pectorale, cardialgique.*

C'est encore M. Th. Mayer qui signale cette forme, dont nous avons d'ailleurs tracé une description complète, à propos de l'endémo-épidémie de Civita-Vecchia, en 1850 (1), localité où elle a dominé toutes les autres phénoménisations. Nous croyons inutile

---

(1) Jacquot, *Recueil de Mémoires de Médecine, de Chirurgie et de Pharmacie militaires*, 1853, t. x, p. 39. — *Union médicale*, mars 1854.—*Lettres d'Italie*, 1 vol. in-8°, sous presse, page 317.— *Mélanges médico-littéraires*, 1 vol. in-8, Paris, 1834.

d'y revenir ici. Faisons cependant observer qu'à Rome, en 1853, l'angoisse, la cardialgie, la dyspnée et les douleurs thoraciques poignantes survenaient pendant le cours des fièvres gastro-bilieuses intenses, tandis qu'à Civita-Vecchia, en 1850, les phénomènes gastro-bilieux étaient peu marqués.

FORMES AFFECTÉES PAR LES FIÈVRES PERNICIEUSES.

Sur vingt-deux fièvres pernicieuses dont les formes sont indiquées, on en compte :

Chlolériformes et algides..........	11
Comateuses....................	4
Typhoïdes.......	4
Bilieuses.....................	2
Syncopales....................	1

Comme les années précédentes, la forme cholérique et algide a donc été de beaucoup la plus fréquente. Dans ce relevé, incomplet il est vrai, elles égalent en nombre toutes les autres formes. Il en a été à peu près de même en 1851, où, sur un total de quarante-huit, on compte vingt pernicieuses algides ou chlolériformes.

FIÈVRE TYPHOÏDE VRAIE OU DOTHINENTÉRIE, FORME THIPHOÏDE DES FIÈVRES PALUSTRES, FIÈVRE PROPORTIONNÉE FORMÉE DES ÉLÉMENTS DOTHINENTÉRIE, ET FIÈVRE INTERMITTENTE.

Le diagnostic des fièvres n'est point difficile à Paris, en ce sens du moins qu'il est accepté aujourd'hui, qu'en dehors des fièvres éruptives et de la fièvre typhoïde, il n'y a que la fièvre inflammatoire, l'éphémère et l'hectique. Il peut y avoir de l'embarras pour trouver la case où l'on mettra la fièvre, mais au moins ces cases nosologiques existent. Le diagnostic est au contraire hérissé de difficultés dans les pays chauds et palustres, où la nosologie n'est point faite, où les espèces ne sont point fixées, point spécifiées, point différenciées.

Notre occupation de Rome est venue remuer les esprits, troubler la sécurité dans laquelle on vivait prématurément en Algérie, et remettre en question ce qu'on avait trop facilement considéré comme résolu.

Les embarras que nous avons rencontrés à propos de la vraie fièvre bilieuse et des formes bilieuses des pyrexies palustres, se représentent ici plus considérables encore.

Dans nos histoires médicales des années précédentes, nous avons montré quelles divergences de diagnostic existaient à ce sujet; elles se représentent en 1853.

En 1852, en voyant un des médecins traitants diagnostiquer vingt et une fièvres typhoïdes dans ses salles, tandis que trois collègues n'en signalaient ensemble que le même nombre dans leurs services, nous avons pu avancer, sans prétendre juger, mais seulement pour constater le fait, que ce médecin reconnaissait des fièvres typhoïdes là où ses confrères ne voyaient que des palustres masquées en typhoïdes. Or, en 1853, nous retrouvons le même médecin et un autre, qui s'était rallié à ses principes, porter quatre-vingt-sept fièvres typhoïdes pendant le troisième trimestre, tandis que quatre autres chefs de service n'en ont ensemble signalé qu'une quinzaine en tout. La divergence continue donc. Ici encore nous constatons le fait, sans nous ériger en critique. Ce désaccord n'est pas de la faute des hommes, mais bien de la science, qui n'est pas fixée à ce sujet.

La divergence ne serait-elle qu'apparente, et proviendrait-elle de ce qu'en réalité le hasard aurait accumulé les fièvres typhoïdes dans un même service?

Non, car elle s'est répétée tous les ans, et a toujours eu le même représentant. Mais en 1853 des faits réels sont venus s'ajouter à l'interprétation divergente, et exagérer ainsi la différence. L'hôpital Saint-Dominique, où étaient ces deux médecins, ouvert le 28 juillet, à l'apogée de la chaleur et des complications gastro-bilieuses, a reçu en réalité coup sur coup des fournées de maladies graves, parmi lesquelles la dothinentérie est intervenue assez largement, comme les autopsies l'ont démontré. La coexistence des intermittentes, des gastro-bilieuses et de la dothinentérie, et la réunion de ces éléments morbides, a engendré un état grave dont le résultat a été : vingt-six décès dans les deux services de Saint-Dominique (seize dans le premier service, dix dans le deuxième), durant le troisième trimestre, pendant que quatre autres services n'ont enregistré que dix décès en tout.

Cette multiplicité des éléments morbides, leur aggravation réciproque, ces maladies complexes chargées d'une double ou d'une triple gravité, cette apparition d'une courte épidémie de fièvre typhoïde, telle est la cause qui, comme nous l'avons vu plus haut, sans chercher alors la raison du fait, a produit une si forte mortalité et une si haute gravité au mois d'août, où l'on compte trente décès, ou 3,7 pour 100 hommes traités, tandis que juillet ne fournit que quatre morts ou 1,5 pour 100, et août 15 ou 0,8 pour 100.

La concordance ne peut exister quant au diagnostic des diverses pyrexies romaines affectant des symptômes typhoïdes, qu'à la condition de les examiner au point de vue des éléments morbides et de les distinguer en :

1° Fièvres typhoïdes vraies ou dothinentéries ;

2° Maladies complexes formées par la combinaison ou la juxta-position des éléments dothinentérie et fièvre palustre ;

3° Fièvres palustres à forme typhoïde.

L'alliance des éléments dothinentérie et fièvre palustre n'est point un fait nouvellement signalé. Nous l'avons déjà précédemment indiqué nous-même plusieurs fois (1). Les médecins des maremmes toscanes l'ont fréquemment observé, et cette combinaison a été l'objet d'une discussion approfondie à l'Académie de médecine de Ferrare. Il n'a pas échappé à M. l'inspecteur Michel Lévy, lorsqu'il était premier professeur à l'hôpital militaire d'instruction de Metz, et plus récemment M. Abeille a publié un travail roulant principalement sur ce sujet (2). A Rome, en 1853, M. Mayer appelle l'attention sur ce point, et fait remarquer que ces fièvres palustres et typhoïdes sont surtout fréquentes chez les individus récemment débarqués, c'est-à-dire chez lesquels l'aptitude à la dothinentérie n'a pas encore été amortie par l'influence des nouveaux milieux.

Ainsi donc, nous n'avons pas inventé cette affection complexe paludo-dothinentérique ; c'est un fait constaté, mais auquel on n'attache pas assez d'importance.

Quant aux fièvres palustres à forme, à masque typhoïde, elles sont parfaitement démontrées : M. Abeille est le seul, je crois, qui les nie ; cet observateur pense que toutes les fois qu'une fièvre palustre revêt cette forme, c'est qu'elle a cessé d'être simple et qu'un autre élément s'est joint à elle. Nous espérons démontrer, dans notre *Clinique des hôpitaux militaires de Rome et de Civita-Vecchia*, qu'il existe incontestablement de simples palustres à masque typhoïde, tout comme il en est à masque cholérique, algide, etc.

§ III. — FIÈVRES ESSENTIELLES CONTINUES NON PALUSTRES.

Pour achever cet aperçu de l'endémo-épidémie, il

---

(1) Jacquot, loc. cit. *Études critiques sur l'Ecole de Rome*, dans la *Gaz. Méd.*, 1851. — Maladies des Flandres, *Gaz. méd.*, 1851, p. 653.

(2) Du rôle des divers états morbides régnants ou intercurrents dans les épidémies de fièvres palustres, etc., *Gaz. des hôp.*, 1851 et 1852.

faudrait dire quelques mots des fièvres essentielles *amiasmatiques*, c'est-à-dire non palustres, continues, climatiques, qui constituent une partie de l'endémo-épidémie annuelle. Dans diverses publications, nous avons cherché à établir qu'après la synthèse nosologique qui a réuni toutes les fièvres endémo-épidémiques annuelles des pays chauds et palustres en une seule et même espèce, qui s'appelait gastro-entérite, gastro-céphalite du temps de Broussais, et qui se nomme aujourd'hui en Algérie *fièvre rémittente gastrique*, *fièvre à quinquina*, l'époque actuelle est caractérisée par d'évidentes tendances à analyser ce bloc confus de l'endémo-épidémie. C'est ainsi qu'on arrive à considérer les dyssenteries et les affections du foie comme des maladies différentes des fièvres palustres, et par leur origine et par leur traitement, sans préjudice de l'acceptation de leur fusion avec ces fièvres, dans de nombreuses circonstances. On va plus loin déjà : ces pyrexies estivo-automnales endémo-épidémiques, confondues toutes en Algérie sous le nom de *palustres*, de *rémittentes gastriques*, commencent à être elles-mêmes divisées en deux classes, à savoir :

1° Les fièvres que nous avons désignées sous le nom générique de *climatiques*, comprenant la fièvre bilieuse, espèce bien déterminée, et une partie des espèces peu naturelles nommées à Rome *fièvre gastrique*, *gastro-reumatique*, etc., fièvres de nature continue, d'origine non palustre et ne reconnaissant pas le sulfate de quinine pour spécifique;

2° Les fièvres palustres, de nature intermittente, de tout type et de toutes formes, d'origine miasmatique et reconnaissant le sulfate de quinine pour spécifique.

Le complément de cette doctrine, qui commence à se faire jour, consiste dans l'admission de leur fusion ou de leur juxta-position dans certains cas.

Dans les rapports fournis en 1853 par les médecins du corps d'occupation, nous ne trouvons pas de documents assez nets pour qu'il soit permis de caractériser avec une rigoureuse précision les *climatiques* de cette année. On peut en induire cependant que les fièvres bilieuses avec gastricité ont pris une assez grande extension, et M. Stéphanopoli a fait voir que le traitement peut dissocier les fièvres complexes ou proportionnées, en détruisant un de leurs éléments avant l'autre.

Mais si on n'a pas spécifié les caractères des climatiques de 1853, si l'on n'a pas cherché à dégager par l'analyse les diverses espèces ou les éléments morbides qui peuvent concourir à la formation de l'endémo-épidémie, on a du moins franchement commencé la dicothomie de celle-ci. Si, dans quelques services, nous voyons figurer, pendant le troisième trimestre, presque toutes les maladies régnantes sous la dénomination de palustres. dans un autre, au contraire, cette classe est singulièrement rétrécie, et les maladies qu'on en distrait sont rangées sous le titre de lésions congestives et inflammatoires du tube digestif. C'est ainsi que, pendant le troisième trimestre, le médecin dont nous parlons porte cent cinquante-sept affections sous cette rubrique, tandis que d'autres chefs de service en font figurer quinze ou vingt seulement. Les divergences recommencent conséquemment.

On doit peut-être, du reste, moins considérer la manière de ce médecin comme une tentative pour revenir aux idées impossibles de Broussais, que comme une manifestation de cette tendance analytique qui caractérise la pyrétologie contemporaine en Afrique, et surtout au corps d'occupation de Rome. Ce médecin considère nos *fièvres climatiques essentielles* ayant divers caractères anatomiques inconstants, entre autres des lésions le plus souvent légères de la muqueuse digestive, comme de simples *fièvres symptomatiques de lésions gastro-hépato-intestinales constantes*, c'est-à dire comme des phlegmasies locales allumant une réaction consécutive. Nous nous accordons sur la nécessité d'analyser, c'est-à-dire sur le principe fondamental ; mais la concordance ne va pas plus loin.

§ IV. — FLUX INTESTINAUX.

Nous avons établi, dans nos précédents travaux, que les dyssenteries et les diarrhées, après avoir pris, en 1849, une extension assez considérable, inférieure néanmoins à ce qu'on observe en Algérie, surtout dans la province d'Oran, avaient été en diminuant d'année en année, au point de ne plus fournir à la mortalité que les chiffres suivants :

Décès par diarrhée et dyssenterie	en 1849......	153 (1)
— — —	en 1850......	38
— — —	en 1851......	1
— — —	en 1852......	3
— — —	en 1853......	5

On voit que l'immunité diarrhéique et dyssentérique, qui rend le règne pathologique romain si différent de celui de l'Algérie, s'est maintenue en 1853. Non-seulement ces affections ont été peu graves, mais elles ne se sont pas non plus montrées nombreuses, ainsi qu'en témoignent les chiffres suivants :

Dans le troisième trimestre, le relevé de cinq services de médecine donne seulement dix dyssenteries et trente-cinq diarrhées, et, au quatrième trimestre, le relevé de six services fournit treize dyssenteries et quarante-deux diarrhées, nombre bien faible sur trois mille cent quarante-trois malades entrés au troisième trimestre, et quinze cent quatre-vingt-seize entrés au quatrième trimestre.

(1) Cette mortalité est comptée sur un effectif qui, pour un moment, a été le triple de l'effectif moyen des années suivantes.

§ V. — MALADIES DU FOIE.

Nous avons déjà établi, dans ce *Recueil*, que leur rareté constitue le second grand caractère différentiel des endémo-épidémies romaine et algérienne, et nous avons ajouté que la même immunité se répète aux Marais Pontins, d'après le docteur Minzi, médecin de l'hôpital central de cette contrée.

La mortalité par suite d'affections du foie est ainsi distribuée par année :

En 1849	3
En 1850	4
En 1851	0
En 1852	1
En 1853	2

Cette exiguïté du chiffre des décès est due autant au peu de gravité de ces affections qu'à leur nombre peu élevé.

Au quatrième trimestre, je ne trouve aucune de ces maladies à la colonne du diagnostic, et au troisième trimestre je n'en rencontre que dix dans cinq services Il est bien entendu qu'il s'agit ici de ces affections profondes du foie qui affectent son parenchyme, et dont l'aboutissant est une maladie chronique, ou la suppuration si le mal n'est point enrayé à temps. Il ne s'agit point ici de ces hypérémies sanguines passagères, ni de ces hypersécrétions bilieuses avec turgescence momentanée de l'organe, qui marchent si souvent avec les fièvres palustres, et qui ne sont point des hépatites. La fièvre bilieuse, l'état gastro-bilieux ne sont certainement pas le produit d'une phlegmasie du foie ; la fièvre bilieuse est pour nous, comme pour Montpellier et pour les écoles d'Italie, une fièvre essentielle dont les lésions se retrouveraient plutôt dans le liquide biliaire même, soit avant (1), soit après sa

(1) Il faudrait alors remonter jusqu'au sang.

sécrétion, que dans la trame parenchymateuse du foie. Cela ne veut pas dire que nous songions à révoquer en doute la possibilité de l'intervention fortuite de l'élément inflammatoire.

La différence de nature de ces affections bilieuses et de l'hépatite, ressort de nouveau de l'histoire médicale de 1853 : l'état gastro-bilieux était des plus prononcés, les vomissements très-fréquents, le foie souvent augmenté de volume, les hypochondres tendus et même douloureux, et néanmoins l'organe hépatique ne s'est presque jamais enflammé, et les abcès sont toujours restés une rare exception, car l'autopsie n'en a pas révélé plus de trois cas en moyenne chaque année, depuis l'occupation. Nous ne faisons, du reste, que répéter ici la remarque que Joseph Frank avait déjà faite dans les provinces danubiennes, où les formes les plus fréquentes des pyrexies estivo-automnales sont l'intermittence et la rémittence gastro-bilieuse. Joseph Frank pense que la bile peut pécher par sa quantité et par sa qualité, sans altération évidente du foie. Le Conseil de santé, appelé à dresser une Instruction médicale pour l'armée d'Orient, n'a pas non plus trouvé les abcès du foie signalés dans les nombreux documents qu'il a compulsés et fait traduire. Il résulte pourtant de la lecture de Joseph Franck, et du travail récent du docteur Calliat, sur les provinces danubiennes (1), que les engorgements abdominaux consécutifs aux fièvres palustres s'y localisent bien plutôt sur le foie que sur la rate, contrairement à ce qu'on observe en Algérie et en Italie. L'engorgement hépatique qui accompagne les cachexies palustres n'est donc pas plus une hépatite, que l'engorgement de la rate n'est une splénite tendant à la suppuration.

L'étude de la pathologie de ces différents pays four-

---

(1) Calliat, Voyage médical dans les provinces danubiennes. — *Union médicale*, année 1854.

nit en conséquence l'enseignement suivant : l'engorgement hépatique consécutif aux fièvres palustres, et l'état du foie dans la fièvre bilieuse ou dans les accidents dits gastro-bilieux, doivent être exclus de la classe des phlegmasies. En Algérie, il existe de véritables hépatites, nombreuses surtout dans la province d'Oran, en dehors de ces engorgements et de ces états bilieux qui s'y montrent également fréquents. Dans le pays romain, les affections bilieuses règnent. mais les hépatites sont rares.

§ VI. — MORTALITÉ PAR GENRES DE MALADIE.

Les maladies se rangent ainsi d'après les décès qu'elles ont causés en 1853.

1°	Fièvres typhoïdes	38
2°	Fièvres rémittentes et pernicieuses	22
3°	Phthisies pulmonaires	13
4°	Affections pleuro-pneumoniques non tuberculeuses.	7
5°	Affections du cœur et de ses membranes	5
5 b.	Flux intestinaux	5

En 1849 et 1853, les fièvres typhoïdes occupent le premier rang au tableau de la mortalité; mais le désaccord du diagnostic doit faire considérer comme trop considérable, surtout en 1849, le chiffre qui les représente.

En 1852, la mortalité par la fièvre typhoïde est égale à celle qui provient des fièvres palustres; enfin, en 1851, ces dernières causent vingt et un décès, tandis qu'il ne meurt que deux militaires de fièvre typhoïde. La dothinentérie ne fait pas partie de l'endémo-épidémie romaine à retour annuel régulier; c'est une affection intercurrente irrégulière et qui intervient fortuitement d'une manière plus ou moins intense selon les années. Elle est bien plus fréquente chez les sujets récemment débarqués et arrivant des contrées qui sont pour ainsi dire sa patrie; on la rencontre cependant parmi la population indigène, cachée sous diverses dénominations imposées par la nosologie romaine, mais reconnaissable à ses symptômes et à ses lésions intestinales caractéristiques.

Abstraction faite de l'année 1849, tout exceptionnelle, c'est la phthisie pulmonaire qui occupe, année moyenne, le troisième rang sur le tableau de la mortalité. La méningite cérébro-spinale se glisse avant elle en 1851 ; mais c'est une maladie éventuelle, dont l'apparition reste un fait isolé.

§ VII. — CARACTÈRE DES MALADIES DE L'ARRIÈRE SAISON.

En 1849, les affections endémo-épidémiques ont été si graves et si nombreuses, que les cachexies qui en sont résultées figuraient encore en grand nombre dans les hôpitaux au commencement de l'année suivante. L'intensité de l'épidémie de 1853 a amené les mêmes résultats, et M. Mayer signale des symptômes scorbutiques et hémorrhagiques dans les cachexies de la fin de l'année 1853 et du commencement de 1854. Aux confins des deux années 1849 et 1850, les cachexies ont affecté plutôt des tendances putrides que le caractère scorbutique et hémorrhagique : des escharres sur les parties soumises à des pressions, des gangrènes spontanées sur diverses parties du corps, au nez et aux lèvres par exemple ; un état typhoïde souvent presque apyrétique et quelquefois sans lésions intestinales, ont caractérisé les cachexies de cette époque ; nous en avons eu un nombre notable dans nos salles. En 1851, les céphalalgies vives et opiniâtres et les sueurs profuses ont été des phénomènes fréquents chez les cachectiques.

On voit conséquemment que si les endémo-épidémies présentent entre elles quelques différences, certaines nuances au moins, que nous avons cherché à faire ressortir, les maladies de l'arrière-saison affectent également parfois des caractères qui varient d'année en année. M. Haspel a fait aussi connaître, dans ce *Recueil* et dans son traité des *maladies de l'Algérie*, certaines arrière-saisons dont les affections étaient un mélange de putridité, de typhoïdisme et de scorbut, qui leur imprimaient une physionomie tout-à-fait caractéristique et une extrême gravité.

Dans cette histoire médicale de 1853, nous avons insisté d'une façon particulière sur les différences que présentent les endémo-épidémies dans les diverses années et les divers pays, selon la prédominance des genres palustres et climatiques, et leurs caractères spéciaux, parce que cette esquisse, importante à divers points de vue, mais surtout pour la géographie médicale, pour la pathologie et la thérapeutique, n'avait pas encore été tracée, et que la monopolisation que la doctrine algérienne a voulu exercer en faveur du genre palustre et du sulfate de quinine, était un obstacle à ce qu'on aperçût cette diversité de caractères : quand on avait dit origine palustre, on croyait avoir prononcé le dernier mot sur l'étiologie; quand on avait prescrit le sulfate de quinine, on pensait avoir épuisé toute la thérapeutique et saisi toute indication ; enfin, quand on avait énoncé que le genre palustre pouvait revêtir des phénoménisations diverses sans changer de nature, on pensait avoir satisfait à toutes les exigences du diagnostic et de la symptomatologie.

Quoique ce *Recueil* donne peu de place aux vues théoriques et spéculatives, nous n'avons néanmoins pas hésité à exposer quelques-unes de nos idées, parce que, loin d'être préconçues, elles ne sont que la généralisation des faits, et qu'elles aboutissent d'ailleurs à quelques indications thérapeutiques. Les idées doctrinales régnantes en Algérie ressortent des nombreux travaux publiés dans ce *Recueil*; il fallait bien faire connaître les modifications que l'occupation de Rome tend à leur faire subir. Les sources de ces idées nouvelles sont la méditation des auteurs italiens, peu connus en France, presque ignorés en Algérie, le commerce des médecins du pays, l'étude complète des écoles italiennes, et avant tout l'expérience qui a permis de découvrir à Rome des faits importants qui échappent en Algérie, tant à cause de l'entraînement général, que parce qu ils y sont moins caractérisés et conséquemment moins saisissables que dans le pays romain.

XXVI

HISTOIRE MÉDICALE DU CORPS D'OCCUPATION DES ÉTATS ROMAINS EN 1852.

§ I.

CONSIDÉRATIONS GÉNÉRALES.

Depuis le débarquement de l'armée française dans les États pontificaux, quatre années se sont accomplies. Pendant cette période d'occupation permanente, trois grands résultats médicaux ont été atteints :

1° La rencontre de deux écoles sur le même terrain a amené un échange de connaissances et d'observations qui a profité à l'une et à l'autre, et qui abouti à formuler une doctrine.

2° L'endémo-épidémie que chaque été ramène régulièrement à Rome, comme en Algérie et dans tous les pays chauds et palustres, et qui acquiert alors une importance capitale, car elle absorbe et efface toute autre maladie, atteint un très-grand nombre d'individus, détériore la race, affaiblit les armées et les populations, tue sur-le-champ par un accès pernicieux ou conduit lentement à la tombe par les progrès d'une cachexie croissante, rend certains sites inhabitables et en chasse les habitants chaque été ; cette endémo-épidémie, qui offre des caractères communs dans tous les pays chauds et palustres, tout en présentant des particularités remarquables et quelquefois même de grands traits distincts dans les diverses contrées ; cette endémo-épidémie, disons-nous, a pu être étudiée dans sa nature, ses causes, ses caractères, ses variétés selon les années, dans ses époques et son évolution, enfin dans ses exigences thérapeutiques.

Sans doute les médecins romains avaient étudié et décrit cette endémo-épidémie, mais sous l'empire d'idées systématiques si différentes des nôtres, suivant une nosologie si étrangère, avec un esprit d'investigation et une méthode d'observation si éloignées de la rigueur et du positif qui caractérisent aujourd'hui nos écoles, qu'en lisant leurs livres ou en assistant à leurs cliniques, on se trouvait transporté dans un monde presque inconnu, où l'on saisissait à peine quelques points communs aux deux écoles, comme signes de ralliement et de reconnaissance. Il faut parler français pour être compris des Français; c'est ce que nous nous sommes efforcé de faire dans nos histoires médicales de 1851 et de 1853, en esquissant les principaux traits de la doctrine.

3° Enfin, au point de vue de la salubrité relative des différents sites, et de la possibilité de diminuer de beaucoup le nombre des victimes de l'endémo-épidémie, par une bonne répartition des casernements et par une hygiène bien entendue, on est parvenu aux résultats les plus nets et les plus satisfaisants, ainsi qu'en témoignent les articles *étiologie* de nos différentes relations, et les considérations dans lesquelles nous sommes entré à propos de l'année 1853.

Nous rappellerons en deux mots, avant d'entamer la relation de 1851, que les bases de la doctrine nouvelle sont la constatation de deux grands ordres de causes : 1° les influences liées au climat, à son sol et à sa météorologie, influences plus ou moins inamovibles, produisant un grand ordre de maladies dont nous avons désigné le bloc sous le nom de *climatiques ;* 2° les influences palustres, qui sont accidentelles et amovibles et donnent naissance aux fièvres dites à quinquina, palustres, intermittentes. Ces deux genres d'affection peuvent se combiner de manière à former des maladies complexes, proportionnées, comme disait Torti, qui reconnaissent une double étiologie et réclament une double thérapeutique.

A ce point de vue, un coup d'œil jeté sur les quatre années d'occupation nous fait découvrir quelques différences dans les endémo-épidémies de chacune d'elles. Dans les années 1849, 1850, 1852, le genre palustre a dominé et la même prépondérance se retrouvera encore en 1853, tandis qu'en 1851 les fièvres climatiques leur ont disputé le règne pathologique, en se montrant plus nombreuses et plus intenses qu'en temps ordinaire.

Dans les quatre années essentiellement palustres, les élaborations palustres et la météorologie ont affecté certains caractères communs; en 1851, ces agents ont présenté des caractères spéciaux, bien distincts de ceux de la première série. Différence de cause, différence d'effet; les effets étant connus, on peut préjuger des causes; et, de la connaissance de celles-ci, on peut descendre *à priori* au règne pathologique qu'elles ont engendré. Les connexions, ces relations fortifient singulièrement la doctrine que nous avons exposée; c'est le contrôle des faits qui vient la corroborer.

Parmi les années palustres, quelques-unes se dessinent par quelques traits distinctifs. En 1849, les conditions exceptionnelles et défavorables qu'avaient eu à subir nos soldats au camp et même dans Rome, avaient eu pour conséquences une gravité insolite des fièvres palustres, le développement de l'état typhoïde, putride, nous dirons même de quelques typhus, enfin l'extension, peu ordinaire à Rome, des dyssenteries et des flux intestinaux non sanglants. L'année suivante, l'amélioration des conditions hygiéniques et le bénéfice de l'acclimatement ont ramené l'endémo-épidémie dans ses limites normales. En 1852, dont nous allons tracer l'histoire, la bénignité a été plus grande encore; mais en 1853 l'endémo-épidémie devait reprendre à la fois gravité et surtout extension. Pour achever cet aperçu général, indiquons les phases et les époques de l'endémo-épidémie annuelle des années normales, d'après nos observations complétées par l'étude de la pathologie dans la population civile.

Quelques fièvres vernales légères et des affections dues aux milieux climatologiques et météorologiques se manifestent en juin, surtout à la fin de ce mois, et continuent en juillet. Les fièvres climatiques, forme causus, forme gastrique, forme gastro-reumatique des Romains, sont déjà arrivées à un certain degré de développement quand la fièvre palustre franchit à peine les limites de la sporadicité et de l'endémo-épidémicité. Ces limites ne consistent pour ainsi dire qu'en une ligne. En effet, vers la mi-juillet (1), la sporadicité fait place à l'épidémie, qui éclate le

(1) Dans la relation officielle du siége de Rome, publiée en 1851 sous les auspices du ministre de la guerre, on lit : « Si l'état sanitaire se maintint » bon pendant tout le siége, il faut attribuer cet heureux résultat *autant au » moral des troupes qu'aux sages précautions hygiéniques qui leur furent » recommandées et à la sollicitude éclairée de l'administration.* » Voilà tout ce qui est dit dans ce livre, des médecins militaires et des mesures qu'ils ont pu proposer! Mais n'en déplaise à la relation officielle, il n'y a pas eu de fièvres en juin, parce que ce n'est pas encore leur temps, parce que l'endémo-épidémie ne règne pas à cette époque.

plus souvent brusquement comme par explosion ; son augment est extrêmement rapide : elle atteint, dans les premiers jours d'août, sa période d'état qui se prolonge jusqu'à la fin du mois suivant ; la décroissance commence à se manifester vers la fin du mois de septembre, mais elle est lente, car, pendant un grand mois encore, les maladies sont nombreuses, les rechutes extrêmement fréquentes, et il reste dans les hôpitaux beaucoup de cachexies, d'anémies, de fièvres chroniques ; de plus, pendant cet espace de temps, quelques cas de fièvre pernicieuse très-graves se montrent encore. Le moment où les hôpitaux reçoivent le plus de malades doit être placé aux limites d'août et de septembre, et c'est un peu après cette époque, ordinairement dans les premières semaines de septembre ou vers le milieu de ce mois que les hôpitaux sont encombrés par le plus grand nombre de fiévreux.

Telles sont les allures ordinaires de l'endémo-épidémie ; voyons si celle de 1852 a suivi les mêmes voies.

§ II.

MARCHE ET PHASES DE L'ENDÉMO-ÉPIDÉMIE DE 1852.

Voici d'abord le mouvement des hôpitaux militaires de Rome pendant cette année ; suivent deux autres tableaux nécessaires pour apprécier rigoureusement les allures propres de l'endémo-épidémie.

TABLEAU N° 1.

MOUVEMENT DES HÔPITAUX MILITAIRES DE ROME EN 1852 (FIÉVREUX, BLESSÉS, VÉNÉRIENS).

MOIS.	RESTANTS le 1er de chaque mois.	ENTRÉS.	SORTIS PAR			RESTANTS le dernier de chaque mois.	PROPORTION des décès p. 100 traités.	OBSERVATIONS.
			billet.	évacuation	décès.			
Janvier	201	175	154	»	7	215	4.34 %	
Février	215	144	170	»	3	186	1.73 %	
Mars.	186	215	180	»	1	220	0.55 %	* 50 vénériens évacués sur Cività Vecchia.
Avril.	220	248	164	»	2	302	1.20 %	
Mai	302	240	262	»	5	275	1.87 %	** Moyenne de l'année :
Juin.	275	206	266	»	2	213	0.74 %	1.88 décès p. 100 hommes traités.
Juillet.	213	493	258	»	5	443	1.89 %	1er trimestre, 1.78 p. 100.
Août.	443	779	546	50 *	12	614	1.97 %	2e trimestre, 1 99 p. 100.
Septembre	614	748	694	»	13	655	1.83 %	
Octobre.	655	511	624	»	10	532	1.57 %	
Novembre.	532	331	527	»	10	326	1.86 %	
Décembre.	326	189	309	»	9	197	2.83 %	
Totaux. . . .	4,182	4,279	4,204		79	4,179	1.88 % **	
	8,461		8,461					

TABLEAU N° 2.

TABLEAU DES ENTRÉES A L'HÔPITAL DES FIÉVREUX, PAR PÉRIODES DE CINQ JOURS.

Période	Entrées	Période	Entrées
Du 1er juillet au 5 juillet	25	Du 15 septembre au 19 septembre	132
Du 6 — au 10 —	37	Du 20 — au 24 —	136
Du 11 — au 15 —	50	Du 25 — au 29 —	94
Du 16 — au 20 —	51	Du 29 — au 3 octobre	74
Du 21 — au 25 —	92	Du 4 octobre au 8 —	73
Du 26 — au 30 —	112	Du 9 — au 13 —	65
Du 31 — au 4 août	101	Du 14 — au 18 —	63
Du 5 août au 9 —	87	Du 19 — au 23 —	59
Du 10 — au 15 —	116	Du 24 — au 28 —	43
Du 16 — au 20 —	122	Du 29 — au 3 novembre	66
Du 21 — au 25 —	101	Du 4 novembre au 8 —	42
Du 26 — au 30 —	98	Du 9 — au 13 —	60
Du 31 — au 4 septembre	116	Du 14 — au 18 —	30
Du 5 septembre au 9 septembre	93	Du 19 — au 23 —	30
Du 10 — au 14 —	102	Du 24 — au 28 —	36

TABLEAU N° 3.

TABLEAU DES FIÉVREUX PRÉSENTS DANS LES HÔPITAUX MILITAIRES DE ROME, LES 1er, 5, 10, 15 ET 25 DE CHAQUE MOIS.

MOIS.	DATES.						OBSERVATIONS.
	1er	5	10	15	20	25	
Janvier	94	93	77	78	83	75	
Février	83	83	69	76	77	78	Minimum : 70 fiévreux le 7 mars.
Mars	82	80	76	72	68	85	Maximum : 567 fiévreux le 27 septembre.
Avril	94	109	95	101	101	101	Maximum des fiévreux, blessés et vénériens, en bloc, le 27 septembre : 685.
Mai	101	113	125	121	119	122	
Juin	125	125	105	109	112	121	
Juillet	108	118	114	147	157	216	
Août	316	371	360	371	451	491	
Septembre	492	501	436	459	521	552	
Octobre	564	557	463	409	399	392	
Novembre	395	343	283	264	239	226	
Décembre	194	189	170	166	143	121	

Ces tableaux font voir que les maladies ont été en augmentant graduellement, du 7 mars, minimum de l'année, jusque dans la seconde quinzaine de juillet, et que l'explosion de l'endémo-épidémie doit être placée dans ces quinze derniers jours. L'augment est extrêmement court, puisqu'il ne comprend pas un demi-mois ; l'état embrasse août et septembre ; la décroissance, longue et lente, s'étend des premiers jours d'octobre presque jusqu'à la mi-novembre. Cette endémo-épidémie présente ceci de remarquable, qu'elle a eu comme deux points saillants, comme deux apogées dans sa période d'état, vers le milieu de chacun des deux mois d'août et de septembre, et que cette seconde recrudescence a été plus prononcée que la première, singularité dont nous rechercherons les causes, et dont la conséquence a été de prolonger le règne endémo-épidémique, et de reporter à une époque un peu plus reculée que d'ordinaire, au 27 septembre, le maximum des malades présents à l'hôpital. En 1849 et 1850 ce maximum s'était placé au commencement de septembre, en 1850 le 30 août, et nous verrons qu'en 1853 il tombera au 22 septembre. Nous nous enquerrons si les accidents météorologiques peuvent rendre compte de ces phénomènes épidémiologiques.

§ III.

MÉTÉOROLOGIE ET ÉTIOLOGIE.

Fidèle au plan que nous nous sommes tracé dans la relation médicale des années précédentes, présentons en un tableau la marche de la température pendant la période de l'année qui nous intéresse le plus.

TABLEAU N° 4.

THERMOMÈTRE RÉAUMUR.

MOIS.	TEMPÉRATURE			OSCILLATION dans les 24 heures, ou ÉCART NYCTHÉMÉRAL		
	moyenne.	maxima.	minima.	moyen.	maximum.	minimum.
Juin.	16.0	25.2	7.9	8.7	13.0	4.8
Juillet.	18.6	25.5	11.3	8.8	10.3	4.1
Août.	18.3	25.4	11.8	8.8	11.5	4.7
Septembre. . . .	17.0	23.1	10.5	8.4	10.9	5.2
Octobre	13.9	21.7	4.1	7.0	12.7	2.7
Novembre. . . .	11.9	18.8	3.8	6.7	9.1	4.7

En 1852, la température ne présente pas l'anomalie de 1851 consistant dans la chute subite de la température en septembre. La moyenne d'octobre 1852 dépasse celle du mois de septembre 1851. Bien plus, septembre 1852 a été un peu plus chaud que la normale, extraite d'une longue série d'observations ; celle-ci est représentée par 16°,29 R. Cette prolongation de la chaleur, en maintenant les fièvres climatiques, surtout la *forme gastro-reumatique* des Romains, ainsi qu'un certain nombre de causus et de synoques de la même école, et en continuant à fournir un élément puissant aux élaborations palustres, est une des causes principales qui ont soutenu l'endémo-épidémie à cette époque un peu tardive.

La moyenne de l'année, 12°,2 R. ou 15°,2 c., est à peu près la normale 12°,14 R. ou 15°,19 c. La moyenne des cinq mois fébriles compris entre juin et octobre inclusivement, 16°,7 R., est d'une fraction supérieure à celle de pareille période des deux années précédentes : 16°,17 R. en 1850 et 16°,29 R. en 1851. Les écarts du thermomètre dans le nycthémère sont moins amples qu'en 1850 et à peu près pareils à ceux de 1851 ; comparés à ceux de cette dernière année, ils sont supérieurs en août et septembre, inférieurs en juin, à peu de chose près égaux en juillet.

L'oscillation barométrique est moins marquée en 1852 qu'en 1851, mais un peu plus qu'en 1850. L'écart mensuel de la colonne est représenté, pour les quatre mois suivants, par les chiffres que nous donnons ci-dessous en pouces, lignes et points :

Juillet . . .	0, 3, 6	0, 4, 3	0, 5, 5
Août. . . .	0, 2, 8	0, 5, 8	0, 5, 1
Septembre.	0, 4, 7	0, 7, 11	0, 4, 9
Octobre . .	0, 11, 0	0, 9, 0	0, 6, 10
Années. . .	1850	1851	1852

Quant à l'écart annuel, il est sensiblement pareil de part et d'autre :

1 pouce 4 lignes 1 point en 1852,
et 1 — 3 — 3 — en 1851.

L'étude des météores aqueux nous fournira des considérations étiologiques, quand nous passerons en revue chaque mois séparément. Mais étudions immédiatement la pluviométrie et l'hygrométrie ; en voici le tableau :

TABLEAU N° 5.

PLUVIOMÈTRE ET HYGROMÈTRE.

MOIS.	QUANTITÉ D'EAU tombée, en lignes.	HYGROMÈTRE DE SAUSSURE.	
		Maximum.	Minimum.
Janvier.	43.90 lignes	49°	9°
Février.	17.04	48°	8°
Mars.	17.30	50°	10°
Avril.	16.45	52°	11°
Mai.	15.42	56°	11°
Juin	0.63	47°	12°
Juillet	13.93	60°	32°
Août	30.75	66°	26°
Septembre.	28.99	58°	24°
Octobre	40.13	59°	15°
Novembre.	15.50	57°	12°
Décembre.	8.94	54°	12°
Totaux.	248.98	Moyenne 55°	Moyenne 15°
		35°	

La quantité d'eau tombée avant la saison endémo-épidémique, c'est-à-dire de janvier à juin compris, est de 110l,74, et supérieure conséquemment à la quantité tombée en 1851, représentée par 94l,37. Nous avons dit, dans le compte rendu de l'année dernière, de quelle importance est cette appréciation.

Juin 1852 est très-sec, comparativement aux mêmes mois des deux années précédentes; mais, en compensation, il tombe plus du double d'eau en juillet que dans les deux mêmes mois des années 1850 et 1851. Août est également très-pluvieux. On comprend la haute nocuité de ces pluies abondantes au milieu de l'été : la matière végéto-animale entre en active décomposition sous l'influence des chaleurs caniculaires. Nous avons vu que septembre 1851 avait présenté deux caractères spéciaux : d'abord un abaissement considérable de la température, ensuite la chute d'une grande quantité d'eau ayant noyé et rendu presque inoffensifs les foyers palustres ; événements météorologiques dont la conséquence a été la chute de l'endémo-épidémie. Rien de pareil en 1852 : la température reste élevée en septembre, et il ne tombe que 28^{l},99 d'eau. C'est en octobre que la température subit un abaissement considérable qui ramène sa moyenne à un chiffre semblable à celle de septembre 1851, et qu'il tombe 40^{l},13 d'eau, circonstances qui amènent l'extinction de l'endémo-épidémie. Ainsi deux mois différents dans le calendrier sidéral, mois pareils quant à leurs caractères météorologiques, remplissent le même rôle en 1851 et en 1852.

Reprenons maintenant chaque mois en particulier, et faisons voir quels rapports étroits unissent les vicissitudes météorologiques, causes occasionnelles des fièvres palustres, agents de l'élaboration et de la dissolution des miasmes, avec les diverses manifestations de l'endémo-épidémie.

Mai. Dans ce mois se présentent les conditions que les partisans de l'étiologie météorologique des fièvres à quinquina considèrent comme propres à produire celles-ci de toutes pièces. Nous sommes cependant encore loin de l'endémo-épidémie. La température est irrégulière ; les 23, 24, 25 et 26, le sirocco souffle, et le maximum à l'ombre dépasse 23° R. Cette ascension thermale est suivie d'une chute de la température. Les extrêmes marquées sur l'échelle sont 23°,6 R. et 5°,5 R. : ce qui donne un écart de 18°,10 R. dans le mois. L'écart nycthéméral moyen est de 8°,7 R.; l'écart maximum, 13° R. ; l'écart minimum, 4°,8 R. Il tombe 15^{l},42 d'eau.

Juin. En juin la température croît régulièrement. Le maximum absolu, 25°,2 R., atteint à peu près le même chiffre qu'en juillet et août où il est de 25°,5 R. et 25°,4 R. D'autre part, le minimum, 7°,9 R. est plus bas que dans ces deux mois où il est représenté par 11°,3 R. L'oscillation nycthémérale moyenne est de 8°,7 R., la maxima de 13° R., la minima de 4°,8 R. La température moyenne est de 16° R. L'oscillation nycthémérale moyenne est à peu près pareille à celle de juillet, août et septembre, 8°,8 R., 8°,8 R., 8°,4 R. Ce sont là des conditions qui se tiennent par ce qu'elles promettent à ceux qui prétendent trouver dans les météores la cause des fièvres palustres; l'endémo-épidémie n'a pas encore paru, en effet, à cette époque, tourmentée par des vicissitudes. Ce mois de juin est très-sec, car il ne tombe pas une ligne d'eau (0l,63); la plus grande hauteur de l'hygromètre de Saussure est de 47° et la plus faible de 12° : c'est le mois le plus sec de l'année.

Juillet. C'est pendant ce mois que commence l'endémo-épidémie; les entrées à l'hôpital sont par périodes de cinq jours de 25, 37, 50, 51, 92 et 112. Ce serait vers le commencement de la troisième décade de ce mois que l'explosion pourrait être placée. La moyenne thermale du mois est de 18°,6 R.; c'est le plus chaud de l'année; mais nous verrons qu'août n'a qu'une fraction de moins.

Température maxima absolue. . .		25°,5 R.
— minima absolue. . .		11°,3 R.

Écart du mois, 13°,6 R., de 3°,7 moindre qu'en juin.

Oscillation nycthémérale moyenne.		8°,8 R.
—	maxima. .	10°,3 R.
—	minima. .	4°,1 R.

Il tombe 13l,93 d'eau; c'est, après décembre et juin, le mois où il a plu le moins. La plus grande partie de cette pluie, 12l,26, est tombée en deux jours, les 8 et 9. Le maximum et le minimum de l'hygromètre sont 60° et 32°, de sorte que ce mois est plus humide que juin, et quant à l'hygrométrie et quant à la pluviométrie. Le sirocco a concouru pour une grande part à hausser la température et à charger l'atmosphère d'humidité; il a soufflé d'une manière dominante les 1, 2, 7, 18, 19, 25, 26, 27, 28 et 30. Ces quelques pluies sur Rome, le souffle humide et chaud du sirocco, des orages sur la campagne de Rome dans la seconde quinzaine du mois, fournissent aux laboratoires palustres l'élément aqueux dont ils avaient besoin pour fabriquer le miasme. Pendant ces orages sur la campagne de Rome, accompagnés de sirocco, vers la fin du mois, les entrées à l'hôpital augmentent beaucoup; elles dépassent 100 en cinq jours.

Août. La température moyenne est à peu près la même qu'en juillet, 18°,3 R. au lieu de 18°,6 R. On peut en dire autant du maximum absolu, 25°,4 R. au lieu de 25°,5 R.; du minimum, 11°,8 R. au lieu de 11°,3 R.; enfin de l'écart mensuel, 13°,6 R. au lieu de 13°,8 R. La vicissitude ou oscillation nycthémérale est la même aussi que celle du mois précédent. Sous le rapport thermal, ces deux mois se ressemblent donc beaucoup ; mais il n'en est plus de même quant aux météores aqueux. En effet, il tombe presque le double d'eau, 30l,70 au lieu de 13l,93, en six jours appréciables au pluviomètre, les 3, 4, 13, 20, 23 et 24. A partir du 13, le brouillard nocturne et matinal commence à s'étendre sur la campagne de Rome, et l'hygromètre atteint son plus haut maximum de l'année, 66°; mais le minimum, 26°, descend plus bas que le mois précédent, 32°. Le sirocco souffle presque sans interruption du 1er au 10 inclus, et reprend ensuite les 12, 13, 16, 19 et 22. L'endémo-épidémie est à son apogée.

Septembre. La période d'état se continue pendant ce mois. La température moyenne, 17° R., est supérieure à la normale, 16°,29 R., prise sur la série d'années comprises entre 1843 et 1850 ; elle est inférieure de 1°,3 R. à la moyenne du mois précédent. Le maximum absolu 23°,1 R. a baissé de 2°,3 R.; le minimum 10°,5 R. est également plus bas, et l'écart du mois est de 1° inférieur à celui d'août ; mais, par contre, supérieur de 5°,5 R., différence considérable, à l'écart de juin, mois non fébrile pourtant, tandis que septembre est encore en pleine endémo-épidémie. Quant à l'oscillation nycthémérale, elle se tient d'une fraction au-dessous de celle d'août. Arrivons aux météores aqueux. Nous avons déjà fait suivre le tableau n° 5 de considérations sur le rôle qu'ils ont joué en 1851 et spécialement au mois de septembre : 28l,99 d'eau jointes à la prolongation d'une température élevée, ont dû entretenir en activité les foyers palustres, que cette quantité d'eau était insuffisante à noyer. Les jours pluvieux sont les 4, 10, 11, 14, 24, 25, 28 et 29. Les 10 et 11 surtout sont tempétueux et la campagne romaine est abondamment arrosée. L'hygromètre marque pour extrêmes 58° et 24°. Le sirocco domine les 2, 3, 9, 13, du 16 au 20, les 26, 28, 29 et 30. Les brouillards sont abondants, opaques et fréquents ; la campagne romaine en est souvent couverte tout entière ; quelquefois, les 7 et 21 par exemple, à sept heures du matin, ils baignent encore le forum romain, au pied du mont Quirinal où est situé mon hôpital Saint-Dominique.

Recherchons quelles circonstances ont pu amener ce grand apogée dont nous avons parlé déjà et qui, plus élevé encore que le premier, s'est manifesté vers le milieu du mois dont nous étudions la constitution météorologique. Les vicissitudes de la température ne peuvent donner la solution du problème ; car la moyenne et les oscillations ont baissé graduellement, ainsi qu'en témoigne le tableau qui suit :

Décades.	Température R. moyenne.	maxima.	minima.	Oscillation nycthémérale moyenne.
Première.	17°,6	23°,1	11°,3	9°,4
Deuxième	17°,5	23°,0	11°,4	8°,5
Troisième	16°,4	22°,1	10°,7	8°,2

Le pourquoi de cette recrudescence doit être recherché dans plusieurs ordres de causes, parmi lesquelles il faut compter les pluies des 10, 11 et 14, le sirocco qui a dominé du 13 au 20, enfin la reprise des manœuvres et des exercices, qu'on avait, cette année, sagement suspendus depuis le 1er juillet, mais qui avaient été repris prématurément le 1er septembre. L'expérience a prononcé surabondamment : les manœuvres et exercices doivent être laissés de côté pendant les trois mois de juillet, août et septembre, et il serait même prudent de fixer au mois d'octobre les inspections générales, qui occasionnent immanquablement de la fatigue, en entraînant toujours des revues, des grandes manœuvres, etc., etc.

C'est sur les bords du Tibre, à Ponte-Molle et à Acqua-Acetosa que nos troupes se rendaient pour manœuvrer, dans des herbes tout humides de rosée, le long des rives brumeuses du fleuve, de grand matin, à l'heure où les effluves sont le plus dangereux. Le nombre des fiévreux entrant aux hôpitaux a rapidement augmenté sous ces influences, ainsi qu'on peut le voir par les chiffres suivants : du 5 septembre au 9, 93 entrées ; du 10 au 14, 102 ; du 15 au 19, 132 ; du 20 au 24, 136 ; puis la descente commence, car les périodes de cinq jours suivants donnent 94, 74, 73, 65, etc. Cette prolongation de l'endémo-épidémie et cette ascension tardive ayant éveillé les craintes de l'autorité militaire et la sollicitude de M. Pétronelli, médecin en chef, ce dernier proposa une nouvelle suspension des exercices et manœuvres, qui fut immédiatement accordée.

Le maximum des fiévreux présents aux hôpitaux a été de 567 le 27 septembre. Il y avait en tout 685 malades (fiévreux, blessés, vénériens) dans les hôpitaux, et à peu près 300 dans les infirmeries et casernes, ensemble 985, sur un effectif de 8,200, ou 11,9 pour 100 ; c'est une fraction de plus que l'année dernière, où elle était de 11.6

pour 100, mais c'est beaucoup moins qu'en 1849, 14 pour 100, et surtout qu'en 1850, 17 pour 100, et qu'en 1853, 28 pour 100.

Octobre. Ce mois comprend, avec novembre, la période de décroissance de l'endémo-épidémie. La chaleur tombe considérablement, puisque de 17° R., moyenne de septembre, elle tombe à 13°,9 R., moyenne d'octobre. La normale du mois, d'après les observations prises de 1843 à 1850, serait de 13°,53 R. Le maximum absolu n'est plus que de 21°,7 R., et le minimum descend à 4°,1 R. L'oscillation nycthémérale moyenne a aussi diminué, 7° R., ainsi que l'oscillation minima, 2°,7 R., mais la maxima, 12°,7 R. a augmenté; elle est supérieure à celle de juillet et d'août, mais inférieure encore à celle de juin, 13° R. L'écart thermal du mois est représenté 17°,6 R. Les vents du sud sont dominants les 2, 3, 4, 6, 8, 9, 10, 11, 12, 13, 25, 26, 27, 28, 30 et 31, c'est-à-dire la moitié du mois.

Heureusement l'abondance des pluies qui viennent presque noyer les foyers palustres, contre-balancent les effets nuisibles des vents chauds et palustres méridionaux. Il tombe dans ce mois, en treize jours appréciables au pluviomètre, 40lig.,3 de pluie; après janvier, c'est le mois où il a le plus tombé d'eau. Les jours pluvieux sont au nombre de 3 dans la première dizaine, de 4 dans la seconde, et de 6 dans la troisième. Le temps est nuageux du 1er au 13, et couvert, à proprement parler, les 3, 4, 5, 6, 7, 8, 9, 10, 11, 12 et 13. Dans la seule deuxième décade, le pluviomètre constate 19lig.,32 d'eau. Les extrêmes de l'hygromètre sont 59° et 15°.

Toutes ces conditions météorologiques expliquent parfaitement la fin de la période d'état de l'endémo-épidémie, et l'entrée de celle-ci dans la décroissance : la température a diminué, l'abondance des eaux commence à noyer les foyers palustres, enfin les pâles rayons solaires, arrêtés par les nuages, ne viennent plus accélérer les élaborations palustres.

Novembre. La moyenne thermale n'est plus que de 11°,9 R. Le maximum est représenté par 18°,8 R., le minimum par 3°,8 R. L'oscillation nycthémérale moyenne est la plus faible de toute la saison, 6°,7 R., ainsi que l'écart maximum des vingt-quatre heures, 9°,1 R.; l'écart minimum est de 4°,7 R. Ce mois est moins pluvieux que le précédent, car il ne tombe que 15lig.,50 d'eau. Ce sont surtout les rechutes qui alimentent les hôpitaux : l'endémo-épidémie se termine, les foyers étant bientôt noyés par des eaux que le soleil affaibli ne peut plus évaporer, et la température ne stimulant plus les décompositions végéto-animales.

En 1852, on n'a ouvert qu'un hôpital en plus de l'établissement permanent de Saint-André : c'est Saint-Dominique qui, livré aux malades le 29 juillet, a été fermé à la fin de novembre. Le nombre des fiévreux présents à l'hôpital Saint-André, alors unique, diminue encore en décembre, mais ce n'est qu'en janvier 1853 qu'il tombe au-dessous de 100, à 87 ; on se rappelle qu'à l'apogée nous avions 567 fiévreux : différence 480.

Un mot maintenant sur les conditions hygiéniques dans lesquelles s'est trouvé le soldat. Nous avons parlé des manœuvres et exercices suspendus en juillet, repris prématurément en septembre, et de la funeste influence de cette reprise intempestive. En 1852, le soldat a enfin son matelas dans sa caserne, après avoir essuyé trois endémo-épidémies, couché sur la paille, dans une capitale peuplée de 160,000 âmes, que nous occupons en amis ! Le général Gémeau, commandant en chef, fait introduire une utile amélioration dans l'alimentation du soldat : celui-ci reçoit simultanément chaque jour une ration de vin et une ration de café et sucre, tandis qu'auparavant on ne les lui distribuait qu'alternativement. Des ordres sont également donnés pour que la troupe soit consignée dans les quartiers pendant les heures les plus chaudes de la journée.

La répartition et le nombre, la confluence des maladies, si on veut me passer le mot, selon les sites, est ce que nous l'avons vue dans les années palustres 1849 et 1850, ce que nous la retrouverons en 1853, et ce qu'on la voit enfin chez la population civile de Rome, dans les années palustres normales : les sites dont la vieille expérience a prouvé l'insalubrité palustre sont les plus maltraités. N'est-ce point une chose remarquable, n'est-ce point le plus bel argument en faveur de la dualité pathologique et étiologique de l'endémo-épidémie, que cette ressemblance si frappante de quatre années essentiellement palustres, opposée aux caractères exceptionnels de l'année 1851, qui se dévie à la fois de la route quant à la symptomatologie, à la répartition par sites, à l'étiologie et à la météorologie ? On voit que tous les éléments de la doctrine exposée dans la précédente histoire de 1851 et dans celle de 1853, sont solidaires les uns des autres, et que les classes de maladies que nous avons distinguées, les palustres et les climatiques, sont naturelles, puisque, d'une part, la phénoménisation étant donnée, on peut en déduire l'étiologie et de plus le traitement, comme nous le ferons voir plus tard; de même que, d'autre part, la connaissance de l'étiologie ou encore celle de la thérapeutique qui a réussi, peuvent faire deviner le caractère et la physionomie des affections qui ont régné.

Examinons donc la répartition et la confluence des maladies, d'abord chez les militaires, ensuite dans la population civile.

Les sites périphériques non abrités contre les miasmes de la plaine sont les plus atteints, comme en 1849, 1850 et 1853.

Et d'abord un mot du 21e léger, occupant, en 1852, les casernes qui, en 1849 et 1850, avaient été si funestes au 32e (1) et au 36e de ligne, et qui devaient l'être de nouveau au 14e léger, en 1853. Eh bien! en 1852, le 21e léger a eu jusqu'à 15,2 malades à l'hôpital pour 100 d'effectif, 18 pour 100 malades tant à la chambre qu'aux hôpitaux, et a perdu 21 hommes dans le seul deuxième trimestre de l'année. Les casernes les plus périphériques, telles que celles des Thermes de Dioclétien, de Sainte-Marie-Majeure, de Sainte-Marie Dell'ulmo, de Sainte-Praxède, de Saint-Bernard, de Sainte-Françoise Romaine, groupe qui doit être abandonné à cause de son évidente et constante insalubrité, ont été plus atteintes que l'Umiltà, Saint-Romuald, les Saints-Apôtres, Saint-Marcel, situées plus centralement. Opposons ces chiffres à ceux que fournit le 13e léger : 6,0 hospitalisés au maximum pour 100 d'effectif, et 6 morts seulement dans le deuxième trimestre. C'est que ce régiment occupait des casernes centrales, par exemple la Chancellerie, Saint-Augustin, Monserrat, l'Église neuve, etc.

Le 32e a eu moins de malades encore, 5,3 pour 100; mais il était resté à Cività-Vecchia et à Viterbe jusqu'en septembre.

Les corps les plus atteints, après le 21e léger, ont été le 7e d'artillerie, 13,4 hospitalisés à un jour donné pour 100 d'effectif; le 7e chasseurs, 10,6 pour 100; le 36e de ligne, 10,50 pour 100; le 14e d'artillerie, 10,2 pour 100; puis viennent les dragons, 8,2 pour 100, et le génie, 6,4 pour 100.

Ce qui est arrivé au 7e d'artillerie pouvait être prévu d'après les enseignements du passé, et d'après ce que nous avons dit nous-même

---

(1) Nouveau document relatif à ce corps en 1849 : une compagnie comptant 108 hommes d'effectif, et occupant Sainte-Marie-des-Anges, aux Thermes de Dioclétien, a eu, à un jour donné, 30 hommes à l'hôpital, et 45 malades à la chambre, ou environ 65 malades pour 100 effectif.

en 1850. Il occupait Saint-Jacques et Jésus-et-Marie, près de la porte du Peuple, et avait, circonstance importante à noter, ses écuries hors de la porte du Peuple, presque sous les murs de l'insalubre villa Borghèse. C'est dans ce lieu, tombeau d'une batterie en 1849, et, en 1811, d'un détachement qui a perdu, en trois semaines, 27 hommes sur 80 ; c'est là, disons-nous, que les artilleurs du 7ᵉ allaient, de grand matin et le soir, se plonger dans la Malaria, précisément aux heures où elle est surtout dangereuse. Aussi cette batterie, composée de 200 hommes, a-t-elle eu, d'après M. le docteur Nicolas, son aide-major, 28 hommes à l'hôpital et 40 exempts à la chambre, en tout 68, ou 34 pour 100 d'effectif, proportion assurément fort élevée.

Les dragons et le 7ᵉ chasseurs n'ont pas changé de casernement depuis l'an passé. Ce dernier régiment occupant, surtout au Transtévère, un poste intermédiaire entre le centre et la périphérie, a eu, comme les dragons, sa place entre les régiments les plus et les moins maltraités. Les chasseurs sont le corps qui, après le 21ᵉ léger, a eu le plus de mortalité, 10 morts dans le deuxième trimestre 1852.

Le 36ᵉ semble constituer une exception, mais il n'en est rien au fond. Comment se fait-il donc qu'occupant des casernes centrales, il ait tant souffert, ayant eu, le 7 octobre, 10,5 hospitalisés pour 100 d'effectif? Ce régiment comptant 1665 hommes, a envoyé, en septembre, 1124 hommes en détachement à Civitâ-Vecchia et à Viterbe, laissant à Rome 541 hommes valides, et ses malades à l'hôpital. Or on ne peut attribuer à ces 541 hommes les 57 malades qui se trouvaient à l'hôpital le 7 octobre, car un nombre très-notable provenait encore du premier effectif de 1124 hommes. On voit que toute statistique a besoin d'être éclairée par d'autres recherches.

Le génie, qui n'a eu que 6,4 hospitalisés pour 100, occupe, comme l'an passé, la caserne de Saint-Sylvestre in Capite, au centre de la ville.

La répartition des maladies a été la même dans la population civile que dans la troupe : les quartiers périphériques ont surtout souffert. Vers la porte du Peuple, quartier non loin duquel nous habitions, les maladies ont été très-nombreuses, et la mortalité s'est élevée à un haut chiffre : dans quelques maisons, tout le monde a été touché. L'insalubre couvent de Sainte-Sabine, sur l'Aventin, colline si funeste au 66ᵉ en 1849, établissement qui n'avait pas compté une seule fièvre à quinquina dans l'année 1851, plus féconde en climatiques qu'en palustres, comme nous l'avons établi ailleurs, en a eu beaucoup en 1852. En effet, nous avons vu à la fois 12 fièvres pour 100 d'effectif (3 sur 25 religieux), fièvres dont quelques-unes ont été pernicieuses. Nos relations d'amitié et nos fonctions médicales nous appelaient assez fréquemment dans ce couvent, pour que nous ayons pu y suivre l'endémo-épidémie. A Sainte-Calixte au Transtévère, et surtout à Saint-François de Ripa-Grande, lieux périphériques, principalement ce dernier, il y a également eu beaucoup plus de malades en 1852 que l'année précédente; à Saint-François, peu de moines ont été exempts de toute atteinte de fièvre. Nous avons recueilli d'autres documents encore, desquels il résulte que, dans les années palustres, les couvents périphériques de Rome sont plus atteints que les établissements placés au centre. Nous constatons ici ce fait, parce que les partisans de l'étiologie météorologique prétendent que si les corps de troupe casernés à la périphérie sont plus atteints que les autres, c'est surtout parce qu'il leur en coûte plus de courses et de fatigues pour se rendre au centre de la ville où les appellent leurs obligations, et que les fauteurs de cette opinion ne craignent pas d'avancer que les religieux sédentaires, et surtout cloîtrés, ne sont pas plus exposés à la fièvre palustre, à la périphérie qu'au centre de la ville, assertion que nos recherches infirment.

Terminons la comparaison de l'endémo-épidémie chez nos troupes et dans la population civile, en signalant le nombre des malades reçus à Saint-Esprit; or ce nombre fut supérieur à celui de 1851, et il dépassait déjà 500 présents le 1er août.

§ IV.

APERÇU PATHOLOGIQUE DE L'ENDÉMO-ÉPIDÉMIE.

A. Voici le tableau des décès dans les hôpitaux de Saint-André et de Saint-Dominique.

TABLEAU N° 6. — DÉCÈS EN 1852.

MALADIES.	JANVIER.	FÉVRIER.	MARS.	AVRIL.	MAI.	JUIN.	JUILLET.	AOUT.	SEPTEMBRE.	OCTOBRE.	NOVEMBRE.	DÉCEMBRE.	TOTAUX.
Fièvre pernicieuse	1	»	»	»	»	»	2	3	6	3	»	»	15
Fièvre rémittente gastrique	»	»	»	»	»	»	1	»	»	»	»	»	1
Cachexie palustre	1	»	»	»	»	»	»	1	»	1	2	»	5
Fièvre typhoïde	»	»	»	»	»	»	»	3	5	4	4	4	20
Variole	»	1	»	»	»	»	»	»	»	»	»	»	1
Hydatides du cerveau	»	1	»	»	»	»	»	»	»	»	»	»	1
Méningite cérébro-spinale	»	»	»	»	»	1	»	1	»	»	»	»	2
Ivresse	»	»	»	»	»	1	»	»	»	»	»	»	1
Manie aiguë	»	»	»	»	»	»	»	»	»	»	1	»	1
Péricardite aiguë	»	»	»	»	»	»	»	»	»	»	1	»	1
Affection organique du cœur	1	»	»	»	»	»	»	»	»	»	»	1	2
Phthisie pulmonaire	2	»	1	2	1	»	1	1	»	1	2	»	11
Pleurésie chronique	»	»	»	»	1	»	1	»	»	»	»	1	3
Dyspnée	»	»	»	»	1	»	»	»	»	»	»	»	1
Pneumonie	»	»	»	»	1	»	»	»	»	»	»	1	2
Péritonite aiguë	»	»	»	»	»	»	»	1	1	»	»	»	2
Diarrhée cholériforme	»	»	»	»	»	»	»	1	»	»	»	»	1
Dyssenterie chronique	»	»	»	»	»	»	»	»	»	»	»	1	1
Gastro-hépatique chronique	»	»	»	»	»	»	»	»	»	1	»	»	1
Ascite et pneumonie chronique	»	1	»	»	»	»	»	»	»	»	»	»	1
Plaie pénétrante de l'abdomen	2	»	»	»	»	»	»	»	»	»	»	»	2
Amputation du bras	»	»	»	»	»	»	»	1	»	»	»	»	1
Coup de feu à la tête	»	»	»	»	»	»	»	»	1	»	»	»	1
Résorption purulente	»	»	»	»	»	»	»	»	»	»	»	1	1
Totaux	7	3	1	2	4	2	5	12	13	10	10	9	78

Les affections qui ont causé le plus de mortalité doivent être ainsi successivement rangées :

Fièvre typhoïde.		20
Fièvre pernicieuse.	15	20
Cachexie palustre.	5	
Phthisie pulmonaire.		11

Puis nous arrivons immédiatement à des maladies qui ont causé 3 ou 2, ou 1 seul décès seulement.

B. Aperçu général.

Nous avons dit que le genre palustre a repris, cette année, le rôle dont il s'était un peu départi l'année précédente, c'est-à-dire qu'il a eu une prédominance très-marquée, pendant la saison endémo-épidémique, sur ces autres affections que nous avons rangées sous la dénomination générique de climatiques.

Les maladies qui ont régné sont : 1° les fièvres palustres de tout type, intermittentes, rémittentes, subcontinues, pernicieuses; 2° les fièvres climatiques, surtout celle que les Romains appellent gastro-reumatique, et qui nous a semblé plus commune ou du moins plus nettement caractérisée qu'en 1849 et 1850; 3° la classe si importante et si méconnue en Algérie des fièvres mixtes, complexes ou proportionnées, pour se servir de l'expression de Torti, constituées par la réunion d'une palustre et d'une autre affection, notamment d'une climatique, surtout de la gastro-reumatique, dernière combinaison qui forme à Rome une classe si nombreuse; 4° enfin les affections sporadiques ou épidémiques accidentelles, c'est-à-dire ne faisant point partie essentielle de l'endémo-épidémie qui se reproduit régulièrement chaque année en été et en automne, catégorie dans laquelle se rangent les fièvres typhoïdes, éruptives, les affections locales, etc.

Dans nos histoires médicales des années 1849, 1850, 1851 et 1853, insérées, les trois premières dans la Gazette médicale de Paris, la drenière au Recueil de mémoires de médecine militaire, publié par ordre du ministre, nous avons donné un aperçu général suffisant des affections endémo-épidémiques à retour annuel régulier. Une description plus complète ne peut trouver place dans l'histoire médicale d'une année; nous nous réservons de traiter cette matière dans un volume spécial (1), dont les premiers chapitres ont déjà été adressés à l'Académie (2) sous forme de mémoires successifs. Nous nous contenterons conséquemment d'esquisser ici quelques principaux traits.

C. Fièvres palustres.

Les fièvres palustres ont, à leur ordinaire, affecté le type intermittent au commencement de la saison, mais sont rapidement devenues rémittentes, au fort de la chaleur, par l'adjonction d'un élément continu, notamment d'une gastro-reumatique, et, en automne, soit par cette adjonction, soit en vertu seulement de l'énergie plus grande de l'intoxication. Le 21 juillet, je compte sur 13 entrants dans le service de M. le médecin principal Théophile Mayer, 11 rémittentes et seulement 2 intermittentes. En septembre les rapports sont renversés : les intermittentes dominent.

Comme les années précédentes, la forme algide est la plus fréquente parmi les pernicieuses. Les fièvres pernicieuses sont environ au nombre de 60, sur lesquelles on en compte 15 suivies de décès, ou 25 pour 100. Pendant les trois années 1850, 1851, 1852, la proportion de la mortalité causée par les fièvres pernicieuses n'a pas sensiblement varié. Elle est toujours représentée par 25 pour 100, ou 1 décès sur 4 pernicieuses traitées.

Il ne nous paraît pas inutile de jeter un regard rétrospectif, afin de rechercher quels sont les mois qui présentent le plus de décès dus aux fièvres pernicieuses. Mettons de côté l'année exceptionnelle 1851, où ces décès sont disséminées dans sept mois, et constituent plutôt des accidents, fréquents il est vrai, qu'une manifestation du génie palustre ayant son cours régulier.

En 1853, 16 décès en août, 6 en octobre, 5 en septembre et autant en novembre, 1 seul en juillet. En 1852, septembre est le plus chargé,

---

(1) Études sur les maladies des pays chauds.

(2) 1° De l'origine miasmatique des fièvres dites intermittentes, palustres, à quinquina.—Pathologie, topographie, météorologie, climatologie, statistique et géographie médicales. (*In* Annales d'hygiène publique 1854 et 1855).

2° Étude de l'endémo-épidémie annuelle des pays chauds et palustres d'après une nouvelle doctrine.

3° De la fièvre gastro-rhumatique.

6 décès; puis viennent août et octobre, qui en ont chacun 3, tandis que juillet n'en compte que 2. Année 1850 : 5 en août, 5 en septembre et 2 dans chacun des mois de juillet, octobre, novembre. Année 1849 : 43 en août, 23 en septembre, 14 en juillet, 7 en octobre.

Enfin, dans notre mémoire sur les fièvres comateuses d'Afrique (1), nous avons noté 6 décès en octobre, 15 en septembre, 4 en août, aucun en juillet. Ces chiffres établissent que l'endémo-épidémie ne suit pas une période ascentionnelle parallèle à celle de la chaleur; car juillet, le mois le plus chaud de l'année, n'est jamais le plus chargé et jouit même quelquefois d'une remarquable immunité, et que le mois d'août, le plus chaud après juillet, doit être mis à peu près sur la même ligne que septembre.

D. Fièvres climatiques.

C'est le plus souvent dans les climatiques et les proportionnées que se rangent les affections appelées à Rome fièvre gastrique, gastro-reumatique, gastro-nerveuse, nerveuse, synoque, synoque putride, catarrhale, etc., et nommées en Amérique fièvre congestive, fièvre ardente, ainsi que la fièvre méditerranée des Anglais, etc. Ces maladies sont fréquemment des créations artificielles, soit qu'on donne des noms différents à des formes variées de la même affection, soit qu'on ne reconnaisse qu'une affection simple là où existe une maladie complexe. Démêler ce chaos pathologique et cette confusion nosologique, non pas à l'aide du travail du cabinet, mais d'abord cliniquement au lit du malade, pour constituer ensuite des individus avec ces membres dépecés, ou pour dégager les espèces des amalgames où elles sont entassées confusément, c'est un travail au-dessus des forces de l'activité d'un seul homme. Mais nous pouvons dès aujourd'hui déclarer qu'il existe à Rome : 1° des fièvres climatiques bénignes que nous décrivons ailleurs sous le nom de fièvre gastro-rhumatique, acceptant ainsi la dénomination romaine de *gastro-reumatica*. Cette gastro-rhumatique est décrite d'une manière très-sensiblement différente par les diverses écoles italiennes, variations qui dépendent soit de la non-fixité des espèces dans la nosologie pyrétologique, soit de ce que cette maladie, due au climat, peut offrir autant de physionomies

(1) F. Jacquot, *in* Mélanges médico-littéraires, p. 267. Un vol. in-8°. Paris, 1854. Mém. sur les fièvres comateuses de Sebdou, etc.

diverses que le climat peut présenter de caractères différents, soit enfin de ces deux causes réunies. Cette fièvre gastro-rhumatique qui fait le sujet d'une monographie que nous avons récemment adressée à l'Académie, a des symptômes qui ne permettent de la confondre avec aucune autre affection de nos pays, ni des contrées plus chaudes : le début est d'une brusquerie caractéristique, et s'accompagne plus ou moins d'éblouissement, de céphalalgie, de chute ; la fièvre s'allume immédiatement : il y a des nausées ou même des vomissements, du malaise, de la pesanteur, de la tension aux hypocondres et à l'épigastre, des douleurs presque générales, mais affectant principalement les jambes et les genoux. Assez souvent surviennent des épistaxis, les forces sont brisées, la langue devient rapidement sale, saburrale ; il y a plus souvent constipation que diarrhée ; le type est continu avec des exacerbations vespériennes et nocturnes qui ne ressemblent en rien à des accès de fièvre rémittente palustre ; la réaction est ordinairement vive ; la maladie est facilement maîtrisée en quelques jours par un traitement qui consiste surtout en évacuants gastro-intestinaux, sans sulfate de quinine ; enfin elle n'expose point à une série de rechutes, comme les fièvres intermittentes de Rome ; elle sévit au fort de la chaleur et atteint surtout les nouveaux arrivés.

Il est possible de décomposer la gastro-rhumatique en plusieurs éléments qui semblent concourir à sa formation et qu'on peut rencontrer isolés, c'est-à-dire constituant à eux seuls toute la maladie : élément gastrique qui n'est point notre embarras gastrique, élément congestif, élément rhumatique. Les Romains décrivent une fièvre gastrique, une fièvre rhumatique (*febbre reumatica*), et les Américains une fièvre congestive, qui ne sont pas, à beaucoup près, la même chose que ces éléments, auxquels nous consacrons quelques développements dans notre monographie présentée à l'Académie impériale de médecine de Paris.

2° Des fièvres climatiques graves qui ne sont ni une fièvre palustre, ni notre fièvre typhoïde, mais une maladie spéciale. La fièvre nerveuse des Romains représenterait assez bien cette climatique grave, s'ils n'englobaient sous la même dénomination quelques pernicieuses et surtout des proportionnées.

E. Fièvres typhoïdes.

Fréquentes en 1849, ne causant plus que 2 décès en 1850, elles reparaissent en 1851 et produisent 12 décès, et elles continuent en 1852 où elles amènent 20 fois la mort. Ces chiffres nous semblent confirmer cette loi, bien plus applicable encore à l'Algérie qu'à Rome, que l'immunité contre la fièvre typhoïde croît avec la prolongation du séjour. En effet, la première année, beaucoup de fièvres typhoïdes; la seconde, très-peu, nos troupes étant déjà modifiées par le climat romain; la troisième année, ces affections reparaissent surtout sur les arrivants, sur les recrues; enfin, en 1852, de nouveaux régiments débarquent en Italie, dans le deuxième semestre, et les fièvres typhoïdes sévissent de suite, de sorte que, tandis que les premiers mois ne présentent aucun décès, on en compte 3 en août, 5 en septembre et 4 dans chacun des trois derniers mois.

Nous croyons l'avoir déclaré ailleurs, les fièvres typhoïdes ne sont pas, tant s'en faut, si inconnues dans la population romaine que nous l'avions cru d'abord, trompé parce que nous ne trouvions le mot ni dans les livres ni dans la bouche de nos confrères de cette ville; il faut chercher la lésion dothinentérique sur le cadavre, ou aller diagnostiquer au lit du malade cette affection que les médecins romains disséminent, selon qu'elle présentente tels ou tels symptômes dominants, en trois ou quatre espèces différentes.

Malgré l'esprit de simplification qui a présidé pendant ces derniers temps à l'étude de la pyrétologie et qui a eu, entre autres, pour résultat la fusion d'une foule de fièvres, diversement dénommées par nos devanciers, en une seule qu'on a appelée fièvre typhoïde; malgré la fixité de notre nosologie pyrétologique, qui a ses cadres rigides et ses espèces bien comptées et bien déterminées; malgré le reproche d'ontologie qui est jeté à quiconque tente de faire reconnaître une autre espèce que celles qui y figurent; malgré tout cela, nous sommes obligé de déclarer de nouveau que si le cadre nosologique de l'École de Paris est suffisant pour le nord et le centre de la France, il ne l'est peut-être déjà plus autant pour le midi, et qu'il se trouve tout à fait incomplet pour les pays plus chauds. Incontestablement il existe dans ces contrées des espèces inconnues chez nous, ou qui, du moins, rares et profondément modifiées par notre climat, sont dessinées en traits assez peu marquées pour qu'elles échappent souvent à l'observation.

Si la fièvre typhoïde n'avait été étudiée que dans certaines contrées torrides, où elle est rare, dénaturée par le climat et par son alliance avec d'autres maladies, on ne l'aurait peut-être jamais reconnue comme individualité pathologique. Il en est de même pour certaines maladies qui ne sont chez nous qu'à l'état d'embryon, et dont il faut ailleurs chercher des individus-types. Ainsi, ce n'est point l'École de Paris qui nous a fait connaître les fièvres rémittentes, si fréquentes et si caractérisées des pays chauds. C'est à M. Maillot, dit M. Littré, que je dois d'avoir compris les fièvres d'Hippocrate. Or M. Maillot écrivait en Algérie. Les fièvres climatiques, dues aux influences propres des climats chauds, ne peuvent non plus être cherchées ni étudiées à Paris. On n'est pas plus en droit de nier *à priori* l'existence des rémittentes et des climatiques, qu'on ne serait fondé, dans les pays chauds, à affirmer que la fièvre typhoïde, la pneumonie franchement inflammatoire, etc., sont de pures créations de l'imagination septentrionale.

Ainsi la pathologie des différents pays s'éclaire réciproquement, et c'est quelquefois dans une contrée éloignée de la sienne qu'il faut aller chercher des éclaircissements sur les affections de son propre pays.

F. Phthisie pulmonaire.

C'est, après les fièvres palustres et typhoïdes, l'affection qui a fait le plus de victimes parmi nos soldats. La phthisie pulmonaire est encore une de ces affections sur la fréquence desquelles on ne peut se faire une juste idée, si l'on ne va observer soi-même à Rome; elle n'y est, en effet, pas toujours appelée par son nom, faute inévitable quand on ne connaît ni la percussion ni l'auscultation. Notre observation directe nous a bien fait changer d'opinion sur la fréquence de la phthisie à Rome. Nous la supposions rare, nous la déclarons aujourd'hui commune, mais moins qu'en France cependant. Voici à ce sujet des chiffres fort significatifs que je dois à M. le docteur Berlingieri, élevé à l'École de Strasbourg, et attaché actuellement à nos hôpitaux militaires de Rome. Au grand hôpital de Santo-Spirito, dans l'été de 1852, il a constaté par l'autopsie la phthisie au dernier degré sur 6 sujets morts par un jour d'orage; 3 venaient de la salle Saint-Hyacinthe. Un autre jour, de concert avec M. Salzi, il se mit à ausculter les malades de M. le professeur Luchini, et découvrit 16 phthisiques dans ce service comprenant 60 malades. M. Berlingieri dit encore que les autres services présentent à peu près la même proportion de phthisiques. Nous ajouterons que notre clientèle civile, quoique fort restreinte, nous a révélé des familles entières phthisiques.

Pendant quatre années dont nous avons tracé l'histoire, nous avons perdu un nombre très-considérable de phthisiques. En 1849, notre relevé, portant sur trois des cinq hôpitaux de Rome, ne donne que 5 décès par phthisie ; mais il est probable que chez bon nombre de phthisiques tués par une fièvre palustre ou par quelque flux intestinal, ces deux dernières maladies auront été portées seules au diagnostic. En 1850, on compte 11 décès par phthisie, 7 en 1851, enfin, comme on l'a vu, 11 en 1852, et nous en trouverons 7 en 1853.

G. Flux intestinaux.

Dès juillet, quelques dyssenteries sporadiques, quelquefois assez intenses, se sont manifestées, mais elles cédaient assez facilement au traitement par les évacuants. Un seul homme a succombé à la dyssenterie passée à l'état chronique ; la dyssenterie aiguë n'a pas fait de victime.

Dans le milieu de l'été, et le plus tard encore, il y a eu des diarrhées séreuses, dont les évacuants et même les simples émollients avaient vite raison. Elles ont affecté ceci de particulier, qu'elles se déclaraient assez souvent très-brusquement.

L'histoire de l'année 1852 confirme donc ce que nous avons dit de la rareté des flux intestinaux à Rome, comparativement à l'Algérie où ils sont endémo-épidémiques dans la saison estivo-automnale.

La rareté des affections du foie demeure également constante.

Si les règnes pathologiques romain et algérien ont de profondes ressemblances quant aux fièvres palustres, le parallélisme n'existe plus quant aux flux intestinaux et aux affections du foie.

TABLE DES MATIÈRES.

---

(1) La série des pages comprises entre 117 à 176 a été répétée deux fois par erreur. Le chiffre 143 *bis* indique qu'il faut chercher la lettre XIV dans la seconde et non dans la première série de ces chiffres répétés. Le volume a en réalité 536 pages au lieu de 476, chiffre porté à la dernière page.

FIN DE LA TABLE DES MATIÈRES.

www.ingramcontent.com/pod-product-compliance
Ingram Content Group UK Ltd.
Pitfield, Milton Keynes, MK11 3LW, UK
UKHW022320190726
13856UKWH00001B/116